FACHBÜCHER FÜR ÄRZTE · BAND XIII

HERAUSGEGEBEN VON DER SCHRIFTLEITUNG DER KLINISCHEN WOCHENSCHRIFT

THERAPIE INNERER KRANKHEITEN

VON

GEH. MED.-RAT PROFESSOR DR.
ALFRED GOLDSCHEIDER

ZWEITE AUFLAGE

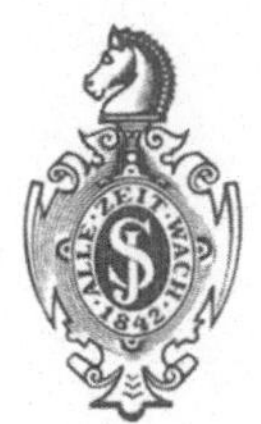

BERLIN
VERLAG VON JULIUS SPRINGER
1931

ISBN 978-3-642-98641-3 ISBN 978-3-642-99456-2 (eBook)
DOI 10.1007/978-3-642-99456-2

Softcover reprint of the hardcoevr 2nd edition 1929

Vorwort zur ersten Auflage.

Ein Buch über Therapie muß stets Unvollkommenheiten in großer Zahl darbieten. Namentlich wird der Spezialforscher und spezialistische Praktiker solche finden. Das vorliegende Buch will allgemeine Gesichtspunkte und Ratschläge für die allgemeine Praxis der wichtigsten inneren Krankheiten geben. Eine Vollständigkeit ist weder bezüglich der Krankheiten noch der Therapie beabsichtigt. Behandlungsmethoden, die in der allgemeinen Praxis keine Anwendung finden können oder nicht hinreichend erprobt sind, habe ich größtenteils nicht aufgeführt. Die therapeutischen Empfehlungen sind gegenwärtig so mannigfaltig, daß eine Rückkehr zur Einfachheit nottut. Es wäre ein leichtes gewesen, viel mehr zu sagen. Aber der Praktiker erstickt in dem „Zuviel", was doch nicht selten ein verhülltes „Zuwenig" ist.

Das Buch soll kein Nachschlagewerk sein, in dem die einzelnen Krankheiten mit den bezüglichen Heilmitteln aufgeführt sind. Es soll vielmehr im Zusammenhang gelesen werden. Unsere Krankheitseinteilung und -bezeichnung ist vielfach unvollkommen und widerspruchsvoll; sie hat vorzugsweise einen „Ordnungswert" und dient zur Registrierung und Verständigung. In Wirklichkeit geht die Gemeinsamkeit und der Zusammenhang der Lebenserscheinungen über die Einteilungen hinweg. Die pathologische Physiologie rüttelt vielfach an den überkommenen nosologischen Bildern und Begriffen wie das Funktionelle am Morphologischen. Jedoch darf keine Anschauungsweise von der anderen ins Hintertreffen gedrängt werden.

In den Mittelpunkt der Therapie setze ich das natürliche Heilbestreben des Organismus, das die Erfolge und Mißerfolge aller divergenten Methoden der Therapeutik erklärt, seine Einheitlichkeit, die aber die Bedeutung des Lokalistischen nicht übersehen lassen darf, die Einheit von Morphologie und Funktion und von Leib und Seele.

Die Entwicklung der Medizin treibt zur Spezialistik; die Fehler, die in der allgemeinen Praxis vorkommen, sind mir nach mehr als 48jähriger Praxis ebenso bekannt wie die der spezialistischen, für die es notwendig ist, aber immer schwieriger wird, den Zusammenhang des Ganzen und die allgemeinen Gesichtspunkte zu wahren.

Therapie kann nicht durchweg am exakt Festgestellten haltmachen; das weiß derjenige am besten, der wie ich von der Physiologie in die Klinik übergegangen ist.

Die Kinderkrankheiten und einige bei uns seltenere Infektionskrankheiten sind zwecks Raumersparnis fortgelassen worden.

Diagnostische und pathogenetische Hinweise wurden grundsätzlich ausgeschlossen, konnten aber im einzelnen, nämlich dort, wo sie für die Therapie von besonderer Wichtigkeit erschienen, nicht ganz vermieden werden.

Den einzelnen Kapiteln sind einige Arzneiverordnungen beigegeben. Man erwarte keine Rezeptsammlung. Gegenüber der heutigen und beständig anschwellenden Medikamentenflut ist zu bemerken, daß der

Arzt mit wenig Arzneien auskommt. Man befleißige sich in der Rezeptur der größten Einfachheit. Die Beobachtung, daß durch die Kombination ähnlich wirkender Mittel die Wirkung gesteigert werden kann, sollte nicht zu einer übertriebenen Darbietung fertiger Kombinationspräparate führen, wie es jetzt üblich geworden ist, wenn sich auch einzelne Mischungen (wie z. B. von Sedativen bzw. antineuralgischen Mitteln mit kleinen Mengen von Codein) bewährt haben. Im großen und ganzen sollten nicht zu viele Mittel in eine Verordnung zusammengemischt werden. Narkotische Mittel verordne man möglichst für sich, um die Dosis stets unabhängig von den anderen Arzneimitteln verändern und dem jeweiligen Bedürfnis anpassen zu können; man sollte also z. B. Expektorantien oder Herzmittel nicht mit Morphium mischen. Der Arzt sollte bezüglich der neuen Medikamente nicht jeder Anpreisung ohne weiteres trauen, sondern die Prüfung derselben an maßgebenden Stellen abwarten. Auch müßte er sich einigermaßen über den Kostenpunkt orientieren. In dieser Beziehung seien das Deutsche Arzneiverordnungsbuch, II. Ausgabe 1926, sowie das Buch von P. Trendelenburg (Grundlagen der allgemeinen und speziellen Arzneiverordnung, 1929), in dem auch die schädlichen Nebenwirkungen der Medikamente gebührend berücksichtigt sind und das ich mitbenutzt habe, empfohlen.

Bei der Redaktion des Buches habe ich mich der Mitwirkung des Privatdozenten Dr. Helmut Hahn zu erfreuen gehabt. Ihm wie meinen Assistenten und Assistentinnen habe ich auch für mannigfache Hinweise auf einzelne gegenwärtige Erfahrungen zu danken.

Berlin, August 1929. **A. Goldscheider.**

Vorwort zur zweiten Auflage.

Die günstige Aufnahme, die mein Buch gefunden hat, erfreut mich um so mehr, als ich die hippokratische Physis viel mehr, als es sonst in klinischen Lehrbüchern der Fall ist, in den Vordergrund gestellt habe. Widerspruch ist mir nicht bekannt geworden. Darnach scheint es, daß für den echten Hippokratismus der Boden wieder reif ist und die unselige Medikasterei eingedämmt werden wird.

Eine Umfangsvermehrung war nicht zu vermeiden, da diagnostische, pathogenetische und physiologisch-pathologische Hinweise in ausgedehnterem Maße eingeflochten werden mußten. Auch die therapeutischen Abschnitte erhielten einigen Zuwachs, insbesondere eine allgemeine Therapie der Infektionen.

Die psychischen Belange sind, wie schon in der ersten Auflage, meiner Richtung gemäß stark betont worden, und zwar in der Art wie sie der Arzt braucht. Die Psychotherapie als Spezialität für besondere Fälle deckt sich nicht mit der Psychotherapie in der allgemeinen Praxis, die jeder Arzt als unentbehrliches Rüstzeug verwenden muß.

Auch bei dieser Auflage habe ich mich der Mitwirkung der im Vorwort zur ersten Auflage genannten Persönlichkeiten zu erfreuen gehabt.

Berlin, Dezember 1930. **A. Goldscheider.**

Inhaltsverzeichnis.

Allgemeine Therapie.

Spezielle Therapie.

Allgemeine Therapie.

Krankheits- und Heilvorgänge.

Quo natura vergit, eo tendere oportet.
(Hippokrates.)

Wenn wir, ohne uns in willkürliche theoretische Annahmen über das Wesen der Krankheitsprozesse zu verlieren, unserem therapeutischen Handeln die objektive Beobachtung des Krankheitswerdeganges zugrunde legen — und dies ist unzweifelhaft das wissenschaftlich Richtige —, so tritt uns als bemerkenswerteste allgemeine Erscheinung die Selbstheilung der Krankheiten entgegen. Das durchsichtigste Beispiel derselben ist die Selbstheilung der Infektionskrankheiten. Die Vaccinationsprophylaxe und die Serumtherapie, das Muster einer Naturheilmethode, haben das Geheimnis des natürlichen Schutzes und der natürlichen Heilung der Infektionskrankheiten der Natur abgelauscht. Daß das spezifische Toxin der Infektionskrankheit die Bildung von spezifischen Antitoxinen auslöst, ist eine Erscheinung, die sich in das Prinzip der „teleologischen Mechanik der lebendigen Natur" E. Pflügers einordnet. Dieser Forscher stellte 1877 auf, daß die Schädigung die Ursache der Entfernung der Schädigung ist oder, wie er es umfassender als „teleologisches Kausalgesetz" bezeichnet, daß die Ursache des Bedürfnisses zugleich die Ursache der Befriedigung des Bedürfnisses sei. Ursache des Bedürfnisses ist „jeder veränderte Zustand der lebendigen Organismen, der im Interesse der Wohlfahrt des Individuums oder der Art in einen anderen Zustand übergeführt werden muß". Die Reaktionen, die sich an die Einwirkung einer Schädlichkeit anschließen, tragen den Charakter zweckmäßiger Abwehrbewegungen, dahin gerichtet, den veränderten (krankhaften) Zustand wieder in den normalen zurückzuführen, den Krankheitserreger zu vernichten, durch Abkapselung unschädlich zu machen, abgetötetes Gewebe aus dem Organismus auszuschalten usw. Der Naturheilprozeß ist also nicht als ein Vorgang zu denken, der eine neue, erst bei Krankheiten eintretende Funktion darstellt, gleich als ob wir providentiell mit inneren Mitteln ausgestattet wären, die erst bei der Eventualität von Krankheiten in Aktion treten — eine Vis medicatrix in diesem Sinne, ein Archaeus existiert nicht —, sondern der Naturheilprozeß ist durchweg auf die normalen physiologischen Prozesse zurückzuführen. Es handelt sich um Reaktionen auf physiologische und um entsprechende auf pathologische Reize. In den Krankheitserscheinungen sind somit zwei in ihrem Charakter verschiedene Reihen von Vorgängen enthalten, von denen die eine der direkten Einwirkung der Schädlichkeit, die andere der abwehrenden

Reaktion der Regulierung entspricht. Es ist oft schwierig, beide voneinander abzugrenzen, aber es ist von einer Reihe von Krankheitserscheinungen (wie z. B. Fieber, Entzündung) immer klarer geworden, daß sie Abwehrvorgänge darstellen. Bier führt aus, daß ein heftiger Hustenanfall, wie er nach dem Eindringen eines Fremdkörpers in den Kehlkopf als sehr zweckmäßige Reaktionsbewegung auftritt, für den Betroffenen so unangenehm ist und so bedrohlich aussieht, daß der naive Beobachter, bliebe ihm der eingedrungene Schädling verborgen, ihn für das Übel selbst ansehen würde, während er doch in Wirklichkeit die Abwehr des Übels bedeutet. Für jeden Einsichtigen ist es klar, daß die Lebenstätigkeit der Zelle auch nicht annähernd durch die menschliche Technik erreicht oder ersetzt werden kann und daß alle unsere ärztlichen Eingriffe meist erst durch Vermittlung der lebendigen biologischen Reaktion wirksam werden können, daß daher auch die natürlichen Abwehrprozesse des Organismus im allgemeinen unseren Eingriffen überlegen und diese in ihrer Wirkung von jenen abhängig sind.

Die Selbstheilungstendenz ist nichts anderes als eine besondere Form des Selbsterhaltungstriebes, von dem der gesamte Betrieb aller Organe bis zur einzelnen Zelle hinab diktiert ist. Nichts anderes sind auch die Instinkte, die den Selbsterhaltungstrieb bereits in reicheren Formen zum Ausdruck bringen. Die im Organismus ablaufenden Korrelationen, Kompensationen, Regulierungen ähneln gewissen instinktiven Vorgängen. Es handelt sich um gegebene Einrichtungen, die wir bewundern, aber bisher nicht begreifen können, die wir nirgends ersetzen, denen wir etwas Gleichwertiges nicht entgegenstellen können, geschweige denn, daß wir sie zu übertreffen vermögen. Ob sich diese Einrichtungen durch Anpassung entwickelt haben, ist eine sekundäre Frage. Es ist jedem unbenommen, darüber so viel zu spekulieren, wie er will. Manche glauben sicher zu gehen, wenn sie sich in einem Kartenhause von scheinbaren Gelehrsamkeiten, die in Wirklichkeit Nichtigkeiten sind, verschanzen.

Unsere Therapie muß sich in den Dienst dieser Selbsterhaltungseinrichtungen stellen.

Von den Abwehrreflexen wie Lidschluß-, Husten-, Brechreflex usw. besteht ein fließender Übergang zu pathologischen Reaktionen. Daß bei krankhaften Reizen, welche die Schleimhäute treffen, eine Sekretion auftritt, ist nur eine Übersetzung der physiologischen, auf Reize erfolgenden Sekretion ins Pathologische. Die Drüsenabsonderungen erfolgen im allgemeinen, wenn ein Bedürfnis für das Sekret vorliegt, z. B. die Speichel-, die Magensaftsekretion. Das Bedürfnis äußert sich im Reiz. Die krankhaften Absonderungen, z. B. die Schleimhautkatarrhe, die auf Grund chemischer Reizung (Salmiakverätzung), Infektion, Erkältung entstehen, haben zum Teil den Erfolg, ein Bedürfnis zu ihrer Absonderung zu stillen, Fremdkörper wegzuschwemmen, infektiöse Keime abzuspülen, ihr Haften zu verhindern, nekrotische verätzte Stellen einzuhüllen. Dilatation und Hypertrophie einzelner Herzabschnitte bei Klappenfehlern sind regulierende Anpassungsvorgänge, die auf eine Linie zu stellen sind mit der Anpassung des Herzens an physiologische Bedürfnisse, wie etwa bei vermehrter Muskelarbeit. Die Regenerationsvorgänge, z. B. die Nervenregeneration, die Heilungsvorgänge, die sofort nach einer Verletzung einsetzen (Wunden, Knochenbruch), die Entstehung und Aufsaugung seröser Ergüsse, die pneumonische Ausschwitzung und die folgende restlose Lösung und Aufsaugung der starren fibrinösen Infiltrationen sind Dinge, die ohne unser ärztliches Zutun vor sich gehen, mit der Zwangsläufigkeit eines physiologischen Abwehrreflexes.

Wenn eine unbekömmliche Speise nicht einen einmaligen Brechreflex, sondern Erbrechen und Durchfall von einer gewissen Andauer auslöst, so haben wir den Übergang eines zweckmäßigen Abwehrreflexes zu einem krankhaften Regulationsvorgang vor uns, dessen Charakter kein anderer als der des Abwehrreflexes ist. Wir bezeichnen jetzt dieselbe Regulation als Krankheit. Es wäre sehr töricht, diese Regulierung, die uns jetzt als „Krankheitssymptom“ entgegentritt, künstlich durch narkotische Mittel zu unterdrücken. Es handelt sich vielmehr um eine gesundhafte Reaktion, die zum Schutze des Organismus dient, der sonst vielleicht einer Vergiftung erliegen würde.

Wenn die Entfernung der Schädlichkeit durch den Brechdurchfall schnell gelingt, so sind wir geneigt, von einer schnell geheilten Krankheit zu sprechen; ist die Regulation unvollständig, so kommt es zu einer länger dauernden Erkrankung. Eine solche beruht somit sehr häufig auf einer ungenügenden Regulierung. Eine scharfe Abgrenzung zwischen Krankheit und abnorm starker Abwehrreaktion existiert somit häufig nicht. Strenggenommen fängt der Begriff der Krankheit dort an, wo die Regulierung versagt oder unzureichend ist. Aber wir bezeichnen oft auch jeden über das übliche Maß der Abwehrreflexe hinausgehenden Vorgang als Krankheit.

In dem oben gewählten Beispiel von Bier ist das Verhältnis von physiologischem Abwehrreflex zum Krankheitssymptom besonders klar, weil der auslösende Reiz der „Schädlichkeit“ offenkundig ist. Überwiegend häufig ist dies aber nicht der Fall, und dann sind wir kaum in der Lage zu erkennen, was an den Krankheitserscheinungen der physiologischen Abwehr zukommt, und sind daher geneigt, alle Erscheinungen als krankhafte Symptome zu deuten und zu bekämpfen.

Auch Entzündungen, Fieber („Heilfieber“), schmerzhafte Zustände verschiedener Art u. a. m. gehören zu den regulatorischen Vorgängen, die somit auch mit lebhaften subjektiven Beschwerden verknüpft sein können.

Physiologische Vorgänge sind übungsfähig, so auch die Regulierungen. Herz und Blutgefäße werden durch Leibesübungen, Abhärtung geübt; der Abgehärtete erkältet sich weniger leicht. Die aktive Immunisierung durch Vaccinierung stellt eine Übung der Antitoxinbildung dar. In der Übung der Regulierungen erblicken wir ein mächtiges prophylaktisches und therapeutisches Prinzip.

Die Bereitschaft zur Abwehrreaktion ist individuell verschieden groß und bildet einen Teil der sog. Konstitution. Die Widerstandskraft gegen Erkrankungen hängt von dieser Waffe ab. Physiologisch spricht sich die Reaktionsbereitschaft schon in der vegetativen Reflextätigkeit z. B. der Sekretions-, der vasomotorischen Reaktion aus; vielleicht auch sogar in der allgemein nervösen Reagibilität und dem Temperament.

Wenn man bedenkt, daß jede Krankheit bei den verschiedenen Menschen eine sehr verschiedene Gestalt annimmt, so daß kaum ein Fall ganz dem anderen gleicht, weil die Gestaltung des Krankheitsbildes von der individuellen Beschaffenheit der Einzelperson abhängt, so könnte es als eine vergebliche Mühe erscheinen, allgemeine wie besondere Regeln für die ärztliche Behandlung zu geben; es müßte denn sein, daß wir Heilmittel besäßen, welche die Krankheit, ganz gleichgültig in welchem Organismus sie uns entgegentritt, vernichten. Solchen spezifischen Mitteln ist die Forschung eifrig nachgegangen, aber wir besitzen deren nur wenige. Das Suchen nach spezifischen Mitteln ist um so mehr berechtigt, als die Varianten einer bestimmten Krankheit dem Typus derselben doch hinreichend nahestehen, um trotz der individuellen Beeinflussungen eine gemeinsame Behandlungsmethode als wirksam erwarten zu lassen. Das Wort: „es gibt mehr Kranke als Krankheiten“ ist denn auch tatsächlich stark übertrieben. Das Gemeinsame des menschlichen Organismus hat in der Nosologie mehr Bedeutung als das Individualistisch-Trennende.

Die spezifische Behandlung spielt bisher in der gesamten Therapie eine im ganzen geringfügige Rolle, weil es eben zu wenig Specifica gibt, im Gegensatz zu den alt-überlieferten Vorstellungen der Volksmedizin von den heilkräftigen Kräutlein, die für bestimmte Krankheiten gewachsen sind und die man nur zu finden wissen müsse. Auch jetzt noch verbindet die Laienwelt im allgemeinen mit dem Begriff eines Heilmittels die Voraussetzung, daß dasselbe durch eine ihm innewohnende Kraft imstande sei, eine bestimmte Krankheit zu heilen. Die spezifischen Heilmittel in diesem Sinne, welche den Krankheitszustand im Organismus vernichten, indem sie die Krankheit selbst angreifen, sind kausale. Es gibt außerdem Heilmittel, die auf bestimmte Teilvorgänge des Krankheitsprozesses spezifisch einwirken, wie Digitalis auf Herzmuskelschwäche. Aber diese beseitigen nicht die gesamte Krankheit, sondern tragen nur zur Regulierung der krankhaften Störungen bei, wie denn Digitalis ein krankes Herz nicht gesund macht.

Man kann hiernach von spezifischen kausalen und spezifischen Betriebsmitteln sprechen, die eine bestimmte Störung beseitigen (physiologische Therapie). Hierher gehören z. B. die spezifischen Substitutivmittel, wie Thyreoidin bei Myxödem, Insulin bei Diabetes, die die Krankheit ebensowenig heilen, wie die Brille die Kurzsichtigkeit oder das Abführmittel die Verstopfung heilt. Vielmehr werden nur die Folgen und Erscheinungen der Krankheit für den Organismus weitgehend beseitigt. Immerhin sind diese spezifischen Wirkungen sehr nützlich, sie grenzen an die sog. symptomatische Therapie an.

Die kausale Therapie erscheint bei unbefangener Betrachtung als besonders einleuchtend. Wenn man die Ursache der Krankheit beseitigt, so müßte dieselbe entwurzelt sein und aufhören; die Krankheit müßte sozusagen im Körper sterben, weil das, was sie hervorbringt und nährt, nicht mehr existiert. Der kausalen Therapie sind jedoch Grenzen gesetzt, weil die ausgelösten Schädigungen sehr häufig durch die Beseitigung der Krankheitsursache nicht mehr rückgängig gemacht werden können. Das einfachste Beispiel ist eine Verletzung. Aber auch bei weniger sichtbaren Zusammenhängen verhält es sich oft so, z. B. bei Infektionen. Der Krankheitsvorgang rollt weiter, und auch wenn sämtliche verursachenden Bakterien vernichtet sind, kann der Organismus einen irreparablen Schaden genommen haben (z. B. Wundstarrkrampf). Noch komplizierter wird der Zusammenhang dadurch, daß die Heilreaktion von dem Stoß der angreifenden Ursache (Bakterien) abhängt und durch eine künstliche Schwächung derselben abgeschwächt werden kann. Die kausale Therapie ist berechtigt, wenn die Schädigung des Körpers durch Fortwirkung der Ursache unterhalten wird und so beschaffen ist, daß sie durch Ausschaltung derselben in günstigem Sinne beeinflußt werden kann. Man wird jemandem, der durch Alkohol- oder Tabakgenuß krank geworden ist, diese Gifte verbieten. Ist bereits eine Lebercirrhose da, so wird freilich das Verbot nichts mehr nützen.

Hippokrates sagt[1]: „Man merke sich, daß Krankheitszustände, die durch Überfüllung entstehen, nur durch Ausleerung geheilt werden können, ferner, daß die durch Ausleerung entstandenen nur durch Anfüllung, die durch Überanstrengung veranlaßten nur durch Ruheablösung usw. wieder gut werden können.“ Dies entspricht dem Grundsatz „Contraria contrariis“, der in erweitertem Sinne dahin führt, bei einer krankhaften Störung des Organismus solche Eingriffe zu machen, die das Gegenteil der krankhaften Störung zu bewirken suchen, den Fettleibigen zu entfetten, den Mageren fett zu machen, dem Vollblütigen Blut zu entziehen, den erhitzten Körperteil zu kühlen, den kühlen zu erwärmen. Daß dieses Vorgehen nur zum Teil richtig ist, weiß jeder Arzt. Immerhin findet sich dieser Grundsatz noch vielfach in der Praxis als etwas gleichsam Selbstverständliches und Logisches. So die Behandlung der nephritischen Oligurie mit diuretischen Mitteln, der äußerlichen Entzündung mit Eis, der Magerkeit schlechthin mit Mastkur, der Pulsbeschleunigung mit Digitalis. Woraus wir ersehen, daß eine systemisierende Verallgemeinerung in der Therapie — wie auch sonst — auf Abwege führt. Was in einem Falle richtig ist, ist in einem anderen falsch. Es gibt keine therapeutischen Systeme. Der Heilkunde gehört das unteilbare Ganze der Lebensvorgänge, nicht das Prokrustesbett eines Systems.

Das wirkliche Verstehen des pathologischen Geschehens und deshalb auch des Krankheitsbildes umfaßt die Erkenntnis aller Bedingungen (s. oben). Auch für die Therapie ist diese eine Notwendigkeit. Man darf unter kausaler Therapie nicht bloß die Bekämpfung der Ursache verstehen, z. B. der zugrunde liegenden Syphilis; vielmehr sind alle erkennbaren mitbedingenden Ursachen in die Therapie einzubeziehen. Dies ist nicht allein für die Abwägung der Indikationen

[1] „Hippokrates“ von Arnold Sack. S. 76. Berlin: Julius Springer 1927.

und Kontraindikationen wichtig, sondern gibt uns oft den Fingerzeig, wo der Hebel der Behandlung anzusetzen ist. Oft ist die Ausschaltung der mitwirkenden Ursachen wichtiger als die Bekämpfung der wesentlichen Ursache.

In dieser weiteren Fassung ist die kausale Therapie von großer Wirkung und bildet das kausale (konditionale) Denken einen wesentlichen Bestandteil des ärztlichen Denkens. Aber man muß sich seiner Grenzen bewußt sein. Man mache sich klar, daß die ärztliche Behandlung, die Bekämpfung der Krankheit nicht bedeutet: sämtliche Krankheitserscheinungen unterschiedslos zu bekämpfen. Vielmehr muß im Mittelpunkt der Therapie die gesicherte Erkenntnis stehen, daß das Krankheitsbild der Ausdruck des Kampfes zwischen der Schädigung (dem Krankheitsangriff) und der biologischen Abwehrreaktion des Organismus ist. Das Krankheitsbild offenbart uns nicht allein die direkten Wirkungen des Krankheitsangriffes, sondern auch die Mittel, deren die Heilreaktion (Naturheilkraft) sich bedient, um der Schädigung Herr zu werden. Der Arzt als Diener der Natur hat sich in den Dienst der Naturheilkraft zu stellen und sie zu unterstützen. Also nicht Bekämpfung der Symptome um jeden Preis! sondern den Wegen folgen, die die Naturheilung einschlägt. Hieraus ergibt sich wieder zwingend, daß es ein therapeutisches System nicht geben kann.

Aber es wäre auch falsch, der Natur einfach den Lauf zu lassen und sich jeder Therapie zu enthalten. Die Selbstheilung macht den Arzt nicht überflüssig. Wenn auch das Zusammenwachsen der Wundränder von der Natur besorgt wird, so muß sie der Chirurg doch glätten und vereinigen. Die Selbstheilung geht zwangsläufig, blind und ziellos vor sich, sie vollzieht sich nicht nach einem überdachten Plan, sondern folgt den immanenten physiologischen Gesetzen der biologischen Reaktion; sie ist ein Teil der blind waltenden Naturgesetze, in diesem Falle des Erhaltungstriebes im weitesten Sinne und der beständigen Neuzeugung der ewigen organischen Substanz. Das planmäßige Eingreifen in das Walten der Naturheilkraft, welches sehr vielfältige Aufgaben umfaßt, das „Curare“, ist Sache des Arztes.

Die Regulierungsvorgänge bei der Krankheit sind weit entfernt von jener Vollkommenheit, wie wir sie bei physiologischen Regulierungen antreffen. Die vorkommenden Mängel des Naturheilprozesses gruppieren sich in folgender Weise:

1. Er ist unzureichend, und zwar entweder weil die zu bekämpfende Schädlichkeit zu intensiv ist oder weil infolge von Erschöpfung, konstitutioneller oder auf Organkrankheit beruhender Schwäche die Heilreaktionen in ungenügender Weise ausgelöst werden.
2. Er schießt über das Ziel hinaus.
3. Er paßt sich nicht hinreichend der Wohlfahrt des Gesamtorganismus an, gefährdet andere Teile, ja, er kann den Körper in Lebensgefahr bringen (z. B. Perforation bei der Demarkierung eines nekrotischen Gewebsteiles).
4. Er bleibt ganz aus.
5. Er verfügt nicht über hinreichende Möglichkeiten der Regulierung.

Die Unvollkommenheiten der Selbstheilung liegen somit klar zutage. Der Organismus kann sich nicht selbst einen Zahn ausziehen, und er ist zu einer Reihe von Kompensationen ganz unfähig. Er kann keinen Stoff erzeugen, der wie die Digitalis das insuffiziente Herz reguliert (wenigstens wird man vom Loewischen Herzvagusstoff doch wohl keinen therapeutischen Erfolg erwarten); er kann nicht wie mit Hilfe des Chinins die Malariaerreger abtöten; er kann zwar endokrine Defekte bis zu einem gewissen Grade ausgleichen, aber er bringt eine Substitution für das fehlende Schilddrüsenhormon beim Myxödem oder das fehlende Pankreashormon beim Diabetes nicht zustande, wie die ärztliche Kunst es durch Thyroxin und Insulin vermag.

Die Unvollkommenheit der Regulierung durch konstitutionelle oder erworbene Schwäche ist oft von entscheidender Bedeutung. So ist die Anpassungsfähigkeit des gesunden Herzmuskels an Kreislaufwiderstände eine ganz erstaunliche. Bei Erkrankungen des Herzmuskels hängt die Erhaltung des Blutkreislaufs und die Wirkung der Digitalis davon ab, über welches Maß von Anpassungsfähigkeit er noch verfügt. Die sog. Reservekraft, von der so viel in der Herzpathologie gesprochen wird, ist nichts anderes als die Fähigkeit der Anpassung an erhöhte Anforderungen. Sie findet sich ebenso bei anderen Muskeln und sonstigen aktiven Organen: bei gesteigertem Bedürfnis steigt bis zu einem gewissen Grade die Leistung über den Durchschnitt, ohne daß eine Schädigung eintritt; vielmehr kann dies Vorkommnis eine gesteigerte Anpassungs- und Leistungsfähigkeit hinterlassen.

Der Naturheilprozeß muß unvollkommen sein, insoweit es sich um die Wiederherstellung von Funktionen handelt, die rein willensmäßig ausgelöst werden; er dient nur dem automatischen Geschehen. So heilt ein entzündetes Gelenk spontan mit Versteifung aus, die erst der willensmäßigen Bewegungsübung weicht.

Eine Unvollkommenheit ähnlicher Art liegt vor, wenn die krankhaften Abwehrreaktionsvorgänge zwar zur Beseitigung der primären Schädigung führen, aber nicht vollständig zurückgebildet werden; pneumonische Infiltrate der Induration evtl. mit Bronchialerweiterungen verfallen, pleuritische Exsudate unvollkommen resorbiert werden. Wenn es eine Entelechie im Sinne von Aristoteles oder des Neovitalismus gäbe, die die Lebensvorgänge in zweckmäßigem Sinne und zum Wohle des Ganzen gestaltete, so müßte die Reaktion auf die Schädlichkeit durchweg zweckmäßig und mit Rücksicht auf den Gesamtorganismus verlaufen und die Erkrankung bis zur völligen Gesundung zurückführen, was aber nicht der Fall ist. Die Unvollkommenheit des Abwehrvorganges kann sogar zu einem Circulus vitiosus führen (Ureterenspasmus, der den Stein nicht passieren läßt, Darmkrampf, der den Darm unwegsam macht).

Bei konstitutioneller oder erworbener Allergie kann die überschießende Reaktion selbst Krankheitsbilder erzeugen; durch kleine, zweckmäßig abgestufte und dargebrachte Mengen des Allergens kann der Arzt den Organismus zu einer geordneten, nicht übermäßigen Reaktion erziehen.

Es handelt sich bei der Selbstheilung nicht allein um den Abwehrvorgang, sondern auch um die Rückbildung der durch ihn bedingten morphologischen und funktionellen Veränderungen. Unvollkommenheiten derselben bedingen das Zurückbleiben von Krankheitsprodukten oder Sekundärerkrankungen, die wieder zu einer Kette von neuen Erkrankungen führen können.

Diese Beispiele mögen genügen, um die Notwendigkeit des planvollen ärztlichen Eingreifens in den Selbstheilungsvorgang darzutun. Der Arzt ist die Entelechie.

Der Arzt muß andererseits wissen, daß er dem Heilbestreben der Natur nicht in den Arm fallen darf, daß er vom Organismus nichts ohne dessen tätige Mitwirkung erreichen kann, daß alle therapeutischen Einwirkungen über dessen biologische Reaktion gehen. Jeder Eingriff wirkt als Reiz, gegen den der Organismus, der gesunde wie der kranke, sich irgendwie zur Wehr setzt. Man bilde sich nicht ein, daß man die Krankheit im Organismus ohne dessen Mithilfe totschlagen könne, und wenn dies wirklich bei einzelnen Mikroorganismen gelingen sollte, so bedenke man, daß die Krankheitsursache nicht die Krankheit ist.

Die Schwierigkeit beginnt bei dem Versuch, zu erkennen, welche Symptome des Krankheitsbildes als nützliche Heilreaktionen anzusehen sind und welche nicht, auch wo bei den Abwehrreaktionen die Grenze zwischen Gut und Böse, zwischen Nutzen und Gefahr liegt. Daß z. B. der Entzündung, der Exsudat-, ja der Eiterbildung eine defensive Bedeutung zukommt, ist nicht zu bestreiten. Ebensowenig ist die Gefahr, die diese Reaktionen mit sich führen, zu verkennen. Ist das Fieber eine Heilreaktion und wo fängt es an schädlich zu werden? Ist seine schädliche Nebenwirkung größer als sein Nutzen? In dem oben angeführten Bierschen Falle ist ein Irrtum nicht möglich, wohl aber, wenn der Schädling so klein und verborgen ist, daß er nicht oder kaum wahrgenommen werden kann (Bakterien). Mit derselben Gesetzmäßigkeit wie in unserem Beispiel der Hustenanfall folgt hier Entzündung und Fieber, die man früher allgemein als etwas zu Bekämpfendes ansah.

Die physiologischen und pathologischen, d. h. durch eine Schädlichkeit ausgelösten Regulierungen sind um so vollkommener, je gesundhafter das Individuum ist. Schwächezustände irgendwelcher Art können die Regulierung beeinträchtigen, Krankheitsanlagen können bei derselben manifest werden und Abnormitäten der Reaktionen bedingen. Man kann als Gesundheit bezeichnen den regelmäßigen und ungestörten Ablauf der körperlichen und geistigen Lebenserscheinungen, Freisein von Anfälligkeiten sowie die Fähigkeit, auf außergewöhnliche Einwirkungen regulierend zu reagieren. Diese den Normalzustand wiederherstellenden Regulationen werden am besten als „gesundhaft“ bezeichnet. Die Gesundheit bildet den wesentlichen Teil dessen, was man gute Konstitution nennt. Man kann im weitesten Sinne als Konstitution die gesamte anatomische und funktionelle Beschaffenheit des Organismus bezeichnen. Hierin liegt inbegriffen seine individuelle

Reaktionsart auf äußere Einwirkungen jeder, auch seelischer Art. Ein Bestandteil der Konstitution ist die Regulierungsfähigkeit von Störungen und seine Anpassungsfähigkeit. Die gute Konstitution ist eben die, welche gut im Sinne der Erhaltung reguliert. So sorgt die gute Konstitution selbst für ihre Dauerhaftigkeit. Daher sind die Krankheitserscheinungen zum Teil von der Gesundheit abhängig. Wenn es dem Empfinden des Laien entspricht, daß beim Verlauf der Krankheit die „Natur“ des Kranken von Einfluß ist, so geht in Wirklichkeit dieser Einfluß noch weiter, indem die Gesundheit geradezu die Heilreaktionen, d. h. die Krankheitssymptome, mitgestaltet. Gesundheit und Krankheit sind bei dieser Art der Betrachtung keine Gegensätze, vielmehr wirkt in der Krankheit die Gesundheit, die nicht aufgehoben, sondern nur gestört ist. Die Krankheitserscheinungen können durch die gesundhaften stärkeren Reaktionen verstärkt erscheinen (z. B. hoch fieberhafte Reaktion). Krankheit ist Leben unter veränderten Bedingungen.

Bei den örtlichen Erkrankungen bleiben große Gebiete des Organismus gesund, und selbst bei Allgemeinerkrankungen ist der Lebensprozeß nicht durchweg wesentlich verändert. Daß die Krankheit als Gegensatz der Gesundheit erscheint, hängt damit zusammen, daß der Kranke in seinem Fühlen und Wollen, seinem Lebensgefühl und seinem Wirken als ein anderer erscheint und gleichsam aus der Reihe der Gesunden ausgeschieden ist. Es handelt sich um einen praktischen Sprachgebrauch. Ein polares Verhältnis existiert hier keineswegs, sondern nur Wertigkeitsabstufungen. Krankheit bedeutet nicht Aufhebung oder Umkehrung der Gesundheit.

Die Relativität des Gesundheits- und Krankheitsbegriffes geht daraus hervor, daß es Krankheiten gibt, bei denen die Gesundheit so überwiegt, daß die betreffenden Menschen weder krank erscheinen, noch sich krank fühlen (beginnende oder latente Erkrankungen). Das Gefühl der Gesundheit oder Krankheit steht überhaupt nicht im geraden Verhältnis zum wirklichen Zustande. Man kann sich gesund fühlen, während bereits schwere krankhafte Veränderungen vorliegen; es kann andererseits ein ausgesprochenes Krankheitsgefühl bestehen, obwohl objektive Störungen des Lebensprozesses fehlen. Das Krankheitsgefühl hängt eben davon ab, inwieweit die krankhafte Veränderung die fühlenden Nerven und die Psyche in Mitleidenschaft zieht. Auch kommt es vor, daß der Kranke sich seiner Veränderung erst bei funktionellen Belastungsproben durch verringerte Leistungsfähigkeit, gesteigerte Ermüdbarkeit bewußt wird.

Das „sich-gesund-Fühlen“ besteht aus einem negativen und einem positiven Anteil: Fehlen von Unlustgefühlen, denn der Gesunde fühlt von seinem Körper nichts, wenigstens nichts Unangenehmes. Und weiter: Vorhandensein von positiven Gefühlen der Kraft und Leistungsfähigkeit, der Frische, Lebensgefühl, Erscheinungen, die freilich zum Teil gleichfalls auf dem Fehlen von Unlustgefühlen besonders bei körperlichen und geistigen Betätigungen beruhen. Immerhin entspricht der Gesundheit ein positiver Lustgefühlston, nicht nur das Fehlen von negativen Stimmungen.

Auf die Unvollkommenheiten der Selbstheilung wurde schon hingewiesen. Sie beruhen zum Teil auf den Einflüssen der Domestikation, die den Menschen den kosmischen Einflüssen entzieht und verweichlicht, dadurch seine Widerstandskraft gegenüber äußeren Einwirkungen herabsetzt. Sicherlich spielt auch die Vererbung dieser konstitutionellen Schwäche eine Rolle. Immerhin kann dagegen viel geschehen durch eine abhärtende, die Bequemlichkeiten des modernen Lebens fernhaltende, die Kräfte stählende Erziehung. Eine rauhe, einfache Jugend zeitigt widerstandsfähige Menschen. Auch für das erwachsene und spätere Lebensalter gilt dies im Prinzip, wenn auch die Jugend entscheidend ist. Zu große Bequemlichkeit ist auch der Feind des Alters. Daß bei Naturvölkern und in der ländlichen Bevölkerung zahlreiche Erkrankungen vorkommen, ist richtig; hierbei spielt aber die mangelhafte Hygiene und die Inzucht nebst zum Teil mangelhafter Ernährung eine bedeutende Rolle. Die Verweichlichung führt auch zu einer größeren Empfindlichkeit der Nerven bzw. der seelischen Verarbeitung der Empfindungen, Krankheitsfurcht, Ängstlichkeit. Dies stört freilich die Regulationen kaum, allenfalls im Sinne der Erzeugung von übermäßigen Reaktionen, läßt aber den Kranken die natürlichen Reaktionen unangenehmer fühlen und erheischt daher in erhöhtem Grade eine ärztliche Behandlung des Krankheitsgefühls. Der Apathische ist der bequemste Patient für den Arzt.

Da der Naturheilprozeß eine gesundhafte Reaktion ist, so muß alles, was der Gesundheit und der Gesunderhaltung dient, auch der Heilung zugute kommen. Die Therapie ist somit zum Teil eine auf den Krankheitszustand angewandte Hygiene. Man kann sie in eine allgemeine und eine auf das kranke Organ bezügliche Hygiene teilen. Luft und Licht, also helle (sonnige), gut gelüftete Krankenzimmer, Reinlichkeit, zweckmäßige Ernährung, Hautpflege usw. bilden bei allen Krankheiten einen wesentlichen Teil der Behandlung. Die anerkannteste praktische Verwendung hat diese Methode in der Brehmerschen Behandlung der Lungentuberkulose gefunden; sie gilt aber für alle, allgemeinen wie örtlichen Erkrankungen.

Kann man die Konstitution therapeutisch beeinflussen? Die Konstitution ist in der Hauptsache genotypisch, d. h. durch die Keimanlage, bedingt, wird aber auch durch Umweltbedingungen (konditional, peristatisch) beeinflußt. Diese Einwirkungen beginnen schon im mütterlichen Körper. Sie sind extrafetal sehr mannigfaltig: Klima, Wohnung, Ernährung, Infekte, Lebensweise usw. In ihrem peristatischen Anteil ist die Konstitution in einem gewissen Umfange der Therapie zugänglich.

Den Kern der Therapie bildet die Diagnose, die sich nicht auf den Namen der „Krankheit" beschränken, sondern den gesamten Zustand des Organismus umfassen, die Entwicklung und das Stadium des Leidens, die Konstitution, die früheren Erkrankungen, die Psyche, die Umwelt usw. berücksichtigen soll. Vielfach ist es nötig, daß der Arzt sich sorgfältig die subjektiven Beschwerden anhört. Der Arzt soll sich so eingehend mit dem Kranken beschäftigen, daß er einen genauen Einblick in den Zustand der gesamten „Person" des Kranken gewinnt. Wenn auch der besonders talentierte und erfahrene Arzt manches sofort erfaßt, sowohl bezüglich der gesamten Persönlichkeit des Kranken wie des Organleidens, so verlasse man sich doch nicht zu sehr auf diese „Intuition", sondern untersuche so genau, wie es die Aufklärung des Falles erfordert.

Daß man ohne Diagnose heilen könne, indem man lediglich den „ganzen Menschen" durch Stärkung der Widerstandskraft, naturgemäßes Leben, Abhärtung behandelt, ist eine verhängnisvolle Lehre, die nichts anderes besagt, als daß man alle Erkrankungen über einen Kamm schert.

Neben der Untersuchung ist eine sehr genaue Anamnese notwendig, die sich auf die ursächlichen Beziehungen, auf Erblichkeit und Konstitution, vorangegangene Erkrankungen, frühere Behandlungen, die Lebensbedingungen und die Umwelt erstrecken soll. Alles dies ist für die Therapie von großer Wichtigkeit, und nicht selten beruhen therapeutische Mißgriffe auf mangelhafter Anamnese.

Dadurch, daß sich der Arzt eingehend mit dem Patienten und seinen Klagen beschäftigt, kommt am sichersten derjenige Kontakt zwischen ihm und dem Kranken zustande, welcher die Bedingung für seine persönliche Einwirkung ist; von dieser aber hängt in ausgedehntem Maße die wirksame Therapie ab. Das Interesse des Arztes ist die Brücke zum Vertrauen des Patienten auf den Helfer. Der Einfluß der Persönlichkeit des Arztes auf den Kranken beschränkt sich nicht auf die subjektiven Krankheitsgefühle, sondern erstreckt sich auch auf objektive Symptome.

Eine wesentliche Bedingung des therapeutischen Erfolges bei allen Erkrankungen bildet die Frühdiagnose, die von dem Blick, der Erfahrung und Geschicklichkeit des Arztes, aber auch von der Ausbildung und Vervollkommnung der modernen Untersuchungstechnik abhängt. Hier haben wir ein Beispiel dafür, wie der wissenschaftliche Fortschritt auch der Therapie zugute kommt. Die frühzeitige Einleitung der ärztlichen Behandlung ist meist entscheidend für den Verlauf der Krankheit, nicht selten für Leben und Tod.

Ein grundsätzlich wichtiger Punkt ist, daß in dem Heilbestreben der Natur die subjektiven Beschwerden, das eigentliche „Leiden" des Kranken keinen Platz finden. Die organischen der Erhaltung und Regulierung dienenden Vorgänge nehmen auf Schmerzen und andere Empfindungen, wie auf das gesamte Seelenleben des Kranken, keine Rücksicht. Offenbar spielen diese Bewußtseinsvorgänge in der Verkettung der organischen unbewußten, blind und taub ablaufenden Regulations- und Reaktionsvorgänge nur die Rolle einer Nebenschließung. Hier eröffnet sich wieder ein Feld für den Arzt, der dem Leidenden dient, den der Naturheilprozeß nicht kennt. Wenn wir die Beschwerden des Kranken lindern, ihn seelisch behandeln, so tun wir etwas, was aus der eigentlichen Heilaufgabe herausfällt. Der orthodoxe Naturheilkundige, der lediglich die Natur walten läßt, dürfte sich um die Qualen seiner Kranken gar nicht kümmern. Erbarmt sich die Natur der Schmerzen ihrer Kreaturen? Ja, es wäre die Frage zu überlegen, ob die Linderung der Beschwerden nicht eventuell den Naturheilvorgang stören kann? Sicherlich kann das ärztliche Bestreben, vorzugsweise und in zu großem Umfange die subjektiven Beschwerden zu verscheuchen, auf Abwege führen — worüber später. Andererseits erfordert die ärztliche Humanität, daß sich der Arzt der Bekämpfung der subjektiven Beschwerden in besonderem Maße widmet, der Kranke verlangt es, und das Helfen des Arztes wird hiernach beurteilt. Die ärztliche Aufgabe spaltet sich hier ganz grundsätzlich von dem Wege ab, den die Naturheilkraft geht. Wir sehen, daß es falsch wäre, die ärztliche Tätigkeit darauf zu beschränken, die Natur zu belauschen und ihr zu folgen. Ars est multiplex.

Ist die ärztliche Therapie eine naturwissenschaftliche? Das ist sie schon deshalb nicht ohne weiteres, weil nicht einmal die unbedingte Voraussetzung, die naturwissenschaftliche Erkenntnis des Werdeganges der Krankheiten, vorhanden ist. Wenn wir alle Bedingungen des biologischen Vorganges, den wir Krankheit nennen, in ihren Wirkungen wirklich wissenschaftlich kennen würden, so müßten wir, wie bei einem Experiment, den Verlauf der Krankheit vorhersagen können. Dies ist nur ausnahmsweise der Fall. Selbst bei ganz einfachen Erkrankungen fehlt uns meist eine befriedigende naturwissenschaftliche Einsicht in die krankhaften biologischen Prozesse, in das Spiel der Kräfte, wie denn auch unsere Erkenntnis der normalen biologischen Vorgänge fundamentale Lücken aufweist. Wir bedürfen vielmehr für das Verständnis der pathologischen Geschehnisse durchaus der Ergänzung durch die Erfahrung, auf die wir auch für die Therapie überwiegend angewiesen sind. Die wissenschaftliche Tätigkeit des Arztes ist fast nur eine erfahrungswissenschaftliche; die Erklärung der Zusammenhänge ist meist eine recht dürftige. Die ärztlichen Erfahrungen sind aber keineswegs immer so beschaffen, daß sie den Anforderungen, die man an eine wissenschaftlich begründete Erfahrung stellt, genügen. Oft wird eine Erfahrung nur deshalb für wissenschaftlich gehalten, weil sie zur Zeit in der Lehre anerkannt bzw. überliefert und ex cathedra verkündet wird. Die Ärzte glauben an diese Erfahrung, ohne kontrollieren zu können, ob sie auf naturwissenschaftlich induktivem oder wenigstens zuverlässigem statistischen Wege gewonnen ist. Erfahrung gilt zunächst nur für die Bedingungen, unter denen sie gewonnen worden ist. Viele Fehlschlüsse und falsche Urteile beruhen auf voreiligen Ableitungen aus Erfahrungen, die wir für gesichert hielten, ohne daß sie es wirklich sind. Der Mediziner muß daher ganz besonders vorsichtig mit solchen Verallgemeinerungen einzelner Erfahrungen, Übertragungen von einzelnen Fällen auf andere sein. Sehr bedenklich ist es, wenn aus unkritisch gesichteten Erfahrungen scheinbare Gesetzmäßigkeiten abgeleitet werden, die schließlich zu Dogmen erstarren.

Naturwissenschaftlich begründete Erfahrungen zu sammeln, ist sehr schwierig. Die Statistik allein kann trügerisch sein; wir müssen stets nach Möglichkeit auf biologische Begründung bedacht sein. Deshalb ist strenge physiologische Schulung für den Arzt nicht zu entbehren.

Die größte Schwierigkeit bereitet die Frage nach dem wirklichen ursächlichen Zusammenhang zwischen Mittel und scheinbarer Heilwirkung. Um sie zu entscheiden, müßte man stets mit Bestimmtheit sagen können, wie der Krankheitsverlauf ohne die Anwendung des Mittels sich gestaltet hätte. Dies ist aber begreiflicherweise nur möglich, wenn durch Erfahrungen von entsprechenden nichtbehandelten Krankheitsfällen der natürliche, unbeeinflußte Krankheitsverlauf hinreichend bekannt und festgestellt ist; aber auch wenn diese Bedingung erfüllt ist, sind Deduktionen von ähnlichen Fällen auf den vorliegenden besonderen Fall bedenklich. Da nun dort, wo eine ärztliche Beobachtung stattfindet, im allgemeinen auch eine mehr oder weniger eingreifende Behandlung angewendet wird, so ist es gar nicht so leicht, den natürlichen Verlauf der Erkrankung kennenzulernen. Wir verdanken es der Epoche des therapeutischen Skeptizismus bzw. Nihilismus, daß wir auf Grund sorgfältiger Beobachtungen über den unbeeinflußten Verlauf vieler innerer Erkrankungen orientiert sind. Trotzdem sind unsere Kenntnisse keine hinreichend vollkommenen. Gerade die Neigung zur Selbstheilung bietet eine wesentliche Schwierigkeit für die Sammlung wissenschaftlich begründeter Erfahrungen über die Heilwirkung therapeutischer Maßnahmen. Dazu kommt der Einfluß der Pflege, der Diät, guter Luft und sonstiger Bedingungen und endlich der Psyche. Die Schwierigkeit der Beurteilung wächst noch dadurch, daß häufig nicht ein einziges Mittel, sondern mehrere therapeutische Maßnahmen gleichzeitig oder folgeweise angewendet werden. Die demgemäß notwendige strenge Kritik wird leider vielfach bei der ärztlichen Veröffentlichung von Erfahrungen vermißt.

Aber das therapeutische Denken beschränkt sich keineswegs auf die gedächtnismäßige zusammenhanglose Erfassung und Anwendung von einzelnen Erfahrungen. Vielmehr gründet es sich außerdem auf den Einblick in das pathologische Geschehen, soweit derselbe möglich ist, also in die kausalen und konditionalen Beziehungen, die physiologischen und pathologisch-physiologischen Vorgänge, namentlich in die beim Krankheitsbilde ablaufenden Regulierungsvorgänge. Daher bildet der natürliche, unbeeinflußte Krankheitsverlauf eine hauptsächliche unentbehrliche Grundlage für unsere Therapie und ihre Beurteilung. Dieser stellt das Experimentum naturae dar, an welches das ärztliche Denken anknüpfen muß. Alle therapeutischen Regeln, die nicht vom Krankheitsbild ausgehen, führen auf Irrwege. Das therapeutische Denken soll Erfahrungen verquicken mit naturwissenschaftlich induktivem, an den Krankheitsvorgang anknüpfendem und zugleich auf Nutzanwendung bedachtem Denken. Auch hierdurch fällt die therapeutische Tätigkeit aus der rein wissenschaftlichen heraus: die wissenschaftliche Forschung als solche hat mit der Nützlichkeitsfrage nichts zu tun.

Eine rein wissenschaftlich begründete, aus den physiologischen Wirkungen abgeleitete Therapie läßt sich nur selten durchführen; die Versuche, eine „rationelle“ Therapie zu begründen, haben meist enttäuscht. Dies hat seine Gründe darin, daß die Wirkung eines Arzneistoffes im kranken Organismus nicht notwendig dieselbe ist wie die am gesunden Körper ermittelte physiologische Wirkung, und daß im ersteren das Regulationsbestreben als der beherrschende Komplex von Vorgängen alle Reizeinwirkungen gestaltet. So entspricht das Bestreben, bei hyperämisierten Organen oder solchen, deren Erkrankung man auf Hyperämie zurückführte, die Gefäße arzneilich zu verengern, im umgekehrten Falle zu erweitern, einem therapeutischen Physiologismus.

Die naturgemäße Therapie, welche die Regulations- und Reparationsvorgänge beobachtet und studiert und eventuell im Experiment nachzuahmen sucht, ist daher eine wirklich wissenschaftliche.

Die naturgemäße Therapie fällt nicht mit der sog. Naturheilmethode zusammen, die unter Ausschluß von Arzneien und unter Nebenansetzung der Diagnose sich auf physikalisch-diätetische Behandlung beschränkt. Um nur ein Beispiel anzuführen, das den Gegensatz des Standpunktes beleuchtet: Die Serumtherapie ist streng naturgemäß, sie ist der Selbstheilung abgelauscht. Die Naturheilung ist gänzlich unsystematisch. Der Organismus benutzt alle Wege und mobilisiert die Gesamtheit biologischer Bewegungen und Vorgänge.

Die bakteriologische Ära mit ihren gewaltigen Entdeckungen von Krankheitserregern führte zu einer einseitigen Überschätzung der ätiologischen Therapie. Prophylaktisch von sehr großem Wert kommt ja die Bekämpfung der Ursache bei ausgebrochener Krankheit wenigstens im Sinne der Vernichtung der Krankheitserreger meist zu spät, ist auch nur unvollkommen durchführbar.

Die Erkenntnis, daß das Krankheitsbild durch die Reaktion des Organismus erzeugt wird, führt zwangsläufig zu der Folgerung, daß „die Krankheit“ nicht ein dem Körper Fremdes ist, was man in ihm vernichten könne, sondern daß die Krankheit der Organismus selbst ist, die man also auch nur mit den Kräften des Organismus angreifen und heilen kann. Wie die Krankheit, so vollzieht sich auch die Heilung mittels Reaktionen des Organismus auf Reize. Enthält doch das Krankheitsbild bereits Heilreaktionen. Wir sollen daher den kranken Körper nicht mit Eingriffen überlasten, sondern bedenken, ob derselbe überhaupt imstande sein wird, dieselben mit Heilreaktionen zu beantworten! Vielfach wird durch therapeutische Vielgeschäftigkeit von Ärzten und Patienten gegen diese Grundregel gefehlt. Sowohl die auf die Schädigung erfolgenden wie die Heilreaktionen sind einerseits vom Reiz, seiner Art, Stärke, Dauer, andererseits von der Eigenart der gereizten Substanz (Reaktionsbereitschaft, Art und Dauer der Reaktion) abhängig. Es ist unmöglich, für das Verhältnis Reiz zu Reaktion ein starres Gesetz aufzustellen, wie z. B. das sog. Arndt-Schulzsche Grundgesetz. Die ungeheure Mannigfaltigkeit der Beziehungen läßt kaum eine Regel zu.

Die Heilwirkung der angewendeten Mittel hängt hauptsächlich davon ab, ob sich ihre biologische Wirkung unterstützend in den Naturheilprozeß einfügt. Hierfür ist wieder eine Reihe von Umständen maßgebend: Stadium, Reizbarkeit, Individualität usw., so daß die Berechnung eines Heilerfolges unsicher wird. Zuweilen erfolgen Heilreaktionen auf scheinbar bedeutungslose Eingriffe und in einer Art, die einen erklärbaren Zusammenhang vermissen läßt; so daß der Eindruck entsteht, es bedurfte nur irgendeiner Veränderung, gleichgültig welcher, in den Lebensbedingungen und Einwirkungen, um eine Umstimmung hervorzurufen.

Auch die naturgemäße Therapie kann nicht den Anspruch erheben, zur Grundlage eines therapeutischen Systems gemacht zu werden, wenn sie auch eine wesentliche Richtschnur darstellt. Die Vis medicatrix naturae tritt bei einer Reihe von Krankheiten, wenn nämlich die Schädigung eine Heilreaktion nicht auslöst (gewisse Vergiftungen, Krebs usw.) gar nicht in Erscheinung; in gewissen Fällen kann sie andererseits zur Selbstvernichtung des Körpers führen (Durchbruch von Eiterungen in Körperhöhlen u. a. m.). Wir müssen oft dem Naturheilvorgang den richtigen Weg weisen. Die Therapie beschränkt sich also nicht auf die naturgemäße, und diese stellt kein starres Heilsystem dar.

Wenn man das Krankheitsbild als Reaktion auf die Schädlichkeit betrachtet, so wird ohne weiteres die Einheit des Organismus in der Krankheit klar; der gesamte Organismus reagiert auf die Schädigung, selbst wenn dieselbe örtlich streng begrenzt ist, mit Krankheits- und mit Heilvorgängen. So können auch lokal umschriebene therapeutische Eingriffe weitverbreitete Wirkungen auslösen. Die Therapie muß, wie die Diagnose, den gesamten Organismus umfassen.

Der Begriff der symptomatischen Therapie wirkt verwirrend. Ihre Abgrenzung ist unklar. Es gibt lebensbedrohende Symptome. Die symptomatische Behandlung macht die Haupttätigkeit des Arztes aus; an ihr treten vornehmlich die Erfolge des Arztes für den Kranken hervor. Die Unterscheidung zwischen Behandlung der Krankheit und Behandlung der Symptome hat nur eine teilweise Berechtigung. Sie beruht darauf, daß man als eigentliche Krankheit die pathologisch-anatomische Veränderung eventuell mit der zugrunde liegenden Schädlichkeit (Infekt), als Symptome die funktionellen Erscheinungen betrachtet. Danach würde schließlich nur einer spezifischen Therapie die Bedeutung einer echten Therapie zufallen. Die Symptome sind aber die Merkmale, an denen wir das Wirken der Schädlichkeit und die Krankheits- wie Heilreaktion des Organismus, mit einem Wort, das pathologische Geschehen erkennen. Die Symptome sind somit auch die Krankheit selbst. Man muß sie freilich nach ihrer Wertigkeit gruppieren.

Daß die Symptome nicht unter allen Umständen bekämpft werden sollen, geht schon aus der Darlegung hervor, daß sie zum Teil Merkmale der natürlichen Heilreaktion des Organismus sind. Manche Symptome lassen erkennen, daß die Heilreaktion über das Ziel hinausschießt. Auch infolge einer von vornherein vorhandenen oder hinzutretenden nervösen Überempfindlichkeit gehen Heilreaktionen über das zweckmäßige Maß hinaus. In solchen Fällen ist eine dämpfende Beeinflussung angebracht. So wird der Husten des Pneumonikers, des Bronchitikers nur insoweit gemildert werden dürfen, als er den Kranken erschöpft, aber nicht so weit, daß die Expektoration unterdrückt wird.

Die Behandlung der Symptome wirkt sehr häufig nicht allein auf das subjektive Befinden, sondern auf das Grundleiden selbst zurück.

Dies wird ohne weiteres klar, wenn man sich das Leiden nicht nur als ein pathologisch-anatomisches, sondern als das Ergebnis des Spieles der Kräfte, des Kampfes zwischen Schädlichkeit und den biologischen Energien des Organismus vorstellt.

Der Begriff der nur „symptomatischen" als einer unzureichenden Therapie ist noch ein Überbleibsel einer systematisierenden Klinik und sollte ganz gestrichen werden. Oft ist die Bekämpfung eines einzigen Symptoms entscheidend, z. B. eines Blasen- oder Darmverschlusses bei Carcinom.

Praktisch ist die Behandlung der Symptome von großer Bedeutung, denn der Kranke verlangt Hilfe (s. autoplastisches Bild). Man soll die Beschwerden nach Möglichkeit dadurch behandeln, daß man das zugrunde liegende Leiden angreift. Dies nimmt aber oft viel Zeit in Anspruch; auch ist die Diagnose oft unsicher und nur durch längere Beobachtung zu klären, abgesehen von den Fällen, bei denen das Grundleiden unheilbar ist. Die Behandlung der Beschwerden des Kranken muß daher nicht selten von der rationellen Behandlung des Grundleidens getrennt und für sich vorgenommen werden. Hierbei ist die Regel zu beachten, daß man nicht unnötig zu narkotischen Mitteln greifen und diese jedenfalls sehr sparsam verwenden soll. Überhaupt soll sich die Behandlung der subjektiven Beschwerden in mäßigen Grenzen halten und nur ausnahmsweise zur Hauptursache werden.

Die Therapie muß sowohl an die pathologische Anatomie wie an das Biologische anknüpfen. Erstere bleibt unsere sicherste Führerin für die Diagnostik, für die Erkenntnis von Ort und Art der Erkrankung. Aber bei der Behandlung stehen wir nicht allein vor fertigen anatomischen Veränderungen, sondern auch vor den biologischen Vorgängen, die zu den anatomischen Veränderungen führen, wie Entzündung, Exsudate, immun-biologische Vorgänge, die wieder auf chemisch-physikalische Vorgänge, Permeabilitätsveränderungen usw. zurückgehen. Außerdem ist jede anatomische Veränderung mit funktionellen Veränderungen verbunden. Die Struktur ist bedingt durch die Lebenserscheinungen wie diese durch die Struktur. Das tote Organ, wie wir es bei der Autopsie sehen, war während der Krankheit lebendig und Sitz der verschiedensten ineinandergreifenden biologischen Vorgänge, von denen uns das pathologische Präparat nur wenig ahnen läßt. Die morphologische Umgestaltung ist die Folge der biologischen Reaktion auf die Schädlichkeit und der mit ihr verbundenen krankhaft veränderten Reizbarkeit. Mit der substantiellen Veränderung ist wieder eine Veränderung der Lebenserscheinungen verbunden. Morphologie der Zelle und Funktion derselben ist nicht voneinander zu trennen. Die Symptome, durch welche die Krankheit auf den Kranken, die Außenstehenden und den Arzt wirkt, sind auch bei anatomischen Erkrankungen vorwiegend die funktionellen krankhaften Lebenserscheinungen, die auch meist die für das Leben entscheidenden sind. Die dynamische Einstellung ist für den Arzt unbedingt erforderlich.

Neben den Funktionsstörungen der morphologisch erkrankten Gewebszellen selbst kommen noch die begleitenden funktionellen

Nervenstörungen in Betracht, die zuweilen im Vordergrunde stehen. Sehr oft besteht neben der veränderten Reizbarkeit der Gewebszellen eine solche der Nerven des erkrankten Organs, wobei uns besonders die Erhöhung der Reizbarkeit als Symptom entgegentritt, so bei den Entzündungsschmerzen, den Schmerzen bei Magengeschwür und anderen visceralen Erkrankungen, bei Angiospasmen. In allen diesen Fällen handelt es sich nicht darum, daß die schmerzleitenden Fasern durch den Gewebsprozeß in Erregung versetzt werden, wie man durch Quetschen der Haut einen Schmerz erzeugt, sondern die Schmerzbereitschaft der Nerven ist durch funktionelle Umstimmung erhöht, der Nerv ist hyperalgetisch. Die Schmerzen an solchen Krankheitsherden sind viel größer als sie durch Reizung an den betreffenden Nerven im gesunden Zustande hervorgerufen werden können.

Es ist ein ganz natürlicher Vorgang, daß anatomische Erkrankungen zu funktionell-nervösen Störungen führen, denn überall im Gewebe sind Nerven verstreut, die von dem Schicksal des Gewebes beteiligt werden. Den begleitenden nervösen Funktionsstörungen kann ein bebestimmender Teil des Krankheitsbildes zukommen. So beruht das Fieber auf einer krankhaft veränderten Einstellung des temperaturregulierenden Zentrums. Ferner ist außer an die Schmerzen an Blutdruckerhöhung, an Spasmen glatt-muskulöser Hohlorgane zu erinnern.

Die nervöse Beteiligung trägt wesentlich dazu bei, den örtlichen Reizzustand des Krankheitsherdes mittels Irradiation zu verbreiten und entfernte Teile bzw. den ganzen Organismus in Mitleidenschaft zu ziehen sowie die psychischen Wirkungen zu vermitteln.

Die Krankheitserscheinungen, aus denen sich die Krankheitsbilder aufbauen, stellen sich teils als funktionelle Minderleistungen, teils als funktionelle Reizerscheinungen dar. Beide sind im allgemeinen an substantielle pathologische Veränderungen geknüpft; nur bei den sog. reinen Neurosen sind solche bisher nicht bekannt. Funktionelle Reizbarkeitsveränderungen können auch als primär vorhanden morphologische Veränderungen nach sich ziehen. In der Neuzeit ist der energetisch-biologische Gedanke neben dem pathologisch-anatomischen immer mehr hervorgetreten. Substanz und Funktion sind, wie bereits bemerkt, eng aneinander gebunden, denn das Merkmal der lebendigen Substanz ist ihre Reizbarkeit. Erst durch die Funktion, d. h. den Lebensvorgang, erhält die Substanz biologische und ihre anatomische Erkrankung nosologische Bedeutung. Alle Lebensvorgänge spielen sich nach der Formel Reiz—Reaktion ab. Krankheitsbild wie therapeutische Wirkung sind lediglich Ausdruck der biologischen Reaktion des Organismus. Morphologie thront auf der Funktion als ihrer Bildnerin. Man kann Krankheitsbilder nur verstehen, wenn man neben dem morphologischen Befund der pathologisch-anatomischen Veränderung die nebenher bestehende bzw. durch ihn ausgelöste funktionelle Störung bewertet und analysiert. Man muß die Brücke vom pathologisch-anatomischen Herd zur Betriebsstörung schlagen; erst dann gewinnt man auch das Verständnis für die Therapie. Das Morphologische genügt weder zum Verständnis des Krankheitsbildes noch als Grundlage der Therapie.

Die Minderleistungen sehen wir im motorischen, sekretorischen, sensiblen, Stoffwechsel-, psychischen Betrieb; sie sind stets auch mit einer verminderten Anpassungsfähigkeit an Leistungsbeanspruchungen verbunden.

Die Reizerscheinungen, die mit der Minderleistung verbunden sein können, betreffen alle Gewebe, am auffälligsten die Nervensubstanz. So stellt die Entzündung einen erhöhten Reizzustand dar, der sich aber mit einer Functio laesa verbinden kann. Aber keineswegs jeder erhöhte Reizzustand bedeutet eine Entzündung. Er tritt uns als motorischer Krampf bzw. gesteigerte Bewegung (z. B. erhöhte Peristaltik), als Schmerz, als gesteigerte Sekretion, als Stoffwechselerhöhung, als trophische Störung, als gesteigerte psychische Tätigkeit entgegen. Die Funktionssteigerung geht mit einer erhöhten Reaktionsbereitschaft auf Reize aller Art einher.

Die Gewebsreizbarkeit kann bei der gleichen pathologisch-anatomischen Erkrankung außerordentlich wechseln, was von hinzutretenden und vergehenden Entzündungen, von Umstimmungen der Nerven, von chemisch-physikalischen Vorgängen und von anderen noch unbekannten Faktoren abhängt. So können substantielle Erkrankungen, Magengeschwür, Gallensteine, Nierensteine, Coronarsklerose ganz latent sein und durch einen hinzutretenden Reizzustand, der auch ohne anatomische Entzündung bestehen kann, manifest werden, um dann wieder in die Latenz zurückzusinken. Hieraus folgt auch, daß durch therapeutische Beseitigung eines Reizzustandes der Anschein erweckt werden kann, daß die Erkrankung geheilt sei, während sie anatomisch weiter besteht. Die hypoglykämische Reaktion bei Insulininjektion ist individuell auf die gleiche Zuckerherabsetzung ganz verschieden, d. h. von der nervösen Reizbarkeit abhängig. Man denke, wie verschieden die Individuen auf Ren mobilis reagieren. Die Bedeutung der Umstimmung der Reizbarkeit in der Pathologie kann nicht bestritten werden. Da ferner alle funktionellen Vorgänge mittels des Nervensystems ein psychisches Angriffsbild besitzen, so kann man verstehen, daß die Reizbarkeit auch von der Psyche her beeinflußt werden kann, im Sinne der Steigerung wie der Beruhigung, und somit auch auf psychischem Wege der Anschein einer wirklichen Heilung bzw. einer wirklichen Erkrankung vorgetäuscht werden kann. Diese energetische Betrachtung führt uns zu der wichtigen Erkenntnis, daß der körperliche Organismus in allen seinen Teilen gleichsam psychifiziert, beseelt, ist. Bei der gleichen pathologisch-anatomischen Veränderung kann man mehr oder weniger Beschwerden haben, ja ganz beschwerdelos sein.

Die erhöhte Reizbarkeit des Nervensystems kann konstitutionell bedingt sein; sie äußert sich in einer gesteigerten Reaktionsbereitschaft auf körperliche und seelische Reize, die zu abnormen Reaktionen in Form von Schmerzen, Krämpfen, Herz- und vasomotorischen, sekretorischen Symptomen führen (neurasthenische Konstitution, nervöse Diathese).

Ferner werden Reizzustände auch bei normalem Nervensystem durch abnorm starke Reize oder durch Reizanhäufung ausgelöst. So kann eine latente Organerkrankung durch übermäßige Beanspruchung des Organs in einen Reizzustand verfallen (z. B. ein Magengeschwür durch unzweckmäßige oder zu reichliche Nahrungsaufnahme). Schon die physiologische Übermüdung (Überreizung) führt zu Reizerscheinungen: Muskelzuckungen, Schmerzen, Parästhesien, Herzklopfen, Schlaflosigkeit, gereizter Stimmung, um so mehr, je weniger der Mensch geübt ist und je weniger er von Natur leistungsfähig ist. Konstitutionell schwache Organe verfallen daher leicht in einen Reizzustand, so das sog. kleine Herz in den Zustand der Herzneurose. Der Locus minoris resistentiae wird gewöhnlich zu einem Locus majoris reactionis. Trifft den Organismus, der mit einem überempfindlichen Organ ausgestattet ist, irgendeine Schädlichkeit (Infektion, Trauma), so treten an diesem besonders starke Reaktionen auf, die die Naturheilregulationen stören und ihr Bild, d. h. das Krankheitsbild, in besonderer Weise gestalten können. Dies gilt auch für erworbene Überempfindlichkeiten. Eine Organerkrankung hinterläßt auch nach ihrer Heilung oft eine örtliche Überempfindlichkeit, eine Bereitschaft zum Auftreten von Reizzuständen. Irgendeine selbst nach Jahren auftretende Erkrankung ganz anderer Art kann dann diesen latenten örtlichen Reizzustand wecken; so kann jemand, der früher an einer Ischias gelitten hat, von der er seit Jahren nichts bemerkt hat, bei irgendeiner fieberhaften Erkrankung (Grippe) einen neuen Ischiasanfall bekommen. Diese örtlichen Anfälligkeiten (d. h. abgeklungene Reizzustände) spielen in der verschiedensten Form eine große Rolle in der Pathologie und Therapie.

Auch das Fieber ist ein Beispiel eines pathologischen Reizzustandes. Das temperatur-regulatorische Zentrum ist infolge Reizung auf eine höhere Temperatur eingestellt; die begleitenden Erscheinungen, wie erhöhte vasomotorische Tätigkeit, Fieberschmerzen, Parästhesien, Kontraktionen der glatten Hautmuskulatur, Muskelzucken, Phantasmen, Delirien beweisen gleichfalls das Vorhandensein eines Reizzustandes, neben dem Schwäche vorhanden sein kann. Die Entzündung wurde schon erwähnt. Die moderne Proteinkörpertherapie ruft die verschiedensten Reiz- und Überempfindlichkeitserscheinungen hervor. Das vegetative System kann Sitz eines Reizzustandes werden, der sich in vasomotorischen, sekretorischen, Stoffwechselsymptomen, Quaddelausschlägen, Quinckeschen Ödemen, Bronchialasthma usw. kundtut (sog. Vago- und Sympathicotonie). Abnorme Reizzustände sehen wir bei der Allergie, Anaphylaxie (Serumkrankheit, Infektionen), die uns auch in Form angeborener Idiosynkrasien (Exantheme nach Genuß gewisser Nahrungsmittel, nach gewissen Arzneien) entgegentritt.

Man faßt diese krankhaften Reizzustände am besten als „Hyperergien" zusammen. Die in den Krankheitsbildern neben den morphologischen Veränderungen uns entgegentretenden Symptome sind somit in der Hauptsache Insuffizienzen und Hyperergien. Die Hyperergien treten auch als Heilreaktionen auf, z. B. Entzündung, Fieber, was leicht verständlich ist, da sie eben durch die von der Schädlichkeit ausgehende Reizung hervorgerufen werden. So sehen wir bei Infektionskrankheiten eine Überempfindlichkeit gegen den spezifischen Reiz des Infektionserregers sich entwickeln, die man als Allergie bezeichnet; bei Tuberkulösen ruft jede Einverleibung von Tuberkulin eine örtliche bzw. auch allgemeine Reaktion hervor. Ähnlich lösen Eiweißvergiftungen eine Überempfindlichkeit gegen den spezifischen Reiz, der die Vergiftung als Antigen bedingt hat, aus (Anaphylaxie). Diese Hyperergien haben einen deutlich ausgesprochenen Abwehrcharakter und es wäre daher verkehrt, eine derartige Hyperergie durchweg beseitigen zu wollen. Dies gilt für alle Hyperergien, die einer Heilreaktion entsprechen, falls sie nicht über das Ziel hinausschießen (übermäßige Entzündungen, starke Ausschwitzungen, zu hohes Fieber, Eiterungen usw.). In diesen Fällen ist eine Behandlung erforderlich. Ebenso bei solchen Hyperergien, die nicht als nützliche Reaktionen, sondern selbst als Krankheiten anzusehen sind, wie dem Bronchial-Asthma.

Die Behandlung der Hyperergien geschieht im allgemeinen mittels Reizausschaltung, evtl. auch durch Gegenreize.

Bei den Insuffizienzen kommt die funktionsanregende Behandlung zur Anwendung, die eine spezifische oder unspezifische sein kann. So ist z. B. die Digitalisbehandlung des geschwächten Herzens eine spezifische, die Kohlensäurebehandlung eine unspezifische Behandlung.

In der arzneilichen wie in der arzneilosen Therapie werden sowohl beruhigende, reizvermindernde, wie anregende, reizvermehrende Mittel gebraucht. Die sedativen und narkotischen Mittel setzen die Reizbarkeit herab und schalten dadurch zugleich die exogenen und endogenen Reize zum Teil aus. Ähnlich wirkt die Ruhe. Andererseits enthalten die erregenden Mittel (wie die Bewegung) Reize. Im allgemeinen sollen die Mittel der ersteren Kategorie die Reizzustände treffen, die der zweiten die Insuffizienzen. Aber so streng geschieden ist die Anwendung doch nicht. Schon deshalb nicht, weil Insuffizienz und Reizzustand oft beisammen ist. Aber dies ist es nicht allein, worauf es ankommt. Wir wenden auch bei Insuffizienzen Ruhe an (z. B. bei Kreislaufschwäche), um die Anforderungen an das schwache Organ herabzusetzen. So vermindern wir bei Diabetes die Kohlehydrate, um den Inselapparat zu schonen. Also die Schonung, der Reizmangel, kräftigt relativ. Auch sedative Medikamente können auf diesem Wege kräftigend wirken. Andererseits kann man bei Reizzuständen durch Reize Erfolge erzielen, indem sie als Gegenreize hemmend wirken (Schmerzmilderung durch Reize).

Beide Verfahren können kombiniert werden. So kann man den geschwächten Kreislauf kräftigen, indem man Schonung, zeitweise aber Übung, d. h. Reize, einwirken läßt. Das gleiche gilt für Reizzustände.

Diese scheinbaren Widersprüche erklären sich wieder energetisch. Die Reizmilderung entlastet das funktionierende Organ, kräftigt es aber nicht; der Übungsreiz belastet es, kräftigt es jedoch. Das insuffiziente Organ wird durch die Reizverminderung für die verringerte Aufgabe zunächst suffizient; um es für größere Aufgaben fähig zu machen, muß man es übenden Reizen unterwerfen. Beim schwachen Herzen werden beide Methoden ganz gewöhnlich vereinigt: Ruhebehandlung mit der die Funktion steigernden Digitalis.

Die Verschiebung der Reizbarkeitsverhältnisse und damit des funktionellen Betriebes bezeichnet man als Umstimmung; sie kommt spontan vor und wird von uns nicht selten therapeutisch erstrebt.

Sehr häufig tritt uns im Krankheitsgeschehen ein Circulus vitiosus entgegen (s. S. 7), sowohl bei den Insuffizienzen wie bei den Hyperergien. Die Herabsetzung der Leistungsfähigkeit eines Organgs führt zu Folgeerscheinungen, die durch Setzung von Widerständen den Betrieb noch mehr schwächen, z. B. Stauungen des Blutes infolge von Herzschwäche, die nun die Störung der Blutbewegung noch steigern. Eine bestehende Überempfindlichkeit kann sich eben dadurch, daß sie alle Reize auf sich lenkt, allmählich erhöhen und weitere schädliche Folgen nach sich ziehen, z. B. Arteriospasmen mit Ernährungsstörungen des Gewebes.

Dieser Circulus vitiosus ist das Gegenteil der regulierenden Heilreaktion. In solchen Fällen hilft nur eine ärztliche Durchbrechung desselben. Es gehört zu den ärztlichen Aufgaben, den Vorgang, der zum Circulus vitiosus führt, im Einzelfall zu entdecken.

Die praktische Ausführung der Therapie, zu der wir uns jetzt wenden, erfordert zunächst einige allgemeine Bemerkungen und Hinweise.

Schon bei der Krankenuntersuchung soll der Arzt beständig daran denken, daß sie lediglich ein Mittel zum Zwecke der Heilung darstellt. Es sollen nur diejenigen Untersuchungen vorgenommen werden, die zur Aufklärung der Diagnose wirklich notwendig sind, und man soll von solchen, die irgendwie bei dem augenblicklichen Zustande des Kranken schaden können, Abstand nehmen, z. B. Röntgenuntersuchung bei sehr schwachen Kranken, genaue Lungenuntersuchung bei Bluthusten oder Lungenembolie, Aufsetzen des Kranken bei Apoplexie.

Der Arzt soll überhaupt bei der Untersuchung die Kranken möglichst wenig belästigen und plagen. Cito, tuto et jucunde! Geschicklichkeit in der Untersuchung und möglichst viel sehen! Von großer Wichtigkeit ist es, daß der diagnostische Blick des Arztes sofort erfaßt, ob eine augenblickliche Gefahr besteht und von wo sie droht! Unter allen Umständen müssen in erster Linie die gefahrdrohenden Symptome (Blutungen, Kollaps) behandelt werden.

Die Kunst in der wissenschaftlichen Diagnostik — und alles, was hier über diese gesagt wird, gilt auch für die Therapie — besteht darin, abzuschätzen, welche und in welchem Ausmaße exakte Untersuchungen für die Beurteilung des Krankheitsfalles und mit Rücksicht auf die Person erforderlich sind. Die glänzende Technik verleitet zu überflüssiger Anwendung derselben, wie die Asepsis den Furor operativus beförderte. Die diagnostische Polypragmasie wie die therapeutische bilden eine höchst bedauerliche Kehrseite der naturwissenschaftlichen Ära. Völlig überflüssige Untersuchungen werden in großer Zahl ausgeführt, die den Kranken belästigen und finanziell belasten und den Fall unnötig komplizieren, und zuweilen wird vor Bäumen nicht der

Wald gesehen, das Wesentliche wird nicht erkannt, der Überblick geht verloren. Die guten einfachen diagnostischen Methoden treten jetzt vielfach in den Hintergrund. Man sollte bei der ärztlichen Ausbildung die Poliklinik mehr berücksichtigen (His), die Klinik ist der täglichen Praxis zum Teil zu fern gerückt.

Dies ist das ungefähre Gegenteil der intuitiven Diagnose, die „Inventarisierung" des menschlichen Körpers, wie sie durch die moderne Untersuchungsmethodik bewirkt wird. Es wird alles untersucht, was irgendwie zu untersuchen ist. Man kann dies damit begründen, daß man sich nicht auf das anscheinend kranke Organ beschränken, sondern einen umfassenden Einblick in den Betrieb des ganzen Organismus verschaffen soll, und dies könne man nur, wenn man den Betrieb der einzelnen Organe untersuche und aus den Teilen das Ganze aufbaue. Aber der Praxis muß Problematisches ferngehalten werden, bis es reif ist. Man muß krank gewesen sein, um das Peinvolle solcher überflüssigen biologischen Untersuchungen zu fühlen, die sich gerade der kranke Arzt oft verbittet.

Der Arzt soll die Wissenschaft ärztlich betrachten, und das ist ein Teil des ärztlichen Blickes, der sich jetzt komplizierteren Aufgaben gegenübersieht als früher.

Die Therapie hat stets mit der allgemeinen hygienischen Versorgung des Kranken zu beginnen. Es ist zu bestimmen, ob der Kranke in das Bett, in das Krankenhaus gehört, ob er seinem Beruf nachgehen, ob er ausgehen darf usw. Es ist für die angemessene Einrichtung des Krankenzimmers, für die nötige Pflege zu sorgen. Das Krankenzimmer soll nach Möglichkeit groß, luftig, hell (mit gewissen Ausnahmen), ruhig sein. Unnötige Möbelstücke, Teppiche sind besonders bei Infektionskrankheiten zu entfernen. Lüftung, Sauberkeit, Verdunkelungsvorrichtungen (für den Schlaf des Patienten) sind erforderlich. Für zweckmäßige Lagerung, saubere Bett- und Leibwäsche und alle Erfordernisse der Pflege ist zu sorgen, unnötiger Besuch fernzuhalten. Sehr wichtig ist die Sorge für die Urin-, Stuhl-, Auswurfentleerung.

Die Diät soll schmackhaft zubereitet sein und appetitlich dargereicht werden — was in Krankenanstalten nicht immer geschieht! — Schwerkranke sind evtl. zu füttern. Der Arzt soll nicht bloß die Diät vorschreiben, sondern sich auch darum kümmern, ob und wie sie genommen wird.

Aufregungen sind vom Kranken fernzuhalten. Den Pflegepersonen ist zu sagen, auf welche Erscheinungen sie beim Kranken besonders zu achten haben. Oft ist es zweckmäßig, das, was der Kranke genießt, sowie Urinmenge, Stuhlentleerungen aufzuschreiben; ebenso die Temperaturen, deren Höhe man den Patienten im allgemeinen nicht mitteilen soll.

Jede Verängstigung des Kranken durch Erzählungen und Gespräche (Pflegepersonal, Angehörige, Besucher) ist zu verbieten.

Die ordnungsmäßige Pflege — auf deren Einzelheiten hier nicht eingegangen werden kann — bildet einen wesentlichen Teil der Therapie (hygienische Therapie) und ihre Anordnung und Überwachung gehört zur ärztlichen Obliegenheit. Das Mißlingen einer Kur liegt oft nicht an falschen ärztlichen Ratschlägen, sondern an ihrer fehlerhaften Durchführung. Unter ärmlichen Verhältnissen, bei kinderreichen Familien, in überfüllten Wohnungen ist dies eine sehr schwierige Aufgabe. Der Fürsorgedienst kann den Arzt hierbei sehr unterstützen, er muß mit dem Arzt zusammen, und der Arzt mit ihm gehen.

Bei Infektionskrankheiten kommt es besonders auf den Schutz der Familie, auf die Beseitigung der Exkrete, auf Desinfektion und äußerste Sauberkeit an.

In zweiter Linie ist die Diät zu bestimmen, die bei inneren Erkrankungen einen wesentlichen Teil der Therapie bildet. Die Einzelheiten der diätetischen Behandlung siehe in den speziell therapeutischen Kapiteln. Vor einseitigen Diäten, wie sie manche Diät-Fanatiker propagieren, ist im allgemeinen zu warnen (Rubner). Neuere Gesichtspunkte der diätetischen Behandlung beziehen sich auf den Vitamingehalt, den Salz-, besonders Kochsalzgehalt der Diät und auf die alkalisierende bzw. säuernde Diät. Diese kommt einerseits für die Ausgleichung krankhafter Acidosen (z. B. beim Diabetes, bei Gicht, bei Nierenbeckensteinen, bei Nierenerkrankungen) und Alkalosen (Tetanie, Anaphylaxien) in Betracht, andererseits in der Absicht, das gegebene Säurebasengleichgewicht zu therapeutischen Zwecken umzustimmen (z. B. bei Infekten, Pyelitis). Einen Säureüberschuß bei der Verbrennung geben im allgemeinen: Fleisch, Ei, Fett, Brot, Hafer, Hülsenfrüchte; einen Basenüberschuß: Milch, Kartoffeln, Obst, grüne und Wurzelgemüse. Die Art der Zubereitung ist von Belang. Neben der Ernährung kommt die medikamentöse Beeinflussung zur Geltung: Zufuhr von Acid. muriat., phosphor., Ammon chlorat., phosphor., gewisse Kalksalze; Natr. oder Kal. bicarbon. Die vegetarische bzw. Rohkostdiät hat einen Basenüberschuß zur Folge. Bezüglich der Zubereitung der letztgenannten Kostformen, die in ihrer strengen Durchführung für die Dauer nicht zu empfehlen sind, vgl. Spezialwerke.

Drittens die physikalische Behandlung. Hierher gehört die Verordnung von Ruhe oder Bewegung, Dauer derselben, Art der Lagerung, Wärme- und Kälteanwendungen, Abwaschungen, Umschlägen, Bädern, Inhalationen, Massage, Katheterismus u. a. m.

Und nun erst kommt die eigentliche Arzneiverordnung. Es ist nicht richtig, das Wesen der Behandlung darin zu erblicken, daß etwas „verschrieben“ wird. Freilich verlangt im allgemeinen der Kranke, daß Arznei verordnet wird, und der Arzt muß sich dem fügen, auch wenn er die Arznei nicht für unbedingt nötig hält. Der Arznei kommt neben ihrer pharmakologischen Wirkung eine positiv bzw. negativ suggestive Wirkung auf das autoplastische Krankheitsbild (s. unten) zu. Es ist selbstverständlich, daß der Arzt die Arzneimittel, die er verordnet, nach ihren Wirkungen und Nebenwirkungen genau kennen muß, daß er zuvörderst das „non nocere“ beachtet, sich nach etwaigen Idiosynkrasien des Patienten erkundigt, sich nur an bewährte Mittel hält und gegenüber den beständig neu auftauchenden Mitteln skeptisch ist.

Es ist ein verwerflicher Standpunkt, nur deshalb neue Mittel zu verordnen, weil man zeigen will, daß man modern ist und das neueste kennt, womöglich etwas, was noch kein anderer kennt („Arzneibluff"). Der vernünftige Patient sollte sich sagen, daß man über die neuesten Mittel weniger Erfahrung hat als über die älteren bzw. überhaupt noch keine Erfahrung hat und sein Leiden benutzt, um solche zu sammeln. Aber der Kranke ist meist viel zu suggestibel eingestellt, um logisch zu sein.

Die Verordnungen sollen einfach sein. Die von vielen Ärzten beliebten Zusammenstellungen einer ganzen Anzahl von Mitteln in einem Rezept sind im allgemeinen nicht empfehlenswert. Bei den Arzneiverordnungen herrscht jetzt zum Teil eine nicht zu billigende Vielgeschäftigkeit. Die Kranken werden mit Arzneien überschüttet. Namentlich steht die Injektionstherapie in Blüte. Die subcutanen, intramuskulären und intravenösen Injektionen haben ohne Zweifel ein großes und erfolgreiches Anwendungsgebiet, aber sie werden übertrieben, und zwar nicht nur unnötigerweise, sondern auch zum Schaden der Kranken. Man darf nicht vergessen, daß die meisten Arzneimittel eine mit Reiz verbundene Belastung des Organismus darstellen, die Reaktionen auslöst. Letztere sind heilsam, insoweit sie den natürlichen Heilprozeß unterstützen. Man muß dem Organismus Zeit lassen, die Reaktion zu verarbeiten und beobachten, wie er sie verarbeitet. Eine Häufung von Reizen ist nicht bloß unwissenschaftlich, sondern schadet oft, indem der Organismus zu stark belastet wird und die Reaktionen sich gegenseitig und oft genug auch den natürlichen Heilprozeß stören.

Auch in der so segensreichen physikalischen Therapie macht sich eine zunehmende Vielgeschäftigkeit breit. In sinnloser Weise wird von manchen Ärzten ein Trommelfeuer von Reizen auf den kranken Körper losgeschossen, teils in Form einer zu häufigen Anwendung, teils in Form von Kombinationen der verschiedensten Prozeduren. Was soll z. B. ein elektrisches und zugleich kohlensaures Fichtennadelbad? Geben sich diese Heilakrobaten wirklich Rechenschaft darüber, welche Art von Heilreaktionen ausgelöst werden?

Die Polypragmatiker diskreditieren die Heilkunst, zumal die Kranken sich ihnen in Massen zuwenden, weil es dem Laieninstinkt plausibel erscheint, daß viel viel helfe. So wird vielfach der solide, sich auf einfache und bewährte Mittel beschränkende „unmoderne" Arzt in den Hintergrund gedrängt!

Oft wird der Arzt von unverständigen Patienten zur Rezeptierung gezwungen, die für jedes Symptömchen Arzneimittel verlangen und nicht die Geduld haben, den natürlichen Verlauf der Krankheit abzuwarten. Man versuche Belehrung und verordne, falls diese vergeblich, wenigstens nur solche Medikamente, die den natürlichen Verlauf der Krankheit nicht stören.

Eine Unsitte ist es, die Verordnungen beständig zu verändern, weil der gewünschte Erfolg nicht sofort eintritt, sozusagen mit den Mitteln herumzuprobieren. Etwas anderes ist es mit der Dosierung, deren Abänderung sehr schnell notwendig werden kann.

Sehr häufig ist es gerade von günstigem psychischen Einfluß, kein Arzneimittel zu verordnen, wo es tatsächlich überflüssig ist. Von dem bekannten „ut aliquid fiat" soll kein schematischer Gebrauch gemacht werden. Man kann dem Kranken unbedenklich sagen, daß er zur Zeit keines Mittels bedarf und ihm physikalische Maßnahmen verordnen (z. B. bei funktionell nervösen Affektionen). Es gibt freilich Situationen, wo man die Ut aliquid fiat-Verordnung nicht ganz umgehen kann.

Handelt es sich um einen akut gefahrvollen Zustand, so ist selbstverständlich zunächst die Gefahr zu beseitigen; das eben gezeichnete Schema der Behandlung ist dann nach dieser Richtung hin umzugestalten, z. B. sofort mit den erforderlichen Arzneimitteln zu beginnen und alles übrige (Hygiene usw.) zurückzustellen.

Vom Beginn der Untersuchung an beachte der Arzt die Erfordernisse der psychischen Behandlung. Er vermeide in Worten und Gebärden, was den Kranken verängstigen kann, und wirke beruhigend;

seine Fragen passe er der Persönlichkeit des Kranken und der Situation an, um den Patienten nicht zu verletzen und zu erregen. Die Gebote des ärztlichen Taktes im einzelnen aufzuführen ist unmöglich; es handelt sich hierbei um die Imponderabilien der ärztlichen Persönlichkeit. Der Arzt bedenke, daß alles, was er tut und was er spricht und wie er es tut und wie er es spricht, die Art der Untersuchung und die Verordnung als solche auf das autoplastische Krankheitsbild (s. unten) wirkt. Er vermeide mitleidige ölige Reden, die den meisten Kranken unangenehm sind; eher ist ein frisches Wort der Ermunterung angebracht. Im allgemeinen will der Patient vom Arzte klugen Rat und nicht Redensarten — ausgenommen eine gewisse Kategorie von nervös-psychischen Patienten; aber auch hier sei der Arzt zurückhaltend, sonst wird er sich bald verausgabt haben. Selbstverständlich vermeide er Barschheit und inhumanes Wesen, andererseits glaube er aber nicht, daß er sich in erster Linie bei dem Patienten beliebt machen müsse, indem er ihm nach dem Munde redet und „liebenswürdig" auf alle seine Wünsche eingeht. Servilismus ist des Arztes unwürdig; der Arzt ist nicht der bezahlte Diener des Kranken, sondern sein Berater. Er soll sich stets auf den Standpunkt stellen, daß nicht er den Kranken, sondern der Kranke ihn braucht. Die Proletarisierung des Ärztestandes bringt für die kranke Bevölkerung große Gefahren, denn der Arzt, der keinen Respekt genießt, geht auch des Vertrauens und damit der unersetzbaren psychischen Wirkung seiner Persönlichkeit verloren.

Viel mehr als Worte wirkt es auf die Psyche des Kranken, daß er gewahr wird, daß der Arzt seinen Zustand erkannt hat, daß er umsichtig und sorgfältig und um sein Wohl ernstlich bemüht ist.

Der Arzt lasse sich in seinen Verordnungen und seinem Gehabe stets nur von seinen ärztlichen Gesichtspunkten und Überzeugungen leiten, dann wirkt er auch psychisch am meisten. Vor allem keine Geschwätzigkeit, kein „Strohdreschen"!

Wie schon mehrfach bemerkt, soll die Behandlung nicht am kranken Organ haltmachen, sondern sich auf den ganzen Organismus erstrecken. Dies gilt auch für den Spezialisten. Es soll sowohl die pathologisch-anatomische Veränderung (morphologischer Standpunkt) wie die funktionelle (dynamischer Standpunkt) berücksichtigt werden, wie endlich der Gesamtorganismus in körperlicher und seelischer Beziehung. Dabei ist das eine so wichtig wie das andere. Vor allem soll die Behandlung des „ganzen Menschen", die fast zum Schlagwort geworden ist, nicht einseitig übertrieben werden unter Vernachlässigung des besonderen, etwa örtlichen Leidens. Wir sterben gewöhnlich nicht an einer Erkrankung des ganzen Menschen, sondern an einer bestimmten Krankheit, einem örtlichen oder immerhin örtlich begrenzten Leiden, einer Infektion mit örtlicher Eingangspforte usw.

Der plötzliche Sekundenherztod ist noch nicht erklärt; er kann ohne jede nachweisbare Ursache eintreten. Was hier bei dem Erlöschen des Lebensvorganges sich abspielt, wissen wir nicht. Ob der örtliche Zelltod zum allgemeinen Tod führt, hängt offenbar davon ab, ob die betreffenden Zellen eine lebenswichtige Bedeutung für den Gesamtorganismus haben.

Was hilft die Behandlung des ganzen Menschen, wenn die Coronararterien sklerosiert sind, wenn ein Carcinom, eine septische Angina besteht. Aber lebensrettend kann die rechtzeitige Exstirpation, die Unterbindung der Halsvene wirken, die rechtzeitige Operation einer Appendicitis. Was bedeutet die Behandlung des ganzen Menschen bei einer Degeneration der Schilddrüse? Durch winzige Mengen von Schilddrüsensubstanz wird der leibliche und geistige Mensch gerettet. Die auf allgemeine Kräftigung abzielende Behandlung nützt bei der perniziösen Anämie gar nichts, wohl aber der Genuß von Lebersubstanz. Immer wieder erscheint die Diagnose als Mittelpunkt der Therapie, die alles, das allgemeine wie das örtliche, berücksichtigen muß, ohne sich von einem Schlagwort, einer gerade herrschenden medizinischen Mode einfangen zu lassen. Neben der Einheit des Organismus behält Sedes et locus morbi seine Gültigkeit. Das örtliche Leiden zieht den ganzen Menschen in sein Netz, aus dem er durch örtliche Behandlung wieder befreit werden kann. In anderen Fällen liegt ein örtliches Leiden vor, das nur durch eine Gesamtbehandlung zu beseitigen ist. Der Therapeut muß für jede Erkrankung den richtigen Schlüssel finden.

Autoplastisches Bild.

Der Arzt hat es mit empfindenden, fühlenden, urteilenden Menschen zu tun, und er muß sich daher klarmachen, was dies für die Behandlung zu bedeuten hat. Für das Bewußtsein des Kranken ist die Krankheit zunächst das, was er von ihr empfindet und wahrnimmt. Daß dies nicht dem wirklichen Tatbestand entspricht, ist ohne weiteres klar. Es entspricht ihm so wenig, daß der Kranke eben vom Arzt zu erfahren wünscht, worin seine Krankheit bestehe. Die Einwirkung des Krankheitszustandes auf das Bewußtsein des Kranken geschieht nun auf folgenden Wegen:

a) Dem Kranken gehen Empfindungen und Unlustgefühle zu, die durch die krankhaften Veränderungen des Organs bedingt sind. Hierher gehören Schmerzen, Parästhesien, Kälte- und Wärmeempfindungen, Empfindungen der verschiedensten Art von seiten der Tiefen- und Organsensibilität, Gefühle von Übelkeit, Schwindel, Schwäche, Ermüdung, Appetitlosigkeit, krankhafte Empfindungen von seiten der höheren Sinnesorgane (Ohrensausen).

b) Das Bewußtsein des Kranken erleidet Veränderungen durch Stimmungen, Affekte (Angst usw.) und Trübungen.

c) Der Kranke nimmt mit seinen Sinnesorganen Veränderungen der Form, Beschaffenheit und Funktionen seines Körpers wahr: Geschwulst, Verfärbung, abnorme Entleerungen, Bewegungsstörungen, Temperaturschwankungen.

d) Zu diesem Komplex von Empfindungen, Gefühlen, Wahrnehmungen und Bewußtseinsveränderungen gesellen sich Vorstellungen, die der Kranke sich über sein Leiden bildet, welche je nach seiner Bildung, geistigen Veranlagung, seinem Temperament, seinen Kenntnissen von verschiedenem Umfang und verschiedener Ausprägung sein werden.

Diese Krankheitsvorstellungen werden ferner durch Lektüre, Erinnerungsbilder von ähnlichen Erkrankungen bei Bekannten oder sich selbst, durch Äußerungen aus seiner Umgebung und endlich durch Äußerungen des Arztes selbst reicher ausgestaltet und geformt oder in eine besondere Richtung gelenkt.

e) Der Vorstellungskomplex führt begreiflicherweise zu sorgenvollen Reflexionen über die Heilungsaussichten, die möglichen Folgezustände für Beruf, Erwerb, Familie, zu Todesgedanken und auf diesem Wege zu neuen Affekten, Stimmungen, Erregungen, visceralen Empfindungen und Gefühlen, Schlaflosigkeit.

Es ist dabei zu beachten, daß die Empfindungen sich nicht nur auf die eigentlichen krankhaften Vorgänge, sondern auf alles beziehen, was mit der Krankheit und ihrer Behandlung und Pflege zusammenhängt; so z. B. gehören hierher die dauernde Lagerung mit ihren Qualen, schmerzhafte ärztliche Eingriffe u. dgl.

Dieses gesamte Krankheitserlebnis mit all seinen seelischen und intellektuellen Ausstrahlungen stellt einen mehr oder weniger reichhaltigen psychischen Komplex dar, welcher in keiner Weise ein Abbild der wirklichen krankhaften biologischen Vorgänge ist — denn der Mensch hat kein inneres Sinnesorgan, mit dem er diese beobachten könnte —, aber für das Bewußtsein des Kranken eben die Krankheit ist. Durch diesen Komplex kommt der Kranke zur Einsicht, zur Erkenntnis seiner Krankheit, an ihm bemißt er auch den weiteren Werdegang derselben.

Ich habe diesen Komplex als „autoplastisches“ Krankheitsbild bezeichnet. Dieses ist für den Kranken bei seiner Beurteilung des Krankheitszustandes auch dann maßgebend, wenn es zahlreiche Irrtümer enthält. Der Mangel an Logik im autoplastischen Bilde setzt uns oft in Erstaunen. Aber für den Leidenden hat es die Wirklichkeit des Erlebnisses. Man muß den sensitiven und den intellektuellen Teil des autoplastischen Bildes unterscheiden. Es kommt vor, daß das Empfinden und Fühlen bleibt und dennoch der Vorstellungskomplex erschüttert und gelockert wird, da dieser auch die an das Fühlen anknüpfenden Vorstellungen, Befürchtungen, Sorgen enthält. Dazu kommt, daß die reflektierende Tätigkeit auch an sich eine Rückwirkung auf die sensitive Funktion ausübt. Denn wenn auch körperlich ausgelöst, ist diese doch auch psychisch bedingt und in ihrer Stärke von der Aufmerksamkeit, seelischen Empfindlichkeit, Ablenkung abhängig.

Der Arzt muß sich darüber klar sein, daß er beständig, auch unabsichtlich, das autoplastische Bild mitbehandelt, er muß die Beeinflußbarkeit und Wandelbarkeit wie die Irrtümlichkeit desselben beständig mit in Rechnung stellen, sonderlich bei der Wertung der therapeutischen Erfolge. Vieles, was uns an dem Gehabe des Kranken ungereimt, irrational, unverständlich erscheint, erklärt sich durch das autoplastische Bild.

Wenn der Arzt den Kranken verstehen will, muß er die Gabe, das Geschick und die Lust haben, sich in sein autoplastisches Krankheitsbild einzufühlen: dies ist der Mensch, der leidende Mensch.

Das autoplastische Bild ist nun nicht allein die subjektive Sphäre, die hinter dem Ernst der objektiven Krankheit zurücktreten muß, sondern bildet vielfach einen Teil der Diagnose, ja ist in gewissen Dingen dem objektiven Bilde, wie es der Arzt durch seine Untersuchungsmethoden aufnimmt, überlegen. Biologische Vorgänge, welche objektiv wahrnehmbare Merkmale nicht erzeugen, können trotzdem für den Kranken erkennbar sein, indem sie auf die Empfindungssphäre einwirken. Hierher gehören spastische und andere mit Schmerzen, Parästhesien, verschiedenartigen Tiefen- und Organempfindungen verbundene Vorgänge, wie Beklemmung, Angina pectoris, Kopfschmerz, Neuralgie, Myalgie, Magenkrämpfe, angiospastische Schmerzen, Schwindel-, Übelkeitsgefühl u. a. m. Wie sehr auch diese und andere subjektive Beschwerden durch die verschiedensten krankhaften Ereignisse bedingt sein mögen, ihr Vorhandensein beweist, daß sich etwas Krankhaftes abspielt, was der Kranke unmittelbar erlebt, während der ärztliche Beobachter es nur dadurch wahrnimmt, daß er eben die subjektiven Klagen berücksichtigt und für seine klinische Diagnose verwertet. In diesen Fällen bilden Teile des autoplastischen Krankheitsbildes eine unentbehrliche Bedingung für die Konstruktion des klinischen Krankheitsbildes. Nicht selten kündigt sich die Erkrankung dem Befallenen schon zu einer Zeit an, wo der Arzt noch keine für ihn wahrnehmbaren Zeichen zu finden vermag (z. B. Prodrome einer Infektionskrankheit). Der Schmerz als Warner wird nur dem Patienten kund. Die krankhaften Empfindungen und Gefühle des Kranken sind schlechthin Wirklichkeiten. Nur die Deutung derselben kann falsch und irreführend sein. Der Kranke erlebt den ganzen Werdegang der Krankheit in dem Kontinuum ihres zeitlichen Verlaufes, der Diagnostiker sieht den Zustand in Augenblicksbildern, einzelnen Phasen und Situationen. Im autoplastischen Bilde steckt alles, was sich im Erlebnis des Krankseins ausspricht. Im autoplastischen Krankheitsbilde finden sich die Symptome häufig ganz anders gruppiert, als es der ärztlichen Auffassung entspricht. Symptome, die dem Arzt als nebensächlich oder von sekundärer Bedeutung erscheinen, treten autoplastisch in den Vordergrund, hauptsächliche in den Hintergrund. So klagen Magenkranke nicht selten über Beschwerden in der Herzgegend, Herzkranke über abdominale Beschwerden, Tuberkulöse über Appetitlosigkeit, Anämische über Nervenschmerzen. Solche Verschiebungen sind für den Diagnostiker irreführend und täuschen den Kranken über die wirkliche Grundlage seines Leidens, aber sie lehren andererseits, daß die organizistische Diagnose nicht ausreichend ist, daß vielmehr das Organleiden weitere Wellen im Organismus wirft bzw. den gesamten einheitlichen Organismus beeinflußt. Das autoplastische Krankheitsbild systematisiert nicht, wie es das diagnostische tut, sondern wirft alles, was im Tatbestand enthalten ist, in buntem Nebeneinander auf — soweit es überhaupt auf das Bewußtsein einwirkt —, ganz gleichgültig, ob es sich um primäre oder sekundäre, wichtige oder unwichtige Erscheinungen und Vorgänge handelt. Der Kranke hat sogar darin recht, denn er fühlt seine Beschwerden, und es kann ihm gleichgültig sein, ob der

Arzt sie als ursprünglich oder als Komplikationen oder wie sonst gruppiert. Die Täuschung des Kranken beruht darauf, daß die krankhaften Vorgänge in einer zu ihrer pathologischen Wichtigkeit nicht proportionalen Weise auf das Bewußtsein wirken und daß Empfindungen durch gleichzeitige andere Empfindungen verdrängt werden können. Im übrigen kann tatsächlich das pathogenetisch sekundäre Symptom unter Umständen von entscheidender Bedeutung werden. Wenn ein Herzkranker hauptsächlich über Magenbeschwerden, Brechneigung usw. klagt, so ist dieses sekundäre Symptom wirklich von der allergrößten Wichtigkeit, da die Ernährungsstörung eine lebensbedrohende Gefahr für ihn bedeutet. Auch in seinem scheinbaren Mangel an Logik kann somit das autoplastische Krankheitsbild schließlich recht haben und durch seine Systemlosigkeit das nur zu leicht dogmatisch-einseitige diagnostische Bild wirksam ergänzen.

Das autoplastische Bild enthält als Bestandteile subjektive Empfindungen, die durch die angewendete Behandlung unmittelbar bedingt sind, z. B. Magenbeschwerden nach Arzneimitteln, Mattigkeitsgefühl durch einschränkende Diät, durch das Verbot gewohnter Genußmittel, Schmerzen durch physikalische Heilmaßnahmen u. dgl. Das subjektive Krankheitsgefühl kann so eine Bereicherung erfahren, obwohl der Krankheitszustand sich in Wirklichkeit bessert. Manche Patienten unterscheiden die ihnen durch die Behandlung erwachsenden Gefühle von ihren krankhaften, manche fühlen nur den Komplex, ohne zu kritisieren. Manche beziehen sogar echte Krankheitsgefühle auf die ärztlichen Mittel.

Ist die Behandlung des autoplastischen Bildes nun überhaupt eine notwendige ärztliche Aufgabe? Selbstverständlich ist die Heilung der Krankheit meist zugleich die gründliche Beseitigung des autoplastischen Bildes. Bei akuten, schnell heilenden oder harmlosen örtlichen Erkrankungen ist die Berücksichtigung desselben von geringer Bedeutung. Anders bei chronischen, bei schwer heilenden, unheilbaren, sich verschlimmernden Erkrankungen, welche die Domäne der inneren Medizin und Neurologie bilden. In diesen Fällen bleibt uns nun gar keine Wahl, ob wir das autoplastische Bild berücksichtigen sollen oder nicht; denn tatsächlich können wir gar nicht anders als dieses mitbehandeln. Wir behandeln stets zwangläufig den ganzen Menschen; es handelt sich nur darum, ob wir ihn bewußt und vernünftig mitbehandeln oder ob wir etwa die Krankheit behandeln, den Menschen aber gleichzeitig mißhandeln.

Die Psychotherapie ist dabei am wirksamsten, wenn der Kranke gar nicht merkt, daß man ihn seelisch behandelt. Ihm sagen, daß seine Beschwerden „nur" psychisch-nervös seien und daß seine Seele behandelt werden müsse, ist keine glückliche und nicht selten eine den Patienten tieferschütternde Einleitung der Behandlung.

Zahlreichen Irrtümern unterliegt das autoplastische Bild insofern, als g l e i c h e Symptome sehr verschiedenen Ursprungs und sehr verschiedener Bedeutung sein können, ohne daß der Kranke dies zu unterscheiden vermag. Er kann nicht erkennen, ob sein Husten und Auswurf einem Bronchialkatarrh oder einer Tuberkulose seine Entstehung verdankt, ob seine Schmerzen von einem Rheumatismus, einer Gicht, einer Tabes herrühren.

Eine weitere Quelle von Irrtümern ist dadurch gegeben, daß manche und noch dazu sehr wichtige krankhafte Veränderungen nicht auf das Bewußtsein des Kranken wirken (innere Tumoren, gutartige Schrumpfniere, manche Aortenerkrankungen). Dazu kommt, daß die Empfindungen, die dem Kranken von einem inneren Leiden zugehen, oft sehr unbestimmter Natur sind und daß ihre Lokalisation schwierig oder irrtümlich ist. Vielfach äußern sich Krankheitsgefühle nur in Form einer Veränderung des Allgemeinbefindens: als allgemeines Schwächegefühl.

Daher täuscht sich der Kranke in bezug auf die Schwere und die Heilungsaussichten seines Leidens ganz außerordentlich. Nervöse Affektionen machen oft viel größere Beschwerden als schwere organische. Das geringe Krankheitsgefühl bei Lungentuberkulose und Septicämie ist bekannt. Eine Unstimmigkeit des autoplastischen Bildes gegenüber dem wirklichen Tatbestande kann auch auf Bewußtseinstrübungen beruhen. Typhuskranke fangen sehr häufig an, sich schlechter zu fühlen, wenn die Krankheit bereits die Höhe überschritten hat und sich zur Besserung wendet, weil sie bis dahin mehr oder weniger benommen waren. Andererseits ist das autoplastische Bild übermäßig entwickelt, wenn der Leidende seinen Bewußtseinszuständen eine geschärfte Aufmerksamkeit zuwendet. Auf die psychologische Natur dieser gesteigerten Innenschau ist hier nicht näher einzugehen.

Man möge nun nicht etwa glauben, daß bei einem auffälligen Gegensatz zwischen autoplastischem Bild und objektiv-ärztlichem Befund der Kranke stets im Unrecht sein müßte. Vielmehr ziehen wir für die Diagnose oft genug Gewinn aus dem autoplastischen Bilde; häufig führt es uns auf eine Spur, die uns zur objektiven Erkenntnis leitet. Nicht alles ist hysterisch oder neurasthenisch, was uns zunächst so erscheint.

Das autoplastische Krankheitsbild bietet als psychischer Komplex allen psychischen Beeinflussungen, von wo sie auch kommen mögen, eine breite Angriffsfläche dar. So erklären sich viele erfolgreiche Einwirkungen von Behandlungsarten, denen eine physiologische Basis nicht zugesprochen werden kann. Die verschiedenartigen Außenseiterpraktiken feiern ihre Triumphe an dem Krankheitsvorstellungskomplex gläubiger Patienten. Die Gefahr der allzu psychologischen Behandlung besteht darin, daß sehr leicht darüber die Behandlung des pathologischen Tatbestandes zu kurz kommt und günstige Gelegenheiten versäumt werden.

Die Beeinflussung des autoplastischen Bildes kann auf den wirklichen pathologischen Tatbestand zurückwirken, so auf die Herz- und vasomotorischen Vorgänge, überhaupt auf die visceralen Funktionen, auf die motorischen und sensorischen cerebrospinalen Vorgänge, auf Gefühl, Stimmung, Affekte, Schlaf, Appetit.

Die Wichtigkeit der psychischen Behandlung bzw. Mitbehandlung geht aus allem diesen zur Genüge hervor. Die psychoanalytische

Spezialität bildet den geringsten Anteil der Psychotherapie, die vielmehr die gesamte Praxis durchsetzt und eine den übrigen Heilmaßnahmen gleichwertige Stellung in der Gesamtmedizin beansprucht.

Die wissenschaftliche Medizin bringt sich durch die unerbittliche Wahrheit, die der Wissenschaft eignet, zum Teil um ihre psychotherapeutischen Erfolge, denn durch die vervollkommnete Diagnostik werden Veränderungen aufgedeckt, von denen die Patienten gar keine Beschwerden haben. Das Röntgenbild und andere Untersuchungsmethoden enthüllen, daß der sich gesund Fühlende gar nicht gesund ist, daß die überstandene Krankheit in Wirklichkeit nicht geheilt ist. Es gibt Menschen, die erst seit der „wissenschaftlichen" Diagnose krank sind, d. h. ein autoplastisches Krankheitsbild erworben haben.

Einen wesentlichen Bestandteil des autoplastischen Bildes nehmen die Gemeingefühle ein. Wovon die Gefühle der Frische, des Wohlbefindens, der Kraft und Spannung nervenphysiologisch abhängen, ist nicht hinreichend klargestellt. Jedenfalls kommt die Blutversorgung der Gewebe, der Turgor, der Gefäß- und Muskeltonus, die Blutbeschaffenheit, der Nervenstoffwechsel, das Fehlen von Müdigkeitsgefühl und unlustigen Empfindungen, die Selbstwahrnehmung der eigenen Leistungsfähigkeit, die Stimmung in Betracht. Es handelt sich um einen körperlich-seelischen Komplex. Die Beeinflußbarkeit desselben geschieht daher sowohl von der leiblichen wie von der seelischen Seite: Sättigung, anregende Getränke und Genüsse, guter Schlaf, kräftige Blutzirkulation, angenehme und ermutigende seelische Eindrücke.

Behandlung hoffnungsloser Fälle.

Voraussetzung unserer Betrachtung ist, daß die Diagnose so hinreichend gesichert ist, daß man nach gegenwärtigen wissenschaftlichen Anschauungen von einem hoffnungslosen Falle sprechen kann in dem Sinne, daß weder eine Heilung noch auch eine selbst vorübergehende Besserung möglich erscheint. Hier bleibt zunächst noch die Behandlungsaufgabe, das Leben zu verlängern. Diese besteht für den Arzt immer; er hat nicht darüber zu entscheiden, ob das Leben nach dem Zustande des Kranken noch lebenswert erscheint. Er hat sich in dieser Hinsicht auch nicht durch Außenstehende, wie die Umgebung des Patienten, beeinflussen zu lassen. Auch sehr elende Kranke haben oft noch ein überraschendes Lebensgefühl und entfalten seelische Kräfte, die im Gegensatz zum siechen Körper stehen. Die ärztliche Aufgabe ist, das Leben unter allen Umständen zu erhalten und zu verlängern, ohne Konzessionen zu machen. Auch der eigene Wunsch des Leidenden sollte hieran nichts ändern. Etwas anderes ist es, wenn der Kranke sich bereits in extremis befindet bzw. der sichere Tod bald bevorsteht. Hier beginnt das Gebot der Euthanasie. Es ist zwecklos und grausam, das fliehende Leben durch ein Trommelfeuer von Exzitantien, die vielleicht den Leidenden noch dazu quälen, um ein Minimum von Zeit aufzuhalten. Vielmehr sind die Leiden des mit dem Tode Ringenden in jeder Weise zu lindern. Der hoffnungslos Kranke ist so zu behandeln, als ob Aussicht auf Erfolg bestände: Pflege, zweckmäßige Ernährung, Behandlung der Stimmung, geistige Beschäftigung und Ablenkung.

Die psychische Einstellung des Arztes in diesen Fällen muß im allgemeinen so sein, daß er dem Kranken die volle Wahrheit vorenthält und ihm Hoffnung macht. Er hat die Aufgabe, dem Kranken nützlich zu sein und sein bestes im Auge zu haben. Wenn diese Pflicht die Notwendigkeit in sich schließt, den Kranken unvollständig über sein Leiden aufzuklären, so muß dies eben geschehen. Der Arzt ist überhaupt nicht verpflichtet — außer in besonderen Fällen —, dem Patienten eine vollkommene Darlegung über seine Krankheit zu geben, sondern nur ihm nach Kräften zu helfen. Viele Patienten wollen gar nicht wissen, was ihnen fehlt. Bestimmt gestellte Fragen des Kranken nach der Art der Krankheit und den Aussichten für Heilung muß der Arzt bei hoffnungslosen Fällen geschickt beantworten, auf die Zukunft vertrösten, die bekannte Prognose „Videbimus“ stellen. Selbstverständlich wird er dem Kranken nicht vorenthalten dürfen, daß der Fall ernst liege; falls es sich um wichtige Entscheidungen handelt, wie letztwillige Verfügungen, wird eine noch bestimmtere Ausdrucksweise am Platze sein. Auch der Krieger sieht den Tod vor Augen. Im übrigen ist es Sache des ärztlichen Taktes und der ärztlichen Menschenkenntnis, sich in solchen Situationen nach Art der Persönlichkeiten zurechtzufinden. Den Versicherungen: „Sagen Sie mir die volle Wahrheit, ich bin stark“ möge er nicht voll trauen. Besonders schwierig ist in dieser Hinsicht die Behandlung von kranken Medizinern oder anderen, die auf diesem Gebiete etwas orientiert sind.

Es ist zweckmäßig, irgendeinem Familiengliede oder einer dem Kranken nahestehenden Person reinen Wein einzuschenken, aber man sei in der Auswahl derselben vorsichtig.

Um die Illusion zu erhalten, kann der Arzt oft nicht umhin, gewisse Scheinkuren zu verordnen, da der Kranke sonst merken würde, daß er aufgegeben ist. Diese Scheinverordnungen sollen vor allem unschädlich sein, dem Kranken keine Schmerzen oder Leiden bereiten und den materiellen Verhältnissen angepaßt sein.

Im übrigen soll der Arzt alles tun, um die Beschwerden zu lindern und die letzte Lebenszeit möglichst freundlich zu gestalten. Bei Schmerzen ist es zwecklos, narkotische Mittel zu sparen; das gleiche gilt von Schlaf- und sonstigen sedativen Mitteln. Auch ist es sinnlos, den Kranken Genüsse, wie Alkohol, Tabak, Kaffee, zu entziehen. Man wird ihm auch diätetische Wünsche, insofern sie ihm nicht unmittelbar Beschwerden oder Schädigungen bereiten würden, nicht versagen. Man bedenke, daß die hoffnungsvolle Stimmung als solche dem Leidenden über manche Beschwerde hinweghilft und zu den Arzneimitteln gehört.

Auch aus diesem Grunde soll der Patient nicht die trostlose Wahrheit hören, die ihm seelischen und körperlichen Schaden zufügen würde. Man bedenke stets das autoplastische Krankheitsbild!

Akute und chronische Krankheiten.

Die Erkrankungen treten uns teils als akute (subakute), teils als chronische (subchronische) entgegen. Die ersteren sind Reaktionen auf eine plötzlich eingetretene Schädlichkeit. Bei den chronischen wird es sich im allgemeinen um eine langsam wirkende Schädlichkeit handeln oder um Organerkrankungen, die in ihrer Folge durch ihr Fortbestehen langsam sich vollziehende sekundäre Erkrankungen nach sich ziehen. So führt eine vielleicht akut bedingte Herzmuskelschwäche allmählich zu dem Bilde der Kreislaufschwäche mit Stauungen in den verschiedensten Organen; die Lues der Rückenmarkshäute allmählich zur Tabes. Die allmählich wirkende Krankheitsursache kann in einer sich langsam ausbreitenden Infektion (Syphilis, Tuberkulose) oder langsam wirkenden Vergiftung bestehen. Vielfach handelt es sich um chronische Degenerationen, die zum Teil auf einer erblichen Anlage (frühzeitige Abnutzung bestimmter Organe, wie etwa bei chronischem Muskelschwund) beruhen. Bei diesen chronischen Zuständen ist oft ein reaktiver Heilprozeß nicht erkennbar, was aber nicht beweist, daß er nicht vorhanden ist; so kommen Stillstände, auch zeitweise Besserungen vor. Selbst bei der perniziösen Anämie finden sich plötzliche Besserungen in Form der sog. Blutkrisen.

Von besonderem Interesse sind die chronischen Erkrankungen, die aus akuten hervorgehen, wie die aus einer akuten entwickelte chronische Nephritis, der Übergang des akuten Gelenkrheumatismus in einen chronischen. Nicht selten kommt die chronische Form dadurch zustande, daß die akute Krankheit zunächst scheinbar abgeheilt war, aber Rückfälle machte oder sich latent allmählich fortentwickelt. Diese Formen sind offenbar so zu deuten, daß die Regulationen ungenügend gewesen sind. Wahrscheinlich ist zum Teil auch die Behandlung des akuten Stadiums mit anzuschuldigen, die zu früh abgebrochen worden ist oder sonst den Naturheilprozeß nicht genügend unterstützt hat. Beim akuten Gelenkrheumatismus und bei der akuten Nephritis kommt dies sicherlich vor. Es ist eine wichtige therapeutische Lehre, daß der Arzt sich nicht durch den Anschein einer Heilung täuschen lassen, sondern akute Krankheiten wirklich restlos zur Heilung bringen soll.

Sehr oft entstehen Rückfälle einer akuten Krankheit beim Übergang in das tägliche Leben mit seinen Anforderungen und Gewohnheiten, weil der zwar geheilte, aber noch anfällige Organismus diesen noch nicht gewachsen ist. Daher ist die ärztliche Überwachung und Leitung der Rekonvaleszenz sehr wichtig. Hiergegen wird in der Praxis sehr häufig gesündigt, zum großen Teil durch die Schuld der Patienten, die der Meinung sind, daß sie des Arztes nicht mehr bedürfen, aber auch durch die der Ärzte. Es handelt sich darum, den Genesenen allmählich vom Krankenzimmer in das Leben und die menschliche Gesellschaft zurückzuführen. Der schlimmste Fehler, den man gerade in der „wohlhabenden“ Praxis nicht selten antrifft, ist, daß die eben Genesenen sofort auf Reisen gehen, zu Erholungs- oder klimatischen Kuren, oft vom Arzt geschickt. Hier ist der Patient nun ganz sich selbst überlassen, wird nicht mehr ärztlich beobachtet oder betreut, mutet sich in jeder Hinsicht zu viel zu. Zuweilen erfolgt schon auf der Bahnfahrt ein Rückfall oder eine Nachkrankheit.

Der Rekonvaleszent soll allmählich lernen sich außerhalb des Bettes zu verhalten, in der Wohnung und im Freien zu gehen, Treppen zu steigen, soll an die Reize der freien Luft gewöhnt, abgehärtet werden; er soll sich in das Berufsleben allmählich hineinleben. Auch der Übergang von der Krankendiät in die gewöhnliche Kost des Gesunden soll allmählich vollzogen werden. Die durch den Bewegungsmangel gestörte Blutzirkulation kann durch Massage geübt werden. Die Abhärtung geschieht durch kühle Waschungen mit Wasser und Spiritus mit folgenden Trockenreibungen. Die ersten Ausgänge lasse man bei gutem Wetter in der Mittagszeit machen. Auch während der kalten Jahreszeit lasse man die Rekonvaleszenz im Hause durchmachen und gebe sich nicht der Illusion hin, daß die sofortige Überführung in den sog. Süden besonders zweckmäßig sei. Zum mindesten muß vorher die Rekonvaleszenz größtenteils beendigt, der Patient schon abgehärtet und leidlich widerstandsfähig sein.

Wie auch das chronische Leiden entstanden sein mag, es weist als charakteristisches Merkmal eine Insuffizienz des natürlichen Heilvorganges auf. Diese kann nun ebensowohl zu einer zunehmenden Verschlimmerung der Krankheit führen, oder es kann sich auch gleichsam ein neuer Gleichgewichtszustand bilden, ein stationäres Stadium. In beiden Fällen erscheint der Versuch gerechtfertigt, durch Reizungen den Leerlauf des natürlichen Heilprozesses zu aktivieren und umzustimmen (Reiztherapie). Die Regulationen, die in dem chronischen Krankheitsprozeß erloschen oder bis zur Wirkungslosigkeit abgestumpft sind, sollen sensibilisiert werden. Der springende Punkt bei der Reiztherapie ist, ob die ausgelösten Reaktionen im Sinne des natürlichen Heilprozesses wirken. Diese Wahrscheinlichkeit ist am größten bei den Reizen, die in ihrer Art denjenigen gleich oder sehr nahe kommen, die als Schädlichkeit die Krankheit ausgelöst haben: spezifische Reize; weniger groß bei den unspezifischen Reizen, die nur überhaupt eine Reaktion zur Folge haben (Gewebsaktivierung, Protoplasmaaktivierung, Sensibilisierung). Zu den unspezifischen Reizen gehören auch die Einwirkungen der physikalischen Therapie.

Bei chronisch Kranken schleichen sich oft ganz allmählich neue Symptome ein, deren man nicht gewahr wird. Der Arzt soll sich daher durch das scheinbar gleichmäßige Krankheitsbild nicht verleiten lassen, den Zustand als einen unveränderlichen anzusehen, sondern von Zeit zu Zeit so gründliche Untersuchungen vornehmen, als ob er an den Krankheitsfall frisch herantrete.

Es ist eine sehr schwierige Aufgabe, chronisch Kranke zu behandeln, noch dazu, wenn das Leiden sich nicht bessert oder sogar langsam verschlechtert. Und doch besteht die Praxis zum großen Teil aus solchen Kranken. Der chronisch Kranke bedarf in besonderem Maße eines Arztes, der ihn innerlich versteht. Für ihn ist der „Hausarzt“ eigentlich unentbehrlich. Der chronisch Kranke soll sein Leben nach den Erfordernissen seiner Krankheit einrichten, auf viele Genüsse, Unterhaltungen und Anregungen, die das Leben bietet, verzichten, unter Umständen seine Berufstätigkeit aufgeben oder stark einschränken und materielle Entbehrungen tragen. Auch dem Geist sind die Schwingen gestutzt. Verbitterung überkommt den Kranken, wenn er sich mit anderen, mit Bekannten und Freunden vergleicht. Er erscheint sich selbst als minderwertig und muß es sich gefallen lassen, und das ist das Schlimmste, bemitleidet zu werden. Auch an Vorwürfen seitens der Familie und allerlei Verdächtigung fehlt es nicht immer.

Ein vernünftiger Arzt und eine einsichtsvolle Umgebung ist für einen solchen Patienten viel wert. Am traurigsten sind diejenigen daran, die an das Zimmer gefesselt sind.

Der Arzt hat bei chronisch Kranken Gelegenheit, sein psychotherapeutisches Geschick zu entfalten. Auf die Energie zum Durchhalten einwirken ist hier alles. Das Verhalten des chronisch Kranken ist je nach seiner Persönlichkeit sehr verschieden. Der eine hat einen ausgesprochenen Lebenswillen, nicht selten damit verbunden einen unerschütterlichen Schaffensdrang oder ein tiefes Pflicht- und Verantwortungsgefühl: dieser Typ ist bestrebt, sein Leben und seine Leistungsfähigkeit zu erhalten. Er befolgt mit Ausdauer die ärztlichen Vorschriften und richtet alles auf die Erhaltung des Restes seiner Gesundheit ein. Ähnlich der ängstlich auf sich selbst Bedachte, der Egozentriker, dem der Arzt nicht genug Vorschriften geben kann und der sich weit über die Erfordernisse seiner Krankheit martert und in häßlicher Weise seine gesamte Umgebung in den Dienst seiner Pflege stellt.

Ein anderer Typ ist der sorglose, leichtsinnige Patient, der alle Vorsicht in den Wind schlägt und leben will auf Kosten des Lebens und ohne Rücksicht auf seine Familie, selbst wenn er die üblen Folgen seines Ungehorsams an sich selbst fühlt. Hier muß der Arzt erzieherisch zu wirken suchen. Manche Patienten machen absichtlich Verstöße gegen die ärztlichen Vorschriften, um sich damit zu trösten, daß sie ihr Leiden jederzeit bessern könnten, wenn sie nur folgsamere Patienten wären; so schaffen sie sich künstlich hoffnungsvolle Reserven!

Unter denen, die alles aufbieten, um sich zu erhalten, gibt es wiederum recht verschieden gerichtete Kranke: solche, die von Arzt zu Arzt, von Heilkünstler zu Heilkünstler vagieren und sich von jeder Anpreisung locken lassen, vielfach von dem Gedanken geleitet, daß es doch etwas geben müsse, was helfe, ohne daß alle die lästigen ärztlichen Vorschriften befolgt zu werden brauchten; oder solche, die sich vertrauensvoll von ihrem Arzt leiten lassen, ihm allenfalls hin und wieder ein Zeitungsinserat zur Einsicht vorlegend; die Medizinsüchtigen, die kein neues Mittel unversucht lassen; die Medizinfeindlichen, die nur Vorschriften für Lebensweise und Diät haben wollen; die Naturheilanhänger usw.

Behandlung von bettlägerigen Kranken.

Der zu einer längeren Bettruhe Verurteilte bedarf besonderer Sorgfalt bei der Lagerung und Pflege (vgl. S. 22). Decubitus ist durch gute Lagerung und äußerste Sauberkeit zu verhüten, für die Bedürfnisse unter Unterstützung des Kranken und mit peinlichster Sauberkeit zu sorgen. Manchem Kranken fällt die Benutzung des Nachtstuhles (mit Unterstützung) leichter als der Gebrauch des Unterschiebers. Auf die Säuberung des Körpers, Waschungen mit Alkohol, Puderung, sei kurz hingewiesen; ebenso auf den Gebrauch von Luft- und Wasserkissen, zweckmäßigen Polsterungen. Die Lagerung des Oberkörpers geschieht am besten durch harte und weiche Kissen; die verstellbaren Rückenlehnen werden oft nicht vertragen. Man soll den Kranken durch öfteren Lagewechsel ihr Los erleichtern, ihnen auch, insoweit es ihre Krankheit gestattet, einige eigene Bewegungen im Bett, auch vorübergehendes Sitzen im Bett oder auf dem Stuhl gestatten. Man ermahne den Patienten, falls nicht eine Gegenanzeige (entzündliche Erkrankung der Atmungsorgane) besteht, zu öfteren tiefen Atmungen. Schwachen Kranken fällt die dauernde Bettlage nicht so schwer als solchen, die sich kräftiger fühlen und aufstehen zu können glauben. Nicht selten täuscht sich der Kranke hierin; er fühlt sich im Bett unternehmungslustig, wird aber beim Aufstehen sofort seiner Schwäche gewahr. Wenn die Krankheit nicht eine besondere Lagerung erheischt, überlasse man es dem Patienten, ob er auf der Seite oder dem Rücken liegen will, lasse ihn auch die Lage nach Wunsch wechseln. Vielen Kranken ist das Gefüttertwerden höchst lästig, besonders wenn es nicht geschickt und appetitlich geschieht; man lasse daher solche, deren Kräfte es erlauben, selbst essen und trinken. Bei Benommenen muß die Fütterung und Tränkung mit besonderer Sorgfalt geschehen; man muß darauf achten, daß der Kranke korrekt schluckt. Der Arzt muß sich selbst überzeugen, wie dies geschieht und ob die Pflegeperson sich darauf versteht. Schwache Kranke ermüden leicht bei der Nahrungsaufnahme und verschlucken sich dann; daher sind Pausen zu machen. Das beständige Zureden seitens der Umgebung wird den Kranken oft zur Qual. Ne nimis!

Bei manchen Krankheiten muß eine ganz strenge Bettruhe eingehalten werden, so bei Thrombosen, Lungenembolien, inneren Blutungen, von chirurgischen Erkrankungen abgesehen. Dies ist eine qualvolle Anforderung für den Leidenden, besonders da sich derselbe bei diesen Fällen zuweilen gar nicht schwer krank, sondern bewegungslustig fühlt. Noch schlimmer, wenn es dem Betreffenden an Einsicht und Geduld fehlt. Arzt und Pflegepersonal müssen hier ihren ganzen Einfluß aufbieten. Kleine erlaubte Lageveränderungen empfindet der Kranke dankbar. Diese Fälle erfordern die höchste Pflegekunst und aufopferndste Nächstenliebe. Die absolute Bettruhe umfaßt auch die besonders strenge Fernhaltung aller seelischen Aufregungen. Oft werden die ans Bett gefesselten Kranken von Blähungen gequält, zumal infolge der Bettlage Stuhlverstopfung besteht. Unterleibsmassage, feuchte Leibumschläge, Einreibungen von Kümmelöl, Einlegen des Darmrohres,

Sorge für Stuhl, Vermeidung von besonders blähenden und schlackenhaltigen Speisen sind erforderlich. Allgemeine Massage bzw. einzelner Körperteile, soweit es der Zustand nicht verbietet, wird wohltätig empfunden (vgl. Meteorismus).

Dyspnoische Kranke verlangen meist hochgelagert zu werden (weil bei flachem Liegen das Zwerchfell höher rückt), wobei darauf zu achten ist, daß sie nicht abrutschen.

Allgemeine Behandlung der Infektionen.

Der Organismus weiß sich der Infektion vortrefflich zu erwehren; die in ihm ablaufenden Vorgänge stellen geradezu ein Modell der mannigfachen Formen von Selbstheilung dar (vgl. S. 1), und bei weitem die Mehrzahl der Infekte heilt ohne jede eingreifende Behandlung aus. Andererseits stoßen wir bei den Infektionskrankheiten auf so zahlreiche Unvollkommenheiten des Naturheilprozesses, daß gerade auf diesem Gebiete die ärztliche Kunst Triumphe feiert und die Bekämpfung der Infektionskrankheiten ein besonders glanzvolles Bild der auf wissenschaftlicher Forschung beruhenden Therapie und Prophylaxe darstellt. Die Unvollkommenheiten der Naturheilung erkennen wir daran, daß der Organismus mancher Infekte überhaupt nicht oder so gut wie gar nicht Herr wird, z. B. Pest, Lyssa, Tetanus, Lepra, epidemische Meningitis, Miliartuberkulose, Endocarditis lenta, Milzbrand; daß bei vielen anderen Infekten ein großer Teil der Befallenen zugrunde geht. Vielfach treten die Abwehrvorgänge in unzureichendem Maße in Tätigkeit oder mit gleichzeitigen Schädigungen einzelner Organe (Herz, Nieren, Nerven), mit allgemeiner Erschöpfung oder gefolgt von sekundären bedrohlichen Erscheinungen. Bei allen diesen Vorkommnissen kann die ärztliche Hilfe verbessernd und ausgleichend einspringen. Bei örtlichen Infektionen z. B. kann die defensive Entzündung und Eiterung durch entspannende oder entleerende Schnitte, durch künstliche Hyperämie, durch ruhige Lagerung, durch Ausschaltung des örtlichen Infektionsherdes (Eröffnung, Exstirpation, Venenunterbindung) der Heilung entgegengeführt bzw. der übrige Organismus geschützt werden. Die Abwehrvorgänge bei der Infektion sind örtliche und allgemeine, celluläre und humorale. Die örtlichen bestehen in Zellwucherungen, die eine Abkapselung, Abstoßung, Zerstörung, Auflösung der eingedrungenen Mikroorganismen zur Folge haben (Leukocytenwall, Eiterung, Phagocytose, Bakteriolyse, Bindegewebsbildung, Demarkierung). Die allgemeinen bestehen vorzugsweise in der Bildung von Antitoxinen. Ferner sind die dem Angriff auf die Bakterien und ihre Gifte dienenden, vom Organismus erzeugten Präcipitine, Agglutinine, Bakteriolysine, die die Phagocytose unterstützenden Opsonine und Bakteriotropine aufzuzählen. Besonderen Vorteil hat die Therapie aus dem Studium der Antitoxinbildung gezogen.

Der Natur abgelauscht sind die beiden Methoden der künstlichen Immunisierung: die aktive und die passive. Bei der ersteren werden die Krankheitserreger selbst (in abgeschwächtem Zustande) in den Körper eingeführt, um in ihm die Bildung oder verstärkte Bildung von Antitoxinen auszulösen. Anstatt der lebenden abgeschwächten Bakterien werden auch in verschiedener Weise abgetötete bzw. Bakterienextrakte verwendet. Näheres über die Herstellung dieser Vaccinen, die unter Umständen auch mittels der aus dem kranken Körper selbst gezüchteten Mikroorganismen angefertigt werden, gehört nicht hierher.

Bei der passiven Immunisierung werden den Kranken die Antitoxine selbst zugeführt (Heilserumtherapie). Das die Antitoxine enthaltende Serum wird durch Tierimpfung erzeugt (Diphtherie, Tetanus). Auch Rekonvaleszentenserum kann unter Umständen mit Erfolg verwendet werden. Eine Kombination von aktiver und passiver Immunisierung stellt die prophylaktische Impfung gegen Diphtherie dar. Die genannten Methoden müssen, um wirksam zu sein, möglichst frühzeitig angewendet werden, da sonst die Bakterien oder ihr Gift bereits zu fest im Gewebe verankert sind. Manche Vaccinierungen wirken nur prophylaktisch (Pocken, Typhus, Paratyphus, Cholera). Die Wichtigkeit des zeitlichen Moments tritt z. B. beim Tetanus hervor. Das Heilserum verhütet den Ausbruch des Tetanus sicher, wenn es unmittelbar nach der Verwundung einverleibt wird, hat aber keine Heilwirkung, sobald bereits die Symptome des Starrkrampfes aufgetreten sind.

Die Autovaccinierung geschieht mittels der aus dem kranken Körper selbst gezüchteten Bakterien. In derselben Richtung bewegt sich die Injektion des vom Kranken selbst entnommenen Blutes (Eigenblutinjektion).

Eine Unterstützung der Abwehrkräfte hat man erstrebt durch Einbringung unspezifischer Reizmittel, wie Proteinkörper (die vielleicht durch Vermittlung des reticuloendothelialen Systems auf die Produktion von Abwehrstoffen hinwirken, durch Transfusion von Blut gesunder Personen.

Die Chemotherapie hat die Aufgabe, die Mikroorganismen im Körper elektiv zu vernichten (Chinin, Optochin, Germanin, Salvarsan); von einer Therapia sterilisans magna sind wir aber noch weit entfernt.

Allgemeintherapie. Neben der spezifischen Behandlung sind allgemeine Gesichtspunkte von Bedeutung.

Daß die Konstitution bedeutungsvoll ist, geht daraus hervor, daß manche Personen eine individuelle Immunität gegen einzelne Infektionen besitzen, daß der Verlauf der Infektion individuell von sehr verschiedener Schwere ist (ohne daß man dies immer auf die Verschiedenheit der Infektion nach Masse und Virulenz schieben könnte) und daß Faktoren, die die Konstitution schwächen (Tuberkulose, Alkoholismus, Lues, Zucker- und sonstige Krankheiten, Erschöpfung), die Empfänglichkeit erhöhen und die Widerstandsfähigkeit gegen Infekte herabsetzen. Bezüglich Behandlung der Konstitution vgl. S. 8 und 10.

Für die Allgemeintherapie kommt die Ernährung in Betracht; außer der kräftigen und hinreichenden Ernährung überhaupt gelangen zur Anwendung: Überernährung, Vitaminzufuhr, spezifische Diätformen, wie Sauerbruch-Hermannsdörfer-Gerson-Diät, saure bzw. alkalische Ernährung. Ferner verdient Erwähnung die Durchspülung des Körpers mittels reichlicher Flüssigkeitsmengen und die Schweißerzeugung. Vielfach erweist sich nützlich die Erzeugung von Hyperämie durch Erwärmung, Bestrahlung, Stauung, durch gewisse Medikamente (z. B. Salicyl bei Gelenkrheumatismus). Der Strahlenbehandlung (Sonne, Röntgen usw.) kommt vielleicht auch eine psezifische Wirkung zu. Ferner ist die Zellstimulation (Popoff) und die künstliche Erhöhung der Körpertemperatur (Hyperthermie, Fiebererzeugung) zu erwähnen.

Der Organismus ist in seinem Kampf gegen die Infektion möglichst widerstandsfähig zu halten durch beste Hygiene des Krankenzimmers, gute Pflege und Ernährung, Aufrechterhaltung der psychischen Kräfte.

Jeder Infekt kann durch seine diffusiblen Giftstoffe allgemeine und verbreitete Schädigungen bewirken, so an den Nerven, den Nieren, dem Unterleibsdrüsensystem, den Lungen, vor allem dem Zirkulationssystem, und zwar sowohl am Herzen selbst wie an den Blutgefäßen. Während der Behandlung einer Infektionskrankheit hat der Arzt daher beständig auf die etwaige Schädigung dieser Organe zu achten und rechtzeitig einzugreifen. Die Beteiligung des Zirkulationssystems ist von besonders lebenswichtiger Bedeutung. Manche Infektionen haben die Neigung, den Herzmuskel zu schädigen (Typhus, Gelenkrheumatismus, Diphtherie, Grippe, Lungenentzündung, Sepsis u. a.), andere, wie z. B. Sepsis, Pyämie, greifen auch oder vorzugsweise die peripherischen Gefäße an (Arteriitis, Phlebitis). Besonders gefahrdrohend ist die toxische Lähmung des Tonus der Gefäße, die sich besonders im Splanchnicusgebiet abspielt und zu einer solchen Blutstauung in der Bauchhöhle führt, daß der Kreislauf in Frage gestellt wird (z. B. bei der Krise der Lungenentzündung). Bei der Herzschwäche kommen Herzmittel, bei der Vasomotorenlähmung Gefäßmittel in Betracht (Näheres s. Pneumonie und Kreislauforgane). Der Arzt achte auf die ersten Symptome der Kreislaufschwäche; die Hilfe ist um so wirksamer, je früher sie einsetzt.

Auch in der Rekonvaleszenz ist der Patient auf sein Herz und Gefäßsystem, auf die Nierentätigkeit usw. zu beobachten.

Behandlung des Fiebers.

Das Fieber beruht auf einer Funktionsänderung der zentralen wärmeregulierenden Nervenapparate, die auf eine abnorm hohe Temperatur eingestellt sind. Man kann darüber streiten, ob eine Reizung oder eine Lähmung vorliegt; ersteres ist jedenfalls wahrscheinlicher, denn es ist anzunehmen, daß es sich um einen Abwehrvorgang handelt. Die beim Fieber vorhandenen Angiospasmen, Schmerzen, Muskelunruhe weisen auf eine erhöhte Aktivität hin, die fieberwidrigen Mittel sind zentralnervöse Sedativa, die bekanntlich auch antineuralgisch wirken. Chinin wirkt protoplasmalähmend. Daß neben der Fieberexzitation auch Müdigkeit, Schwäche, Benommenheit besteht, spricht nicht gegen die Reiznatur des Fiebers. Auch bei der Entzündung haben wir neben dem Reizzustand die Functio laesa.

Das Fieber soll im allgemeinen nicht künstlich unterdrückt werden, weil es ein Kampfmittel des Organismus ist und ein für den Arzt wichtiges Merkmal der Krankheit darstellt, dessen künstliche Ausschaltung uns den Gang der Krankheit verschleiert.

Kleine wiederholte Dosen eines Fiebermittels bei langdauernden fieberhaften Krankheiten, weniger zum Zwecke der Temperaturherabsetzung als zur Linderung der subjektiven Beschwerden und der Benommenheit, sind erlaubt.

Kühle Waschungen der Haut, Kühlung der Stirn oder des Hauptes mit Wasser oder verdünntem Alkohol oder Kölnischem Wasser üben eine erfrischende und gefäßtonisierende Wirkung aus und sind daher besonders bei längerdauerndem Fieber angebracht.

Die Ernährung Fieberkranker geschieht am besten mit Kohlehydraten in verschiedensten Formen, Milch, Butter, Obst. Fleischkost soll zurücktreten, schon weil sie den beim Fieber gesteigerten Eiweißzerfall erhöht, wird auch meist von den Fiebernden zurückgewiesen. Eher sind Eier in geringer Menge und weißer Käse statthaft. Die Ernährung soll besonders bei länger dauerndem Fieber hinreichen, um den Abbau der Substanz einigermaßen auszugleichen (erhöhte Abnutzungsquote!), aber nicht übermäßig groß sein.

Der Widerwille der Kranken gegen Speisen ist oft sehr groß und man muß versuchen, ihn durch psychische Einwirkung zu überwinden.

Reichliche Zufuhr von Getränken, besonders Milch, nach denen der Fiebernde auch fast immer verlangt, ist von großer Wichtigkeit. Man kann mit ihnen auch ernährende Stoffe, wie Zucker, Mehl, zuführen. Die meisten Kranken geben gutem kühlem Wasser den Vorzug vor allen anderen Getränken. Ferner kommen Limonaden, Mineralwässer in Betracht. Bezüglich des Alkohols richte man sich nach den Gewohnheiten des Kranken. Eine „Heilwirkung" des Alkohols bei fieberhaften Krankheiten existiert nicht. Ganz verkehrt ist es, einem Kranken Alkohol aufzudrängen. Leichter Weißwein wird im Fieber meist bevorzugt. Die bei allen Kranken wichtige Mundpflege spielt beim Fieber wegen der Austrocknung der Mundschleimhaut und der mit dem Fieber verbundenen Benommenheit eine besonders beachtenswerte Rolle. Die Pflegeperson soll den Kranken zum Mundspülen und Gurgeln (Camillosan, Pfefferminzessenz) anhalten, evtl. selbst die Mundhöhle, das Zahnfleisch sanft abwaschen (Fachinger, Emser Wasser, verdünntes Kölnisches Wasser, verdünnter Citronensaft). Diese Maßnahmen bewähren sich auch gegen den Durst und den widerlichen schleimig-pappigen Geschmack.

Schmerzbehandlung.

Der Schmerz entsteht durch Reizung (wahrscheinlich summierter Art) der Gefühlsnerven, die von den peripherischen Endigungen im Gewebe, von der Nervenleitung, der von ihr durchsetzten grauen Substanz oder dem Empfindungszentrum selbst ausgehen kann. Er ist nicht allein von der objektiven Reizung, sondern auch von dem wechselnden Zustande der Reizbarkeit des gesamten schmerzleitenden Apparates sowie von einer gleichfalls wechselnden psychischen Bereitschaft abhängig. Dieser Umstand, die Beeinflussung der Schmerzintensität durch die zur Zeit herrschende seelische Erregungslage, wird noch immer nicht hinreichend bewertet. Ich verfüge über beweisende Beobachtungen davon, daß ein organisch bedingter Schmerz lediglich durch psychische Einwirkungen (z. B. durch Schreck oder Befürchtungen, die durch den Schmerz ausgelöst werden) eine erhebliche Steigerung seiner Intensität erfährt und nach seelischer Beruhigung abflaut. Die seelische Beruhigung kann auch in der suggestiven Wirkung irgendeines gegen den Schmerz angewendeten Heilmittels begründet sein! Die bei Krankheiten vorkommenden Schmerzen sind mannigfaltiger als die physiologisch durch äußere Reize erzeugten. Sie treten zu dem an Körperteilen auf, die durch physiologische Reize nicht schmerzhaft gereizt werden können; wir treffen somit krankhafterweise Schmerzen an, die wir physiologisch nicht erzeugen können, was teils dadurch zu erklären ist, daß sich Reize besonderer Art bilden (Krämpfe quergestreifter Muskeln oder Krämpfe und Dehnungen glattmuskulöser Hohlorgane, Veränderungen der chemischen Zusammensetzung des Gewebssaftes, z.B. bei Ermüdung, Entzündung), teils dadurch, daß sich die Reizbarkeit des rezipierenden und leitenden Nervenapparates steigert. Schmerz ist im allgemeinen als die Entladung einer Reizsummation in das Psychische anzusehen, analog der Entladung summierter Reize in einen motorischen Reflexvorgang und die ihn begleitende Reflexempfindung. Die Reizreihe steigert zunehmend die Reizbarkeit, bis die Entladungsschwelle erreicht wird. Eine schmerzwidrige Wirkung kann erzielt werden, indem entweder der Summationsvorgang gehemmt oder die Schwelle erhöht wird. Bei anästhesierender Einwirkung ist offenbar beides der Fall.

Zu den schmerzhaften Krankheitssymptomen gehören auch gewisse Empfindungen, die an sich nicht schmerzhaft sind, aber durch ihre Andauer und fremdartige Lokalisation Unlust erzeugen, wie z. B. manche Kopfschmerzen, die eigentlich nur Kopfdruck sind, spannende Empfindungen in der Herzgegend, dem Unterleib. Ich habe diese mit einem an Schmerz grenzenden Gefühlston behafteten Empfindungen zum Unterschiede vom eigentlichen Schmerz als „Weh" bezeichnet, wie man ja von „Kopfweh" zu sprechen pflegt.

Die Bekämpfung des krankhaften Schmerzes kann in verschiedener Weise geschehen: durch Einwirkung auf den schmerzauslösenden Vorgang oder auf die Nervenleitung oder das psycho-physische Zentrum bzw. auf die Psyche überhaupt. Der schmerzbedingende Reizvorgang kann in dem peripherischen Gewebe seinen Sitz haben oder an der Leitungsbahn (z. B. Nervenentzündung, Nervenkompression, Entzündung der Rückenmarks- oder Hirnhaut). Am häufigsten sind die vom Gewebe ausgehenden Schmerzen; so die entzündlichen oder durch Krämpfe und Dehnungen von Blutgefäßen oder anderen glattmuskulösen Schläuchen und Hohlorganen bedingten. Wahrscheinlich findet der Reizvorgang selbst letzten Endes hauptsächlich durch die Störung des Ionengleichgewichtes statt, z. B. Verschiebung nach der sauren Seite hin.

Der entzündliche Schmerz, der ärztlich nur die Bedeutung eines begleitenden Symptoms hat, weicht mit der Entzündung, deren Behandlung nicht hierher gehört. Gegen die durch Krampf bzw. Dehnung der muskulösen Hohlorgane bedingten Schmerzen ist durch krampf- bzw. spannungslösende Mittel, sowie, soweit es möglich ist, gegen die auslösenden Ursachen (Nierenstein, Darmreizung ex ingestis, Tabakintoxikation usw.) vorzugehen. Hierher gehört die Anwendung der Nitrokörper (Nitroglycerin, Erythroltetranitrat, Amylnitrit, Natr. nitrosum), der Theobromine (Diuretin, Theophyllin, Euphyllin usw.), Narcotica, Atropin. Ferner der Wärme, die teils örtlich, teils auf die Entfernung reflektorisch gefäßerweiternd wirkt.

Die große Zahl der peripherisch vom Gewebe her bedingten Schmerzen, die man als Myalgien, Neuralgien, Arthralgien bezeichnet, die teils auf Rheuma bezogen werden, teils der typischen oder atypischen Gicht angehören, teils bei Infektionen verschiedenster Art als Begleitsymptom auftreten, teils die Folge von Überanstrengung und Übermüdung sind, teils auf eine erhöhte Erregbarkeit der Nerven (Neurasthenie) zu beziehen sind, ist generell durch eine peripherische Reizung, wohl stets in Verbindung mit einer erhöhten Reizbarkeit bedingt. Chemische Alterationen des intermediären Stoffwechsels spielen hier eine entscheidende, noch zu wenig gewürdigte Rolle. Der Schmerz ist vielfach der Schrei des geschädigten Gewebes. Vermehrung der H-Ionen erzeugt Schmerz; Alkalisierung verringert ihn, jedoch steigert K wieder die Reizbarkeit.

Bei geringeren Graden der Reizung empfinden die Kranken Druck, Spannung, Schwere in den Muskeln; objektiv findet man eine Druckschmerzhaftigkeit besonders an den Nervenstellen (physiologische Nervendruckpunkte). Höhere Grade lassen spontane Schmerzen entstehen. Starke oder anhaltende Schmerzen ermüden, ja erschöpfen den Körper, können Ohnmacht und Kollaps, auch vorübergehende geistige Trübungen und Delirien herbeiführen.

Die Behandlung betrifft einerseits die abnorme Reizung, andererseits die, meist durch jene ausgelöste, erhöhte Reizbarkeit. Die Beeinflussung des Gewebsstoffwechsels durch gesteigerte Durchblutung, wahrscheinlich auch Veränderung der Capillarwandpermeabilität, seröse Durchtränkung des Gewebes, Wirkung auf den Lymphabfluß, das Säure-Basengleichgewicht, die Ausschwemmung gewisser reizend wirkender Stoffe und Abbauprodukte ist von großer Bedeutung. Diesem Zwecke dienen die verschiedenen physikalischen Maßnahmen: Bindenstauung, Massage, passive und aktive Bewegungen, Wärme, Hitze, Kälte mit reaktiver Hyperämie, feuchte Wärme, wechselwarme Applikationen, Dampfumschläge, Dampfdusche, Bäder, Diathermie, Bestrahlung, Hautreize durch Reibungen, Elektrisieren, Schröpfköpfe. Es schließen sich die chemischen Rubefacientien (Senf usw.), reizende Einreibungen an. Durch solche Maßnahmen kann, wie ich gefunden habe, die Permeabilität der Capillarwände gesteigert werden. Ähnliche Beeinflussungen kommen den schweißtreibenden Maßnahmen zu. Wahrscheinlich hat auch das Atophan außer der harnsäureausschwemmenden eine derartige reizmildernde Wirkung auf den Gewebsstoffwechsel.

Bei den rheumatischen und gichtischen Algien ist die Bewegungsbehandlung, die oft zunächst auf Ablehnung stößt, von besonders günstiger Wirkung auf die Schmerzen. Ähnlich bei chronischen Reizzuständen der Gelenke (z. B. Omarthritis) und bei dem myalgisch-neuralgischen Komplex, den man als Ischias bezeichnet.

Ob es sich bei gewissen thermo-therapeutischen Anwendungen (Moorbäder, Schwefelschlamm, Diathermie) nur um Wärme- oder auch um chemische Wirkungen handelt, ist nicht ganz sicher, aber ersteres ist doch wahrscheinlich, da man durch unzweifelhaft reine Wärmewirkungen dasselbe erreicht.

Wahrscheinlich kommt dem Wärmereiz außer der durchblutenden noch eine zweite Wirkung zu, nämlich die auf den Nervenapparat (s. unten).

Ein peripherischer oder irgendwo an der Leitungsbahn ansetzender Reiz erzeugt eine irradiierende Hyperalgesie, die ihren Sitz in interpolierten grauen Massen, speziell im Hinterhorn hat und eine Überempfindlichkeit in dem peripherischen Projektionsfeld, d. h. außer an dem Sitz des primären Reizes in dem entsprechenden spinalen Projektionsgebiet verursacht. Bei den Reizzuständen der Eingeweide kommt es so zu den bekannten Headschen Zonen der Haut und der Weichteile. Durch diese pathologische Überempfindlichkeit erklärt sich der Widerspruch, daß Eingeweide, die physiologisch nicht schmerzhaft reizbar erscheinen, es bei pathologischen Reizzuständen werden können. Der Schmerz kann nun auch dadurch bekämpft werden, daß diese hyperalgetische Umstimmung der Leitungsbahn in Angriff genommen wird. Dies ist durch zwei verschiedene Methoden erreichbar. Einmal durch die direkte Herabsetzung der Empfindlichkeit mittels pharmakologischer sedativer Mittel: Brom, Morphium usw. Hierher gehören auch die sog. Antineuralgica wie Antipyrin, die als zentrale Narkotica anzusehen sind, wie sie ja auch die erhöhte Einstellung des temperaturregulatorischen Zentrums beeinflussen. Ferner durch Hemmung mittels Anwendung von Gegenreizen. Es ist bekannt, daß jeder Reiz außer seiner erregenden auch eine hemmende Wirkung entfalten kann. Wie man sich dieselbe vorzustellen hat, ist noch unklar; ob die Erregbarkeit durch den Erregungszuwachs direkt gehemmt wird, ob durch die Bahnung benachbarter Bahnen ein Abfluß aus dem überreizten Felde stattfindet, bleibe dahingestellt. Daß ein Schmerz durch Gegenreize abgestumpft wird, ist bekannt, und wir machen von dieser kontrastimulierenden Behandlung vielfach Gebrauch. Die Wirkung der Hautreize kommt zum Teil auch auf diesem Wege zustande; anders kann man sich ihren Nutzen bei entfernt, z. B. zentral gelegenen Schmerzherden nicht erklären (elektrische, thermische Reize bei tabischen Schmerzen usw.). Es ist auch nicht unwahrscheinlich, daß durch die Nervenreizung hyperalgetische Atomgruppen abgebaut und auf dem Wege reaktiver Assimilation durch normal strukturierte ersetzt werden. Jedenfalls ist es bemerkenswert, daß man durch die verschiedenartigsten Hautreize Hyperalgesien und Schmerzen nervöser Art mit Erfolg behandeln kann: durch elektrische, chemische, mechanische (Nervenpunktmassage), thermische usw. Es ist wahrscheinlich, daß die Wirkung der Hautreize zum Teil über die Histaminabsonderung geht (vgl. Phys. Therapie). Auch die von mir angegebenen, von Walinski näher studierten intracutanen Normosalinjektionen gehören hierher (1 ccm Normosallösung wird auf etwa fünf im hyperalgetischen Bezirk applizierte intracutane Quaddeln verteilt; Wiederholung in mehrtägigen Intervallen). Bei visceralen Schmerzen ist es rationell, die Gegenreize an der dem betreffenden Organ entsprechenden Headschen Hautzone anzubringen, und zwar von nicht zu kurzer Dauer. Den thermischen, besonders den Wärmereizen und den Schmerzreizen, kommt eine solche Wirkung ganz besonders zu, wahrscheinlich weil ihre Leitung mit der Schmerzleitung gemeinschaftlich durch die Hinterhörner führt. Wahrscheinlich entfaltet der Gegenschmerz außerdem noch eine psychische Wirkung: der künstliche Schmerz setzt sich an die Stelle des spontanen und nimmt ihn bei seinem Verschwinden gleichsam mit sich fort oder mobilisiert ihn wenigstens.

Die Hyperalgesie teilt sich auch dem Schmerzempfindungszentrum selbst mit und alles, was über das spinale überempfindliche Feld und den Angriff der Mittel auf dasselbe gesagt wurde, gilt auch für das cerebrale Feld, dessen gesteigerte Empfindlichkeit zugleich eine solche des seelischen Empfindungsvorganges bedeutet.

Einen einfachen und wirksamen Gegenreiz erzielt man oft durch die Einreibung einiger Tropfen ätherischer Öle in die hyperalgetischen Stellen, z. B. Spir. Juniperi oder: Ol. Eucalypti (5,0), Ol. Juniperi (1,0), Ol. Terebinth. (20,0).

Der Umstand, daß manche Personen, z. B. Fettleibige, Astheniker, in erhöhtem Maße von schmerzhaften Affektionen (Migränen, Neuralgien, Kopfdruck) ergriffen werden, deutet darauf, daß sie an einer latenten Überempfindlichkeit im Schmerzgebiet leiden, wie wir solche in zahlloser Mannigfaltigkeit von anderen Funktionen und Organen des Menschen kennen (Schmerzneurose). Objektiv drückt sich dieselbe in dem Vorhandensein zahlreicher physiologischer Schmerzdruckpunkte aus, wie ich mit Tellgmann gezeigt habe.

Diese Hyperalgesie wird sowohl psychisch wie physisch behandelt. Alles was den Organismus tonisiert, abhärtet, an Reize anpaßt, was die weiche affektive Sphäre härtet, kommt hier in Betracht: Luftbäder, Wasseranwendungen, Höhenluft, Sport, Beschäftigung, Zuspruch, geistige Disziplin, Erhöhung des Lebensgefühls, Willensübung usw., bei gleichzeitiger Ausschaltung übermäßiger Reizung: antineurasthenische Behandlung.

Wie das Erlebnis des Schmerzes zahlreiche Bedingungen und Ursachen kennt, so ist auch die Behandlung vielfältig. Stets soll es sich der Arzt aber zum Grundsatz machen, daß Morphium in letzter Linie kommt.

Auf die verschiedenen Methoden der Anästhesierung der Leitungsbahnen und der rezeptiven Nervenendigungen (Operation, Cocain, Alkohol usw.), die „Ausschaltung" von schmerzhaften visceralen Sensibilitätszonen durch anästhesierende Injektionen in die Gegend der hinteren Wurzeln, die Durchschneidung und Excisionen an peripherischen Nerven und hinteren Wurzeln, die Resektion des Ganglion Gasseri bzw. Alkoholinjektion in dasselbe u. a. m. kann hier nicht näher eingegangen werden (vgl. die Spezialabschnitte).

Für die Schmerzbehandlung ist die Feststellung der Ursache des Schmerzes sehr wichtig; in erster Linie die Entscheidung, ob ein anatomisches oder ein funktionelles Leiden vorliegt. Eine anatomische Herderkrankung kann ein ausgebreitetes Schmerzfeld erzeugen, das der Lage des Herdes nicht immer entspricht, kann entfernt liegende Druckpunkte auslösen. Eine rein funktionelle Hyperalgesie kann andererseits eine anatomische Erkrankung vortäuschen. Alte abgeheilte Erkrankungsherde können durch nervöse Reizzustände, ja, durch psychische Einflüsse sensibilisiert werden. An Irreleitungen, selbst solchen, die zu überflüssigen operativen Eingriffen führen, fehlt es somit nicht. Eine irradiierende Ausbreitung eines Herdschmerzes wird zuweilen fälschlich auf Hysterie bezogen, andererseits kann ein wirklicher Krankheitsherd psychogene Komplikationen zur Folge haben.

Es ist hier nicht der Ort, auf die diagnostische Verwertung des Schmerzes einzugehen, jedoch muß auf gewisse Möglichkeiten eines diagnostischen und therapeutischen Irrtums hingewiesen werden. Der Schmerz hat die Neigung zu irradiieren, was bei den visceralen Schmerzen zu den Headschen Zonen führt. Die Irradiation ist bei akuten Schmerzen häufiger und auffälliger als bei chronischen. Innerhalb des Irradiationsgebietes treten gewisse Stellen besonders stark hervor (Puncta maxima); dies sind zum Teil solche, die sich bereits physiologisch durch eine besondere Empfindlichkeit auszeichnen. Zuweilen breitet sich die erhöhte Schmerzempfindlichkeit sehr weit, ja gelegentlich über eine Körperhälfte aus. Die Schmerzhaftigkeit wird meist nicht spontan, sondern erst auf Druck empfunden, während der primär schmerzhafte Herd unmittelbar wahrgenommen zu werden pflegt. Ein Druckschmerz beweist somit keineswegs immer, daß die betreffende Stelle erkrankt ist; die Ausbreitung und das Wandern des Schmerzes nicht, daß der Krankheitsherd selbst sich anatomisch verbreitet hat. Die Schmerzhaftigkeit hängt ferner nicht allein von der anatomischen Veränderung, sondern auch von der dynamischen Reizbarkeit ab, die durch alle Momente beeinflußt wird, die zur Erregbarkeit Beziehung haben, z. B. auch durch psychische. So kann bei Fortbestehen der anatomischen Veränderung die Schmerzhaftigkeit nachlassen oder abklingen oder ohne Verschlimmerung derselben wieder auftreten. Dieses dynamische Moment spielt auch in der Therapie eine sehr bedeutende Rolle und bedingt diagnostische wie therapeutische Irrtümer. Der Anschein einer Neuerkrankung eines früheren Herdes, z. B. einer Gallenblase, kann demgemäß auch dadurch entstehen, daß ein nicht allzu weit entfernter Reizzustand auftritt (z. B. Darmkolik, Blinddarmreizung), oder daß ein psychisches Erlebnis eine allgemeine Erregbarkeitssteigerung herbeigeführt hat. Es ist jedenfalls wichtig, sich mit der Anschauung vertraut zu machen, daß das psychische Phänomen: „örtlicher Schmerz" bzw. „örtliche Schmerzhaftigkeit" nicht ohne weiteres mit örtlicher Erkrankung identifiziert werden darf. Bei Cholecystitis kann eine Ren mobilis dexter schmerzhaft sein, solange der Gallenschmerz besteht, was den falschen Eindruck erweckt, daß der Schmerz von der Niere ausgeht.

Die Bekämpfung des Schmerzes ist mehr als eine „bloß symptomatische" Therapie. Man muß zunächst unterscheiden, ob man den Schmerz durch die Behandlung des zugrunde liegenden Leidens bekämpft, in welchem Falle uns die Schmerzlinderung zugleich die Besserung der „objektiven" Erkrankung beweist, oder ob man den Schmerz rein palliativ durch Narkotica usw. beschwichtigt. Aber auch in letzterem Falle handelt es sich nicht immer nur darum, den Patienten weniger leiden zu lassen; vielmehr wird durch die Beruhigung des Schmerzes der Schlaf, der Appetit, die Stimmung, die Hoffnung günstig beeinflußt, die zur Heilung erforderliche körperliche und seelische Ruhe wiederhergestellt und somit ein objektiver Nutzen geschaffen. Man soll aber auch bedenken, daß der Schmerz ein wichtiges Krankheitssymptom ist, dessen zu starke und dauernde künstliche Beseitigung den Arzt und den Kranken über das vorhandene Leiden täuschen kann, wie etwa die übermäßige Antipyrese über das Fieber. Man soll daher die Schmerzbekämpfung durch Narkotica nicht zu weit treiben. Ein interessanter Fall eines objektiven Nutzens der Schmerzbekämpfung ist die Spiesssche Beobachtung von der antiphlogistischen Wirkung der Anästhesierung. Man kann somit nicht generell sagen, daß der Schmerz überhaupt nicht bekämpft werden dürfe. Hierzu kommt, daß der Schmerz, wie wir es auch von anderen an sich regulierenden Reaktionen des kranken Organismus kennen, über das Ziel hinausschießen kann. Die übermäßige sensible Reizung kann auf Herz und Gefäßsystem in schädlicher Weise erregend und lähmend wirken und die Lebensvorgänge in weitem Umfange schädigen.

Der Schmerz ist ein mächtiger Helfer des Arztes, seinen Weisungen folgt der Kranke unbedingt. Durch den Schmerz gebietet die Natur auch dem Lebhaftesten Ruhe, zwingt dem Tätigsten Schonung auf, nötigt den Eigensinnigsten zur Fügung unter die dem erkrankten Körper angemessenen Lebensbedingungen. Der Schmerz ist eine harte, aber nützliche Einrichtung der Natur. Aber wie jedes Naturgesetz ist er in seiner Konsequenz unbeugsam, in seiner Rücksichtslosigkeit blind und daher brutal und grausam. Er ist nicht bloß wohltätiger Warner, sondern auch nutzloser Quäler; auch bei unheilbaren Krankheiten, bei Leiden, bei denen das Bewußtwerden des Krankseins den Betroffenen doch nichts nützt, weil niemand die Krankheit beeinflussen kann, erscheint der Schmerz und vernichtet schonungslos den Lebensgenuß, ohne irgendeinen Vorteil dafür als Entgelt zu bieten.

Schlaflosigkeit.

Der Schlaf folgt dem Wachsein in rhythmischem Wechsel und zwangsmäßig. Das Wachsein führt an sich zum Schlaf, auch ohne sonderliche körperliche oder geistige ermüdende Tätigkeit. Letztere bildet nur ein Hilfsmoment, nicht etwa die notwendige Bedingung des Schlafes. Das neugeborene Kind schläft fast beständig. Nach sehr langem Wachsein, auch ohne besondere Anstrengungen, tritt der Schlaf ebenso zwingend auf wie nach allgemeiner Erschöpfung durch große Körperanstrengung. Nach einem ungenügenden Nachtschlaf macht sich in der nächsten Nacht, obwohl die Leistungsfähigkeit am Tage in keiner Weise verringert erschien, ein größeres Schlafbedürfnis geltend; der Körper holt nach, was ihm an Schlaf entzogen war. Wir suchen sehr häufig das Lager auf ohne das Gefühl der Ermüdung, nur weil es Zeit zum Schlafen ist. Aber im Bett, unter dem Einfluß der Muskelerschlaffung und der Ausschaltung der Sinnesreize, kommt es alsbald zur Müdigkeit und zum Schlaf. Kinder sind oft zur Schlafenszeit sehr munter und bitten, noch aufbleiben zu dürfen. Ins Bett gebracht, schlafen sie nach wenigen Minuten. Diese Erscheinungen beruhen darauf, daß wir der Ermüdung des Gehirns nicht gewahr werden, weil die zufließenden Reize die Erregbarkeit unterhalten. Nach Ausschaltung der Reize entwickelt sich die Reizabnahme unter dem Einflusse der latenten Ermüdung um so schneller.

Schlaffördernd wirken monotone Reize, körperliche wie geistige, weil hierbei nur ein kleiner Teil der Projektionsfläche des Gehirns betroffen, der größte Teil beschäftigungslos ist, während der von dem umschriebenen Reize betroffene Anteil bald ermüdet wird. Da die nervöse Erregbarkeit beständig durch exogene und endogene Reize auf ihrer Höhe erhalten wird, muß sie beim Ausfall bzw. bei starker

Verminderung derselben absinken. Die Erregbarkeitsherabsetzung in einem Gebiete des Zentralnervensystems muß benachbarte oder mit ihm funktionell verbundene Gebiete durch die Verminderung der an sie abzugebenden Reize in Mitleidenschaft ziehen. Dieser Reizmangel muß sich somit notwendig ausbreiten, gleichsam als Gegenbild einer Reizirradiation. So wird es zu der Blockade des Gehirns kommen, deren Folge der Schlafzustand ist. Die Annahme eines aktiven hemmenden Schlafzentrums ist sehr unwahrscheinlich.

Körperliche und geistige Tätigkeit wirkt zunächst schlafverhindernd, weiterhin aber durch Ermüdung schlaffördernd. Große Anstrengungen, die zu einer allgemeinen Erschöpfung geführt haben, können sogar momentanes zwingendes Schlafbedürfnis erzeugen.

Geistige wie muskuläre Übermüdungen können aber auch einen gesteigerten Erregungszustand hinterlassen, der zunächst schlafstörend wirken kann und erst allmählich abklingend dem Schlaf weicht. Hier ist jener qualvolle Zustand vorhanden, müde zu sein und nicht schlafen zu können. Tätigkeit wie Ruhe befördern den Schlaf, jene, indem sie zur Ermüdung und dadurch zur Abstumpfung der Erregbarkeit führt, diese, indem sie die Reize ausschaltet.

Die Nacht ist die gegebene Zeit für das Wellental der nervösen Erregbarkeit.

Im Schlafe ist der Organismus ganz dem vegetativen Leben überantwortet. Die Erregbarkeit der Nervenzellen ist so tief gesunken, daß eine Möglichkeit der Beeinflussung des Körpers durch den Willen kaum mehr besteht. Das organische Getriebe ist von der störenden Willkür des bewußten Seelenlebens befreit und arbeitet lediglich nach den Gesetzen der Selbsterhaltung. Hier wird repariert, was an Schaden der sich über und gegen die Natur erhebende Geist angerichtet hatte. Störungen werden ausgeglichen, auch neues Organisches aufgebaut. Ein gesunder und ausreichender Schlaf ist somit für die Erhaltung des Organismus sehr wichtig. Nicht allein das Nervensystem, sondern das gesamte organische Getriebe wird durch dauernd mangelhaften Schlaf geschädigt.

Führt eine Erkrankung des Organismus zur Schlaflosigkeit, so ist damit ein Circulus vitiosus eröffnet (z. B. bei der Arteriosklerose).

Die Erregbarkeitsabnahme der Hirnzellen, welche bei einem gewissen Schwellenwert zum Schlaf führt, kündigt sich durch das Gefühl der Schlafmüdigkeit an. Wir schlafen, nicht weil wir müde sind, sondern wir sind müde, weil der Organismus sich zum Schlafe anschickt.

Die Schlaflosigkeit beruht auf einer Störung der Selbstregulierung, die ganz allgemein darauf zurückzuführen ist, daß die natürliche Depression der nervösen Erregbarkeit durch andere Einflüsse gestört wird.

Sowohl durch die von der Peripherie wie die vom Zentrum und von der Psyche herstammenden Reize werden die Nervenzellen aufgepeitscht. Es ist bekannt, in wie hohem Maße selbst bei sehr entwickelter Schlafmüdigkeit die Erregbarkeit des Gehirns emporschnellen kann: durch äußere Reize, durch Affekte, ja durch einen Gedanken.

Solche Störungen sind vorübergehender Art, wenn es sich nur um gelegentliche Reize handelt. Anders, wenn sie dauernd sind. Die Reize gruppieren sich in exogene, endogene, psychogene. Auch der Vorgang der Regulierung selbst kann gestört sein, indem das Sinken der Erregbarkeit nicht oder nicht hinreichend tief oder lange erfolgt. Die Ursache ist mannigfaltiger Art. So kann es sich um Überreizung der Nervenzellen durch übermäßige Beanspruchung handeln. Übermüdung führt zu einer Steigerung der Erregbarkeit. Oder es liegt eine erhöhte Labilität der nervösen Erregbarkeit vor, so daß die Schlafmüdigkeit plötzlich infolge minimaler, oft nicht erkennbarer Einflüsse in völliges Wachsein umschlägt, wie wir es vornehmlich bei Neurasthenie finden. Oder es liegen Schädigungen der Nervenzelle vor, die den normalen Phasenwechsel des Erregbarkeitszustandes (vielleicht auf dem Boden von Stoffwechselstörungen) beeinträchtigen. So bei Arteriosklerose, nach Einnahme von Nervengiften, wie starkem Kaffee, Tabakmißbrauch, chronischem Gebrauch von Schlafmitteln oder Narkotica.

Endlich kann es sich um krankhaft gesteigerte Erregungszustände handeln, bei welchen das Depressionsstadium für eine gewisse Zeit ausbleibt: so bei Affekten, sexuellen Reizzuständen, Psychosen, Intoxikationen, Autointoxikationen. Auch kann die Regelmäßigkeit und Vollkommenheit des Phasenwechsels dadurch gestört sein, daß das betreffende Individuum sehr oft der Ermüdungsphase nicht nachgegeben, sondern die im Depressionsstadium der Erregbarkeit befindliche Nervenzelle zur Tätigkeit gezwungen hat; der Mechanismus hat durch falsche Gewöhnung und unregelmäßige Innehaltung der Schlafzeiten gelitten. Nervöse Naturen sind äußerst empfindlich gegen Beanspruchungen der Nerven im Stadium der Schlafmüdigkeit: Unmöglichkeit, den Schlaf und die Schlafmüdigkeit wiederzugewinnen, Kopfschmerz, allgemeine Verstimmung können die Folge davon sein, daß die betreffende Person der Schlafmüdigkeit nicht nachgegeben, sondern sich zur Tätigkeit gezwungen hat, oder daß sie im Moment des Einschlafens geweckt oder erregt worden ist.

Vollkommene Schlaflosigkeit ist sehr selten. Gewöhnlich handelt es sich um mehr oder minder bedeutende Störungen des Schlafes, die dem Leidenden oft viel größer erscheinen, als sie tatsächlich sind. Dem Schlaflosen werden Stunden zur Ewigkeit. Oft glaubt er, dauernd wach gelegen zu haben, während er in Wirklichkeit zeitweilig geschlummert hat, aber öfter wieder erwacht ist.

Bei Klagen über Schlafstörung ist in jedem Falle festzustellen, welcher Art die Störung ist; ob der Klagende nicht einschläft oder ob er nach einer gewissen Zeit erwacht und dann nicht von neuem einschlafen kann, ob er unruhig schläft, viel träumt usw. Man muß den psychologischen Zustand, wie er sich bei der Schlafstörung darstellt, eruieren, z. B. ob Angstaffekte vorliegen.

Sodann sind die Ursachen der Schlafstörung festzustellen. Man informiere sich, nachdem man auf eine etwa vorhandene körperliche Krankheit untersucht hat, über die Beschaffenheit des Schlafraumes, über Diät, Lebensweise und alles, was zum Schlaf Beziehungen haben kann. Die Schlafstörung kann durch erregte Herztätigkeit bedingt sein, die zuweilen psychisch ausgelöst ist und ihrerseits wieder die Erregbarkeit steigert (Circulus vitiosus). In solchen Fällen kann ein kühler oder lauwarmer Umschlag auf die Herzgegend, Streichen derselben, seelische Beruhigung, vorübergehendes Erhellen oder ständige schwache Beleuchtung des Schlafraumes (Nachtlicht) günstig wirken. Auch Hitzegefühl im Kopf durch Blutandrang wirkt schlafstörend. Manche Personen sind gegen weiche Kopfkissen, in die der Kopf tief einsinkt, sehr empfindlich; ein derbes, kühlendes Roßhaar- evtl. lederüberzogenes Kopfpolster ist in solchen Fällen das wirksamste Schlafmittel, das sich auch zur Mitnahme auf Reisen eignet, die empfindlichen Personen durch unzweckmäßige Gasthausbetten oft den Schlaf rauben.

Eine häufige Ursache der Schlafstörung bilden exogene, endogene oder psychogene Reize, durch die das Sinken der Erregbarkeit zur Schlaftiefe beeinflußt wird. Dahin gehört z. B. künstliches Wachhalten über die eingetretene Ermüdung hinaus; intensive geistige Arbeit bis zu dem Moment des Zubettgehens, aufregende Lektüre oder Unterhaltung, Lesen im Bett, Unterhaltung im Bett. Hierher gehört auch die schlechte Angewohnheit, abends im Bett liegend die Tagesereignisse zu überdenken und an ihnen erregende Momente ausfindig zu machen. Häufig ist es bei Neurasthenikern eine motorische Unruhe, die das Einschlafen verhindert, und die teils auf einer motorischen, teils einer sensiblen Überempfindlichkeit beruht, auf Grund deren jede Lage nach kurzer Zeit als lästig empfunden wird.

Störende Reize können durch zu große Wärme des Schlafraums, schlechte Luft, durch eine schwere, reichliche, blähende, viel Fleisch enthaltende Abendmahlzeit, durch Stuhlverstopfung, andererseits auch durch Hunger, durch abendlichen Kaffee- oder Teegenuß, ungewohntes Rauchen, zuweilen auch durch Alkohol oder durch starken Flüssigkeitsgenuß bedingt sein.

In vielen Fällen ist die Schlaflosigkeit sekundär durch organische Krankheiten bedingt. Hier kommen in Betracht: unbequeme Lagerung, Schmerzen und Unlustgefühle aller Art, die durch die Krankheit bedingt sind, wie Durst, Trockenheit im Munde, beengte Nasenatmung, Dyspnoe, kardiale Oppressions- und Angstgefühle, Herzklopfen, Hustenreiz, starkes Schwitzen, gehäuftes Urinlassen, Durchfall. Die Behandlung des Herz-, Nieren- usw. Leidens ist zugleich die beste Behandlung der Schlaflosigkeit. Auch der durch die Krankheit aufgezwungene Bewegungsmangel kann schlafverscheuchend wirken. Ängstliche Träume können zu jähem Erwachen führen, die Furcht vor solchen Träumen kann den Schlaf verhindern. Eigenartig ist auch die Furcht, nicht wieder aufzuwachen, die die Erinnerung an ein Vorkommnis von Tod im Schlaf zur Ursache hat und dazu führt, daß halb absichtlich der Schlaf gehemmt wird.

Die schwierigste Aufgabe findet der Arzt vor sich bei der habituellen Schlaflosigkeit.

Die Behandlung besteht nicht darin, eines der zahlreichen vorhandenen Schlafmittel zu verordnen; sie hat vielmehr in jedem Einzelfall den Bedingungen der Schlaflosigkeit nachzugehen, die Form derselben zu bestimmen und hierauf die Behandlung zu begründen.

Nicht selten kann man durch Beseitigung der Ursache helfen: z. B. durch geeignete leichte Kost, abendliche Stuhlentleerung, Kühlung und Lüftung des Zimmers, Lagerung, kühles Kopfpolster, psychische Beruhigung. Auf diesem Gebiet kann der Arzt sehr viel leisten, wenn er sich die obwaltenden Umstände genau ansieht.

Von großer Bedeutung ist die psychologische Behandlung, und zwar bei allen Formen der Schlaflosigkeit. Der Patient soll in einer gewissen Art für den Schlaf bzw. die Erwartung des Schlafes diszipliniert werden. Er soll lernen, die physiologische Abnahme der Reizbarkeit des Gehirns zu fördern und alle exogenen, endogenen und psychogenen Reize auszuschalten. Er gebe, sobald sich ihm die ersten Zeichen der Ermüdung subjektiv bemerkbar machen, dieser nach oder beschäftige sich wenigstens dann nicht mehr mit Dingen, welche das in der Erregbarkeitsabnahme befindliche Gehirn überreizen, wie intensive Geistesarbeit. Er vermeide in diesem Stadium namentlich alles, was Gemütserregungen herbeiführen kann. Er denke, wenn er das Ruhelager aufsucht, nicht an unangenehme Dinge, die ihn erregen, vor allem nicht an die Schlaflosigkeit selber.

Oft ist es ja die Angst vor der Schlaflosigkeit, die den Schlaf verscheucht. Man bemühe sich, durch Ablenkung und Einschränkung der Aufmerksamkeit sein Empfinden gegen Reize abzusperren. Schon der berühmte Physiologe Joh. Müller sagt: „Manche, wie ich selbst, können sich schlafen machen, wenn sie wollen, wenn sie sich gedankenruhig hinlegen." Diese Fähigkeit ist freilich von individueller Anlage abhängig, aber doch bis zu einem gewissen Grade erlernbar. Es handelt sich darum, die Erregbarkeit der Nerven bis zum Nullpunkt sinken zu lassen. Wo dies nicht gelingt, empfinden die Leidenden eine innere Helligkeit oder ein plötzliches inneres Aufschrecken, ein Unvermögen, Bewegungen zu unterdrücken, quälende traumartige Bilder. Junge und gesunde Personen verfallen sofort in Schlaf, wenn sie müde sind oder die Schlafzeit da ist oder die Tätigkeit aufhört. Älteren und sensiblen Personen wird es schwer, die innere Aufmerksamkeit abklingen zu lassen.

Die Einschläferung des Gehirns wird befördert durch Konzentrierung der Aufmerksamkeit auf eine einfache, sich gleichförmig wiederholende und dadurch abwechslungsarme, jeden erregenden Inhalts bare Vorstellung oder Vorstellungsreihe. Die Einengung des Bewußtseins entvölkert den größten Teil der Hirnrinde von psychischen Reizen und führt so den Schlaf herbei. In demselben Sinne wirken gleichmäßig sich wiederholende oder andauernde leichte Reize akustischer, taktiler Art (leichter Druckverband, feuchte Bauchbinde, Wadenwickel). Hierauf beruhen die landläufigen psychologischen Schlafmittel: innerlich zählen, sich eine Herde folgweise springender Lämmer vorstellen.

Eben dahin gehört es, daß man dem Patienten aufgibt, sich das allgemeine Ermüdungsgefühl aus der Erinnerung zu reproduzieren und jede aktive Regung zu unterlassen. Oft wirkt die Entfernung aus der Häuslichkeit günstig. Es kann zweckmäßig sein, dem Aufsuchen des Lagers eine Schlafvorbereitung voranzuschicken, zu der sich die sitzende Stellung besser als die liegende eignet, vielleicht weil im Liegen das Herzschlagvolumen größer ist und das Gehirn unter höheren Blutdruck kommt. Die Schlafvorbereitung dient dazu, die Erregbarkeit der Nerven durch geeignete Beschäftigung allmählich abklingen zu lassen und das „Nichtstun und Nichtsdenken" zu üben.

Auf die Methode der eigentlichen Suggestivbehandlung ist hier nicht näher einzugehen.

Von großem Nutzen kann die physikalische Therapie sein. Hierher gehört ein zeitweiliger Klimawechsel. Bestimmte Regeln lassen sich nicht aufstellen. Auf viele Menschen wirkt Höhen- und Seeklima schlafstörend, auf andere schlaffördernd. Mäßige Höhenorte mit lieblicher Umgebung, ruhige, geschützte Orte stimmen nicht selten die Nerven in beruhigendem Sinne günstig um. Die Umwelt macht viel aus, und manche anscheinende Klimawirkung kommt in Wirklichkeit gewissen Milieuverhältnissen zu. Von manchen Winden (Scirocco, Fön) ist es bekannt, daß sie die Erregbarkeit bis zur Schlaflosigkeit steigern.

Die Regulierung von Bewegung und Ruhe ist von Bedeutung. Vermehrung der Bewegung, Sport, Bergsteigen, Reiten kann bei Personen, die zu wenig Bewegung haben, bei Fettleibigen, Plethorösen, Gichtkranken, die an Schlaflosigkeit leiden, sehr heilsam sein. Ebenso Gymnastik, eventuell abends vor dem Zubettgehen, Wintersport im Höhenklima. Das Maß der Bewegung ist je nach den individuellen Verhältnissen zu bestimmen. Zuweilen ist schon ein Spaziergang nach dem Abendessen von vorzüglicher Wirkung. Bei Neurasthenikern kann jedoch die Bewegung, sobald sie ein gewisses Maß überschreitet — und oft liegt diese Grenze sehr tief — schon Schlafstörungen hervorrufen, wie man sie gelegentlich auch bei Gesunden als Folge ganz übermäßiger Körperanstrengungen antrifft. Hier ist oft Körperruhe das beste Mittel, um der Schlaflosigkeit entgegenzutreten. Man dringe im allgemeinen auf frühes Aufstehen, auch bei ungenügendem Nachtschlaf, der evtl. durch einen Mittagsschlaf nachzuholen ist.

Bei Patienten, die schon lange Zeit bettlägerig oder wenigstens an das Krankenzimmer gefesselt sind, empfehlen sich leichte Bewegungsübungen, auch Widerstandsgymnastik zur Besserung des Schlafes. Unter den gleichen Umständen ist auch Massage und Vibrationsmassage wirksam, die im allgemeinen sanft auszuführen ist.

Die Hydrotherapie kommt sowohl als direktes wie indirektes Mittel in Betracht; indirekt, insofern sie oft auf das die Schlaflosigkeit bedingende Leiden, wie Neurasthenie, Plethora, Neuralgien, einwirkt, direkt, insofern sie die Schlaflosigkeit selbst als Symptom durch Herabsetzung der Erregbarkeit beeinflußt.

Zu den wirksamsten hydriatischen Maßnahmen gehört die kalte feuchte Ganzpackung von $^3/_4$—1stündiger Dauer. Nicht selten schläft der Patient in der Packung ein. Gibt man die Packung 1 Stunde vor dem Zubettgehen, so kann man den Kranken eventuell in der Packung, welche etwas gelüftet wird, weiterschlafen lassen.

Es kommt vor, daß nervöse Personen in der Ganzpackung von Beängstigungen befallen werden. Dann empfiehlt es sich, die Einpackung nur bis zur Achselhöhle hinaufreichen zu lassen. Anstatt der Ganzpackung kann auch die Rumpfpackung mit Erfolg angewendet werden.

Es gibt aber eine nicht geringe Zahl von Personen, die durch alle derartige Packungen unruhig und beklommen werden. Bei asthmatischen Zuständen und Herzklappenfehlern sind sie kontraindiziert.

Auch die vormittags angewendete Packung hat nicht selten günstige Erfolge aufzuweisen. Die Packung wirkt nicht nur symptomatisch, sondern erzielt häufig Dauererfolge, so daß die Patienten dann auch ohne Packung gut schlafen.

Ferner kommen in Betracht: prolongierte lauwarme (bzw. warme) Vollbäder (33—35° C), von $^1/_4$—$^1/_2$stündiger Dauer; sie werden entweder unmittelbar vor dem Zubettgehen oder 1—2 Stunden vorher angewendet. Aromatische Zusätze (Kiefern-, Kalmusessenz) können die Wirkung erhöhen. Zahlreiche nervöse Personen werden jedoch durch die abendlichen lauen Bäder erregt und schlafen noch schlechter nach ihnen.

Der durch das Abtrocknen bedingte Friktionsreiz soll möglichst gering sein; es empfiehlt sich daher, durch Umhüllen mit erwärmten Badelaken die Nässe abzusaugen, ohne viel zu reiben.

Sehr oft bewähren sich örtliche Prießnitzpackungen zur Nacht, feuchter Waden- oder Bauchwickel, feuchte Fußpackung (am einfachsten in der Form, daß ein feuchter Strumpf angezogen wird, über den ein zweiter trockener gezogen wird), ferner kurze kühle Oberkörperwaschung, kurzes kühles Fußtauchbad. Auch warme Fußbäder, ferner kühle Fuß- und Kniegüsse können versucht werden. Die kalten Fußbäder mit folgendem trockenen Frottieren und Bürsten eignen sich besonders, wenn schlafstörende Kälte der Füße vorhanden ist.

Bezüglich der kühlen Prozeduren abends vor dem Zubettgehen verhalten sich die Patienten sehr verschieden. Manche werden durch dieselben erregt, andere beruhigt. Man muß die individuelle Wirkung ausprobieren.

Die Brauchbarkeit der oft sehr wirksamen Wassermaßnahmen wird leider dadurch beeinträchtigt, daß die häuslichen Verhältnisse nicht immer ihre Ausführung gestatten. Am leichtesten durchführbar sind die örtlichen Packungen und Fußbäder. Sie sollten nicht ununterbrochen angewendet werden, um nicht an Wirkung einzubüßen. Besonders hervorgehoben zu werden verdienen die Luftbäder, die ganz allgemein einen umstimmenden Einfluß auf die Nerven ausüben (siehe Neurasthenie). Behufs Schlaferzeugung kommt lediglich das Zimmerluftbad in Verwendung. Der Patient schreitet nur mit Schuhen und Strümpfen bekleidet — wenn er abgehärtet ist und nicht an feuchten Füßen leidet, auch barfuß —, 5—10 Minuten lang im geschlossenen Raume auf und ab. Ja selbst ein bloßes Aufdecken im Bett und Bloßliegen für kurze Zeit bzw. die teilweise Entblößung des Körpers, kann bei vorhandener motorischer Unruhe und innerer Erregtheit beruhigend wirken.

Von elektrischen Maßnahmen ist besonders auf die Diathermie hinzuweisen. Zuweilen bewährt sich die Darreichung von Bier (Kulmbacher, Nürnberger, Porter) vor der Nachtruhe, das in anderen Fällen aber erregt.

Von den aufgezählten Hilfen wird in der Praxis vielfach kein Gebrauch gemacht, weil ein Schlafmittel viel bequemer ist. Wir sollten aber nicht zu freigebig mit diesen sein, weil sie oft üble oder unangenehme Neben- und Nachwirkungen haben, leicht eine Gewöhnung eintritt und dann mit der Dosis gestiegen werden muß und der Patient in einen Zustand gelangen kann, bei welchem er ohne Schlafmittel überhaupt nicht schläft, endlich, weil durch den chronischen Gebrauch von pharmakologischen Schlafmitteln die eigentliche Heilung der Schlaflosigkeit durch die früher erörterten Methoden gehindert wird. Freilich werden die Umstände es oft erfordern, daß wir auf Schlafmittel nicht ganz verzichten können.

Die schlaferzeugenden pharmakologischen Mittel zerfallen in schmerzstillende (Anodyna), beruhigende (Sedativa) und eigentliche Schlafmittel (Hypnotica).

Wir werden dort, wo Schmerzen die Ursache der Schlaflosigkeit bilden, im allgemeinen den schmerzstillenden Mitteln den Vorzug geben. Es handelt sich um die Mittel der Opiumgruppe und um die Antineuralgica (Aspirin usw.). Jedoch vermeide man die Narcotica bei chronischen schmerzhaften Leiden, um nicht eine Gewöhnung herbeizuführen. Im übrigen sollte man versuchen, mit der Gruppe der Sedativa (Bromverbindungen, Baldrian) auszukommen.

Man sieht besonders bei leichten nervösen Agrypnien, erschwertem Einschlafen, unruhigem unterbrochenen Schlaf, leichten schlafstörenden Erregungszuständen vom Brom und von den Baldrianpräparaten oft ausgezeichnete Erfolge. Brom bzw. die Kombination von Brom- und Baldrianpräparaten bewährt sich nicht selten auch bei etwas schwereren Schlafstörungen. Unter Umständen ist es ratsam, schon in den Nachmittagsstunden vorbereitend Bromvaleriana zu geben. Die Antineuralgica (namentlich Aspirin) wirken nicht allein bei Schmerzen, sondern oft auch ohne solche als Sedativa günstig auf den Schlaf.

Empfehlenswerte und gebräuchliche Sedativa: Bromverbindungen, wie Mixt. nervina, Neravantabletten, Sedobrol, Bromural (Bromisovalerianylharnstoff), Adalin (Bromdiäthylacetylharnstoff, stärker wirkend als Bromural), Sedobromid (Allylisopropylacetylcarbamid), Radix Valerianae als Tee oder Tinktur, als Species nervinae (mit Fol. Menth, pip. und Fol. trifol. fibr. zusammen). Recvalysat, Bornyval, Valyl, Neobornyval, Validol, Valisan, Valeriana Dispert-Tabl., Baldrinorm (Rad. Val. und Natr. bromat. enthaltend), Abasin, Hovaletten (Hopfen und Baldrian enthaltende Tabletten), Camphora monobromata (bei schlafstörenden sexuellen Erregungen).

Unentbehrlich sind Hypnotica bei großer Erregtheit, z. B. bei Geisteskranken, ferner bei deliranten Erregungen körperlich Kranker, z.B. bei Pneumonie, und bei schwer leidenden oder hoffnungslosen oder bejahrten Kranken, denen man die Wohltat des Schlafes unter allen Umständen zuteil werden lassen muß. Es ist aber kein Zweifel, daß diese Mittel häufig ohne hinreichende Indikation verordnet werden und auf diese Weise eine Schlafmittelsucht erzeugt wird. Manche energische Patienten kommen selbst zu der Einsicht, eine teilweise Schlaflosigkeit den üblen toxischen Nachwirkungen von hypnotischen Chemikalien vorzuziehen. Es gilt hier, daß es eine größere Kunst ist, kein „Arzneimittel" zu verordnen, als mit solchen verschwenderisch zu sein.

Es kommt vor, daß ein Schlafmittel auch für die folgende, ja, zweitfolgende Nacht eine gewisse Wirkung entfaltet. Dies dürfte nur zum Teil darauf beruhen, daß es noch nicht zur völligen Ausscheidung aus dem Körper gekommen ist, vor allem darauf, daß der gute Schlaf das Nervensystem und die Psyche so beruhigt hat, daß der Patient die „Einschlafstimmung" leichter findet. So kann es auch unter Umständen von Vorteil sein, bei hartnäckiger Schlaflosigkeit mehrere Wochen milde Schlafmittel zu geben, um den Kranken das Schlafen sozusagen wieder erlernen zu lassen. Es kann somit durch das gründliche Ausruhen des überempfindlichen Nervensystems die natürliche Regulierung wieder gefunden werden; leider kann man einen solchen Erfolg nicht sicher vorhersagen. Immerhin ist es nicht zutreffend, grundsätzlich die künstliche Erzeugung des Schlafes als etwas Schädliches hinzustellen. Freilich darf man von starken, toxisch wirkenden hypnotischen Mitteln annehmen, daß sie bei häufigem Gebrauch die natürliche rhythmische Regulierung beeinträchtigen.

Den Vorzug verdienen diejenigen Schlafmittel, die leicht löslich sind, schnell ausgeschieden werden und frei von reizenden und toxischen Nebenwirkungen sind.

Zu den Barbitursäurepräparaten, die in der Praxis viel verwendet werden, gehören: Veronal (Acidum diäthylbarbituricum); das besser lösliche Natriumsalz Medinal, Luminal (Acidum phenyläthylbarbituricum), Curral, identisch mit Dial (Diallylbarbitursäure). Die Barbitursäurepräparate werden langsam ausgeschieden und können daher am folgenden Tage narkotische Nachwirkungen entfalten. Allional (Kombination eines Barbitursäurepräparates mit einer Phenyldimethylpyrazolonverbindung). Somnifen (Barbitursäureverbindung). Phanodorm. Somnacetin (zweckmäßiges Kombinationspräparat aus Veronal und Phenacetin). Noctal (Brom-Barbitursäureverbindung).

Ist man genötigt, eigentliche Schlafmittel zu verordnen, so beachte man folgendes:

Jedem Schlafmittel kommt ein suggestiver Faktor zu. Man suche daher mit geringsten Dosen auszukommen, die das Hypnoticum zum Sedativum stempeln (kleine Mengen Adalin, Bromural, Medinal). Manche Patienten schlafen schon in dem Bewußtsein, daß sie das Schlafmittel im Nachttisch haben und schlimmstenfalls sofort nehmen können.

Man gebe das Mittel nicht täglich, sondern schalte einen bis mehrere Tage aus, lasse nach Möglichkeit eine Steigerung der Dosis nicht zu, wechsle mit den Mitteln ab, indem man verschiedene Hypnotica anwendet oder Hypnotica und Sedativa wechseln läßt. Man kombiniere nach Bürgi Mittel verschiedener Art, um mit kleineren Dosen auszukommen (z. B. Veronal mit Antineuralgicis).

Das Mittel soll nicht zu spät abends gegeben werden, weil es dann vorkommt, daß die Wirkung erst gegen Morgen eintritt und am nächsten Tage eine Benommenheit hinterläßt. Viele Personen nehmen ganz unnötigerweise Schlafmittel, indem sie sich einbilden, daß ihr Schlaf nicht ausreichend sei, da sie spät einschlafen oder sehr früh erwachen oder während der Nacht eine Zeitlang wach liegen, oder weil sie sich morgens, trotzdem sie geschlafen haben, nicht frisch fühlen, oder am Tage müde, nervös, nicht ausgeschlafen sind. In solchen Fällen wird man gewöhnlich irgendwelche Ursachen auffinden, die man therapeutisch angreifen kann. Im allgemeinen verfahre man nach dem Grundsatz, daß derartige geringe Störungen des Schlafes nicht mit Schlafmitteln zu behandeln sind. Für solche Personen, die gut einschlafen, aber nach einigen Stunden aufwachen und den Schlaf dann — angeblich — nicht wiederfinden, dürften die Somnacetin-Kapseln angebracht sein, bei denen durch ein besonderes Verfahren die Lösung verzögert ist, so daß die Wirkung erst nach einigen Stunden eintritt.

Manche nehmen zeitlebens gewohnheitsmäßig eine ganz kleine Menge, z. B. $^1/_2$—1 Tablette Adalin, ohne je zu steigen. Hier liegt ein autosuggestiver Faktor vor, und es ist nichts dagegen zu sagen, die Betreffenden bei ihrer Gewohnheit zu lassen.

Die Bekämpfung der Schlaflosigkeit ist oft mehr als die lediglich eines Symptoms, da sie oft einen Circulus vitiosus eröffnet, wie bei Neurasthenie, bei Herzkranken; ausreichender Schlaf ist zur Besserung der Herzkraft notwendig.

Appetitlosigkeit.

Der Appetit ist das lustbetonte Verlangen nach Nahrung oder Getränk, das wie andere Gelüste zwingend Befriedigung erheischt. Dieser psychisch-somatische Komplex ist nicht mit der Empfindung des Hungers identisch, die freilich den mächtigsten Anteil an seiner Auslösung hat („Hunger ist der beste Koch"). Der Appetitkomplex enthält noch die Vorstellung eines besonderen „Genußwertes", er ist auf bestimmt individuell und zeitlich zusagende und lockende Speisen oder Getränke gerichtet, wobei für den erstrebten Wohlgeschmack einerseits die individuelle Geschmacksrichtung, andererseits der so wichtige Faktor des „Reizwechsels", d. h. der Abwechslung, in Betracht kommt. Man kann auch nach gestilltem Hunger Appetit auf eine bestimmte Speise haben und trotz Hungers unlustig zum Essen sein, weil keine der dargebotenen Speisen Verlangen einflößt, oder auch, weil überhaupt nichts „schmeckt".

Immerhin ist im allgemeinen der Appetit an den Hunger geknüpft, und es gehört zu den Ausnahmen, daß der Gesättigte Eßlust hat und der Hungrige derselben entbehrt. Bei der krankhaften Appetitlosigkeit ist auch meist keine Hungerempfindung vorhanden.

Bekanntlich löst die Erregung des Appetits die Absonderung von Speichel und Magensaft aus, während Widerwillen gegen die dargebotene Nahrung sie hemmt (Pawloff). Im Appetitkomplex ist somit bereits die zweckmäßige sekretorische Tätigkeit für die Verdauung der Speisen, und zwar speziell diejenige Sekretion, deren es nach Art der erwarteten Speise bedarf, zwangsläufig enthalten.

Hierauf dürfte es auch beruhen, daß der „Appetit beim Essen kommt", vorausgesetzt, daß die Speisen durch ihre Reizwirkung oder ihren Wohlgeschmack (in diesen Fällen über die Psyche) Magensaftsekretion bewirken, oder auch, eben durch die lustbetonte Geschmacksempfindung, unmittelbar das Verlangen nach „Mehr" erzeugen.

Hunger und Appetit beeinflussen sich gegenseitig, Hunger ist eine gefühlsbetonte, bei weiterem Anwachsen schmerzhaft werdende Empfindung, die als solche ein „Verlangen" nicht enthält. Sie weckt aber das letztere, indem sie den Komplex „Appetit" auslöst, in dem sie mitschwingt. Andererseits kann Appetit ohne primären Hunger auftreten (z. B. durch eine relativ besonders leckere Speise) und eine bis dahin nicht beachtete Hungerempfindung über die Schwelle heben. Auch die Hungerempfindung ist wie jede Empfindung und wie der Appetitkomplex von nervös-psychischen Einflüssen in hohem Grade abhängig: von wechselnder nervöser Erregbarkeit, bahnenden und hemmenden Nervenreizen, Stimmungen und Affekten, seelischer Ablenkung, ferner von Gewöhnung. Diese vielfachen den Hunger, nicht bloß den Appetit, beeinflussenden Beziehungen haben bei den physiologischen Experimenten über den Hunger nicht immer genügende Beachtung gefunden. Der sog. Heißhunger ist eine an die übermäßige Erregbarkeit der die Hungerempfindung vermittelnden Nerven geknüpfte Erscheinung.

Nervöse Reize, die die Hungerempfindung unterdrücken, wie Völlegefühl und andere abdominelle Sensationen, wirken sich auch im Appetit aus. Man kann Appetitlosigkeit unter anderem dadurch bekämpfen, daß man Hunger erzeugt (durch Bewegung, Muskelarbeit, Aufenthalt in frischer Luft). Es gibt Leute, die keinen Appetit haben, weil sie zu häufig etwas essen und daher nie hungrig werden. Man denke an die Naschsucht, die den Kindern so oft anerzogen wird und sich häufig auch bei Erwachsenen findet.

Das Hungergefühl kommt durch sensible Merkmale zustande, die vom Magen bzw. auch Oesophagus und Duodenum ausgehen, sei es von der Schleimhaut, sei es von der Muskulatur, in der die „Leerkontraktionen" ablaufen. Für die Auslösung dieser Erregungen kommt aber nicht allein die Leerheit des Magens, sondern auch eine bestimmte Beschaffenheit des Blutes, die dem Nüchternzustande entspricht, in Betracht. Worin dieser Zustand besteht, ist nicht klar. L. R. Müller meint, daß es der Mangel an rasch abbaubaren und oxydablen Stoffen im Blute sei, der von einer Stelle im Zwischenhirn aus Leerkontraktionen des Magens und des Zwölffingerdarms auslöst. Es wäre auch daran zu denken, daß diese autochthon durch die Blutbeschaffenheit hervorgerufen werden. Wahrscheinlich spielt auch eine zunehmende Sensibilisierung der betreffenden Magen- usw. Nerven mit. Da die Blutbeschaffenheit sich erst eine gewisse Zeit nach der Magenfüllung ändern kann, wird die bekannte Erfahrung verständlich, daß die Sättigung erst einige Zeit nach beendeter Mahlzeit eintritt. Ob das Gefühl der Sättigung identisch ist mit der Stillung des Hungergefühls oder ob ihm eine besondere Nervenerregung als Merkmal zugrunde liegt, ist strittig. Jedenfalls aber kann bei starker Magenfüllung ein Gefühl von Druck und Spannung entstehen, das manche Personen verlangen, um sich satt zu fühlen, das aber an sich weder notwendig noch wünschenswert ist. Vielmehr gehört es zur Hygiene der Ernährung, nur so viel zu essen, daß der Hunger eben nicht mehr merklich ist, was bei langsamem Essen mit einem geringeren Nahrungsquantum erreicht wird als bei schnellem Essen. Auch die Qualität der Speisen, die einen verschiedenen „Sättigungswert" besitzen, kommt in Betracht.

Abnormer Hunger findet sich, von individuellen Gewohnheiten, neurasthenischer Bulimie und Geistesstörungen abgesehen, bei Personen, die durch Krankheit in ihrem Ernährungszustande Not gelitten haben, so bei Diabetikern und bei Rekonvaleszenten von schweren Krankheiten. In diesem Falle ist der gesteigerte Hunger als Zeichen eines gesunden Instinktes (Selbsterhaltungstrieb) zu betrachten. Die Erscheinung führt in das Problem des Zellenhungers und seines Verhältnisses zum Magenhunger, das hier nur gestreift werden kann. Die Steigerung des Hungers, wie die Appetitlosigkeit, kann auch endokrin bedingt sein. Zuweilen haben Schwerkranke Heißhunger, der sich der Erklärung entzieht.

Durch die Beziehung des Hungers zum Stoffverbrauch wird auch die bekannte Erfahrung erklärlich, daß Bewegung, Muskelarbeit, frische bewegte Luft, Kälte den Appetit (in diesem Falle über den Hunger) anregen, weil sie den Stoffwechsel steigern, was für die Behandlung der Appetitlosigkeit wichtig ist.

Krankhafte Herabsetzung des Appetits kann unter Umständen die Bedeutung einer nützlichen Abwehr haben, wenn es sich um ein Magen-Darm-Leiden, die Folgen einer Überernährung, Fettsucht handelt, Dinge, die eine Schonungsdiät verlangen. Im allgemeinen ist aber die Appetitsstörung, falls sie von längerer Dauer ist, eine ernsthafte Krankheitserscheinung, die einen Defekt des Selbsterhaltungstriebes bedeutet und daher die Erhaltung der Körpersubstanz in Frage stellt. Appetitlosigkeit kann die verschiedensten körperlichen Ursachen haben und auch rein psychogen bedingt sein. Auch individuelle hereditär-konstitutionelle Abhängigkeiten sind bekannt; es gibt starke und schwache Esser und Esserfamilien.

Die körperlichen Ursachen sind teils in Organerkrankungen (in erster Linie solchen des Magen-Darm-Kanals, aber auch Nieren-, Herz-, Blut- usw. Erkrankungen) gelegen, teils nervöser Art.

Man muß in jedem Einzelfall die Ursachen der Appetitsstörung festzustellen suchen. Vielfach ist der Appetit von allerlei Gewohnheiten abhängig. Manche müssen sich zuvörderst „die Kehle anfeuchten", ehe sie essen können. Manche müssen eine anregende Vorspeise haben. Nicht selten wirkt lautes Reden Appetit- (oder Hunger?) anregend.

Bei den verschiedensten Formen der Appetitlosigkeit sucht man diätetisch und pharmakologisch einzuwirken, im allgemeinen so, daß man sog. „Säurelocker" darreicht, die Diät also so gestaltet wie bei der Subacidität des Magens (Fleisch-Extraktivstoffe, beim Braten entstehende Röstprodukte, gewisse Eiweißabbaustoffe, Salz, Würzen verschiedener Art, pikante Fische und Vorspeisen, wie Heringssalat usw.), und von Heilmitteln Salzsäure, Pepsin, Bitterstoffe verordnet. Wahrscheinlich erstreckt sich die Wirkung auch zum Teil auf eine Erhöhung der Magenmotilität und folglich Abkürzung der Verweildauer der Speisen im Magen.

Es fragt sich, wie die Absonderung des Magensaftes, von der wir ein unmittelbares Gefühl nicht haben, appetitsteigernd wirkt. Wahrscheinlich löst die Erregung der sekretorischen Nerven, die einen Teil des Appetitkomplexes bildet, diesen nach Art eines bedingten Reflexes oder assoziativ aus. Auch ist es denkbar, daß die Saftsekretion selbst Hunger erzeugt und so zum Appetit führt.

Die Bitterstoffe und Aromatica wirken auch vielleicht auf den Appetit über die Geschmacksempfindung (Durig), und zwar teils direkt, teils indirekt, indem sie unangenehme Gefühle der Völle usw. überlagern. Nach Untersuchungen in meiner Klinik (Walinski) wirken manche Substanzen schon vom Munde aus erhöhend auf die Magenperistaltik und den Magentonus; so Paprika, Kochsalz, Salzsäure, Tinct. amara. Es dürfte sich daher empfehlen, Stomachica nicht sofort verschlucken, sondern vorher eine Zeitlang im Munde behalten zu lassen.

Die seelische Beeinflussung der Appetitlosigkeit verdient die größte Beachtung. Kann doch der Appetit trotz großen Hungers durch widerliche oder erschütternde Eindrücke sofort verscheucht werden. Die Mahlzeit soll „appetitlich" aufgemacht und dargebracht werden, d. h. so, daß nach jeder Richtung hin auf die Stimmung im Sinne der Eßlust eingewirkt wird. Hierzu gehören: saubere Anrichtung, anreizender Speiseduft, gute Lüftung des Speiseraums, Fernhalten von ekelerregenden Eindrücken, Anforderungen, die in großen Krankenhäusern nicht immer leicht zu erfüllen sind. Auch für Abwechslung der Speisen ist Sorge zu tragen; der Appetit ist auf Reizwechsel eingestellt, und selbst das schmackhafteste Essen wird durch Eintönigkeit ungenießbar.

Von psychogenen Appetitstörungen ist folgendes aufzuführen: Beabsichtigte dauernde Unterernährung (z. B. zur Erhaltung der „schlanken Linie") kann dahin führen, daß der Asket das „Essen verlernt".

Deprimierende Affekte beeinträchtigen die Eßlust. Ebenso körperliche und geistige Übermüdung, in welchem Falle oft eine $^1/_4$—$^1/_2$stündige Ruhe vor den Mahlzeiten ausgezeichnet wirkt.

Zuweilen beruht der Appetitmangel auf einer anerzogenen oder neurasthenisch bedingten Geschmacksüberempfindlichkeit; die geringsten Abweichungen von der gewohnten Art der Zubereitung oder der Form der Speisen genügen, um die Eßlust zu verlegen.

Auch die der Neurasthenie eigene unlustige Betonung der Empfindungen überhaupt macht sich in dem Komplex von Schmeck-, Riech- und Tastempfindungen, der bei der Nahrungsaufnahme abläuft, geltend.

Bei Magen-Darm-Katarrh, Gärungen, kardialer Stauung, Leber- und Gallenblasenerkrankungen, Plethora abdominalis, Obstipation sind es neben mangelhafter Magensaftsekretion (und Motilitätsschwäche) spannende und andere unlustbetonte Empfindungen, die das Hungergefühl und die Eßlust hemmen.

Es sollte nie übersehen werden, daß eine häufige Ursache der Appetitsstörung Medikamente sind, ein Umstand, der bei der gegenwärtig in Blüte stehenden Quacksalberei besonders ins Gewicht fällt.

Fehlendes Geruchsvermögen (z. B. durch Schnupfen) kann den Appetit beeinträchtigen. Andererseits auch übler Geruch durch fötide Bronchitis, Lungengangrän; fauliger Geschmack durch Mundkrankheiten. In diesen Fällen ist mit aromatischen Mundwässern (verdünntem kölnischen Wasser, Menthol), Essigäther, Kauen von Emser Tabletten, Eucalyptusinhalationen zu helfen.

Die toxische Appetitlosigkeit bei Infektionen, beim Fieber, bei Lungentuberkulose, die vielleicht auf Magensaftmangel, vielleicht auf Herabsetzung der für den Appetit in Betracht kommenden Nerventätigkeit beruht, ist mit dem ganzen stomachalen und psychotherapeutischen Apparat anzugreifen.

Trotz erhaltenen Appetits kann infolge von Magenschmerzen und Brechneigung Angst vor dem Essen bestehen.

Die psychische Behandlung im engeren Sinne geschieht durch Suggestion, Überredung, Disziplinierung des Willens. „Zureden hilft" heißt es auch hier; man lobe die Speisen, koste sie dem Kranken vor, wie man es bei Kindern macht. Eine appetitlose alte Dame lernte wieder essen, als sie auf meinen Rat einen hungrigen Studenten in Freitisch nahm. Man suche den Patienten dahin zu bringen, daß er sich selbst Appetit suggeriert oder wenigstens pflichtmäßig ißt — die Eßlust kommt dann nicht selten hinterdrein.

Auch Hypnose ist versucht worden.

Wichtig ist die regelmäßige Einhaltung bestimmter Eßzeiten.

Unlustbetonte abdominale Gefühle, die Sättigung vortäuschen und den Appetit verlegen, kann man auch physikalisch bekämpfen: Prießnitzsche oder Rumumschläge oder Wärmeanwendungen am Epigastrium, Unterleibsmassage, -elektrisation, -bestrahlung, irritierende Einreibungen wirken teils durch Überlagerung der Empfindungen, teils motorisch-sekretorisch anregend. Kälte- und Wärmeanwendungen im Gebiete der Headschen Magenzone der Haut üben durch segmentale Reizübertragung Einwirkungen auf die Magenmuskulatur aus (Ruhmann und Freude aus meiner Klinik). Hinzu kommen die verschiedenen therapeutischen Maßnahmen, die bei Neurasthenie üblich sind (s. dort).

Besonders schwierig ist die Anregung des Appetits bei den an das Zimmer oder Bett gefesselten Leidenden. Hier muß alles zu Hilfe genommen werden, was die Stimmung heben kann. Ein Wechsel des Aufenthaltes und der Umgebung kann hier „umstimmend" wirken.

Physikalische Therapie.

Die Aufgabe der physikalischen Therapie liegt in der Hauptsache darin, die natürlichen Abwehr- und Regulationsvorgänge im erkrankten Organismus zu fördern. Der Organismus ist beständig den physikalischen Einwirkungen der Umwelt unterworfen. Er entwickelt sich im Kampf gegen sie und stählt auf dem Wege der Anpassung in der beständigen Berührung mit ihnen seine Widerstandskraft, d. h. seine Fähigkeit der Regulierung gegenüber äußeren Einwirkungen. Die Reaktionen selbst, wenn auch physikalisch ausgelöst, sind sehr mannigfacher Natur und können alle Funktionen des Organismus und seiner einzelnen Organe auf den Plan rufen; so reagiert der Körper z. B. auf Abkühlung nicht allein mit Schutz vor Wärmeabgabe, sondern auch mit gesteigerten Oxydationen. Es sind zum Teil die gleichen physiologischen Regulationsvorgänge, die sich unter normalen und unter krankhaften Bedingungen abspielen; gewisse spezifische Reaktionen, auf welche der Organismus nicht vorbereitet sein kann, z. B. bei Infektionen, muß man immerhin für die Krankheit annehmen. So werden die durch den Kampf mit der Außenwelt geübten Vorgänge, die den Organismus gesund und widerstandsfähig erhalten, auch dem Kampf mit der krankmachenden Schädlichkeit zugute kommen. Wenn durch die Zivilisation und Domestikation der Körper zu sehr der Einwirkung der Naturkräfte entzogen wird, so muß hierunter auch die Widerstandskraft bei Krankheiten und der Naturheilprozeß leiden. Eine moderne Fortentwicklung sucht die physikalische Therapie weiter auch im Sinne der Vernichtung der Krankheitsursache bzw. der krankhaften Gewebsbildungen zu verwenden (Licht- bzw. Strahlentherapie). Ursprünglich wendet sich die physikalische Therapie an die reaktiven Lebensprozesse.

Die Auslösung von Reaktionen im obigen Sinne durch physikalische Reize macht freilich nur einen Teil der physikalischen Therapie aus. Diese umfaßt vielmehr im weitesten Sinne alle therapeutischen Maßnahmen, die auf physikalischem Wege auf den Krankheitsvorgang einzuwirken bestrebt sind. Hierher gehören die Lagerung des Kranken, die Lagerung und Fixierung der Gliedmaßen bei Gelenkerkrankung, Venenentzündung, das Katheterisieren, Darmeinläufe, Entleerung von Flüssigkeitsausschwitzungen, ferner die Methoden der Inhalation, der Über- und Unterdruckatmung, die Gurgelung, die Dehnung von Verengerungen der Speiseröhre oder Harnröhre, die Behandlung der Verstopfung mit schlackenreicher Diät oder Füllmaterial, die Benutzung des Auftriebes des Wassers bei Bädern für Gelähmte. All diesen Maßnahmen ist das gemeinsame Merkmal eigen, daß sie weniger physikalische, von Heilreaktionen gefolgte Reize ausüben sollen, sondern mechanische Hilfen darstellen, die sich teils auf die Beseitigung gewisser mechanischer Folgezustände von Krankheiten oder mechanischer Unvollkommenheiten, die durch die Krankheit bedingt sind, beziehen, teils der die eigentliche Behandlung unterstützenden Krankenpflege angehören. Sie stellen als Mechanotherapie ein besonderes Gebiet der physikalischen Therapie vor. Im übrigen wirken auch sie zum Teil durch Auslösung von Reaktionen, wie die Dehnung von Verengerungen, die Schlackendiät, der Pneumothorax. Immerhin werden auch, abgesehen von Reaktionen, direkte physikalische Heilwirkungen erzielt. So stellen wir uns vor, daß starke lokale Wärmeentziehungen (Eisblase) durch eine tiefgehende Abkühlung der Gewebe, die Erwärmung und die Diathermie durch eine tiefreichende Temperaturerhöhung Wirkungen hervorrufen, daß Massage eine unmittelbare verschiebende Wirkung auf Gewebssäfte auslösen soll, daß passive Bewegungen an versteiften Gelenken unmittelbar durch Dehnung und Zerreißung von Verwachsungen wirken. Daß solche direkten Einwirkungen in einem gewissen Umfange vorkommen, mag zugegeben werden; aber wahrscheinlich mischen sich mit ihnen stets mittelbare Reizwirkungen, welche das eigentliche Gebiet der physikalischen Therapie darstellen. Die im Organismus beständig ablaufenden physiologischen Vorgänge sind zum Teil physikalischer Art; man denke an den Blutumlauf, die beständige pulsatorische Erschütterung aller Gewebe, den Gewebsdruck, die Wärmeabgabe, die Wasserabgabe, die motorischen Funktionen. So ist es an sich sehr naheliegend, daß durch physikalische Maßnahmen direkt auf diese Vorgänge ein Einfluß ausgeübt werden mag; außerdem aber wirkt jede äußere Maßnahme gleichzeitig als Reiz, der im Organismus als solcher weitere Wirkungen entfaltet und nach den ihm eigenen Gesetzen umgesetzt wird. Direkte und Reaktionswirkungen vermischen sich vielfach.

Bei jeder Reizbehandlung treten zwei verschiedene Erfolgsreihen in Erscheinung: 1. die unmittelbaren Reizfolgen, die in den durch die Reize ausgelösten Veränderungen der Lebensvorgänge, z. B. der Blutbewegung, der Sekretion, des Gewebsstoffwechsels, der Innervation bestehen; 2. die durch diese Veränderungen zwangsläufig ausgelösten Reaktionsvorgänge des Organismus, die den veränderten Zustand in den Gleichgewichtszustand, der vorher bestand, zurückzubringen streben. Im allgemeinen pflegt das Denken der Mediziner sich nur an den primären Vorgang zu heften. Der sekundäre ist aber gerade bei der physikalischen Therapie sehr wichtig; er kann kurz als R e g u l a t i o n s ü b u n g bezeichnet werden. Der physikalische Eingriff, z. B. eine Kaltwasseranwendung, verursacht eine S t ö r u n g, die der Organismus regulierend ausgleicht. Abhärtung ist eine Regulationsübung. Der physikalische Eingriff ahmt gleichsam eine krankmachende Schädlichkeit nach, in deren Überwindung der Körper geübt wird. Je nach der Stärke des physikalischen Eingriffes kann man den Organismus zu Höchstleistungen der Regulierung zwingen (Training).

Die physikalische Therapie richtet sich vorzugsweise gegen die Oberfläche des Körpers, die durch ihren unendlichen Reichtum an reizbaren Nervenendigungen die empfangenen Reize auf das gesamte cerebrospinale und vegetative Nervensystem und folglich auf den gesamten Körper überträgt. Es handelt sich nicht nur um Reflexe auf die Muskulatur, sondern auf alle inneren Organe, die Blutgefäße, Drüsen, den Gewebsstoffwechsel, das Ionenmilieu, die Zusammensetzung des Blutes, die endokrinen Organe. Die Oberfläche des Körpers bildet den Kontakt des Organismus mit der Außenwelt, auch für das Seelenleben, die Zielscheibe aller Einwirkungen des Kosmos auf unser Ich. Die dem Organismus zufließenden Reize lösen in weitester Verbreitung funktionsfördernde und funktionshemmende Wirkungen aus, je nach der Reizverarbeitung seitens des Organismus, die ihrerseits wieder von den mannigfaltigsten konstitutionellen und zeitlich konditionalen Umständen abhängig ist. Man kann sich vorstellen, daß das Nervensystem durch die Hautreize mit Energien aufgeladen wird, die sich im Körper in mannigfaltiger Weise in bewegende Kräfte umsetzen und in die zwangsläufigen Heilregulationen unterstützend einfügen können. Ob die Haut, wie manche annehmen, ein hormonales Organ ist, bleibt noch künftiger Forschung vorbehalten. Auch ohne diese Annahme ist die mächtige Einwirkung der Hautreize auf alle Lebensvorgänge im Körper verständlich; haben doch die Hautreize von jeher in der Therapie eine große Rolle gespielt.

Einige neuere Kenntnisse über die Verarbeitung von Hautreizen mögen hier gestreift werden. Bei der Dermographie bewirkt der mechanische Reiz einen Austritt histaminartiger Produkte aus den Epidermiszellen, die lokal die Hautcapillaren erweitern und ihre Wanddurchlässigkeit erhöhen, wodurch die dermographische Quaddel entsteht. Ferner erregt das Histamin afferente sensible Nerven, deren Reizung sich durch einen Axonreflex den Arteriolen mitteilt, deren Erweiterung ein Erythem der umgebenden Haut verursacht. Auch Fernwirkungen scheinen vorhanden zu sein: Erhöhung der Magensekretion (Kalk), Leukocytensturz (E. F. Müller). Ob die Fernwirkung durch Nervenreizung oder durch Übertritt des Histamins in die Blutbahn zustande kommt, ist strittig. H. Hahn fand, daß Hautblasen, die durch ein besonderes chemisches Verfahren erzeugt wurden, eine Vermehrun gder zirkulierenden Leukocyten auslösen. Diese Fernwirkungen lassen verstehen, daß die Oberflächentherapie mit ihren Hautreizen therapeutische Wirkungen erzeugt, die über die einfach physikalischen hinausreichen.

Den physikalischen Eingriffen kommt eine allgemein hygienische und dadurch vorbeugende Einwirkung zu, mit der wir es hier nicht zu tun haben. Über die Heilwirkung wurde oben bereits grundsätzliches bemerkt. Die funktionssteigernde (erregende) wie die hemmende Wirkung ist bei Funktionsschwäche bzw. Reizzuständen nützlich. Wie sich die Wirkung der funktionellen Reizungen bei Krankheitszuständen im Einzelfall äußert, hängt ganz von den allgemeinen individuellen sowie von den besonderen Reizbarkeitsverhältnissen des erkrankten Organs ab. Entscheidend ist somit die Reizverarbeitung seitens des reagierenden Organismus.

Daß die Reize eine Stoffzersetzung bedingen, welche vom Organismus ausgeglichen werden muß, erklärt ohne weiteres, daß bei stärkeren Reizen eine Schädigung wird eintreten können insofern, als die Erschwerung des Stoffersatzes mit einer Verringerung der Leistungsfähigkeit einhergehen wird, während bei schwächeren Reizen als natürliche Folge die Leistungssteigerung vorwalten wird. Man kann diese Verschiedenheit der Reizwirkung nicht einfach so darstellen, daß schwächere Reize stets die Erregbarkeit erhöhen, stärkere sie herabsetzen, sondern es wird dies stets von den jedesmaligen Verhältnissen des reaktiven Stoffersatzes abhängen. Schon in dem Handbuch der Physiologie von Joh. Müller finden sich treffende Bemerkungen. Es wird hier auseinandergesetzt, daß die Nervenreize die Reizbarkeit der Nerven selbst verändern. Es finde eine Veränderung der Materie statt, welche durch die Ernährung wieder ausgeglichen werde. Wenn aber die Reizung stärker wird, so reicht die Wiedererzeugung nicht so bald hin, um diesen Verlust zu ersetzen, und die Reizung kann so stark sein, daß sie die Summe der vorhandenen Kräfte erschöpft. Die Dosierung der Reize nach Intensität und Dauer ist, wie aus vorstehendem erhellt, wie überhaupt so auch bei der physikalischen Therapie von grundlegender Bedeutung.

Über die therapeutische Bedeutung der Regulierung der durch den physikalischen Eingriff bedingten Störung ist bereits oben gesprochen worden. Die Abwehrkräfte werden mobilisiert, der Stein ins Rollen gebracht. Es ist daher nicht richtig, die physikalische Therapie lediglich nach direkten physiologischen Wirkungen zu beurteilen; z. B. den Erfolg der Kohlensäurebäder darin zu sehen, daß infolge einer Gefäßerweiterung die Herzarbeit erleichtert werde. Betrachtungen solcher Art führen gewöhnlich in eine Sackgasse. Daß die physikalische Therapie vorwiegend unspezifische Einwirkungen setzt, geht schon daraus hervor, daß man bei ein und demselben Krankheitsprozeß durch die verschiedensten und scheinbar sogar entgegengesetzten Maßnahmen Erfolg haben kann. Man denke an die vielgestaltige physikalische Therapie der Anämie, Neurasthenie, Gicht, des Rheumatismus, der Ischias, der Schmerzbekämpfung. Jedoch enthält die physikalische Therapie auch spezifische Faktoren, z. B. die Hyperämiebehandlung, Übungstherapie, Strahlenbehandlung, Erhöhung der Eigentemperatur.

Neben der körperlichen sind als sehr maßgebend die mannigfaltigen psychischen Einwirkungen der physikalischen Therapie hervorzuheben. Die Nervenreizungen und dadurch dem Kranken aufgedrängten Empfindungen können Krankheitsgefühle überlagern; die erwähnten anregenden und erfrischenden Wirkungen beleben die Stimmung. Schmerzlinderung und das Zurücktreten von krankhaften Gefühlen verschiedener Art üben eine günstige Rückwirkung auf körperliche Funktionen, Schlaf, Magen- und Herztätigkeit aus. Psychisches und Körperliches bedingt sich gegenseitig. Besserungen des Allgemeinbefindens oder einzelner Symptome wirken ferner suggestiv günstig auf die Krankheitsvorstellung, das autoplastische Krankheitsbild des Leidenden ein. Auch manches andere an der physikalischen Therapie wirkt unzweifelhaft suggestiv: das Bewußtsein, einer sorgfältigen, vielgepriesenen, mühevollen Behandlung unterworfen zu werden, der imponierende Eindruck des gesamten Behandlungsapparates mit allen seinen Einrichtungen, die Ablenkung, die Ausfüllung der Zeit. Erfahrungsgemäß können bei Unbekömmlichkeit der Behandlung, durch falsche Dosierung, auch die entgegengesetzten psychischen Wirkungen eintreten. Auch die sehr wichtige Willensübung durch physikalische Therapie ist hervorzuheben.

Der Krankheitsherd ist sehr häufig überempfindlich, so daß abnorme Reaktionen entstehen können, wie das auch von der Pharmakologie bekannt ist. Jede physikalisch-therapeutische Maßnahme stellt eine

Belastung des Organismus dar, die ebensowohl schaden wie nützen kann. Dieser Umstand wird bedauerlicherweise in der Praxis so oft vergessen. Es gibt noch immer Ärzte, die sich einbilden, man könne die Krankheit wie einen Fremdkörper im Organismus behandeln und vernichten, während doch die Krankheit der Organismus selbst ist. Es kommt daher auf die Dosierung ganz außerordentlich viel an. Da man in Krankheitszuständen den Erfolg nicht sicher voraussagen kann, so empfiehlt es sich, mit schwachen Dosierungen zu beginnen und diese vorsichtig zu steigern.

Die physikalische Therapie kann die pharmakologisch-chemische nicht ersetzen, ergänzt sie jedoch auf das wertvollste und sollte viel mehr als es geschieht in der allgemeinen Praxis angewendet werden.

Einzelne Formen der physikalischen Therapie.

Hyperämiebehandlung. Die von Bier gefundene Hyperämiebehandlung ist ein glänzendes Beispiel der künstlichen Erzeugung und Nachahmung eines natürlichen Heilvorganges. Er fand, daß es falsch sei, die entzündliche Hyperämie zu bekämpfen, daß man sie vielmehr unterstützen, nachahmen und evtl. künstlich Hyperämie herbeiführen müsse. Er untersuchte die Wirkungen der aktiven wie der passiv durch Stauung herbeigeführten Hyperämie und stellte eine schmerzstillende, eine bakterientötende oder abschwächende Wirkung, eine resorbierende (nur bei aktiver Hyperämie), auflösende (durch Erhöhung fermentativer Vorgänge) und ernährende Wirkung der Hyperämie fest. Die Folgen der künstlich erzeugten Veränderung der Blutverteilung sind sehr mannigfaltige und wohl in ihrem Wesen noch nicht hinreichend erkannt. Es kommt außer der vergrößerten Blutfülle die Blutbeschleunigung bzw. bei der Stauungshyperämie die Verlangsamung des Blutstromes, die Wirkung auf Capillarwand, Gewebsstoffwechsel, Wassergehalt des Gewebes, Zellschädigung, Lymphstrom, Bildung bzw. Freiwerden von Schutzstoffen in Betracht. Die Hyperämiebehandlung zeigt wiederum, wie wir durch eine physikalische Maßnahme imstande sind, tief in die biologischen Vorgänge des Organismus einzugreifen. Was da zur Wirkung kommt, sind nicht etwa nur passive Veränderungen der Blutverteilung, sondern reaktive Vorgänge. Bei der aktiven Hyperämie ist schon diese selbst der Erfolg der angewandten physikalischen Reizung (Wärmezufuhr). Die passive Stauungshyperämie löst eine Reihe von Lebensvorgängen aus (s. oben), die im Sinne der Heilreaktion wirken. In der inneren Medizin wird von der Hyperämiebehandlung ein vielfältiger, vielleicht aber noch nicht hinreichender Gebrauch gemacht. Die Blutversorgung wirkt regenerierend, ihr Mangel ertötend. Reichlich durchblutetes Gewebe wird am wenigsten von Krankheit befallen. Auch der Prießnitzsche Umschlag wirkt hyperämisierend. Die Schmerzstillung bezieht sich vorzugsweise auf solche Schmerzen, die durch Entzündungen oder Muskelkrämpfe bedingt sind.

Thermotherapie. I. Die Wärmeentziehung. Frigotherapie, örtlich wie allgemein angewendet (kalte Umschläge, Eisblase, Luftbäder, Hydrotherapie, bei dieser im Verein mit mechanischen Reizen), reizt die Kältenerven, bei einer gewissen Intensität auch die taktilen Empfindungsnerven der Haut unter Umständen bis zur Hyperalgesie und zum Schmerz. Sie entfaltet daher allgemein nervenerregende Wirkungen, von welchen zur Belebung des Nervensystems häufig Gebrauch gemacht wird. Die allgemeine Reflexerregbarkeit erfährt eine Steigerung, was sicherlich für die zahlreichen, beständig im Organismus ablaufenden Reflexvorgänge (viscerale, vasculäre usw.) von Bedeutung ist. Hierzu kommt, daß die Kälteempfindungen von einem starken Gefühlston begleitet werden, der je nachdem lustvoll oder unlustig empfunden wird, was von der Intensität und Ausbreitung des Reizes, der Gewöhnung, dem Kontrast und der individuellen Reizbarkeit abhängt. Die wiederholte Zuführung ausgebreiteter, besonders plötzlich einwirkender Kälteempfindungen vermag auf die gesamte Empfindungssphäre störend einzuwirken und die Energie des Kranken durch das Ertragen der Unlustgefühl erzeugenden Prozeduren zu heben. Auch werden krankhafte Unlustgefühle dadurch verdrängt. Dieser bemerkenswerten psychischen Wirkung der Kaltwasserbehandlung bei Neurasthenie wird immer noch nicht die gebührende Bedeutung beigemessen. Es entstehen ferner reflektorische Wirkungen auf Atmung und Herz, Vertiefung der Atmung, Verlangsamung und Verstärkung der Herztätigkeit. Die erfrischende Wirkung des Kältereizes geht daraus hervor, daß nach einem kalten Bade die Ermüdungskurve, am Ergographen gemessen, viel günstiger verläuft. Andererseits kann der Kältereiz einen beruhigenden Einfluß ausüben: Luftbad, Waschungen, Packungen. Es kommt auf die Reizintensität, den begleitenden mechanischen Reiz, die Reizdauer und die vorhandene Reizbarkeit an.

Der Kältereiz wirkt zugleich im Sinne der Regulierung (Abkühlungsschutz), durch Kontraktion der glatten Hautmuskulatur, insonderheit der Gefäße; außerdem kommt es zu mehr oder weniger fortgeleiteten reflektorischen Wirkungen auf die Gefäße, teils im Sinne der Verengerung, teils der Erweiterung. Die durch Kältereize unter Umständen bedingte Blutdruckerhöhung ist teils die Folge der Gefäßverengerung, teils einer reflektorischen Wirkung auf das Herz. Auf die Verengerung folgt eine reaktive Erweiterung und schließlich ein allmähliches Abklingen der Reizwirkung. Ist die Wärmeentziehung sehr stark, so tritt auch die chemische Regulierung (Wärmeerzeugung durch gesteigerte Oxydation) in Kraft. Die fortgeleiteten Wirkungen sind in den visceralen Gefäßgebieten zum Teil der Haut entgegengesetzt, in der Niere jedoch gleich gerichtet.

II. Wärmezufuhr. Die Reizwirkung des Wärmereizes auf die nicht spezifischen sensiblen Nerven der Haut ist viel geringer als beim Kältereiz und tritt bei normaler Erregbarkeit derselben erst bei Wärmegraden in deutliche Erscheinung, wie sie unter gewöhnlichen Umständen nicht auf uns einwirken. Wärme wirkt vorwiegend beruhigend, erschlaffend, auf die Muskulatur entspannend. Der Gefühlston der Wärmeempfindung ist im allgemeinen ein angenehmer. Andererseits kommt der Wärme auch eine gewisse erregende Wirkung zu. Es handelt sich hier um komplizierte Abhängigkeiten der Reizwirkung von der je vorhandenen Reizbarkeit. Von der nervenberuhigenden Wirkung des Wärmereizes wird in der Therapie vielfach Gebrauch gemacht (warme oder Prießnitzsche Umschläge, warme Bäder, trockene warme Umhüllungen usw.). Sehr gewöhnlich wird in der Praxis nicht hinreichend zwischen Wärme- und Hitzeanwendungen unterschieden, welch' letzteren eine stärker erregende Wirkung zukommt. Kurze heiße Bäder können daher erfrischend wirken. Hitze erregt außer den Wärmenerven auch die Kälte- und die sensiblen Nerven. Sie kann neben der erregenden auch Hemmungswirkungen erzeugen. Man kann die beruhigende oder erschlaffende Wirkung des warmen Bades durch eine nachfolgende kalte Abreibung oder Dusche aufheben.

Wärme erweitert örtlich die Gefäße und bringt vasomotorische Fern- und Tiefenwirkungen hervor. Die Gefäßerweiterung hat regulatorische Bedeutung, indem sie eine stärkere Durchblutung und damit einen stärkeren Abtransport der zugeführten Wärmemenge bedingt. Der Wärmereiz als solcher kann heilsame Nervenwirkungen entfalten. Auch der Temperaturerhöhung des Gewebes für sich fällt eine Bedeutung zu.

Die Diathermie wirkt jedenfalls in der Hauptsache als Thermotherapie und als ein Hyperämie erzeugendes Verfahren. Ob ihr noch andere „spezifische" Wirkungen zukommen, steht dahin. Die Diathermie hat ein weites Anwendungsgebiet, dessen Erforschung und Abgrenzung noch nicht abgeschlossen ist. Sie kommt insonderheit für die Aufgaben der Gefäßerweiterung, Lösung von Gefäßkrämpfen, Zirkulationsstörungen, demgemäß auch gegen Hypertonie, Kopfschmerzen, Ischämie in Betracht.

Zu den die Wärmezufuhr ausgleichenden Reaktionen gehört die Schweißsekretion. Sie kommt besonders bei ausgebreiteten Wärmeanwendungen zur Erscheinung und wird in umfangreicher Weise von jeher zu Heilzwecken verwendet. Das Krankheitssymptom des Schwitzens hat man anscheinend stets im Sinne einer Heilreaktion aufgefaßt und, außer wenn es sich um die lästigen Schweiße der Phthisiker oder um nervöse Hyperhidrosis handelt, nicht allopathisch bekämpft, wohl weil man die Bedeutung der kritischen Schweiße und des physiologischen Schwitzens erkannte. Man wendet die schweißtreibenden Maßnahmen an zur Entwässerung des Körpers bei Hydrops, zur Entlastung der Niere, zur Entgiftung bei Infektionen, sowie bei Gicht, Syphilis, bei den sog. Erkältungskrankheiten, bei Gelenkrheumatismus, Neuritis, Pleuritis, bei Magen-Darmkatarrhen, zur Entfettung u. a. m. Die Erfahrung spricht für den Nutzen der Diaphorese, jedoch mit Einschränkungen. Bei vorhandener oder auch nur drohender Urämie ist die starke Schweißerzeugung nicht ohne Gefahr. Auch ist stets die Herzkraft zu berücksichtigen. Der Nutzen bei Entfettungskuren ist zweifelhaft. Ob Bakterien oder Toxine überhaupt in nennenswerter Menge durch den Schweiß eliminiert werden, ist strittig; immerhin ist die Ausscheidung schädlicher, noch nicht näher bekannter Stoffe wahrscheinlich. Bei Nierenerkrankungen mit

Stickstoffretention kann der Schweiß einen erheblich über die Norm gesteigerten Stickstoffgehalt aufweisen.

Die Eigentemperatur nimmt zu, wenn die Wärmeerzeugung oder Wärmezufuhr die regulatorische Ausgleichung übersteigt. Bekanntlich treffen wir dies physiologisch nicht so selten an. Bei starker Arbeitsleistung und äußerer Hitze (marschierende Soldaten) tritt erhebliche Hyperthermie auf (Hitzschlag). Im heißen Bade, besonders aber im Dampfbade, kann die Bluttemperatur um 2° und mehr steigen.

Die Vermutung, daß die Fiebertemperatur einen Abwehrcharakter trage, welche durch gewisse Beobachtungen, nach denen die Temperaturerhöhung deletär auf pathogene Keime wirke, gestützt wird, ließe es als rationell erscheinen, eine künstliche Fiebertemperatur hervorzurufen. Im übrigen ist, selbst wenn wir das Fieber als eine in die Reihe der Abwehrbewegungen gehörige Erscheinung ansehen, noch die weitere Frage zu erledigen, ob es dabei mehr auf die Temperaturerhöhung oder auf die zu ihr führenden Stoffwechselvorgänge ankommt. Eine physikalisch herbeigeführte Hyperthermie darf man nicht ohne weiteres mit dem Fieber identifizieren. Die künstliche Erhöhung der Bluttemperatur wirkt stoffwechselbeschleunigend und wird zu dem Zwecke verwendet, einen gesteigerten Zerfall krankhafter Produkte zu bewirken; daher auch zur Entfettung. Vorwiegend wird N-freie Substanz zersetzt, jedoch kann bei hohen Graden von Hyperthermie auch Eiweißsubstanz zerfallen. Bezüglich der Entfettungskuren ist zu beachten, daß so hohe Grade von Wärmestauung, wie sie zum Abschmelzen von Körpersubstanz erforderlich sind, das Herz schädigen können. Zur Herbeiführung von Hyperthermien bedient man sich der heißen Wasser-, Sand-, Moor-, Schwefelschlamm- und Dampfbäder. Die Wirkung dieser Anwendungen ist im wesentlichen auf die Wärme, weniger auf die Qualität des Wärmespenders zurückzuführen. Die Pulszahl steigt bei der Wärmezufuhr. Der Blutdruck sinkt im warmen Bade (vom Indifferenzpunkt bis etwa 40°) nach kurzer Steigerung, steigt im heißen Bade (d. h. oberhalb 40°). Die Herzarbeit nimmt im heißen Bade oder bei sonstwie bewirkter starker Wärmezufuhr zu. Infolge Verkürzung der Diastole ist das Ruhestadium der Herzbewegung verkleinert. Schwache Herzen und stark sklerosierte Arterien sind durch Hitzeprozeduren gefährdet.

Die längere Zeit hindurch durchgeführte künstliche Erhöhung der Bluttemperatur scheint ähnliche Heilwirkungen zu erzeugen, wie sie von gewissen Infektionen (Malaria) bekannt sind. Falls sich dies bestätigt, würde die physikalische Hyperthermie-Behandlung vor den durch Infektion bewirkten Hyperthermien den Vorzug verdienen.

Durch heiße Bäder und Einhüllung des Patienten in eine Anzahl von übereinandergelegten Wolldecken und ein dem Körper zunächst anliegendes Flanellaken kann, wie Walinski in meiner Klinik auf meine Veranlassung feststellte, die Bluttemperatur erheblich gesteigert werden, so daß sie sich für die Dauer von 22 Minuten (im Mittel) über 40° hält.

Walinski fand dann noch, daß durch Hinzufügung intravenöser Kochsalzinjektionen die Dauer der Temperatursteigerung verlängert wird. Das Vorgehen ist folgendes:

Der Patient erhält 10 ccm 10proz. NaCl-Lösung intravenös und kommt unmittelbar danach in ein heißes Bad, dessen Temperatur allmählich bis auf 41—45° gesteigert wird (feuchte Kompresse auf den Kopf, Coramintropfen als Analepticum zu Beginn, Pulskontrolle). Das Ansteigen der Körpertemperatur wird durch Mundmessung kontrolliert. Bei einer Körpertemperatur von etwa 40° wird der Patient in ein wollenes Laken gehüllt und sofort in sein Bett gebracht, dort noch in mehrere Flanellaken gehüllt, mit wollenen Tüchern und Federbetten bis zum Kinn bedeckt liegen gelassen, solange man das Fieber halten will. Beobachtung durch Schwester notwendig, während des Bades durch den Arzt. Herzerkrankungen, hoher Blutdruck, Nierenerkrankungen kontraindizieren das Verfahren. Die physikalische Hyperthermiebehandlung hat sich bei chronischen Gelenkerkrankungen verschiedner Art, bei Tabes dorsalis, Lues cerebrospinalis, progressiver Paralyse bewährt und scheint auch bei multipler Sklerose unter Umständen günstig zu wirken.

Von Methoden der örtlichen Thermotherapie sind außer dem elektrischen Heizkissen, warmen Wasser- und Breiumschlag, Thermophor, mit heißem Wasser gefüllten Gummibeutel, Heißluftanwendung, Diathermie zu nennen:

Fango (der Eifelfango ist jetzt in den Apotheken kiloweise erhältlich, wird mit sehr heißem Wasser angerührt und 2 Stunden lang aufgelegt). Pöstyenschlamm (in Apotheken erhältlich). Pöstyenkompressen werden für einige Minuten in heißes Wasser getaucht. Paraffin (Ambrine); wird aufgestrichen und bleibt 24 Stunden lang liegen. (Das Paraffinspritzverfahren ist im Hause nicht anwendbar.) Moorumschläge. Antiphlogistine. Elektrische Bestrahlung. Höhensonne. Solluxlampe. Der Dampfstrahl kann nur in besonderen Instituten zur Anwendung kommen; man läßt ihn 15—20 Minuten lang einwirken. Physikalische Schwitzbäder werden am einfachsten durch Glühlichtapparate, bei Bettlägerigen durch die Lichtbrücke erzeugt.

Ob die örtliche Temperaturerhöhung neben der Hyperämie noch andere Wirkungen, etwa nervöser Art oder auf die physikalisch-chemischen Vorgänge im Gewebe zur Folge hat, steht, wie gesagt, dahin, ist aber wahrscheinlich. Sehr tief in das Gewebe wirkt die Dampfdusche. Die höchsten Grade der Tiefenwirkung kommen der Diathermie zu (s. oben). Eine antibakterielle, resorptionsfördernde und örtlich stoffwechselfördernde Wirkung der örtlichen Temperaturerhöhung ist wahrscheinlich.

Hydrotherapie. Die Hydrotherapie umfaßt thermotherapeutische Prozeduren, die dadurch ausgezeichnet sind, daß sie meist noch einen mechanischen Anteil (Wasserbewegung, Abreibungen, Abklatschungen, Dusche usw.) enthalten. Die Kälteprozeduren überwiegen, daher die Bezeichnung Kaltwasserkur. Sie ist in der Hauptsache gegen die äußere Oberfläche gerichtet. Das Wassertrinken der alten Prießnitzkur gehört nicht mehr zum Rüstzeug der modernen Hydrotherapie.

Die mechanischen Einwirkungen kommen als Reize in Betracht, die sich zu den Kälte- und Wärmereizen hinzugesellen und ihre Wirkung steigern bzw. modifizieren. Sie tragen zum Zustandekommen der sog. Reaktion bei, von welcher nach alter Erfahrung zum großen Teil der therapeutische Erfolg abhängt. Diese Reaktion, an der reaktiven Rötung und Erwärmung der Haut bemerkbar, bildet eine Teilerscheinung der regulierenden Vorgänge, welche durch den Eingriff ausgelöst werden und dahin gehen, die durch ihn gesetzte primäre Veränderung auszugleichen.

Die Regulationen sind auch bei örtlichen Eingriffen sehr verbreitet, teils infolge der Irradiation des Reizes, teils infolge der Fortwirkung der örtlichen Veränderung (z. B. der Blutverschiebung). Plethysmographische Untersuchungen haben gezeigt, daß bei einer örtlichen Wärmeentziehung sich zwar die örtlichen Gefäße am stärksten zusammenziehen, daß aber die gesamte Körperoberfläche in abgeschwächtem Maße teilnimmt, während die Blutgefäße der inneren Organe, insonderheit der Baucheingeweide, sich ausgleichend erweitern.

Daß man bei umschriebener Einwirkung von Temperaturreizen auch noch mit mancherlei unbekannten nervösen Faktoren zu rechnen hat, konnte neuerdings H. Hahn durch einen in verschiedener Richtung bemerkenswerten Beitrag belegen. Er fand, daß schwächste Temperaturreize (Temperaturveränderung einer kaum quadratmillimetergroßen Hautstelle um nur 0,5°) die Hautpolarisation von Fröschen über der gesamten Körperoberfläche unvergleichlich viel stärker verändert als stärkste sonstige Sinnesnervenreize. Es handelt sich dabei um einen rein nervösen sog. psycho-galvanischen Reflex, dessen Bogen: Temperatursinnesnerv — Medulla oblongata — Sympathicus — wahrscheinlich die Hautgefäße als Erfolgsorgan hat, und der nach Hahns Auffassung einer erstaunlich empfindlichen primitiven Temperaturregulation des Kaltblüters dient. Das Bestehen einer phylogenetisch so weit zurückliegenden Temperaturreize verarbeitenden nervösen Korrelation ist therapeutisch um so bemerkenswerter, als es bisher an experimentellen Unterlagen für einen Einfluß der Temperatursinnesnerven auf die Temperaturregulation fehlte.

Auch diese Feststellung zeigt die große Bedeutung der Temperatureinflüsse für die physikalische Therapie.

Strahlentherapie. Die Strahlen verschiedener Wellenlänge entfalten teils zerstörende, teils Reizwirkungen, die in sehr mannigfaltiger Weise den Heilprozessen förderlich sein können. Es erscheint verfrüht und würde zuviel Raum beanspruchen, ihre umfangreichen und für die Heilkunde bedeutungsvollen Wirkungen in allgemeine Sätze fassen zu wollen. Ich verweise daher auf den speziellen Teil; bezüglich der Wärmestrahlen auf das oben bei Thermotherapie Gesagte. Nach überdosierten Sonnen-, Quarzlicht- und Röntgenbestrahlungen ist Alkalose (s. S. 23) beobachtet worden (Kroetz).

Massage. Die therapeutische Bedeutung der Massage wird noch immer unterschätzt. Sie beschränkt sich nicht auf die Verschiebung von Blut und Lymphe, sondern erregt die Nerven der Haut und der darunterliegenden Weichteile, wie z. B. der Muskeln und des Periostes, auch tief liegende Nervenstämme, und bringt dadurch vielfältige, sich auf die inneren Organe übertragende Reize hervor, die an denselben funktionelle Beeinflussungen im Sinne des Antriebes wie der Hemmung auslösen. Es ist durchaus irrtümlich, sich die Wirkungen der Massage lediglich als mechanische in der Peripherie zur Geltung kommende vorzustellen. Die Massage in ihren verschiedenen Formen (Streichungen, Knetungen, Hackungen, Reibungen, Bürstungen) bedingt reaktive Hyperämie, befördert den Zufluß und Abfluß der Gewebssäfte, erhöht die Permeabilität der Capillarwände, beeinflußt dadurch auch den Chemismus der Gewebe, tonisiert innere Organe (z. B. den Darm) sowie das Nervensystem, befördert die Aufsaugung von Blutergüssen und Ausschwitzungen, unterstützt die Blutzirkulation bei insuffizientem Kreislauf, übt Rückwirkungen auf das allgemeine Kraftgefühl, auf Ermüdungszustände, Stimmung, Psyche aus.

Zweckmäßig ausgeführte Massage physiologischer und pathologischer Schmerzpunkte und Schmerzflächen kann Hemmung von Schmerzen und motorischen Krampfzuständen auslösen. Sie findet in der Nervenpunktmassage von Cornelius eine systematische Ausbildung. Der Massage gebührt nicht nur in der Chirurgie und Orthopädie, sondern auch in der inneren Medizin eine umfangreiche und noch immer nicht genügende Verwendung. So bei lange bettlägerigen Kranken, bei Rekonvaleszenten, bei Blutüberfüllung der Unterleibsorgane, Rheumatikern, Gichtikern, Kreislaufschwäche. Die Massage soll nicht nur als Tiefenmassage, sondern auch als Hautmassage (sanfte Streichung und scharfe Bürstung) verwendet werden. Besonders wirksam ist die Kombination der Massage mit Bewegungstherapie und Leibesübungen, sowie auch mit Hydrotherapie und Luftbädern.

Elektrizität. Die Bedeutung der Elektrizität für Heilzwecke ist gleichfalls in ihrer Eigenschaft als Nervenreizmittel gelegen. Sie hat vor anderen physikalischen Reizmethoden die Vorteile isolierter, lokalisierter, nach Stärke und Qualität variabler Nervenreizung, die zudem der biologischen Erregung nahe kommt. Sie findet daher ganz besonders in der Neurologie Verwendung.

Die Elektrotherapie wirkt vielleicht zum Teil dadurch, daß sie die Nerven funktionell reizt und die Abbauprodukte, die bei der Funktion entstehen, in Zirkulation setzt.

Luftbäder bewirken, indem sie die Oberfläche des Körpers schutzlos den Einflüssen des äußeren Raums entgegenstellen, einen Gegensatz zur Domestikation, bedingen daher Abhärtung, zahllose ungewohnte Nervenreize, eine neue Lage der Wärmeregulierung und Abdünstung, beeinflussen in bemerkenswerter Weise das allgemeine Kraftgefühl und die Stimmung, die sie mit Frische und Frohsinn erfüllen. Sehr empfehlenswert zur allgemeinen Tonisierung ist die Verbindung von Luftbad und Leibesübungen (das sog. Nacktturnen).

Bewegungstherapie. Bei der Ausführung jeder kräftigen, auch einer auf eine Muskelgruppe beschränkten Muskelarbeit treten Veränderungen der Blutverteilung ein, die sich auf den ganzen Körper erstrecken, und zwar eine Zunahme der Blutfülle des Gehirns, Abnahme derjenigen der äußeren Kopfteile, Zunahme der Blutfülle sämtlicher anderer Körperteile und Abnahme derjenigen der Bauchorgane.

Die Gefäße der arbeitenden Muskeln sind stark erweitert, die Gefäße der Baucheingeweide stark verengert. Das Blut der letzteren fließt dem Herzen und den Muskeln zu.

Diese Wirkungen geschehen zum Teil durch Beeinflussung der Herztätigkeit, zum Teil durch eine solche der Gefäße selbst, deren Lichtungsveränderung von dem Spiele der konstringierenden und dilatierenden (?) Nerven abhängt. Stärkere lokalisierte oder ausgebreitetere Bewegungen wirken in höherem Grade auf das Herz ein; hierzu tritt die Beeinflussung der Atmung und die Steigerung des Stoffwechsels. Die Anregung der venösen Blutbewegung wirkt auf die Lymphströmung zurück. Es gesellen sich die Wirkungen auf die Muskeln selbst, auf das Nervensystem, die Psyche hinzu.

Diese umfangreichen, den gesamten Organismus umfassenden Wirkungen werden sich beim Bestehen von Krankheitszuständen in besonderer Weise geltend machen, da sie bei ihrer Verbreitung den verschiedenen krankhaften Funktionsstörungen begegnen müssen.

Die Gefäßfunktion wird vornehmlich durch Bewegungen sowie durch Kälte- und Wärmereize ausgelöst. Es kann kein Zweifel sein, daß für die Erhaltung der Contractilität wie Elastizität die Übung von großer Bedeutung sein wird. Man darf auch voraussetzen, daß die Beschaffenheit der Gefäßwand selbst durch die Übung der Funktion erhalten und günstig beeinflußt wird, da die Funktion als trophischer Reiz zu wirken pflegt. Wir erblicken somit in der Bewegung ein mächtiges Mittel zur Gesunderhaltung der Gefäße, von deren Zustand das Altern abhängt.

Die Einwirkung der Bewegung auf das Herz besteht in der stärkeren Beanspruchung der Herztätigkeit. Das Herz paßt sich den erhöhten Anforderungen des Blutbedarfs durch vermehrte Arbeitsleistung an, teils mittels Vergrößerung des Schlagvolumens, teils mittels vermehrter Schlagfolge. Der Mehrverbrauch von O in den tätigen Muskeln bedingt ein größeres O-Bedürfnis des Organismus, das durch gesteigerte Lungentätigkeit befriedigt wird. Die inspiratorische Ansaugung des Venenblutes in den Thoraxraum erfährt durch die Vertiefung der Inspiration eine Steigerung, während die verstärkte Exspiration die Entleerung des linken Ventrikels fördert. Die erhöhte Lungenarbeit führt somit einerseits dem Herzen eine vermehrte Blutmenge zu und erleichtert es ihm andererseits, jene zu bewältigen.

Es wird für die Bildung und Erhaltung der „Reservekraft" des Herzens von großer Bedeutung sein, daß seine Anpassungsfähigkeit an stärkere Muskelleistungen oft geübt wird. Diejenigen, welche nicht berufs- oder gewohnheitsmäßig solche ausführen, werden sich somit des öfteren Leibesübungen unterziehen müssen, um für Fälle, bei denen stärkere Beanspruchungen an das Herz herantreten, diesem die nötige Anpassungsfähigkeit zu sichern.

Eine viel erörterte Frage betrifft den Einfluß der Muskeltätigkeit auf den Blutdruck. Die Erweiterung der Muskelgefäße vermindert die Widerstände, würde somit an sich den Blutdruck herabsetzen, wenn diese Wirkung nicht durch gleichlaufende Verengerung von Blutgefäßen in anderen Körperregionen ausgeglichen, vielleicht sogar überkompensiert würde. Die Vermehrung des Minutenschlagvolumens des Herzens muß andererseits steigernd auf den Blutdruck wirken; die vertiefte Inspiration durch Ansaugung des Venenblutes und Beschleunigung des Blutflusses ihn vermindern, aber wiederum dadurch, daß sie dem Herzen mehr Blut zuführt und sein Schlag- bzw. Minutenvolum vergrößert, ihn steigern. So durchkreuzen sich verschiedene Einflüsse.

Im allgemeinen gilt für den Menschen:

Bei geringer und mäßiger Arbeitsleistung steigt der maximale Blutdruck wenig, kann sogar sinken. Bei anstrengender und mit Erregung verbundener Arbeit steigt er und sinkt nach Beendigung derselben schnell auf den früheren Wert. Aber auch während der Arbeit kann er weiterhin sinken. Bei der Ermüdung sowie bei Ruhe und während des Schlafes sinkt der Druck. Über den Einfluß der Muskeltätigkeit auf den krankhaft gesteigerten Blutdruck fehlt es noch an gesicherten Erfahrungen.

Die Übung der Muskeltätigkeit wirkt auf eine vollendetere Anpassung der Gefäßfunktion hin, welche sich in dem Ausbleiben einer Überspannung der Gefäßwände ausdrückt. Dieser Erfolg reiht sich der günstigen Wirkung auf das Herz an. Gerade die Gewöhnung an Muskeltätigkeit wird die Gefäße davor schützen, bei Gelegenheit stärkerer Beanspruchung überspannt zu werden.

Die Bedeutung der aktiven Bewegungen für die peripherischen Gefäße ist somit in ihrer übenden Einwirkung auf die regulierende Tätigkeit gelegen, die nicht weniger wichtig ist, als die Übung des Herzens selbst. Hierin können sie weder von der Massage, noch von den passiven Bewegungen erreicht werden. Durch die Anpassungsübung wird sehr wahrscheinlich der Entwicklung von krankhaften Störungen der Gefäßfunktion (Reiz- und Erschlaffungszuständen), vielleicht der Arteriosklerose selbst vorgebeugt. Mit Recht hebt Hasebroek hervor, daß sowohl übermäßige Bewegungsbeanspruchung wie Bewegungsmangel die Gefäßwand schädigt.

Gegenüber dem Stehen entfaltet die Fortbewegung einen günstigen Einfluß auf die Förderung des Kreislaufs.

Sind lokale, krankhaft veränderte Erregbarkeitsverhältnisse der Gefäße vorhanden (Angiospasmen), so dienen Bewegungen zu ihrer Abgleichung. Auch bei schon vorhandener Arteriosklerose ist aktive Bewegungstherapie durchaus am Platze. Sehr zutreffend ist der Gesichtspunkt Hasebroeks, daß die Übung die Körpermuskulatur vor Ermüdung schützt. Da die geübte Bewegung im Gegensatz zur ungeübten ohne oder mit geringerer Blutdruckerhöhung abläuft, so befähigt die Muskelübung den Arteriosklerotiker zu einer erhöhten Leistungsfähigkeit ohne Steigerung des Blutdrucks. Beim herannahenden Alter ist regelmäßige Bewegung als Gefäß- und Herzübung (wie auch als Atmungsübung, siehe unten) besonders wichtig; gerade für das Gefäßsystem gilt hier das Wort: Wer rastet, der rostet.

Die übende Wirkung auf das Herz selbst kommt gleichfalls auch bei bereits bestehenden Krankheitszuständen desselben noch zur Geltung; die Bewegungstherapie beugt bei richtiger Ausführung der Herzinsuffizienz vor.

Der passiven Bewegung kommt mehr eine örtliche Wirkung zu, da die Innervation und Arbeitsleistung der Muskeln fehlt. Die Verschiebung der Gelenkenden und die Dehnung von Muskeln und Nerven zeitigt gewisse therapeutische Wirkungen. Ferner wird durch Hebung und Senkung von Gliedmaßen, speziell der unteren Extremitäten, eine gewisse Verschiebung der Blutverteilung bedingt, die ihren Einfluß bis zum Herzen hin erstreckt.

Außerdem finden die passiven Bewegungen ihre Verwendung zum Zwecke der Mobilisation von Gelenken, sowohl um Versteifungen vorzubeugen, wie solche zu beseitigen (Gelenkrheumatismus nach Ablauf des akuten Stadiums, Residuen desselben, chronische Arthritiden, Gicht, Nachbehandlung nach Operationen und fixierenden Verbänden); ferner bei Contracturen und sonstigen Verkürzungen der Muskeln, bei Myalgien und Neuralgien (Ischias, Lumbago). Auch als Bahnungsbehandlung, um bei Lähmungen und Paresen den Willensimpuls in die ablaufende passive Bewegung einschleichen zu lassen.

Die passive Atmungsgymnastik durch Kompression des Brustkorbes (manuell oder mittels maschineller Vorrichtungen) oder des Unterleibes wird zur Behandlung des Emphysems angewendet. Auf die verschiedenen technischen Methoden kann hier nicht eingegangen werden.

Bei der künstlichen Atmung zum Zwecke der Wiederbelebung werden passive In- und Exspirationen (manuell oder maschinell mittels des Pulmotors) ausgeübt. Auch wird die aktive Atmungsgymnastik bei pleuritischen Schwarten, Emphysem, Bronchialasthma oft mit passiven Maßnahmen (beiderseitige bzw. einseitige Thoraxkompression usw.) verbunden.

Auch bei den sog. Förderungsbewegungen handelt es sich um passive Unterstützung aktiver Gymnastik, wie umgekehrt bei den Widerstandsbewegungen um passive Hemmung aktiver Bewegungen.

Vielfach werden die passiven Bewegungen zu orthopädischen Zwecken verwendet, auf die hier nicht einzugehen ist.

Bei Herz- und Gefäß-, besonders aber bei Gelenk- und Muskelerkrankungen, Myalgie, Neuritis, Neuralgie, wird die aktive Gymnastik durch die passive wirkungsvoll unterstützt. Vielfach wird sie überhaupt erst durch passive Maßnahmen ermöglicht; so ist bei schmerzhaften Affektionen dieser Art oder bei starken Versteifungen sowie bei Paresen und Muskelatrophien die aktive Bewegung nur bei gleichzeitiger Entlastung der Gliedmaßen durch zweckmäßige passive Haltung (manuell oder durch maschinelle Äquilibrierung) bzw. durch den Auftrieb des

Wassers (kineto-therapeutische Bäder) möglich. Vielfach muß das Einsetzen der aktiven Bewegungsübungen bei den gleichen Affektionen durch passive Bewegungen gefördert werden. Bei der Ausführung der passiven Bewegungen ist besondere Vorsicht erforderlich, da sonst leicht schädliche Zerrungen und Reizungen eintreten können.

Die durch Bewegungen aller Art automatisch gesteigerte Atmungstätigkeit wird für sich in Form der *aktiven Atmungsgymnastik* zu mancherlei Zwecken verwendet. Sie dient zur Kräftigung der Atmungsmuskulatur, Entfaltung der Lunge, Vergrößerung des Brustkorbumfanges (z. B. bei Asthenie, bei jugendlichen aus Phthisikerfamilien stammenden Personen). Es ist wahrscheinlich, daß die häufige allseitige Berührung der Alveolen und feinsten Bronchien mit der atmosphärischen Luft, wie sie die gesteigerte Lungenventilation mit sich bringt, auch die Widerstandsfähigkeit des Epithels gegen atmosphärische Einflüsse durch Abhärtung und Gewöhnung steigern wird.

Die gesteigerte Inspiration wirkt ferner unmittelbar erweiternd auf das Herz, insonderheit auf den nachgiebigsten Teil desselben, das rechte Herz; außerdem (wie S. 71 bemerkt) durch Ansaugung fördernd auf die Bewegung des Venenblutes und dadurch weiterhin auf die Füllung des rechten und folglich auch des linken Herzens und der Arterien, wozu die unterstützende Einwirkung der verstärkten Exspiration auf die Entleerung des linken Herzens kommt. Die Atmungsmuskulatur unterstützt somit das Herz, das dem vermehrten Blutbedarf der arbeitenden Muskulatur durch gesteigerte Tätigkeit nachkommen muß.

Die Atmungsgymnastik wird daher mit Erfolg bei der Behandlung des *konstitutionell schwachen*, des *kranken* und *insuffizienten* Herzens verwendet.

Die aspiratorische Einwirkung der vertieften Atmung auf die Bewegung des venösen Blutes kommt insonderheit seinem Abfluß aus den Unterleibsorganen zugute und erweist sich daher bei Leberhyperämie, Plethora abdominalis, weiblichen Beckenerkrankungen als nützlich; ferner bei Gallenstauungen, Gallensteinbildung, Cholecystitis.

Durch die Beeinflussung der Strömung des *Venenblutes* wird auch die Bewegung der *Lymphe* gefördert.

Der *Stoffverbrauch* bei Muskeltätigkeit ist von der *Übung* abhängig. Menschen, die etwa längere Zeit bettlägerig waren, zeigen nach *Zuntz* einen bis um 30% höheren Arbeitsverbrauch, als sie ihn nach einiger Übung aufweisen. Die Einwirkung der Bewegung auf den Stoffverbrauch wird sich daher in besonders hohem Maße bei denjenigen Patienten ausgesprochen finden, die infolge ihrer Erkrankung oder ihrer Lebensgewohnheiten sich sehr wenig bewegt hatten.

Der Stoffverbrauch beim Bergaufgehen ist ganz erheblich größer als bei horizontaler Fortbewegung. Bei letzterer wird vom Menschen für die Fortbewegung von 1 kg um 1 m Weg eine chemische Energie aufgewendet, welche 0,21—0,3 mkg äquivalent ist. Beim Bergsteigen dagegen beträgt dieselbe für 1 mkg Steigarbeit 3,0—3,3 mkg (*Durig*, *Zuntz*).

Die Steigerung des Stoffwechsels durch eine zweckmäßig geleitete Bewegungskur kommt besonders bei *Fettleibigkeit* und bei *plethoֹ-*

rischen Zuständen sowie bei Gicht und harnsaurer Diathese in Betracht.

Auch für manche Diabetiker eignen sich Bewegungskuren.

Außer der Erhöhung der Oxydationen kommt als günstige Wirkung für den Stoffwechsel noch die vermehrte Flüssigkeitsdurchspülung der Gewebe bei der Muskelarbeit in Betracht, welche die Folge der gesteigerten Flüssigkeitsabgabe durch Verdunstung und Urinsekretion ist.

Die Sekretion des Magensaftes wird, wie es scheint, durch die Muskeltätigkeit herabgesetzt, wohl dadurch, daß den Abdominalorganen Blut entzogen wird, wie auch umgekehrt die Verdauungsarbeit den Muskeln Blut entzieht und den Unterleibsorganen zuführt. Es besteht also ein gewisser Antagonismus, welcher sich in der bekannten Erfahrung ausspricht, daß man nach einer größeren Mahlzeit zunächst bewegungsunlustig ist. Diese unmittelbare Wirkung wird aber im Endeffekt mehr als ausgeglichen, da die Muskelarbeit ein größeres Nahrungsbedürfnis und auch die Bewältigung einer größeren Nahrungsmenge zur Folge hat (Zuntz).

Nach v. Mering und Ogarkow hat übrigens gerade die schnelle Gehbewegung einen günstigen Einfluß auf die Magenmotilität; sie stellt ebenso wie die rechte Seitenlage die relativ besten Bedingungen für die motorische Leistung des Magens dar und ist der langsamen Gehbewegung in dieser Hinsicht überlegen, die sich in ihrem Einfluß auf die Magenmotilität von der horizontalen Rückenlage, der Linkslage, dem Stehen und Sitzen nicht unterscheidet.

Tiefatmungen wirken anscheinend auf die motorische Funktion des Magens günstig ein.

Leibesübungen. Die Bewegungstherapie umfaßt im weiteren Sinne auch sportliche Leibesübungen, die in gewissem Ausmaß zur Therapie herangezogen werden, z. B. bei Behandlung von Fettleibigkeit, Gicht; ferner zur Behebung konstitutioneller Schwächezustände und damit zur Erhöhung der Widerstandskraft gegen Krankheiten; endlich zur Ausgleichung von Schädlichkeiten berufsmäßiger sitzender Lebensweise und übertriebener geistiger Anstrengungen sowie der Domestikation überhaupt. Sehr wichtig ist z. B. die Kräftigung des konstitutionell schwachen Herzens (Asthenie, Tropfenherz) durch geeignete Leibesübungen.

Herz- und Gefäßneurosen, bei welchen sehr häufig die mit dem Willensimpuls bzw. mit der Vorstellung der gewollten Bewegung verbundene Erregung die wesentliche Ursache der Herzbeschleunigung, der Errötung und Erblassung, des Schweißausbruches usw. ist, erfahren durch die Übung der Bewegungen oft eine sehr günstige Beeinflussung, wobei psychische und Willensmomente mitspielen.

Leibesübungen bewähren sich auch, was in der Praxis viel zuwenig berücksichtigt wird, bei Neigung zu Erkältungen und zu Schleimhautkatarrhen, bei Rheumatismen aller Art, bei rheumatischer und gichtischer Ischias, bei Gelenkneurosen wie bei den Neurosen überhaupt.

Ohne Zweifel ist das psychische Moment, die Bewegungsfreude, das erhebende Gefühl der Leistungsfähigkeit, der Frohsinn, den die Leibesübungen erzeugen, von gewaltiger therapeutischer Bedeutung. Stimmung, Herz- und Gefäßfunktion, vegetatives Nervensystem stehen in engen wechselseitigen Beziehungen; wahrscheinlich bestehen hier Zusammenhänge, die von der exakten Forschung noch nicht hinreichend aufgedeckt sind. Auch die Beschwerden der Arteriosklerotiker sind in hohem Maße von Stimmungen abhängig. Es ist sehr wohl möglich, daß Lebensgefühl einen wirklich biologisch günstigen Einfluß auf die Gefäßwand ausübt. Daher stellen ein weiteres Anwendungsgebiet der Leibesübungen nervöse Reiz- und Schwächezustände der verschiedensten Art (Neurasthenie) dar. Hier kommen vor allem wieder psychische Wirkungen, wie Willenskraft, Stimmungshebung, Selbstgefühl, Ablenkung, Lockerung psychischer Komplexe in Betracht. Von Bedeutung ist ferner die günstige Wirkung auf abnorm gesteigertes Ermüdungsgefühl und andere Hyperästhesien. Denn auch die Empfindungssphäre unterliegt den Einflüssen der Übung, Anpassung und Abhärtung; die Leibesübungen sind nicht allein Übungen der Beweglichkeit und des Willensimpulses, sondern auch der Empfindung. Oft wird der Schlaf vertieft. Die Nervenfunktionen werden dem wohltätigen Wechsel von natürlicher, physiologisch herbeigeführter Ruhe und reger Tätigkeit unterworfen. Nervöse Spannungen (Übererregbarkeit) und Hemmungen können abgeglichen werden. Auch bei sexueller Neurasthenie sieht man Günstiges. Im übrigen muß bei Neurasthenie sorgfältig individualisiert werden; bei vielen derartigen Patienten wirken stärkere Muskelanstrengungen überreizend, schlafstörend, und nur sehr schwache günstig — wobei freilich zum Teil autosuggestive Gesichtspunkte mitspielen.

Die Bedeutung der Leibesübungen für den Stoffwechsel ergibt sich u. a. aus dem Nachweise der Erhöhung der Alkalireserve bei trainierten Sportsleuten.

Wahrscheinlich wirkt die Muskeltätigkeit ganz allgemein im Sinn der Umstimmung, Aktivierung und Erneuerung cellulärer Funktionen sowie auf die Gestaltung der Persönlichkeit, die in der Krankenbehandlung eine fast ebenso wichtige Rolle spielt wie die Persönlichkeit des Arztes. Die Bedeutung der Leibesübungen für Gesundheit und Krankheit steht noch in den Anfängen der Erforschung.

Ruhebehandlung. Der Bewegungs- steht die Ruhebehandlung gegenüber. Die Möglichkeit einer dauernden Arbeitsleistung ist von dem zweckmäßigen gegenseitigen Verhältnis von Tätigkeit und Ruhepausen abhängig. Übermüdung schädigt die Leistungsfähigkeit des Muskels und bedingt eine um so längere Erholungspause. Übermäßige Ausdehnung einer Muskelübung verringert den Wert der Übung, ja, sogar die erworbene Fertigkeit.

Auch die nervösen Vorgänge, die den Muskelimpulsen zugrunde liegen, ermüden. Um die Leistungsfähigkeit der Muskeln zu erhöhen, ist somit „planmäßiges Üben mit hinreichenden Pausen“ erforderlich.

Die Verordnung der Ruhepausen kann ebenso wichtig sein wie diejenige von Bewegungen, und der Gebrauch der letzteren kann einen schwächenden Effekt haben, wenn die Vorschrift und Innehaltung zweckmäßiger Ruhepausen versäumt wird. Muskeltätigkeit in ermüdetem

Zustande ist auch in Hinsicht auf den Stoffwechsel unökonomisch, da die Ermüdung den Verbrauch für die Arbeitseinheit steigert. Organe, die in ermüdetem Zustande zur Tätigkeit gezwungen werden, auch das Nervensystem, können eine mit Überempfindlichkeit gepaarte Leistungsschwäche erleiden, wahrscheinlich auf Grund eines Überwiegens des Abbaues (Dissimilation) über den Aufbau (Assimilation). Auch ärztlich verordnete physikalisch-therapeutische Maßnahmen können ermüdend wirken; man soll daher für die nötigen Ruhepausen Sorge tragen. Das Wort „Viel hilft viel" verkehrt sich in der Medizin oft in sein Gegenteil.

Eine große Zahl von krankhaften Symptomen auf dem Gebiete funktioneller Schwäche und Überempfindlichkeit namentlich von seiten des Nervensystems beruht auf chronischer Übermüdung und bedarf der körperlichen und seelischen Ruhebehandlung, die meist in solchen Fällen wichtiger und nützlicher ist als eine Flut von Medikamenten und physikalischer Heil- (oder Unheil-) Prozeduren, die über die Kranken ergossen wird.

Proteinkörpertherapie.

Die parenterale Zufuhr von Eiweißstoffen übt Giftwirkungen aus, die sich im Abbau von Eiweiß, z. B. in der Leber, verbreiteten Umstellungen des Mineralstoffwechsels und dadurch bedingten Kolloidschädigungen, evtl. Fieber, Reaktionen von seiten des Gefäßsystems, des vegetativen Nervensystems äußern. Kranke, überempfindliche Gewebsteile können in erhöhtem Maße von einer irritierenden bzw. deprimierenden Wirkung betroffen werden, so daß der Anschein einer spezifischen Wirkung entsteht. Sehr gewöhnlich ist die Reaktion des Organismus eine biphasische, so daß die primäre in eine zeitlich folgende entgegengesetzte umschlägt. Es kommt, kurz gesagt, zu einer Umstimmung der Lebensvorgänge, die sich in einer erhöhten — weiterhin erniedrigten — Reizbarkeit und Tätigkeit, unter Umständen auch bei bereits bestehendem Reizzustand in einer primären Depression mit folgender Umkehr, äußern kann. Liegt ein Krankheitszustand mit daniederliegender Reaktion (Torpidität) vor, so kann eine zunächst erhöhte Reaktionsbereitschaft erzielt werden. Diese Wirkung hat der therapeutischen Verwendung der Proteinkörper den Namen „Reizkörpertherapie" eingetragen, was insofern nicht viel besagt, als der größte Teil der Therapie überhaupt Reiztherapie ist.

Die Proteinkörpertherapie ist eine sog. unspezifische Therapie; sie kann aber spezifische Wirkungen auslösen, denn jede durch sie gereizte Zelle wird in ihrer „spezifischen Energie", d. h. mit dem ihr eigenen Lebensvorgang reagieren. Dazu kommt, daß die (durch einen Krankheitsvorgang) bereits biologisch veränderten Zellen in erhöhtem Maße von der umstimmenden Wirkung betroffen werden. Diese ist hiernach vorzugsweise eine sensibilisierende, aber auch eine desensibilisierende, sie durchläuft ferner eine wellenförmige Bewegung und kann in ihren Folgen schwer übersehbar sein. Die Wirkung wird sowohl von der Stärke des Anstoßes als auch der vorhandenen Erregbarkeit des Organismus abhängig sein. Wie es scheint, kommt es tatsächlich mehr auf den primären Stoß, als auf eine fortdauernde chemische Wirkung an.

Die ausgelöste oszillierende Bewegung der Lebensvorgänge kann sich nun in die natürliche Heilreaktion einfügen bzw. diese hervorlocken oder verstärken, und in diesem Falle kann man von Proteinkörpertherapie sprechen. Sie kann aber auch den Heilvorgang unberührt lassen, ja, demselben entgegenwirken. Daher muß der therapeutischen Verwendung etwas Unberechenbares anhaften, was ja tatsächlich der Fall ist. Keineswegs hat die Stärke der Reaktion etwas mit der Stärke der Heilreaktion zu tun. Die wesentliche Bedeutung dürfte kurz gesagt in dem „Movere Quieta" liegen. Aber es können umgekehrt auch krankhafte Überempfindlichkeiten desensibilisiert werden.

Da wir in die näheren Vorgänge noch nicht genügend Einblicke haben und die Reaktion in hohem Maße von der Individualität abhängt, sind wir bis auf weiteres ganz auf die klinische Empirie angewiesen, die sehr divergente Resultate ergibt — und ergeben muß. Die Proteinkörpertherapie ist hiernach vornehmlich verwendbar bei Krankheitszuständen, bei denen der natürliche Heilvorgang sich auf den toten Punkt festgefahren hat und eine Umstimmung im Sinne einer erhöhten Reaktionsbereitschaft angestrebt wird. Die Dosierung wird, um nicht zu schaden, eine vorsichtig tastende, d. h. so beschaffen sein müssen, daß nur minimale Reaktionen ausgelöst werden. Starke Reaktionen mit hohem Fieber sind im allgemeinen zu vermeiden, es sei denn, daß eine Heilfieberbehandlung beabsichtigt ist (vgl. Unspezifische Behandlungsmethoden in Kap. X). Sonst sei man vorsichtig und bedenke, daß starke fieberhafte Reaktionen einen pathologischen Reizzustand übermäßig steigern, Komplikationen erzeugen, den Kranken quälen, beunruhigen, erschöpfen können.

Falls die erwartete Wirkung auf die Umstimmung im Sinne des Heilvorganges wirklich eintritt, so wird es jedenfalls zweckmäßig sein, sich nicht hierauf allein zu verlassen, sondern die günstige Reaktionsbereitschaft für die Anwendung anderer, den Heilvorgang unterstützender Maßnahmen, sei es arzneilicher oder physikalischer Art, auszunützen. So kommen wir zu einer Kombinationstherapie, die freilich das Urteil über den wirklichen Nutzen jedes einzelnen Behandlungsfaktors erschwert.

Da die Proteinkörpermethode eine unspezifische ist, wird es auf die Qualität der chemischen Körper wenig ankommen, viel mehr auf ihre Quantität.

Die hauptsächlich verwendeten Proteinsubstanzen sind:

Serum	Cibalbumin
Caseosan	Novoprotin (Pflanzeneiweiß)
Milch	Yatren-Caseosan
Aolan	Hypertherman
Collargol	Phytoprotein (Pflanzeneiweiß).

Die Proteinkörperwirkung ist allgemein-pathologisch und therapeutisch lehrreich. Sie zeigt, wie eine örtlich eingebrachte unspezifische Schädigung Fernwirkungen an bestimmten Körperstellen, die biologisch minderwertig oder überempfindlich sind, auslösen und wie eine zunächst schädigende Substanz im Sinne der Heilung wirken kann, indem sie den Organismus zu einer Erhöhung der Lebensvorgänge zwingt, gleichsam Reservekräfte mobilisiert. Die erstgenannte Wirkung treffen wir unter veränderten Umständen bei krankmachenden Schädlichkeiten an, bei Infekten, Erkältung usw.

Die Proteinkörpertherapie hat bis jetzt die in sie gesetzten Erwartungen nicht erfüllt. Erfolge und Mißerfolge werden in bunter Reihe angegeben. Ich selbst habe Erfolge, die der Kritik standhalten, nur vereinzelt gesehen. Man sollte die Proteinkörperbehandlung aber weiter studieren und beachten, daß sie mit anderen therapeutischen Maßnahmen kombiniert werden muß. Bei dem hauptsächlichen Anwendungsgebiet, den chronischen Gelenkerkrankungen, muß man Besserungen schon als Erfolg verzeichnen. Heilungen durch Proteinkörpertherapie wird man höchst selten finden. Sehr merkwürdig ist, daß die Injektion von Eiweißkörpern, Blut usw., was ich bereits 1894 bezüglich der Injektion von verschiedenartigen Gewebssäften beobachtet und mitgeteilt habe, ohne objektive Besserung der Krankheitserscheinungen auf das Allgemeinbefinden, den Appetit und Schlaf günstig einwirken und eine Körpergewichtszunahme bedingen können. Man kann darin eine Umstimmung im Sinne der assimilatorischen Phase der Lebensvorgänge erblicken.

Spezielle Therapie.

I. Respirationsorgane.

Angina tonsillaris.

Die Behandlung der akuten Angina muß darauf hinzielen, die Tonsillen in ihrer so wichtigen Schutz- und Abwehrfunktion zu erhalten, d. h. vollständig, ohne Zurücklassung von Infektherden und Zerstörungen auszuheilen. Dies geschieht dadurch, daß man bei jeder akuten oder subakuten Angina eine gründliche Allgemein- und Lokalbehandlung ausführt. Der Kranke wird im Bett diaphoretisch, diätetisch und mit Abführmitteln behandelt. Die Ernährung soll mehrere Tage lang eine flüssige sein (Milch, Suppen). Feuchtwarmer Umschlag, der von Ohr zu Ohr unter dem Kinn hindurchgelegt und gut dicht bedeckt werden muß (häufig wird nur ein Halsumschlag gemacht, der die Mandelgegend gar nicht trifft). Keine Eisumschläge, keine Eisstückchen in den Mund bringen! Vielmehr reichlich mit warmem Wasser gurgeln bzw. mit Abkochungen von Kamillen- oder Salbeitee oder warmem Wasser mit Kamillosan. Sehr wirksam ist die Behandlung der Mundhöhle mit dem Dampfstrahl des Spiritus-Inhalationsapparates. Auch der Bronchitiskessel kann verwendet werden. Einreibung von grauer Salbe in die dem Mandelsitz entsprechende äußere Haut kann nützlich sein.

Alle angeblich desinfizierenden Gurgelungen sind wertlos. Es ist wichtig, daß das Epithel nicht geschädigt wird! Man überzeuge sich durch Besichtigung und Betastung, daß die Mandeln wirklich zurückgebildet sind und keine latenten Infektherde zurückbehalten. Um sie vollständig untersuchen zu können, muß der vordere Gaumenbogen zur Seite gedrückt werden. Bei vorhandenen Pfröpfen empfiehlt sich die Pinselung der Mandel mit Jodtinktur oder Lugolscher Lösung.

Die mangelhafte Behandlung der Angina ist Ursache vieler späterer Erkrankungen (Rheumatismen, Endocarditis, Nephritis); denn eine Tonsille, die mit Infektherden und somit nur scheinbar ausheilt, ist aus einem Schutzorgan ein den Organismus bedrohendes Glied geworden. Trotzdem sollte es nicht ohne Not geopfert werden, vielmehr sollte man, ehe man zur chirurgischen Entfernung schreitet, versuchen, durch energische Wärme- und Dampfbehandlung, evtl. in Verbindung mit Einschnitten, eine Ausheilung zu erreichen.

In derselben Weise wird der Tonsillarabsceß behandelt, der nicht eher incidiert werden soll, als bis er die Reife erlangt hat. Bei gangränöser Tonsillitis darf nicht die Unterbindung der Tonsillarvenen unterlassen werden, um die Gefahr der allgemeinen Sepsis abzuwenden.

Bei Plaut-Vincentscher Angina Salvarsan intravenös und örtlich. Von weiteren seltenen Anginaformen sind aufzuzählen: Die lymphoidzellige oder Monocytenangina (Werner Schultz), die außer dem charakteristischen Blutbefund membranöse oder pseudomembranöse Beläge der Mandeln, Lymphdrüsenschwellungen, Milz-, Leberschwellung und einen verlängerten Verlauf zeigen. Prognose günstig, Therapie wie bei der gewöhnlichen Angina.

Die Agranulocyten-Angina (Werner Schultz) vgl. Kap. VIII.

Allgemeines über akute Katarrhe.

Der akute Katarrh ist die Abwehraktion der Schleimhäute, die sich in gesteigerter Schleim- und weiterhin Eiterabsonderung ausspricht. Im allgemeinen kommt es nach einiger Zeit zum Zurücktreten der Absonderung und zur Heilung. Auch andere Zeichen von entzündlicher Reizung sind vorhanden: Hyperämie, Schwellung, Schmerzhaftigkeit, erhöhte Empfindlichkeit gegen Reize aller Art, Steigerung der von der Schleimhaut ausgehenden Reflexe. Die auslösenden Schädlichkeiten sind starke die Schleimhaut treffende Reize mechanischer, thermischer, chemischer, infektiöser Art. Der Erfolg der Schleimhautabsonderung ist die Abstoßung geschädigter Zellen und der Schutz der Schleimhaut durch den sie überziehenden Schleim. Ob dem Absonderungsprodukt noch eine besondere Heilkraft, etwa im Sinne einer Vernichtung von Bakterien zukommt, steht dahin. Zuweilen setzt die Menge und Dauer der Absonderung in Erstaunen; möglicherweise bedarf es so langer Zeit, bis wieder neue widerstandsfähige Epithelien unter dem Schutze des bedeckenden Schleims ausgebildet sind. Aber vielleicht liegt hier auch der Fall vor, daß der Naturheilprozeß über das Ziel hinausschießt.

Es wäre töricht, diesen fast immer zum Ziele führenden akuten Abwehrvorgang stören zu wollen. Eine Reizung der schon gereizten Schleimhaut durch Chemikalien kann nur schaden. Komplizierter liegt die Frage des chronischen Katarrhs.

Die Frage nach dem Mittel gegen den Schnupfen ist falsch gestellt! Der Schnupfen ist selbst Heilmittel gegen eine Schädigung, die ohne den heilsamen Schnupfen vielleicht ernstere Formen annehmen würde.

Die Behandlung des akuten Katarrhs hat somit darin zu bestehen, daß der natürliche Heilprozeß nicht gestört wird, daß Reizungen der Schleimhaut jeder Art ferngehalten und überhaupt die günstigsten Bedingungen für ruhigen Ablauf der Reparation hergestellt werden. Es ist allgemein dafür zu sorgen, daß schleimige bzw. schleimig-eitrige Absonderungen nicht liegen bleiben, sich anhäufen und zersetzen und so eine neue Schädlichkeit bedingen.

Akute Schleimhautkatarrhe des Respirationstraktus.

Zunächst ist festzustellen, ob es sich um einen einfachen primären Schleimhautkatarrh handelt, oder ob eine Folge bzw. Begleiterscheinung einer anderen Erkrankung vorliegt, wie: Herzkrankheit, Tuberkulose, Grippe, Masern, Pneumonie, Asthma bronchiale, Kyphoskoliose usw. Auch bei Erwachsenen ist an Keuchhusten zu denken.

Die akute primäre Bronchitis steigt häufig vom Schnupfen, Rachen- und Kehlkopfkatarrh her abwärts. Sie kann durch mechanisch-chemische Reizung (Einatmung von Staub, Dämpfen, Gasen), durch Erkältung, Infektion bedingt sein. Bronchitis der größeren Wege leichterer Art erzeugt keine physikalischen Symptome, sondern äußert sich außer in Husten und eventuellem Auswurf nur in Empfindungen von Druck und Schmerzhaftigkeit in der Brust, die sich beim Atmen steigert, besonders hinter dem Brustbein und von hier ausstrahlend. Bei Tracheitis bewirkt äußerer Druck eine leicht schmerzhafte Kitzelempfindung und Hustenreiz.

Eine umfangreiche primäre akute Bronchitis kann Greisen, Herzkranken, Arteriosklerotikern, Kyphoskoliotikern, kachektischen Personen, Kleinkindern gefährlich werden. Sonst ist ihre Prognose günstig. Einseitige oder partielle Bronchitis ist auf Tuberkulose, Bronchopneumonie, Bronchiektasien, Lungentumor, Lungensyphilis verdächtig.

Im Vordergrunde steht die Fernhaltung jeder Schädigung seitens kalter und mit Unreinlichkeiten erfüllter Luft, sowie Wärmebehandlung: Bettwärme, Diaphorese, feucht-warmer Brustwickel, der je nachdem die Nacht hindurch oder auch Tag und Nacht, morgens, mittags, abends zu erneuern, angelegt wird. Bei umfangreicher Bronchitis capillaris empfehlen sich Senfpackungen. Die Luft im Krankenzimmer soll feucht-warm gehalten werden, was am besten durch den Bronchitiskessel geschieht. Letzterer kann auch zur direkten Dampfinhalation benutzt werden. Für Erkrankungen der Mundhöhle, Laryngitis und Tracheitis eignet sich auch der kleine Spiritusinhalationsapparat. Evtl. Aufhängen feuchter Tücher. Es soll reiner Wasserdampf ohne Zusätze eingeatmet werden. Die Zerstäuber von Terpentin, Eucalyptusöl usw. eignen sich für akute Katarrhe nicht, da diese Öle reizend auf die Schleimhäute wirken. Auch ein heißes Vollbad, von dem aus der Erkrankte sofort das Bett aufsuchen muß, empfiehlt sich. Die Diaphorese ist durch heiße Getränke (Limonade, Pflanzentee, Milch, der Selterswasser beigemengt werden kann), zu unterstützen. Der Hustenreiz und Brustschmerz läßt gewöhnlich bei dieser Behandlung schnell nach. Eine medikamentöse sedative Behandlung kann jedoch nur förderlich wirken: Codein, Dilaudid, Dicodid, Belladonna, Dowersches Pulver usw. Die Bekämpfung des Hustens soll auch auf psychischem Wege angestrebt werden. Man ermahne die Patienten, die oft in dem Glauben sind, daß sie jedem Hustenreiz folgen müssen, um ein vermeintliches oft gar nicht vorhandenes Sekret hinauszubefördern, den Hustenreflex nach Möglichkeit zu unterdrücken. Man untersage ferner lautes Sprechen, das oft den Hustenreiz auslöst.

Die Reizmilderung trifft die Überempfindlichkeit und leistet somit der Heilung Vorschub; dazu kommt, daß der Husten an sich die Reizbarkeit erhöht. Die Herbeiführung des Schlafes dient gleichfalls dem Heilvorgang. Bei akuter Laryngitis usw. mit heftigem Reizhusten, der besonders sensible Patienten nicht zur Ruhe kommen läßt, ist das beste ein Narcoticum oder Schlafmittel bzw. beides kombiniert. Hier bahnt eben die Bekämpfung der Überempfindlichkeit die Heilung.

Die Nahrungszufuhr soll gering und namentlich fleischlos oder sehr fleischarm sein. Bei bestehender Verstopfung leite man die Kur durch ein kräftiges Abführmittel ein. Führt die angegebene Behandlung nicht schnell zum Ziele, so sind trockene Schröpfköpfe, Biersche Sauger oder Senfpapier hinzuzufügen.

Nach der Beendigung der Wärme- und Schwitzbehandlung muß durch kalte Waschungen des ganzen Körpers, insonderheit des Rumpfes, für Abhärtung der Haut gesorgt werden. Medikamente sind im allgemeinen überflüssig. Der Patient verlasse das Krankenzimmer möglichst erst, nachdem die Reizbarkeit der Schleimhäute geschwunden ist, da sonst leicht eine Disposition für Rückfälle zurückbleibt. Im übrigen richte man sich nach der jeweiligen Beschaffenheit der Atmosphäre. Ganz leichte Fälle heilen übrigens auch im Umhergehen bei einiger Vorsicht schnell ab.

Sehr wichtig ist es, für die Fernhaltung aller die Schleimhaut treffenden Reize Sorge zu tragen.

Chronische Bronchitis.

Die chronische Bronchitis kann aus einer ungenügend geheilten oder öfter wiederkehrenden akuten Bronchitis entstehen bzw. bei Fortdauer der Ursachen der akuten Bronchitis. Sie kann sich auch ohne ein erkennbares akutes Stadium durch dauernde Einwirkung von Schädlichkeiten von vornherein chronisch entwickeln. Die Erkrankung wechselt ihre Stärke je nach den Reizeinwirkungen, so daß die Befallenen bei günstigen Witterungsverhältnissen und reiner Luft nahezu beschwerdefrei sind, während das Gegenteil sofort ein stärkeres Einsetzen des Katarrhs bedingt. Der chronische Katarrh kann zum Emphysem und zur Hypertrophie des rechten Herzens bzw. später auch zur Herzinsuffizienz führen. Man findet mehr oder weniger ausgesprochene Lungenerweiterung, verschiedenartige trockene oder feuchte Rasselgeräusche, Auswurf von verschiedener Art und Menge. Ist letzterer spärlich und zähschleimig (Sagokörner), so spricht man von einem trockenen Katarrh. Dieser kann lange als solcher bestehen und dann in die schleimig-eitrige Form übergehen, die in anderen Fällen von vornherein besteht. Eine besondere Form der chronischen Bronchitis ist die Bronchitis pituitosa, bei der große Mengen eines dünnschleimigen flüssigen Sputums von ziemlich heller Beschaffenheit zutage gefördert werden (im Gegensatz zu dem ähnlichen Sputum des Lungenödems eiweißarm). Bei Produktion eines sehr reichlichen eitrigen Auswurfs wird von Bronchoblenorrhoe gesprochen.

Auch die Stauungsbronchitis bei Herzklappenfehlern oder Herzmuskelerkrankungen kann chronisch werden (Herzfehlerzellen). Wiederholte Anfälle von Asthma bronchiale können zur chronischen Bronchitis führen. Alkoholiker, Plethoröse, Gichtiker neigen zur chronischen Bronchitis. Das gleiche gilt von den Kyphoskoliotikern. Emphysem ist fast stets von chronischer Bronchitis begleitet. Auf dem Boden der chronischen Bronchitis können sich Bronchiektasien ausbilden.

Die **Therapie** hat in erster Linie die Beseitigung der schädlichen Reizbedingungen anzustreben, was freilich nur selten und unvollkommen durchführbar ist. Aufenthalt in Wald- und Höhenluft, mildem Klima, an der See kann ausgezeichnet wirken. Man denke auch an die Entfernung etwaiger Nasenstenosen, die zum Atmen mit offenem Munde führen und dadurch Bronchitis bedingen können.

Auch bei der chronischen Bronchitis kann eine intensive Wärmebehandlung von Nutzen sein. So empfehlen sich Bestrahlungen mit der Lichtbrücke (in Bettlage) von $^1/_2$—1stündiger Dauer mit Nachschwitzen. Man verbindet diese Behandlung mit Kaltwasserabreibungen mit kräftigem Trockenfrottieren und Bürsten. Sollte die Bestrahlung nicht ausführbar sein, so versuche man wenigstens eine 5—10tägige Brustwickelkur (Kreuzbinde). Im übrigen ist es erforderlich, durch geeignete Reize eine Heilreaktion auszulösen. Hierher gehören der Gebrauch der sog. Expectorantien, der Alkalien, salinischen und alkalisch-muriatischen Stoffe.

Medikamentöse Behandlung. Namentlich bei trockenem Katarrh oder geringem Sekret von zäher Beschaffenheit muß die Schleimhaut im Sinne einer akuten Reizung umgestimmt werden, entsprechend dem therapeutischen Grundsatz, chronische torpide Prozesse in akute zu verwandeln. Hierin liegt die Bedeutung der Jodbehandlung, die man für sich oder in Verbindung mit Natron bicarbon., Ammon. muriat., Tartarus stibiat., Ipecac., Senega, Emser Salz usw. mit Erfolg verwendet. Ein gutes Expectorans ist Lebertran. Zur Anregung der Sekretion und Verflüssigung des Sekrets dient auch die Schleimhautdurchspülung durch reichliche Verabreichung von Getränken: heiße Milch, Kräutertees, Spec. pectorales. Ferner die Inhalation von Dämpfen (s. oben). Hier wird dann zweckmäßig Kochsalz oder Emser Salz hinzugesetzt.

Bei starker schleimig-eitriger Sekretion ist der Gebrauch der sekretionsbeschränkenden Oleosa-Balsamica angezeigt: Ol. Terebinthinae, Terpinol, Terpinhydrat, Myrtolkapseln, Bals. Peruvian. Letzterer wird in Emulsion oder in Pillen verordnet (s. Rezepte). Terpinol in Kapseln zu 0,1: tägl. 3—6 Kapseln. Myrtol ebenso zu 0,2—0,4; 6—12 Kapseln tägl.

Intramuskulär: Ölige Lösung von Eucalyptus, Menthol-Antipyrin (Supersan) oder: Camphor. trit. 0,5, Menthol 3,0, Ol. Eucalypt. 10,0, Ol. olivar. 20,0. D. S. 0,5—1,0 ccm intramusk. 2—3mal wöchentlich. Die Injektionen sind etwas schmerzhaft.

Terpichin (15proz. Mischung von Ol. Terebinth. rectif. mit Ol. oliv., dem 0,5% Chinin und 0,5% Anästhesin zugesetzt sind). Transpulmin (Campher und Chinin enthaltend), ähnlich dem vorigen, ein sehr brauchbares Mittel.

Auch die Inhalation der Mittel dieser Art ist von guter Wirkung. Sehr handlich ist der Cholawasche (Tancrésche) Wiesbadener Zerstäubungsapparat, dem Eucalyptusöl beigegeben wird. Ferner die aus einem dünnmaschigen Drahtnetz bestehende Hartmansche Atmungsmaske (Med. Warenhaus, Berlin), die mit einer Menthol-Paraffin-Salbe bestrichen wird.

Mentholinhalationen kann man einfach so herstellen, daß man einige Körnchen Menthol. crist. in eine Tasse heißen Wassers schüttet. Ein Volksmittel besteht in der Einatmung heißer Dämpfe einer Abkochung von Majorankraut (auch Species aromat.) aus einem Topf oder Teekessel (Papiertrichter).

Mittels der modernen Zerstäubungsapparate lassen sich Inhalationskuren vollkommener durchführen, als dies früher möglich war. So z. B. mittels des Medikamentenverneblers (Nebulator) nach Spieß, bei dem komprimierter Sauerstoff als treibende Kraft wirkt. Menthol, Kreosot, Perubalsam, Jodlösungen, Solen und Badesalze werden zu einem feinen Nebel zerstäubt. Anstatt des Sauerstoffantriebes wird auch komprimierte Luft in Stahlzylindern benutzt.

Sonst kann man zur Einatmung flüssiger Medikamente die Curschmansche Maske, den Sängerschen Apparat, das Simonsche Inhalationsfläschchen, die Inhalationspfeife oder einfach einen Wattebausch benutzen. Zur Anwendung gelangen, wie schon erwähnt, Ol. Terebinth., Ol. Pini Pumilionis, Ol. cedri, Ol. Eucalypt., Eucalyptol, Menthol, Kreosot u. a. m. Je feiner die Zerstäubung, um so tiefer dringt die Substanz in die Bronchialverästelung ein.

Die Inhalation soll den Kranken nicht anstrengen. Bei Herzkranken, Aortenaneurysmen, Neigung zu Lungenbluten ist jedenfalls Vorsicht geboten.

In den gemeinsamen Inhalatorien (Rauminhalation) wird der gesamte Raum mit einem Nebel der einzuatmenden Flüssigkeitsteilchen erfüllt (Wassmuths, Clars System u. a.). Eine Inhalation von Salzteilchen findet an der bewegten See statt — daher für chronische Bronchitis sehr heilsam —, ferner an den Gradierwerken der Salinen.

Rezepte (s. auch S. 125).

(Katarrhe des Respirationstraktus.)

Mixt. solv.
Mixt. solv. stibiat. } F. M. B.

Tussipect 8—10,0 (Primula)
Sirup. simpl. 20,0
Aqua ad 200,0
3stündlich 1 Eßlöffel.
Evtl. Zusatz von 0,1—0,2 Codein.

Inf. ipecac. F. M. B.
2—3stündlich 1 Eßlöffel.
(Evtl. Codeinzusatz.)

Pulv. Doveri.

Decoct. rad. Alth. 7,5:150,0
Ammon. chlorat. 1,2
Tinct. Opii simpl. 0,5
Syr. Senegae 15,0
2stündlich 1—2 Eßlöffel.

Ipecopan-Tabl. (mit Opium versetzt)
3mal täglich 1 Tablette.
Auch in Tropfen.

Tinct. Opii benz. 20,0
Aqu. amygd. amar. 10,0
Sir. Alth.
Sir. Senegae āā 25,0
2stündlich 1 Teelöffel.
Expectorans bei quälendem Husten.

„Beatin“
2stündlich 1 Kinder- bis 1 Eßlöffel.

Liquor. ammon. anis.
(Bes. bei jungen Kindern und Säuglingen.) Tropfenweise.

Terpin. hydrat. 0,2—0,6
Mehrfach tägl.
(5,0 auf 50 Pillen, 3mal tägl. 2 Pillen.)

Extr. Thymi, teelöffelweise.

Bals. Peruvian. 6—10,0
Myrrhae 12,0
Opii p. 1,0—2,0
Pil. 150
2stündlich 2—4 Pillen.

Auch ein Versuch mit intravenöser Injektion von Leukotropin (Lösung von Atophan in Urotropin, B. Mendel) ist zu empfehlen (antiphlogistische Wirkung des Atophans); ebenso mit Calcium: Sol. calcii chlorati crist. puriss. 10,0—20,0 in 200,0, 3mal tägl. 1 Eßl., 2—3 Monate lang.

Bei sehr reichlichem Sekret ist Flüssigkeitseinschränkung angebracht, evtl. ein Versuch mit wirklichen Dursttagen zu empfehlen; desgleichen Schwitzkuren (Glühlichtbad).

Die vollständige Entleerung des Sekretes ist sehr wichtig. Nach Gerhardt: Der Kranke nimmt die Bauchlage ein mit über dem Rücken gekreuzten Armen. Ein kleines Kissen wird unter den oberen Teil der Brust, ein zweites unter die Stirn gelegt. Mit den Fußspitzen stemmt sich der Kranke gegen das untere Bettende. Nunmehr wird kräftig eingeatmet und zugleich wird durch Streckung der Fußgelenke die Brust gegen das Kissen gedrückt. Quincke hat die Erhöhung des Fußendes des Bettes um 20—30 cm empfohlen, besonders bei Kranken, die gegen morgen große Mengen expektorieren. Um sie an die abwärts geneigte Lage des Oberkörpers zu gewöhnen, sollen sie einige Tage lang vorher gegen morgen eine völlig flache Lage einnehmen, in der sie unter Seitwärtsdrehung des Kopfes aushusten müssen.

Wird auch am Tage viel abgesondert, so lasse man die Patienten mehrfach für einige Zeit sich flach hinlegen, um den Abfluß des Sekretes zu befördern. Falls die Absonderung vorwiegend einseitig lokalisiert ist, muß sich der Kranke des öfteren auf die gesunde Seite legen.

Man lasse den Patienten in der Nacht mehrfach die Lage wechseln, auch vorübergehend die flache Bauchlage einnehmen. Gewisse Atmungsübungen befördern die Expectoration, nämlich solche, bei denen die Exspiration verstärkt und der Brustkorb komprimiert wird. Man läßt den Kranken bei geschlossenem Munde inspirieren, sodann bei geöffnetem kräftig, aber langsam exspirieren und zugleich mit beiden Händen sich selbst den unteren Teil des Thorax komprimieren (Hände flach auf die unteren Rippen legen und drücken (Gerhardt). Diese Übungen werden auch für Bronchiektasien und Emphysem verwendet.

Die Röntgentherapie hat bei chron. Bronchitis keine besonderen Erfolge gezeitigt.

Handelt es sich um Bronchitis bei Plethora abdominalis, Fettleibigkeit, Gicht, so ist die diätetische und Allgemeinbehandlung von großer Bedeutung.

Eine reizlose fleischarme und knappe Kost ist bei jeder chronischen Bronchitis angebracht. Alkoholgenuß ist möglichst einzuschränken Tabak ganz zu meiden.

Die Applikation von Medikamenten auf die äußere Brustwand kann die Kur unterstützen: Jodpinselung, Sapo viridis, Prävalidin.

Asthma bronchiale.

Die Diagnose des Asthma bronchiale gründet sich auf das charakteristische Bild der Anfälle, auf die Art des Sputums (zähglasig im Beginn und auf der Höhe des Anfalls, weiterhin trüber und flüssiger werdend, in besonders typischen Fällen Asthmakrystalle, Curschmannsche Spiralen, eosinophile Zellen, gelegentlich auch Fibringerinnsel, Zylinderepithelien enthaltend), auf den Ausschluß eines Asthma cardiale, uraemicum, eines Heuasthmas, einer Kompression der Luftröhre, eines hysterischen Asthmas; auf die Vermehrung der eosinophilen Zellen im Blute außerhalb der Anfälle, Verminderung oder Verschwinden derselben im Beginne des Anfalls, die weiterhin in eine starke Vermehrung übergeht.

Das Bronchialasthma tritt in außerordentlich verschiedener Stärke, sowohl was die Heftigkeit und Dauer als auch die Häufigkeit der Anfälle betrifft, auf. Die Heilungsaussichten sind daher in den einzelnen Fällen sehr verschieden; relativ am besten im kindlichen Alter. Die Gefahr liegt in der Ausbildung eines Emphysems und einer sekundären Herzschwäche. Bronchialasthma kann vorgetäuscht werden durch chronische Bronchitis mit Emphysem, ferner durch Asthma cardiale. Um einen dieser beiden Fälle handelt es sich gewöhnlich, wenn Leute über 50 Jahre anfangen, Asthma zu bekommen. Asthma cardiale und Emphysem mit Bronchitis kommen auch kombiniert vor.

Die lokalen Veränderungen beim Bronchialasthma bestehen in einem tonischen Krampfzustande der ringförmigen Bronchialmuskulatur sowie einer hyperämischen Schwellung der Bronchialschleimhaut mit einer eigenartigen Sekretion. Immerhin fehlen die charakteristischen Bestandteile des Sputums so häufig, daß diesen keine wesentliche Bedeutung für die Diagnose und die Beurteilung des Wesens der Erkrankung beigelegt werden darf.

Ob der Bronchialkrampf und die Schwellung der Bronchialschleimhaut für sich genügen, um das Bild des Asthmaanfalles zu erklären, ist fraglich. Wahrscheinlich kommt eine nervöse Atemnot hinzu. Das Gefühl der Atemnot wird ausgelöst durch einen tonischen Contracturzustand der Atmungsmuskulatur, besonders des Zwerchfells, bedingt durch die erhöhte Reizung des Atmungszentrums. Für eine Hyperästhesie in diesem Bereiche spricht es, daß sich häufig eine allgemeine Neurasthenie, neuropathische Belastung, ein stark psychogener Einschlag findet. Hauptsächlich kommen vagotonische Zustände vor: Urticaria, Enteritis membranacea, Anfälle von Schnupfen mit abnorm starker dünner Sekretion, vasomotorische Labilität.

Die moderne Asthmaforschung hat ermittelt, daß Asthma als allergische Reaktion auf mannigfache chemische, zum Teil eiweißhaltige, zum Teil eiweißfreie Stoffe (Allergene) auftritt, die dann vielfach auch an der Haut (intracutan) örtliche Reaktionen auslösen. Es handelt sich um Hautschuppen, Pferdehautepithelien, Geflügelfedern (Federbetten!), Milben, Schimmelpilze usw. Die Zahl dieser Allergene ist so groß, daß man sie als ubiquitär bezeichnen kann. Praktisch bedeutsam ist die Trennung in Klima- und Hausallergene. Da aber trotzdem auf sie nur relativ wenig Menschen reagieren, so ist es klar, daß die Hauptsache die Asthmadisposition ist. Diese konstitutionelle Bereitschaft ist nicht einfach als Vagotonie zu bezeichnen, sondern als eine ganz spezifisch bronchospastische anzusehen, die freilich einzelne andere vagotonische Züge mit enthalten kann. Man darf natürlich die örtliche Hautreaktion nicht mit der asthmatischen Reaktion identifizieren — was in unberechtigter Weise geschehen ist. Jene ist lediglich von der Bereitschaft des neuro-vasculären Apparates der Haut abhängig; die Überempfindlichkeit derselben kann gelegentlich mit einer asthmatischen Bereitschaft zusammenfallen, braucht es aber nicht. Das Bestreben, im Einzelfall durch zahlreiche Impfungen „das" spezifische Allergen herauszufinden, ist, wie es scheint, praktisch von keiner Bedeutung (s. S. 90f.).

Die moderne Theorie des Asthmas ist gut begründet; ob sie für alle Fälle gilt, ist vorläufig noch nicht sicher. Hat sich die asthmatische Überempfindlichkeit bereits ausgebildet, so können die verschiedensten Reize, wie Erkältung, Überanstrengung, Gemütserregung usw. den Anfall auslösen. Neuerdings hat man ein Asthma der Fellfärber (durch Inhalation des Ursolfarbstoffes) und der Holzsägereiarbeiter beobachtet.

Eine von manchen Autoren behauptete Beziehung zur Tuberkulose ist unwahrscheinlich.

Die Therapie betrifft den Anfall selbst und die auch in der anfallsfreien Zeit bestehende asthmogene Veränderung des Nervensystems.

Behandlung der Anfälle. Bei geringen und mäßigen Anfällen können die bekannten Räucherungen mit einem der verschiedenen Asthmapulver, die in wechselnder Zusammensetzung Folia Stramonii, Belladonnae, Herba Lobeliae, Natr. nitros., Kal. nitricum enthalten, nützlich sein. Diese Drogen werden auch in Form von Zigaretten: Stramoniumzigaretten, Espicschen Zigaretten (bestehend aus Folia Belladonnae, Hyoscyami, Stramonii, Phillandrii aquat., Extr. Opii, Aqu. Laurocerasi) und Räucherkerzen verwendet. Die Erfolge sind sehr verschieden und wechselnd. Eine Kupierung des Anfalls ist selten, meist handelt es sich, wenn überhaupt eine Wirkung eintritt, nur um eine Erleichterung der Beschwerden. Noch weniger leistet Charta nitrata. Bei stärkeren Anfällen kommen von Medikamenten zur Anwendung: Codein, Morphium, Laudanon, Pantopon, Holopon usw., Chloralhydrat, evtl. in Verbindung mit Morphium, Atropin bzw. Methylatropin bromatum, Scopolamin. hydrobrom. Das Atropin, schon von Trousseau und von Riegel für Asthma verwendet, ist ein vaguslähmendes Mittel. Es wird per os oder als Injektion, evtl. in Verbindung mit Morphium, angewendet. Es bildet den wesentlichen Bestandteil des bekannten englischen Tuckerschen Geheimmittels, das mittels eines Zerstäubungsapparates in feinem Nebel in die Nase getrieben wird. Eine Nachahmung von Einhorn ist aus Cocainnitrit, Atropinnitrit, Glycerin und Wasser zusammengesetzt. Ob die inhalatorische Zuführung dieser Narkotica vor der per os oder per inj. Vorzüge besitzt, ist sehr fraglich; die mangelhafte Dosierungsmöglichkeit ist jedenfalls ein Nachteil. Die subcutane Atropindosis beträgt $^1/_4$—$^1/_2$—1 mg.

Tinct. Lobeliae bildet einen Bestandteil verschiedener Geheimmittel gegen Asthma.

Eine besonders günstige Wirkung kommt dem Adrenalin bzw. dem synthetisch hergestellten Suprarenin zu. Man verwendet es subcutan oder in Form der Inhalation, rein oder in Verbindung mit Atropin und Cocain [Stäublische Lösung: a) Adrenalin Orig. (1:1000), b) Atrop. sulf. 0,01, Cocain. mur. 0,25, Aqu. dest. 10,0]. Zur Inhalation 18 Tropfen von Lösung a, 2 Tropfen von Lösung b. Empfehlenswert zur Inhalation ist auch Bronchovydrin (Psicain, Eumydrin, Ephetonin). Ferner ist hier aufzuzählen die Glycirenaninhalation im Spiessschen Vernebler.

Das subcutan angewendete Asthmolysin (fertige Ampullen) besteht aus Adrenalin mit Hypophysenextrakt. Nicht selten gelingt es mit ihm den Anfall zu kupieren, besonders bei hinreichend frühzeitiger Anwendung. Manche Patienten bevorzugen das Suprarenin, manche das Asthmolysin. Gute, dem Adrenalin nahestehende, aber länger wirkende Präparate sind Ephedrin und Ephetonin. Immerhin versagen auch diese Mittel in manchen schweren Fällen vollständig. Die akute Blutdrucksteigerung, die das Nebennierenpräparat bedingt, wird zuweilen sehr lästig empfunden. Bei bereits bestehender Hypertonie, Arteriosklerose, Herzmuskelaffektion verzichtet man besser auf den Gebrauch dieser Gruppe von Mitteln.

In manchen Fällen erzielt man schon durch Antineuralgica eine günstige Wirkung (Migraenin usw.). Coffein kann auch in Verbindung mit Atropin bzw. Morphium gegeben werden (z. B. Dionin 0,015, Atropin. sulf. 0,00015, Coffein. natr. benz. 0,2, Sacch. lact. 0,4 (Bacmeister).

Die von Trousseau eingeführte, später von v. Leyden aufgenommene Jodbehandlung bewährt sich in manchen Fällen sehr gut, besonders bei zähem Sekret. Manche Patienten kommen immer wieder auf Jod zurück. In anderen Fällen versagt es vollständig, kann auch die Beschwerden steigern. Die bekannten Kontraindikationen (Struma) sind zu beachten.

Sehr wichtig ist die physikalische Behandlung des Anfalls: Schweißtreibende Prozeduren (Dampfbad, Bettschwitzapparat, elektrisches Lichtbad, warme Umhüllung bei Zufuhr heißer Getränke) können, wenn die Umstände ihre Anwendung gestatten, erleichternd und abkürzend wirken. Auch örtliche Bestrahlungen können versucht werden. Bei Herzschwäche oder Verdacht auf Aortenaneurysma unterlasse man das diaphoretische Verfahren. Manche Asthmatiker lehnen es ab, weil es ihnen Herzpalpitationen verursacht. Auch heiße oder wechselwarme Hand- und Fußbäder, heiße Brustkompressen, heiße Vollbäder, das zunehmend erwärmte Schweninger-Hauffesche Handbad bewähren sich und sind des Versuches wert.

Die Röntgenbestrahlung hat unzweifelhaft günstige Erfolge. Es wird u. a. die kombinierte Hilus-Milz-Bestrahlung empfohlen.

Die Psyche ist beim Asthma bronchiale wie bei allen Neurosen stark in Mitleidenschaft gezogen. Die Überempfindlichkeit des kinetischen nervösen Apparates lähmt die psychische willensmäßige Hemmung. Hinzu kommt die Sensibilisierung des Lufthungergefühls und endlich die Gefühlslage der mit dem Lufthungergefühl verbundenen

Erstickungsangst. Der gesamte Komplex des Anfalls hinterläßt ein schreckhaftes Erinnerungsbild, das unmittelbar mit der Angst vor der Wiederkehr eines solchen Anfalls assoziiert ist. Psychische, affektive Reize, ja die irgendwie lebhaft erweckte Vorstellung der Wiederkehr des Komplexes können den Anfall auslösen. Eine neurasthenisch gesteigerte Reaktionsbereitschaft und Hemmungsinsuffizienz vermag die seelisch-leibliche Rückwirkung besonders innig zu gestalten. Die viel erörterte Frage, ob nicht das Asthma bronchiale überhaupt psychogen ausgelöst und daher rein psychotherapeutisch zu behandeln sei, dürfte in folgender Weise zu beantworten sein: Über die körperliche Verursachung zahlreicher Asthmafälle ist ebensowenig ein Zweifel möglich, als darüber, daß dieselben auch psychogen ausgelöst und psychisch beeinflußt werden können. Es liegt eben ein körperlich-seelischer Komplex vor, der im Leiblichen und Seelischen verankert ist und sowohl von der einen wie von der anderen Seite aufgerollt werden kann. Das Erlebnis der qualvollen Atemnot kann durch psychische Einflüsse reproduziert werden.

Hieraus folgt die Wichtigkeit der psychischen Behandlung. Auch der allergenfreien Kammer (s. unten) kommt wahrscheinlich eine psychische Mitwirkung zu. Man beruhige den Patienten in seiner Erstickungsangst, kläre ihn über die Ungefährlichkeit des Anfalles auf, suche die oft ungeordnete, psychogen übermäßig stürmische Atmung zu regulieren. Man bringe ihn zu regelmäßigen Ein- und Ausatmungen, die günstig auf die Angst wirken. Zweckmäßig ist in dieser Hinsicht das Sängersche Verfahren: der Asthmatiker muß mit mäßig lauter Stimme und unter besonderer Dehnung der Vokale zählen und dazwischen in taktmäßig wiederkehrenden gleich langen Pausen einatmen, in der Weise, daß, nachdem einige Zahlen gesprochen sind, eine einzige weggelassen und dafür inspiriert wird. Beim Hofbauerschen Summverfahren soll der Patient während der Exspiration in gleichbleibender Tonhöhe mit geschlossenem Munde summen und allmählich die Dauer der Ausatmung verlängern. Von Wichtigkeit ist, daß der Patient den Hustenreiz nach Möglichkeit zu unterdrücken lerne. Der Husten bringt die Atmung stets wieder in Unordnung und Unruhe, indem stürmische In- und Exspirationen folgen, die wieder von neuem Hustenreiz erzeugen.

Behandlung außerhalb der Anfälle. Der Ausschaltung der Allergene dienen die von Storm van Leeuwen angegebenen allergenfreien Kammern, die mit filtrierter Luft gespeist werden und in denen sich der Patient längere Zeit hindurch aufhält. Eine Nachahmung derselben bilden die allergenfreien Atmungsapparate.

Ein anderer Weg wird beschritten durch die Desensibilisierungsmethode, d. h. die Darreichung der Allergene in kleinsten, steigenden Dosen, z. B. in Form intracutaner Impfungen. Behufs Erkennung des für jeden Asthmapatienten spezifischen Allergens werden intracutane Probeimpfungen ausgeführt, um festzustellen, auf welche Stoffe mit entzündlicher Quaddel reagiert wird. Im ganzen fehlt es nicht an Fehlschlägen, insofern als die spezifischen Allergene doch oft therapeutisch im Stich lassen (s. oben S. 88). Für die Praxis ist das Verfahren kaum anwendbar und muß Spezialinstituten überlassen bleiben. Eine vielfach wirksame, in der Praxis leicht ausführbare, unspezifische Desensibilisierung kann man mittels des allgemein wirkenden Peptons (Witte-Pepton) erzielen. 0,5 2mal täglich per os in Wasser, zunächst 5—10 Tage lang, wirksamer intracutan in Dosen von 0,2 der 50proz. Lösung tägl. 1 Inj. bzw. gleichzeitig oral und intracutan. Man versuche auch Tuberkulininjektionen intracutan, vorausgesetzt, daß keine Tuberkulose vorliegt. Größerer therapeutischer Erfolge erfreut sich die Vernichtung der als spezifisch erkannten Allergene (z. B. Milben, Schimmelpilze) in der Umgebung des Patienten. Als radikales Mittel kommt Zimmer- bzw. Wohnungswechsel in Frage. Die psychische Einwirkung auch außerhalb der Anfälle ist nicht zu vernachlässigen: Befreiung von der Furcht vor der Wiederkehr der quälenden Empfindung!

Es ist zu unterscheiden, ob der Kranke in der anfallsfreien Zeit gar keine Erscheinungen darbietet oder ob infolge gehäufter Attacken sich ein chronisches Asthma oder eine chronische Bronchitis mit Emphysem entwickelt hat. Im ersteren Fall kommt bezüglich der Vorbeugung weiterer Anfälle und der Behandlung der Asthmaneigung folgendes in Betracht: Eine über mehrere Monate ausgedehnte und öfter, etwa 2mal im Jahre wiederholte Kalkbehandlung: Sol. Calcii chlor. crist. puriss. 20,0:200,0, 3mal täglich 1 Eßl. nach dem Essen, oder Calzan-Pulver 3mal täglich 1 Teelöffel in Wasser bei den Mahlzeiten, oder intravenöse Injektionen von Afenil oder 5% Calciumchlorid in mehrtägigen Intervallen. Auch beim akuten Anfall, besonders wenn sich derselbe länger hinzieht, bewährt sich zuweilen Afenil.

Die Jodbehandlung kommt zwar besonders bei chronischem Asthma in Betracht, ist aber auch ohne solches in der anfallsfreien Zeit zu versuchen. Dasselbe gilt von der Röntgenbehandlung und Höhensonnenbestrahlung.

Die operative Nasenbehandlung zeitigt dauernde Erfolge fast nie, kann andererseits den Reizzustand akut verschlimmern. Die örtliche Cocainisierung hyperästhetischer Punkte der Nasenschleimhaut mag versucht werden.

Die allgemeine Behandlung ist sehr wichtig. Die Überempfindlichkeit, die der Asthmaneigung zugrunde liegt, soll durch Herabsetzung der Reizbarkeit und Kräftigung der Konstitution beseitigt werden. Im ganzen ist der Asthmatiker wie ein Neurastheniker zu behandeln. Regulierung der Lebensweise, Vermeidung von Übermüdung körperlicher und geistiger Art, von unnützen Aufregungen, Sorge für Ruhepausen und Schlaf sind bedeutungsvoll. Dazu eine individuell angepaßte Hydrotherapie: laue, allmählich kühler werdende Teilwaschungen, Teilgüsse, kühle Abreibungen, Halbbäder, Duschen. Spirituöse Waschungen, trockene Reibungen und Bürstungen. Luftbäder. Mäßige Diät, Vermeiden von Exzessen, Sorge für regelmäßige Stuhlentleerung, Einschränkung übermäßigen Fleischgenusses ist bei allen Zuständen von erhöhter Reizbarkeit angebracht.

Zur Abhärtung und Nervenkräftigung dient in hohem Maße die Nacktgymnastik (Zimmerluftbad), wobei insonderheit auch die Atmungsgymnastik zu berücksichtigen ist.

Klimatisch kommt See, Waldluft und vor allem Höhenklima in Betracht (1500 m und mehr). Die Dauerwirkung des Höhenaufenthaltes, der möglichst lange, jedenfalls mehrere Monate dauern muß, ist von dem Alter des Leidens abhängig. Bei kindlichen bzw. jugendlichen Personen kann man nach langer Dauer der klimatischen Kur vollständige Heilung beobachten. Auch der Aufenthalt in den waldreichen, deutschen Mittelgebirgen ist nützlich. Ob im einzelnen Fall See- oder Waldgebirge vorzuziehen ist, kann schwer entschieden werden. Es bestehen in dieser Hinsicht große individuelle Unterschiede. Wer Wind verträgt, versuche Nordsee-Inselklima bzw. Seereise. Bei starker Reizbarkeit ist Wald bzw. Waldgebirge vorzuziehen. Staub und Überanstrengung der Lungen ist zu vermeiden, daher vorsichtige Trainierung im Bergsteigen.

Ziehen sich die Anfälle in die Länge, tritt ein neuer auf, ohne daß die Residuen des vorhergegangenen abgeklungen sind, so kommt es zu einem Zustande von chronischem, zeitweise exacerbierendem Asthma, meist mit trockner oder secernierender Bronchitis und folgeweisem Emphysem. Von Medikamenten kommt hier gleichfalls Kalk, Jod, Transpulmin, Atropin in Betracht. Letzteres kann jedoch sehr enttäuschen und bei chronischer Darreichung sehr unangenehme Nebenwirkungen haben. Dagegen ist die Wirkung des Jods in diesen Fällen oft augenfällig. Im übrigen vgl. chron. Bronchitis und Emphysem.

Rezepte.

(Asthma bronchiale.)

Tuckersches Mittel:

Atropin. sulf.	0,15
Natr. nitros.	0,6
Glycerin.	2,0
Aqu. dest. ad	15,0

Oder dafür:

Atropin. sulf.	0,03—0,05
Cocain. muriat.	
Kal. sulfur.	$\overline{aa}$ 0,3—0,5
Glycerin. puriss.	3,0
Suprarenin. hydrochl. (1:1000) ad	25,0

Verstäuben, zur Inhal.

Ephetonin-Tabl.
2—3mal tägl. $^1/_2$—1 Tablette.

Calciumverbindungen.

Sol. calcii chlorati cryst.
10,0—20,0:200,0
3mal täglich 1 Eßlöffel.
Wegen des bitteren Geschmacks evtl. mit Zucker oder Fruchtsaft.

Calcium lacticum 10:100,0
(evtl. mit Sirup)
3mal täglich 10 g (2 Teel.).

Calzan (Calcium- und Natriumlactat) in Pulver (3mal 1 Teel.) oder Tabl. (3mal 2 Tabl.).

Afenil (Calcium-Harnstoffverbindung), intravenös 5—10 ccm, sehr langsam injizieren, Wärmeempfindung durch Gefäßerweiterung.

Calcium bromatum in Amp. zu 5 ccm intravenös.

Calcipot 5—8 Tabl. tägl.
Enthält Calcium und Phosphor.

Kalzine (Merck) Gelatina steril. p. inject. + 5% $CaCl_2$.

Mugotan (Beiersdorf) Amp., intravenös.

Calcium „Sandoz“ = Calciumgluconat (gluconsaures Calcium).
Intramusk. und intraven. Amp. zu 10 ccm, jeden 2.—3. Tag.

Spasmotropin = Calcium bromatum + Traubenzucker.
Amp. zu 10 ccm, langsam injizieren, intravenös.

Emphysem.

Mit dem chronischen echten substantiellen alveolären (vesiculären) Emphysem darf die akute Lungenblähung nicht verwechselt werden. Diese ist von vorübergehender Art und entsteht durch gesteigerte Inspiration bei körperlicher Überanstrengung, bei Asthmaanfällen, durch übermäßige Exspirationstätigkeit gegen äußeren Druck (Keuchhusten, Glasbläser, Bläser). Durch übungsmäßige Wiederholung der gesteigerten Atmung (z. B. Sport) kann eine Vergrößerung der Vitalkapazität und der Residualluft erzielt werden, die im allgemeinen bei Einstellung der Beanspruchung wieder rückgängig wird und nichts mit krankhaftem Emphysem zu tun hat. Letzteres zeigt eine Verringerung der Lungenelastizität, Schwund elastischer Fasern, dauernde Erweiterung der Alveolen und Bronchien, Verödung von Lungencapillaren. Die Ursachen des Emphysems sind erfahrungsgemäß: chronische Bronchitis der kleinen und kleinsten Bronchien, das Asthma bronchiale, alle die Exspiration beschränkenden Veränderungen der Luftwege; vielleicht auch oft wiederholte Körperanstrengungen und insbesondere exspiratorische Anstrengungen bei einer vorhandenen Disposition oder Hinzutritt besonderer Bedingungen, wie Bronchitis.

Das Altersemphysem dürfte durch Abnutzung und Elastizitätsverlust bzw. Verknöcherung der Rippenknorpel zu erklären sein.

Die Symptome sind bekannt. Es ist besonders wichtig die Herabsetzung der in- und exspiratorischen Verschieblichkeit der Lungengrenzen festzustellen. Keineswegs in allen Fällen liegt die typische Faßform des Thorax vor; ja es gibt einzelne Emphyseme mit ziemlich spitzem epigastrischem Winkel und vorzugsweiser Ausdehnung des Obergeschosses der Lungen. Auch findet sich häufig bei kurzem gedrungenem Körperbau ein sehr stumpfer epigastrischer Winkel ohne Emphysem.

Die Beschwerden der Emphysematiker zeigen die verschiedensten Abstufungen und eine große Schwankungsbreite. Sie treten besonders bei Bewegungen und Anstrengungen hervor, zeigen ferner eine große Abhängigkeit von der wechselnden Stärke des meist vorhandenen Bronchialkatarrhs und im Zusammenhang damit von der Jahreszeit. Die Übergangszeiten mit ihren Niederschlägen und kalten Winden sind die den Emphysematikern gefährlichsten. Durch Anstrengungen sowie durch stärkere Sekretansammlungen mit Hustenstößen werden Anfälle von Dyspnoe ausgelöst, die sich auch in der Nacht ereignen und eine beängstigende Höhe erreichen können. Die Anfälle können mit Asthma cardiale verwechselt werden. Manche Patienten bekommen zu bestimmten Tageszeiten Anfälle, wohl durch Sekretanhäufung.

Beim Emphysem sind die Widerstände im kleinen Kreislauf teils durch die Obliteration zahlreicher Capillaren und dadurch bedingter Verengerung des Strombettes, teils durch die Verstärkung des exspiratorischen Druckes und die Verminderung der inspiratorischen Saugkraft gesteigert, so daß dem rechten Ventrikel eine erhöhte Arbeitsleistung zufällt. Es kommt zur Arbeitshypertrophie desselben, die meist schon bei der Inspektion und Palpation an der hebenden Pulsation im Scrobiculus cordis merkbar wird. Weiterhin kann sich eine Dilatation und Insuffizienz des rechten Herzens entwickeln. Die Schädigung des Herzens kann zu einem plötzlichen Exitus führen. Besteht, wie häufig, gleichzeitig Arteriosklerose, so kann auch das linke Herz hypertrophisch werden und schließlich eine Dilatation beider Herzhälften zustande kommen.

Das Zwerchfell erscheint im Röntgenbilde stark abgeflacht. Leber und Milz sind nach unten verdrängt und können außerdem durch Stauung vergrößert sein.

Therapie. Der Emphysematiker darf nicht fett sein, da durch Fettleibigkeit, namentlich die durch sie bedingte Empordrängung des Zwerchfells die Atmungsbeschwerden erheblich gesteigert werden; in ähnlichem Sinne wirkt starkes Essen, Stuhlverstopfung, Meteorismus. Von größter Wichtigkeit ist ferner die Verhütung und Behandlung des Bronchialkatarrhs (Abhärtung!) und die Erhaltung eines gesunden Gefäßsystems. In letzterer Beziehung ist vernünftige und mäßige Lebensweise von besonderem Wert.

Der Respirationsapparat soll stets in Übung erhalten werden, unter Vermeidung von übermäßigen Beanspruchungen, da der Verlust an Lungenelastizität durch Muskelkraft kompensiert werden muß. Es ist nicht gerechtfertigt, tiefe Inspirationen zu vermeiden, in der Besorgnis, die Erweiterung der Lunge dadurch zu vergrößern. Die Lunge ist in der Ruhe über die natürliche Mittellage hinaus erweitert, weil sie an Elastizität eingebüßt hat. Durch tiefe Inspiration können sogar vielleicht elastische Kräfte geweckt und eingeübt werden.

Der Verkleinerung der Lunge dienen aktive und passive exspiratorische Übungsmaßnahmen, wobei grundsätzlich zu beachten ist, daß niemals gegen einen Widerstand ausgeatmet werden darf; also bei offenem Munde und offener Stimmritze. Am einfachsten ist die bereits bei der chronischen Bronchitis beschriebene Gerhardtsche Übung: Man läßt den Kranken langsam mit geschlossenem Munde einatmen, dann mit weit geöffnetem Munde langsam und tief ausatmen und sich zugleich nach vorn neigen und mit beiden flachen, an die unteren Rippen angelegten Händen, den Thorax komprimieren. Die Neigung des Rumpfes nach vorn und unten bewirkt ein Höhersteigen des Zwerchfells. Die Kompression kann auch durch den Arzt oder Pfleger ausgeführt werden. Auf der Höhe der Exspiration wird häufig zähes Bronchialsekret gelockert und Hustenreiz erzeugt, eine natürliche Nebenwirkung. Hofbauer empfiehlt bei der Exspiration die Bauchmuskeln kräftig einzuziehen, um das Zwerchfell emporzudrängen.

Für die Praxis zweckmäßig ist der Zoberbier-Roßbachsche Atmungsstuhl.

Durch ein elastisches Korsett (Schreiber) oder nach meiner Erfahrung noch einfacher durch einen um den unteren Thoraxteil gelegte Gummibinde, die bei der Inspiration gedehnt wird, kann man der Exspiration zu Hilfe kommen.

Die komplizierteren Apparate, wie der Bogheansche elektrisch angetriebene Atmungsstuhl, Hofbauers Bauchkompressorium, das Geigel-Mayrsche Schöpfradgebläse seien hier nur kurz erwähnt.

Kirchberg hat eine manuelle mechanische Übungsbehandlung beschrieben, die am Abdomen ansetzt. Eine besondere Übungsmethode besteht darin, komprimierte Luft einzuatmen und in verdünnte Luft auszuatmen; bei der Brunsschen Unterdruckatmung findet nur das letztere statt. Zweckmäßige Apparate sind ferner der Ott-Zülzersche sowie der Spieß-Drägersche. Endlich sind die Atmungskammern, wie sie zuerst in Bad Reichenhall von v. Liebig eingerichtet wurden, zu nennen. Die Erfahrungen über die Erfolge lauten verschieden; die Dauererfolge enttäuschen jedenfalls vielfach.

Der Schwerpunkt der Atmungsgymnastik für den Emphysematiker dürfte darin bestehen, ihn zur konsequenten Ausführung der seinem Zustande angepaßten Atmung zu erziehen.

Die klimatische Behandlung ist schon wegen der Bronchitis von Bedeutung. Zuweilen erweist sich das Seeklima als sehr nützlich. Bei sehr empfindlichen Patienten kommt ein südliches, mildes Klima für die rauhe Jahreszeit in Frage. Das Höhenklima wirkt ganz verschieden auf die Emphysematiker; während es manche Patienten gar nicht vertragen, fühlen sich andere wesentlich gebessert. Die Ursache dürfte in der verschiedenen Anpassungsfähigkeit der Kranken gelegen sein. Wo diese ausreichend vorhanden ist, wird der Aufenthalt in der dünneren Luft als Übung wirken. Auch psychische Einflüsse dürften mitwirken.

Im übrigen kommt die Behandlung der chronischen Bronchitis in Betracht.

Pneumonie.

Die Pneumonie ist eine septicämische Erkrankung, die durch die Infektion der Lunge vermittelt wird. Die pathologische Anatomie zeigt uns nur einen Teil der Vorgänge; die wesentliche, für das Leben entscheidende Ergänzung bilden die serologischen, immunbiologischen Vorgänge mit ihren Wirkungen auf die Funktionen des Gefäß- und Nervensystems. Hieraus ergibt sich schon, daß eine örtliche Behandlung der Lungenentzündung nicht von wesentlichem Einfluß auf den Gang der Erkrankung sein wird.

Zur Diagnose nur einige aphoristische Bemerkungen.

Der Schmerz spricht für die Beteiligung der Pleura, deren trockene oder exsudative Entzündung die Pneumonie sehr häufig begleitet.

Bei zentralen Pneumonien können mehrere Tage lang die charakteristischen physikalischen Symptome fehlen. Zuweilen deutet dann das Zurückbleiben der befallenen Seite bei der Atmung auf die Erkrankung hin. Die Perkussion ergibt nichts oder einen leicht tympanitischen Schall; oft genug aber läßt die leiseste, besonders die bei weitem nicht hinreichend verwendete Steilfingerperkussion in solchen Fällen doch eine Dämpfung erkennen, welche durch stärkere Perkussion ausgelöscht wird. Es gibt Fälle, bei denen nach mehrtägiger Dauer die bis dahin vermißten physikalischen Symptome sich plötzlich von einem zum andern Tage in voller Ausprägung entwickeln. Man auskultiere auch die Achselhöhlen.

Das Bronchialatmen wird, wenn es sehr schwach ist, bei der unmittelbaren Auscultation besser erkannt, als bei der mittelbaren.

Der Stimmfremitus ist sehr häufig auf der Höhe der Hepatisation, namentlich wenn diese sehr ausgedehnt ist, abgeschwächt.

Es gibt einzelne Fälle, bei denen die intensive Dämpfung, das Fehlen des Fremitus, ja, des Atmungsgeräusches den Verdacht eines großen begleitenden Pleuraexsudates nahelegen, ohne daß die Probepunktion ein solches erkennen läßt. Es handelt sich hierbei um ungewöhnlich starke fibrinöse Ausschwitzung in die Lunge und auch in die Bronchien (massive Pneumonie).

Die Crepitatio indux wie redux wird nach Hustenstößen deutlicher; in unklaren Fällen auscultiere man (wie bei Lungentuberkulose) den ersten Atemzug nach einem Hustenstoß.

Die Dämpfung bei Pneumonie ist meist nur von mäßiger Stärke und oft leicht tympanitisch. Intensive Dämpfung spricht im allgemeinen für gleichzeitiges Pleuraexsudat (s. oben). Bei Emphysem ist die Dämpfung besonders schwach. Ist bei einer Pneumonie ein paravertebrales, gedämpftes Dreieck vorhanden, so spricht dies gleichfalls für gleichzeitige flüssige Pleuraausschwitzung. Der pneumonische Herd kann von vornherein durch ein Pleuraexsudat verdeckt sein, so daß man eine bloße Pleuritis vor sich zu haben glaubt. Kontinuierliche Fieberkurven, Schüttelfrost, Sputum, Herpes labialis können dann entscheiden; fehlen diese Symptome, so ist die verdeckte Pneumonie erst aus dem weiteren Verlauf zu erkennen.

Die bronchitischen Erscheinungen können so im Vordergrunde stehen, daß auch der Auswurf rein bronchitisch ist. Feuchte Haut findet sich nach Verlauf der ersten Fiebertage häufig, ohne daß dies schon auf einsetzende Krise zu deuten braucht. Wird im Verlauf des fieberhaften Stadiums ein neuer Lappen ergriffen (Wanderpneumonie), so zieht sich die Erkrankung hin und führt nicht mehr zur regulären, sondern zur protrahierten Krise (Lyse).

Ein atypischer Fieberverlauf ist häufig. Der Schüttelfrost kann ausbleiben, die Temperatur staffelförmig oder ganz regellos ansteigen (asthenische Pneumonien im Greisenalter, komplizierende Pneumonien im Verlauf anderer Infektionskrankheiten, z. B. Typhus abdominalis).

Anstatt der typischen Kontinua kann das Fieber ein remittierendes oder intermittierendes Bild zeigen, ja die Pneumonie kann ganz fieberlos verlaufen (bei Greisen, Potatoren). Sehr häufig findet sich bei den Grippepneumonien ein abnormer, remittierend-intermittierender, allmählich ansteigender Temperaturverlauf. Bekanntlich kommen auch abortive Pneumonien von 1—3tägiger Dauer zuweilen vor.

L u n g e n i n f a r k t kann durch Seitenstiche, Hustenreiz, blutiges Sputum, Fieber zu Verwechslung mit Pneumonie Anlaß geben. Liegt der Infarkt, wie dies meist der Fall ist, der Lungenoberfläche nahe, so ist er durch umschriebene Dämpfung und Knisterrasseln nachzuweisen; jedoch erreicht diese Veränderung nicht den Umfang eines Lappens. Der häufigste Sitz der Infarkte sind der rechte Mittellappen und die beiden Unterlappen. Das blutige Sputum unterscheidet sich von dem pneumonischen dadurch, daß es nicht rostbraun, sondern tiefer braun, zuweilen auch ziemlich hell rosafarbig und nicht so klebrig und zähe ist.

Ungünstige Zeichen sind, abgesehen von eintretenden Komplikationen: begleitender Ikterus (biliöse Pneumonie), Kollaps, starker Meteorismus (eventuell mit Singultus), Meningismus, schlecht akzentuierter zweiter Pulmonal- oder Aortenton, frequenter, kleiner, schlecht gespannter Puls. Der Puls bei der genuinen Pneumonie soll voll und gut gespannt und relativ wenig beschleunigt sein. Steigerung der Frequenz über 120 ist schon bedenklich. Ebenso das Auftreten von Arhythmien oder gar Galopprhythmus. Oberlappenpneumonien pflegen einen schwereren Verlauf zu nehmen als Unterlappenpneumonien: das gleiche gilt von Wanderpneumonie. Je länger das Fieber sich über den 8. Tag hinzieht, desto bedenklicher wird die Prognose. Rückfälle in dem Sinne, daß einige Tage nach der kritischen Entfieberung in dem befallenen oder einem anderen Lappen erneute Erscheinungen auftreten, sind stets mit Mißtrauen anzusehen; es kann zur baldigen definitiven Krise oder Lyse kommen, es kann sich aber auch um Komplikationen (Absceßbildung, Empyem) oder käsige Pneumonie handeln. Die sog. asthenische Pneumonie ist stets ernster zu nehmen als die typische Form. Es kommen Epidemien von besonders bösartiger Pneumonie vor, ebenso Grippe-Epidemien mit besonderer Neigung zu schweren Pneumonien.

Pneumonie bei Schwangerschaft löst fast stets Abort aus und gefährdet das Leben um so mehr, je vorgeschrittener die Gravidität ist. Lungenentzündungen bei Phthisikern verlaufen sehr verschieden. Die Gefahr, daß Verkäsung eintritt oder daß die Phthise ungünstig beeinflußt wird, besteht immer. Anderseits kann bei passiven, in einem nicht befallenen Teil der Lunge gelegenen Herden die Pneumonie ohne jeden Schaden und, ohne Residuen zu hinterlassen, ablaufen.

Durch die Pneumokokkenseptikämie können Herz und Gefäße, Meningen (Meningismus, Meningitis serosa, purulenta), Mittelohr (evtl. von einer die Pneumonie komplizierenden Angina und Pharyngitis aus), Magen-Darmkanal, Leber (Ikterus, wohl meist hämolytisch, aber auch katarrhalisch bedingt), Bauchfell (seltene eitrige Peritonitis), Gelenke (seröse, eitrige Entzündungen), Nerven (Neuritis) beteiligt werden. Nephritis kommt ziemlich selten vor.

Die verzögerte Resolution kann mit einer tuberkulös-exsudativen Lungenerkrankung verwechselt werden; zuweilen ist es erst nach längerer Beobachtung möglich, eine sichere Entscheidung zu treffen. Neben anderen Momenten ist besonders der Fieberverlauf zu beachten. Auch von vornherein kann eine tuberkulöse Pneumonie eine genuine vortäuschen (Fieberverlauf!).

Therapie. Bei der Beurteilung und Behandlung der Pneumonie ist dem Herzen und Puls die größte Beachtung zu schenken. Man achte auf Frequenz, Füllung und Spannung des Pulses, auf Reinheit und Akzentuierung der Herztöne, besonders der diastolischen Töne von Aorta und Pulmonalis.

Die Gefahr liegt außer in Komplikationen in der lähmenden Wirkung auf das Herz und den Gefäßtonus. Sehr wichtig ist die Hygiene des Krankenzimmers. Es ist für einen freien Luftraum rings um das Bett sowie für gute Lüftung zu sorgen. Wo zwei Zimmer zur Verfügung stehen, wechsle man das Krankenzimmer öfter. Im Krankensaal muß der Pneumoniker den luftigsten Platz haben und darf nicht durch dicht herangerückte Nachbarbetten beengt werden. Man führe reichlich Flüssigkeit in kleinen Einzelmengen zu: Wasser evtl. mit Fruchtsäften, Milch, Kaffee, Tee. Ferner kühlende erfrischende Speisen, Obst, Kompott, Gelees, Breikost, Ei, evtl. Fleischbrühe. Kein Fleisch, das auch meist vom Kranken abgelehnt wird. Eine starke Ernährung ist während des fieberhaften Höhestadiums durchaus nicht angebracht. Gegen kleine Alkoholgaben ist, zumal bei den an Alkoholgenuß Gewöhnten, nichts einzuwenden. Auch während der Nacht, die meist zum Teil schlaflos verbracht wird, ist des öfteren Flüssigkeit zu reichen. Eine örtliche Behandlung der Lungen ist von geringem Wert, da die Allgemeininfektion entscheidend ist. Immerhin können trockene oder auch blutige Schröpfköpfe an Brust und Rücken auf Schmerz und Atemnot, vielleicht auch die begleitende Bronchitis einen günstigen Einfluß ausüben. Besonders ist vor der Eisblase und gewechselten kalten Umschlägen zu warnen. Kalte Bäder sind zu widerraten, dagegen empfehlen sich mehrfach täglich ausgeführte kühle Waschungen des ganzen Körpers, evtl. mit nachfolgenden spirituösen Abreibungen. Ebenso Kopfkühlung (Eisblase, kalte Stirnumschläge). Für das Lösungsstadium mögen feuchte, nicht beengende Einwicklungen der Brust, die morgens, mittags und abends gewechselt werden, in Anwendung kommen. Die Mundpflege ist wichtig: Spülungen und Waschungen mit verdünntem Kölnischen Wasser, Aqua menthae, Kamillen- und Salbeitee, Kamillosan.

Die spezifischen Behandlungsversuche haben bisher entscheidende Erfolge nicht gezeitigt. Die Optochinwirkung ist nicht so eklatant, wie man sie nach den bakteriologischen Versuchen erwarten durfte. Wenn überhaupt, so sollte man das Mittel schon in den beiden ersten Krankheitstagen anwenden. Das Fieber wird häufig gemildert, die Kurve senkt sich zu einer lytischen Entfieberung, das Krankheitsbild kann eine mildere Form annehmen, aber immerhin findet eine Beeinflussung der Mortalität kaum statt. Wie es scheint, können die Pneumokokken optochinfest werden.

Man verordnet Optochinum basicum 5mal täglich 0,1—0,2 mit Milch. Bei vorsichtiger Dosierung ist eine schädigende Wirkung auf das Sehvermögen unwahrscheinlich. Sobald Augenflimmern oder Ohrensausen auftritt, ist die Medikation auszusetzen. Immerhin sind die Vorteile der Behandlung zu gering, um die Gefahr einer Sehnervenschädigung dagegen einzutauschen. Vom Eucupin gilt ungefähr das gleiche. Es scheint fast, daß die klinische Wirkung dieser Mittel sich in der Hauptsache auf eine Antipyrese beschränkt.

Die alte Chinintherapie sucht der Optochinbehandlung den Rang streitig zu machen und hat neuerdings zunehmend Fürsprecher gefunden. Die Darreichung des Chinins wird in folgender Weise empfohlen:

Chinin. bihydrochloricum carbamidatum in 25proz. Lösung; 1,0 intravenös pro dosi.

Solvochin (schwach alkalisierte Lösung, nicht schmerzhaft); täglich einmal 2 ccm = 0,5 g Chinin, an drei aufeinanderfolgenden Tagen, intramuskulär.

Transpulmin (Chinin und Campher in öliger Lösung), in Amp., intramusk. Tägl. 1—2 ccm (1 ccm enthält 0,03 Chin. bas.).

Die Chininbehandlung soll möglichst in den ersten 3 Tagen der Pneumonie einsetzen.

Man hat auch behufs innerer Desinfektion zur Anwendung kolloidaler Silberpräparate, intravenöser Sublimatinjektionen, Injektionen von Salvarsan, Urotropin u. a. m. gegriffen, Versuche, vor denen nur zu warnen ist.

Auch der Campherbehandlung hat man über ihre excitierende Wirkung hinaus einen spezifischen Einfluß zugeschrieben, von dem ich mich nicht habe überzeugen können (Depotinjektionen von Campheröl, Campherräucherungen).

Eine Autovaccinbehandlung der Pneumonie erscheint bei dem schnellen und akuten Verlauf dieser Krankheit als wenig aussichtsvoll.

Die Serumtherapie hat einen neuen Anstoß erhalten durch die für die Pathogenese der Pneumonie bedeutungsvollen Untersuchungen über die verschiedenen Typen der Pneumokokken (Neufeld). Jeder Pneumokokkentypus wird nur durch das aus den Angehörigen seiner Gruppe hergestellte Immunserum beeinflußt. Man muß daher jeden Fall von Pneumonie möglichst früh „typisieren“, was durch den Mäuseversuch geschieht. Da diese Behandlungsmethode sich noch in den Anfängen befindet und nur an Kliniken ausführbar, auch bezüglich ihrer Erfolge noch strittig ist, möge dieser kurze Hinweis genügen. Wichtig ist auch hierbei die möglichst frühzeitige Inangriffnahme der Therapie. Die Wirkung der Serumtherapie erstreckt sich nicht auf den anatomischen Verlauf, sondern ist eine immunbiologisch entgiftende, die an sich zu Hoffnungen berechtigen sollte.

Jede sonstige Serumtherapie der Pneumonie kann nur als unspezifische gelten. Ihre Erfolge sind nicht so, daß ihr eine Bedeutung zugesprochen werden kann. Das gleiche gilt von der Proteinkörpertherapie.

Rekonvaleszentenserum, das gleichfalls gerühmt wird, ist so schwer zu beschaffen, daß es als allgemeine Behandlungsmethode nicht in Frage kommt.

Antipyretische Mittel sind, von Chinin abgesehen, zu vermeiden. Falls exzessive Temperaturen das Allgemeinbefinden sehr stark belästigen (Unruhe, Benommenheit, Appetitlosigkeit), ist die Verordnung von mehrfachen Gaben von 0,1 Pyramidon statthaft.

Bei Atemnot werden Sauerstoffatmungen meist angenehm empfunden, jedoch ist darauf zu halten, daß das Gas nicht zu kalt eingeatmet wird; daher nicht die Maske aufsetzen, sondern nur in die

Nähe des Gesichts halten! Die Sauerstoffatmung kann mit der Inhalation von Glycirenan (Adrenalinpräparat) verbunden werden. Ausgezeichnet bewährt sich für die Milderung der Atemnot Lobelin (in subcutanen Injektionen, bis 3mal täglich, fertige Ampullen zu 0,003 und 0,01).

Bei der Unruhe, die vielfach den Kranken befällt, ist die sedative Behandlung nicht zu umgehen. Man versuche zunächst durch zweckmäßige Lagerung, Kopfkühlung, kühle Waschungen des Körpers, kühlendes Getränk, feuchte Umschläge auf den Unterleib oder um die Unterschenkel, durch die erwähnten kleinen Pyramidondosen zu wirken. Ist dies erfolglos, so verordne man gegen die Schlaflosigkeit Brom, Schlafmittel, z. B. Adalin in warmer Lösung, Opiate.

Bei sehr starkem Hustenreiz, der sich in gehäuften trockenen Hustenstößen äußert, bei erheblichen Schmerzen, bei unruhigem Hin- und Herwerfen (der sog. Jactatio), das sich bis zur Bettflucht steigern kann, ist Morphium, Codein, Pantopon usw. angebracht, Mittel, die man mit Campher, Coffein, Strychnin, Lobelin verbinden kann. Die narkotischen Mittel in vorsichtiger Dosierung, unter diesen Umständen verabreicht (auch per injectionem) schwächen das Herz nicht, sondern üben durch die Beruhigung einen schonenden und kräftigenden Einfluß aus.

Bei den Delirien der Potatoren empfiehlt sich Chloralhydrat (mit gleichzeitigem Campher- usw. Dosen) oder das hier sehr brauchbare Paraldehyd.

Um die Abwehrkräfte des Organismus zu unterstützen, ist von Anfang an eine Herz- und gefäßtonisierende Behandlung: Kaffee, Tee, Coffein und besonders Campher anzuwenden. Digitalis von Anfang an zu geben dürfte kaum begründet sein, da dieses Mittel auf das gesunde Herz, im Sinne einer gesteigerten Arbeitsleistung, nicht wirkt. Es wäre immerhin möglich, daß eine Speicherung stattfindet, die bei den ersten Erscheinungen von Herzschwäche zur Wirkung gelangt. Ist von vornherein eine Kreislaufschwäche vorhanden, so verordne man kleine oder mittlere Dosen sofort bis zur Entfieberung. Bei intaktem Kreislauf kann man etwa vom 4. bis 5. Krankheitstage an Digitalis verordnen oder halte wenigstens zur Krise ein injizierbares Digitalispräparat sowie Coffeinum natrio-benzoicum (subcutan, intramuskulär oder intravenös) und Campher- bzw. campherähnliche Präparate (Cardiazol, Koramin), auch Strychnin bereit, um für den Fall eines Kollapses gerüstet zu sein. Tritt Kreislaufschwäche ein, so spare man nicht mit den Dosen und wiederhole evtl. halb- bis viertelstündlich die Injektionen. Digiparat, Digalen intravenös. Man denke auch an Adrenalin bzw. Suprarenin (1 : 1000, $^1/_2$—1 ccm subcutan, evtl. intravenös, sehr langsam injizieren!) mehrfach täglich. Wegen der flüchtigen Wirkung des Mittels kann man es mit Vorteil in der Form einer subcutanen Dauerinfusion, 1,0 Suprarenin (1 : 1000) auf 50 ccm Normosallösung, anwenden, langsam einlaufen lassen, etwa 15—25 ccm in der Stunde; evtl. unter Zusatz von Cardiazollösung 1 ccm und 2 mg Strychnin (Leschke). Oder: Ephetonin, dessen Wirkung länger andauert, peroral $^1/_2$—$^3/_4$ Tabl. mehrfach täglich, evtl. $^1/_2$ Ampulle = 0,0025 Ephetonin intramuskulär. Strychnin. nitr. 0,001—0,002—0,003 pro dosi, 2—3mal täglich subcutan (Max.-Dos. pro die 0,01) bzw. intravenös in Traubenzucker- oder Calorose-Lösung 2—3mal täglich 1—3 mg; Strophanthin intravenös 0,0002—0,0005, 1—2mal täglich, aber nicht bei gleichzeitigem Digitalisgebrauch. Auch Traubenzucker oder Calorose allein intravenös (in Ampullen vorrätig). Innerlich Kaffee, Alkohol, Sekt.

Beim Herz- bzw. Vasomotorenkollaps, wie er besonders während der Krise droht, müssen die Herz- und Vasotonica in dreisten Dosen dargereicht werden, die Lebensgefahr erheischt ganze Arbeit. Sehr große Campherdosen können freilich, was man wissen muß, Erregungszustände auslösen. Verordnungen s. bei „Kreislauforgane" (S. 142 f.).

Bei auftretender Cyanose Aderlaß (Venaepunctio) von 300—600 ccm Blut, evtl. öfter wiederholt. Dreiste Blutentziehungen können unter Umständen lebensrettend wirken, so bei drohendem Lungenödem, zugleich mit intravenöser Digaleninjektion (3—5 ccm!) oder Strophanthininjektion. Auch die in der Kinderpraxis so hervorragend wirksame Senfteigapplikation kann bei Erwachsenen versucht werden (Umlegen eines mit Brei, in dem 2—3 Tropfen Senföl verrührt sind, bestrichenen Tuches).

Reichliche Flüssigkeitszufuhr bei der Krise.

Während der Resolution Expektorantien (Senega usw.). Feuchte Packungen. Die in manchen Fällen verzögerte Resolution ist schwer zu beeinflussen; die Ursachen sind nicht klar; in manchen Fällen scheint eine alte pleuritische Schwarte mitwirkend zu sein. Am wichtigsten ist die Hebung des Allgemeinbefindens und der Herzkraft; daneben sind hyperämisierende, feucht-warme Packungen, Hitzeanwendungen (z. B. Bestrahlungen), Jodeinpinselungen, auch innerer Jodgebrauch zu verordnen; Injektionen von Novoprotein scheinen die Resolution zu beschleunigen. Die verzögerte Resolution erweckt zuweilen zu Unrecht den Verdacht auf Übergang in Tuberkulose; sie kann sich sehr lange hinziehen, um schließlich doch zur Heilung zu führen.

Besteht nach der Krise noch bluthaltiges Sputum und wenn auch geringe Temperatursteigerung, so ist an tuberkulöse oder eitrige Prozesse zu denken: Bildung von Abscessen, Bronchiektasien, dissoziierende Nekrosen, Empyem; das Sputum ist auf elastische Fasern und Tuberkelbacillen zu untersuchen (bzw. der Kehlkopfabstrich, vgl. S. 113); die Röntgendurchleuchtung zu Hilfe zu nehmen. Die Therapie ist dementsprechend einzurichten.

Zuweilen fehlt die Resolution ganz und es kommt zur fibrösen Umwandlung des hepatisierten Lungengewebes mit Bronchiektasien (siehe dort).

Bronchopneumonie ist nach den Grundsätzen der Pneumonie zu behandeln.

Pleuritis.

Probepunktionen sind bei akut ansteigenden Exsudaten möglichst zu vermeiden, weil sie immerhin eine Reizung bedingen, welche die Entzündung steigern kann. Liegt der Fall klar, so ist überhaupt die

Punktion überflüssig; sie sollte nur ausgeführt werden, wenn es darauf ankommt, die Beschaffenheit der Flüssigkeit näher festzustellen.

Bei jedem Falle von exsudativer Pleuritis suche man die Ätiologie zu ermitteln und versäume nicht, sorgfältig auf Tuberkulose zu untersuchen, auch nach erfolgter Resorption des Exsudats. Verdächtig ist in dieser Hinsicht ein hoher Lymphocytengehalt der Flüssigkeit. Man denke daran, daß Pleuritis durch subphrenisch gelegene Entzündungen bedingt sein kann.

Hämorrhagische Exsudate finden sich bei Tuberkulose, bei malignen Tumoren (carcinomatöse Pleuritis), bei Lebercirrhose, Aortenaneurysma, Pneumonie und embolischem Lungeninfarkt, auch gelegentlich bei ganz gutartigen Pleuritiden ohne erkennbaren Grund.

Doppelseitige Exsudate treffen wir bei der sog. Polyserositis, die bei Gelenkrheumatismus oder als Ausdruck einer Tuberkulose der serösen Häute vorkommt, an. Gegenüber Hydrothorax (Transsudat) kommt differentialdiagnostisch in Betracht das Fehlen von allgemeinem Hydrops, von Herzinsuffizienz, das Vorhandensein von Entzündungssymptomen (Schmerz, Fieber usw.), evtl. die Beschaffenheit der Flüssigkeit (spezifisches Gewicht, Zellengehalt, Rivaltasche Essigsäureprobe).

Hinsichtlich der Tuberkulose ist bei der Deutung des Untersuchungsbefundes an der gleichliegenden Lungenspitze Vorsicht geboten. Schallabschwächung, verändertes Atmungsgeräusch, Knistergeräusche können durch die Lungenkompression bedingt sein.

Therapie. Allgemeine Maßnahmen. Die trockne wie seröse Pleuritis hat eine ausgesprochene Selbstheilungstendenz. Man unterstütze diese durch Ruhe, Herabsetzung des Hustenreizes evtl. mittels Dicodid und ähnlicher Mittel, Untersagen des Sprechens, besonders des Lautsprechens, zweckmäßige Lagerung, evtl. ruhigstellenden Heftpflaster-Druckverband, feucht-warme Packung (Hyperämiebehandlung), Diaphorese. Der Flüssigkeitserguß verschwindet, wenn die Entzündung heilt: die immer noch vielfach geübte Verordnung von diuretischen Mitteln ist daher völlig zwecklos. Vielleicht wirken die Salicylate günstig auf die Pleuritis ein (Natr. salicyl., Aspirin, ferner Antipyrin, Melubrin). Das Nachlassen der Entzündung wird merklich durch die Verringerung oder das Verschwinden des Fiebers und die eintretende Resorption. Letztere erkennt man an der Verkleinerung der Dämpfung, an dem oft zu beobachtenden Auftreten von Reibegeräuschen in dem oberen Teile der bisherigen Dämpfung, an der Zunahme der Menge des Urins und dem Steigen der Konzentration desselben (erhöhte Kochsalzausscheidung). Vor allen Dingen muß der Kranke Ruhe halten, bis die entzündlichen Erscheinungen völlig beseitigt sind und die Resorption vollendet oder nahezu vollendet ist. Zu frühes Aufstehen oder gar Ausgehen, Ausfahren oder Reisen facht die Entzündung an und kann die Heilungsvorgänge zum Stillstand bringen, so daß die Erkrankung chronisch wird. Man schicke die Pleuritiker auch nicht zu früh nach dem Überstehen der Krankheit in Kurorte, wodurch in der Praxis nicht allzu selten geschadet wird, und lasse nicht zu früh mit Atmungsübungen beginnen. Man beachte bezüglich der

Beurteilung der Heilung, daß der letzte Rest der Ausschwitzung lateralwärts zu suchen ist. Für die trockne Pleuritis gilt das gleiche Verfahren.

Spezielle Maßnahmen. Die zuweilen noch anzutreffende Verordnung einer Eisblase als schmerzlinderndes Mittel kann nicht gebilligt werden, wenn auch manche Patienten angeben, daß ihnen diese angenehmer sei als der warme oder hydropathische Umschlag. Jodtinkturpinselungen oder die Kapessersche Grünseifenbehandlung (der Rücken wird auf der kranken Seite mit Sapo viridis eingerieben, welche nach $^1/_2$ Stunde mit warmem Wasser entfernt wird; die Behandlung kann auch in Form einer richtigen Schmierkur mit wechselnder Einreibungsfläche ausgeführt werden) sind sowohl bei trockner wie bei exsudativer Pleuritis besonders bei verzögerter Aufsaugung zu empfehlen. Anstatt der Kaliseife wird jetzt vielfach Terpestrol- oder Sudianseife verwendet. Ersteres ist eine Terpentinöl enthaltende Seife die ähnlich wie bei einer Quecksilberschmierkur eingerieben wird. Die Sudianseife ist eine schwach alkalische, Schwefel enthaltende Seife. Auch die Bestrahlung mit Höhensonne oder Blaulicht ist heranzuziehen.

Bleibt die Resorption aus, so kommt die Entlastung durch teilweise Entleerung des Exsudats in Betracht. Wie lange man damit warten soll, hängt von den besonderen Umständen ab. Im allgemeinen soll man nicht punktieren, solange noch Entzündung besteht.

Ehe man zur Punktion schreitet, kann man noch die erwähnte Seifenbehandlung oder eine Karellsche Milchkur versuchen. Krause und Garré empfehlen diese in folgender Form: Am 1. Tag 300 ccm, am 2. 400 ccm, am 3. 500 ccm Milch mit Zwieback oder alter Semmel, sodann gemischte Kost und evtl. nach 8 Tagen Wiederholung der Kur, die eine Durst- und Hungerkur ist. Zur Beförderung der Aufsaugung dienen: Diathermie, trockne Schröpfköpfe, Einpinselungen mit Jodtinktur, Bestrahlungen mit Höhensonne, Novoproteininjektionen. Auch die Massage der Intercostalräume dürfte in dieser Beziehung günstig wirken. Man versuche ferner intravenöse 5—10 prozentige NaCl-Injektionen.

Handelt es sich um ein seröses Pleuraexsudat bei bestehender Lungentuberkulose, so ist weder das diaphoretische Verfahren noch die Salicylbehandlung am Platze. Die ausbleibende Resorption bildet in diesen Fällen nur dann eine Anzeige für die Entleerung durch Punktion, wenn das Exsudat sehr groß ist; auch entleere man nur mäßige Mengen.

Bestehen größere Exsudate längere Zeit, so treten in der atelektatischen Lunge Schrumpfungsprozesse ein; dazu kommen nach schließlicher Aufsaugung umfangreiche Verwachsungen der Pleurablätter. Dicke, schwartige Massen (Pleuritis deformans), welche das Mediastinum und Herz stark verziehen und die Atmung beschränken, sowie umfangreiche doppelseitige Pleuraverwachsungen können zu Hypertrophie und Dilatation des rechten Ventrikels und schließlicher Herzinsuffizienz führen. Außerdem bedingen große Ausschwitzungen die Gefahr eines plötzlichen Todes. Anderseits soll man die Punktion im Stadium des akuten Ansteigens vermeiden. So ergeben sich die bekannten Regeln, daß man Exsudate von solcher Größe, daß die Dämpfung vorn den 3. Intercostalraum erreicht, unter allen Umständen punktiert, mäßig große Exsudate dann, wenn sie nach 3 Wochen noch keine Aufsaugung erkennen lassen, akut ansteigende Ergüsse, wenn sie bedrohliche Atemnot erzeugen. Man beachte die Verdrängung des Herzens, des Mediastinums, der Trachea.

Zuweilen wirkt die Entleerung kleiner Mengen (10—50 ccm) resorptionsbefördernd. Im allgemeinen läßt man 1000, 1200—1500 ccm abfließen. Auf die Technik ist hier nicht näher einzugehen. Saugapparate sind im allgemeinen entbehrlich. Man versäume nicht, auch wenn man in den vorhergehenden Tagen bereits eine Probepunktion ausgeführt hat, eine solche unmittelbar vor der Paracentese zu wiederholen. Es ist empfohlen worden, die abgelassene Flüssigkeit durch Stickstoff oder Luft zu ersetzen. Der Vorteil dieses Verfahrens liegt darin, daß man größere Exsudatmengen entfernen kann, ohne daß die Gefahr einer zu plötzlichen Entfaltung der Lunge auftritt, und daß die Pleurablätter nicht sofort miteinander in Berührung treten. Die Methode dürfte aber nur angebracht sein, wenn starker Verdacht besteht, daß die Lunge der erkrankten Seite tuberkulös erkrankt ist. Mehrfache Röntgendurchleuchtung während der Behandlung der Pleuritis ist in dieser Hinsicht wichtig. In jedem Falle warte man mit dem Gaseinlaß bis in die späteren Stadien der Pleuritis. Nach der Paracentese ist große Ruhe, evtl. ein Exzitans erforderlich. Ein Heftpflaster-Druckverband zur Ruhigstellung der punktierten Seite kann nützlich sein.

Ein hämorrhagisches Exsudat läßt man möglichst unberührt und punktiert es nur, falls es Atemnot erregt, und nicht zu ausgiebig, um Nachblutungen zu verhüten. Jedoch habe ich auch nach mehrfachen Punktionen das häm. Exsudat zur Heilung kommen sehen.

Die Bedeutung der Röntgendurchleuchtung für die Diagnose, Beurteilung und Behandlung der exsudativen Pleuritis wird jetzt vielfach übertrieben. Jedoch kann sie herangezogen werden, um zu entscheiden, ob Heilung eingetreten oder noch ein sonst nicht erkennbarer Rest von Exsudat vorhanden ist, ob Adhäsionsstränge, z. B. am Zwerchfell, zurückgeblieben sind, ob Lungentuberkulose besteht.

Um nach dem Ablauf der Erkrankung die komprimiert gewesenen Lungenteile wieder zur Entfaltung zu bringen, wendet man Atmungsgymnastik an. Mit dieser darf aber erst nach völligem Verschwinden der entzündlichen Erscheinungen begonnen werden, und zwar zunächst vorsichtig, mit allmählicher Steigerung. Man läßt mehrfach am Tage vertiefte In- und Exspirationen ausführen (die Inspiration bei geschlossenem, die Exspiration bei geöffnetem Munde). Um die Atmung vorzugsweise auf die kranke Seite wirken zu lassen, läßt man den Kranken sich auf die gesunde Seite legen, wobei er zur Entlastung den Arm der kranken Seite auf den Kopf legt oder den oberen Rand der Kopflehne des Bettes umfaßt. Hofbauer empfiehlt im Gegensatz hierzu die Lagerung auf die kranke Seite, weil auf der Liegeseite das Zwerchfell in die Höhe gedrängt wird und daher größere Atmungsausschläge macht. Es empfiehlt sich, in beiden Lagerungen abwechselnd

Übungen machen zu lassen, zunächst nur für einige Minuten mehrfach täglich. Man kann die Atmung der kranken Seite auch dadurch verstärken, daß man bei den Übungen die gesunde Brusthälfte mit den Händen zusammendrückt. Um diese Wirkung zu einer mehr dauernden zu machen, kann man die gesunde Seite mit einem Heftpflaster-Druckverband versehen. Auch Kompressorien sind angegeben worden.

Auf die Ätiologie und Diagnose des Empyems ist hier nicht einzugehen. Man beachte, daß für die Probepunktion eine nicht zu dünne Hohlnadel zu nehmen ist. Zuweilen punktiert man eine trübseröse Flüssigkeit, die reichlich Leukocyten enthält; in solchen Fällen handelt es sich gewöhnlich um eine serös-eitrige sedimentierte Flüssigkeit, aus welcher weiterhin ein richtiges Empyem wird; aber diese Entwicklung kann auch ausbleiben und Resorption eintreten. Interlobäre Empyeme sind kaum mit Sicherheit zu diagnostizieren; man nehme bei hierauf verdächtigen Fällen die Röntgendurchleuchtung zu Hilfe.

In neuerer Zeit ist die Frage der Entleerung, ob Rippenresektion, ob Heberdrainage usw., viel diskutiert worden. In Fällen von allgemeiner oder Herzschwäche, oder wenn es sich um Empyeme bei noch bestehender Pneumonie handelt, wird man zunächst eine ergiebige Punktion vornehmen und die Rippenresektion auf eine spätere Zeit mit besseren Bedingungen verschieben. Die Bülausche Heberdrainage kann sehr günstig wirken, ist aber langwierig und erfordert eine genaue Beherrschung der Technik. Es kommt vor, daß sie nach längerer Anwendung nicht zum Ziele führt und dann doch noch die Rippenresektion erforderlich wird.

Ein Vorteil des Schnittes bzw. der Rippenresektion gegenüber der Punktionsdrainage besteht darin, daß die Bildung fibrinöser Stränge und Schwarten, welche der Ausdehnungsfähigkeit der Lunge hinderlich sind und später zu schweren Schrumpfungen führen, viel weniger leicht zustande kommt. Bei Strepto- und Staphylokokkenempyem ist daher, wenn es der Allgemeinzustand irgendwie gestattet, möglichst bald jene eingreifendere Methode anzuwenden.

Eine Verbesserung des Bülau-Verfahrens besteht in der Daueraspiration von Perthes, die aber nur im klinischen Betrieb ausführbar ist.

Auch die Verbindung der Punktion mit Pneumothorax wird empfohlen. Vor allem ist die Spülung mit Rivanol bzw. Preglscher Jodlösung (Septojod) in Anwendung gezogen worden, ein, wie es scheint, sehr aussichtsreiches Verfahren. Nach Entfernung des Manderins wird möglichst viel Eiter entleert und der Pleuraraum gespült, die Spülflüssigkeit dann mittels Heberwirkung entleert, bis sie mehr oder weniger klar ist.

Das tuberkulöse Empyem wird am besten unberührt gelassen, falls es nicht mischinfiziert ist oder wegen seiner Größe entleert werden muß. Unter Umständen kommt die Thorakoplastik in Betracht (s. Lungentuberkulose).

Der subphrenische Absceß ist chirurgisch zu behandeln.

Lungenembolie.

Die aus einer peripherischen Thrombose oder dem rechten Herzen erfolgende Embolisierung eines Astes der Lungenarterie ist von mehr oder weniger stürmischen Erscheinungen begleitet, je nach der Weite des verstopften Gefäßes. Plötzliche Bruststiche mit Atemnot, Herzschwäche, Blutauswurf, der sich oft erst spät einstellt oder ganz fehlt, bilden die wesentlichen Erscheinungen. Pneumonische Entzündung und Pleuritis kann sich hinzugesellen (vgl. Pneumonie); bei infizierten Thromben auch Lungenabsceß und Lungengangrän.

In erster Linie ist für körperliche und seelische Ruhe zu sorgen. Man stelle keine umständlichen und anstrengenden Untersuchungen an; es kommt zunächst nicht darauf an, ob man den genauen Sitz der Embolie feststellt. Man halte dem Kranken auch nicht sofort einen Vortrag darüber, daß ein Blutgerinnsel in die Lunge gegangen sei u. dgl. Gegen Atemnot, Hustenreiz und Stiche Morphium, Codein usw., gegen Kreislaufschwäche Campher (bzw. Cardiazol, evtl. in der Kombination Cardiazol-Dicodid). Digitalis ist im allgemeinen nicht nötig. Handelt es sich um Herzinsuffizienz mit Herzthrombenbildung, so setze man sogar, falls der Patient unter Digitalisgebrauch stand, dieses Mittel zunächst ab. Ruhige und zugleich bequeme Lagerung des Patienten (in erhöhter Rückenlage) und der etwa thrombosierten Extremität oder des Beckens ist von größter Wichtigkeit, um der Gefahr weiterer Embolien vorzubeugen. Die gesamte Krankenpflege (Sorge für Bedürfnisse!) ist geschickt und sachverständig auszuführen. Keine Anstrengung beim Stuhlgang! Der Kranke soll möglichst mehrere Tage lang nicht umgebettet werden. Für Schlaf ist am besten durch Narkotica (Pantopon usw.) zu sorgen. Die Ernährung soll gering und sehr leicht sein. Bei großer Atemnot empfiehlt sich Lobelin; Steigerung der Morphiumgabe mit Atropin. Sauerstoffatmung kann versucht werden, jedoch ist der Kranke nicht sofort zu anstrengenden vertieften Atmungen anzutreiben. Bei starker Cyanose kann eine Venae punctio versucht werden. Etwaige Pneumonie und Pleuritis ist in bekannter Weise zu behandeln. Der Patient ist noch wochenlang sehr ruhig zu halten. Man lasse ihn weiterhin nicht zu früh aufstehen, sorge dafür, daß er durch häufiges Tiefatmen die Lungen lüftet und führe alle nötigen Untersuchungen mit Schonung aus.

Bronchiektasien.

Die Therapie der Bronchiektasien kann, wenn die Diagnose früh genug gestellt wird, von Erfolg sein. Sie ist für die diffuse und für die lokalisierte Form (nach Pleuropneumonie mit folgweiser Schrumpfung), für die fötide und nichtfötide die gleiche und wird im ganzen in derselben Weise ausgeführt wie bei der chronischen eitrigen Bronchitis. Gute Lüftung und Erhaltung des Kräftezustandes durch reichliche Ernährung. Keine dauernde Bettlage. Häufige Entleerung des Sputums. Keine Narkotica, es sei denn in so schwachen Dosen, daß sie den übermäßigen Hustenreiz mildern, ohne die Expektoration einzuschränken. Anwendung der bei der chronischen Bronchitis erwähnten Lagerungen. Zuweilen kommen die Patienten selbst darauf, sich mit dem Oberkörper aus dem Bett heraus auf einen Stuhl zu stützen, um die Entleerung des Sekretes zu fördern (Quinckesche Lagerung). Die Oleosa-Balsamica müssen in ihren verschiedenen Formen lange Zeit hindurch und oft wiederholt angewendet werden:

Terpentin, Perubalsam innerlich, Terpichin, Supersan, Transpulmin in Injektionen, Inhalationen von Terpentin, Eucalyptusöl usw.

Rp. Ol. Eucalypt.
Ol. Pini pumil. $\overline{aa}$ 15,0
Ol. Lavand. gutt. X
12 Tr. zu heißem Wasser. Zur Inhalation.

Endojodin(Jodisan)injektionen (subcutan und intramuskulär). Auch die Jodipinfüllung des Bronchialbaumes ist empfohlen worden. Ferner intravenöse Injektion von 2—5 ccm 5proz. Yatrenlösung. Yatren-Caseosan intramuskulär. Bei sehr reichlicher Eitersekretion kann auch ein eintrocknendes Verfahren von Nutzen sein: Durstkur; Bekämpfung des Durstgefühls durch Injektionen von Neu-Cesol; Darreichung von NaCl oder intravenöse hypertonische NaCl-Injektionen. Andererseits ist kochsalzfreie Diät (auch als Rohkost) behufs Verminderung der Auswurfsmenge neuerdings empfohlen worden. Endlich ist, wie bei Lungengangrän, Neosalvarsan versucht worden.

Bei fötidem Sputum soll der Kranke durch aromatische Mundspülungen (Menthol, verdünntes Kölnisches Wasser) die Mundhöhle erfrischen. Stomachica können erforderlich sein, um den Appetit und die bei diesem Leiden mit seinem entkräftenden Säfteverlust wichtige Ernährung aufrechtzuerhalten. Auch ist stets an die Herztätigkeit zu denken, die oft nachläßt und die Anwendung von Herzmitteln erfordert. Die Lüftung ist, wie bemerkt, von größter Wichtigkeit und muß Tag und Nacht in ausgiebigstem Maße geschehen. Wenn irgendmöglich sollen 2 Zimmer zur Verfügung stehen, die der Patient abwechselnd benutzt. Auch Besonnung des Krankenzimmers (bei offenen Fenstern!) ist zu empfehlen, evtl. Höhensonne zu versuchen.

Bezüglich der chirurgischen Behandlung kommen nach Brauer in Betracht: 1. Lungenkollapsverfahren (Pneumothorax oder Rippenresektion). 2. Anlegung einer Bronchialfistel. 3. Lungenlappenresektion, von Sauerbruch gegenwärtig bevorzugt und besonders bei den kongenitalen Bronchiektasien ausgeführt. Hierzu kommt noch 4. die Unterbindung der Arterie des betreffenden Lungenlappens. Die ungefährlichste dieser Methoden ist die Kollapstherapie durch künstlichen Pneumothorax, die vorwiegend nur für einseitige Erkrankungen zur Anwendung kommt; jedenfalls darf die andere Seite nur eine sehr geringfügige Affektion zeigen. Die Erfolge sind nach den bisher vorliegenden Berichten wechselnd, bei einzelnen Fällen gut. An meiner Klinik hat Unverricht Besserungen und zum Teil völlige Heilungen erzielt. Jedenfalls ist bei der Schwierigkeit der Beeinflussung durch innere Behandlung die Pneumothoraxtherapie in geeigneten Fällen (Fehlen umfangreicher Pleuraverwachsungen) zu versuchen. Die Phrenicus-Exhairese kommt allenfalls bei Unterlappen-Bronchiektasien in Betracht.

Lungengangrän.

Handelt es sich bei der Lungengangrän um einen umschriebenen brandigen Herd, so ist die Prognose nicht absolut schlecht, vielmehr kommen restlose Ausheilungen nicht allzu selten vor.

Die Salvarsantherapie ist mit verschiedenem Erfolge angewendet worden, kann jedenfalls immer versucht werden (falls nicht Nierenkomplikationen bestehen). Die operative Eröffnung kommt nur bei umschriebenen Höhlenbildungen, die nicht multipel sein dürfen, in Betracht. Im übrigen dieselbe Behandlung wie bei fötider Bronchitis. Auch bei Gangrän kann ich das Transpulmin empfehlen.

Lungenabsceß. Lungenabscesse kommen hauptsächlich durch Grippepneumonie, Embolie infizierter Thromben, septische Metastasen, Aspiration von eitrigem Bronchialinhalt zustande. Die Möglichkeit der Selbstheilung durch Aushusten des Abscesses besteht. Wie lange man im Einzelfall mit dem operativen Eingriff warten darf, hängt von der Größe des Eiterherdes, der Beschaffenheit des Eiters (Putrescenz), dem Allgemeinbefinden u. a. m. ab. Bei nicht obliteriertem Pleuraspalt ist Tamponade bzw. Plombierung nötig, die die beiden Pleurablätter zur Verklebung bringt und die dann folgende Eröffnung des Abscesses ungefährlich macht. Näheres s. bei Sauerbruch, Chirurgie der Brustorgane. Julius Springer.

Grippe. Influenza.

Die Grippe zeigt an sich eine ausgesprochene Heiltendenz, ist aber häufig durch schwere Komplikationen, Nachkrankheiten und Folgezustände ausgezeichnet. Die bisherigen Versuche, den Organismus in seinem Kampf gegen die Grippe durch spezifische Mittel, wie Heilsera, Vaccine, chemische Stoffe, zu unterstützen oder die Erreger chemotherapeutisch abzutöten, haben zu einem überzeugenden Ergebnis nicht geführt. Da wir uns hier vorläufig noch in einem Grenzgebiet zwischen möglichem Nutzen und möglichem Schaden befinden, so kann dem Arzt nur empfohlen werden, die Grippekranken nach den für akute Infektionen bewährten Methoden zu behandeln: Bettruhe, Diaphorese, reichliche Flüssigkeitszufuhr, Fieberdiät. Bei starkem Hervortreten subjektiver Beschwerden können Aspirin, Antipyrin, Melubrin angewendet werden. Im übrigen verdienen von pharmakologischen Mitteln noch am meisten Vertrauen die Chininpräparate (s. bei Pneumonie S. 99). Eine spezifische antigrippöse Wirkung kommt auch ihnen kaum zu. Im übrigen halte man auf mäßige Dosen und beachte die Nebenwirkungen auf Herz und Nerven (Sehnerv). Die vielfach verbreitete Meinung, daß Alkohol ein Mittel gegen allerlei Infektionen und auch gegen Grippe sei, hält einer Kritik nicht stand. Meist wird der Alkohol mit reichlichen heißen Getränken genommen, so daß eine nützliche Durchspülung der Gewebe und Schweißsekretion erzeugt wird, die auch ohne Alkohol möglich ist. Vielleicht daß die herzanregende und gefäßerweiternde Wirkung des Alkohols dabei unterstützend mitwirkt.

Die Therapie hat ferner die Lokalisationen und Komplikationen der Grippe, wie Laryngo-Tracheitis, Bronchitis, Pneumonie,

Magen-Darm-Erscheinungen, zu berücksichtigen (vgl. die betreffenden Kapitel).

Bei starkem Hervortreten der Beteiligung des Atmungsapparates empfiehlt sich Transpulmin. Bei der als Magengrippe bekannten Form kommen zur Anwendung: die äußere Erwärmung der Magengegend bzw. des ganzen Unterleibes, Zufuhr heißer Getränke (evtl. in Form von Pfeffermünz-, Baldrian-, Kamillentee), flüssige reizlose Diät in kleinsten Mengen evtl. zeitweise Klysmenernährung, Valeriana, Campher, Codein, Menthol.

Eine besonders beachtenswerte Erscheinung der Grippe ist die oft noch für lange Zeit zurückbleibende Herzmuskelschwäche. Man untersuche bei jeder, auch leichter Grippe wiederholt das Herz, auch in der Rekonvaleszenz, verordne bei hervortretenden Herzsymptomen Schonung und verbiete eine zu frühe Aufnahme der Tätigkeit, ordne Diät und die gesamte Lebenshaltung. Wird in den ersten Monaten nach der Grippe genügende Herzschonung durchgeführt, so kann man auf Rückbildung der Herzschwäche rechnen. Zu besonders bedenklichen Folgen kann die grippöse Erkrankung des Herzgefäßapparates bei Arteriosklerose und schon vorhandenen chronischen Affektionen des Herzmuskels oder des Klappenapparates führen. Eine arzneiliche Behandlung des Herzens, speziell mit den großen Herzmitteln, ist nur angebracht, wenn Erscheinungen von Herzinsuffizienz auftreten; sonst begnüge man sich mit der Schonungsbehandlung und allenfalls Campher. Kohlensäurebäder sind bei allen Formen von akuter Myo- oder Endokarderkrankung kontraindiziert.

Eine andere Gefahr droht dem Grippekranken durch Aktivierung eines latenten oder verheilten Tuberkuloseherdes. Zuweilen ist es schon eine fieberhafte Tuberkulose, die das falsche Gesicht einer Grippe trägt. Tuberkuloseverdächtige bedürfen daher nach einer grippösen Erkrankung einer ärztlichen Beobachtung.

Gelegentlich bleibt nach einer Grippe wochen-, ja monatelang ein leichtes Fieber zurück, das in seinem Wesen nicht aufgeklärt wird (Drüseninfektion?) und schließlich spontan zur Heilung kommt. Trotzdem muß bei jedem solchen Fall an die Möglichkeit von Komplikationen gedacht und die diagnostische Aufklärung angestrebt werden. Zuweilen scheint das Fieber unter Proteinkörpertherapie schneller abzusinken.

Auch das Nervensystem wird nicht selten durch die Grippe stark mitgenommen. Es bleibt eine allgemeine nervöse Erschöpfung und Reizbarkeit, eine psychische Verstimmung zurück, die Patienten können sich schwer erholen. Man muß diese Vorkommnisse kennen, um nicht auf Fehldiagnosen zu kommen. Im allgemeinen gehen diese Zustände zurück, brauchen aber Zeit, Schonung, Pflege und Kräftigung. Auch sehr schmerzhafte neuralgische Erscheinungen, besonders in der Kreuzgegend, sowie Darmkoliken sind bei Grippe nicht selten.

Die Anfälligkeit für Grippe ist individuell sehr verschieden. Spezifische Mittel, um sich vor Ansteckung zu schützen, gibt es nicht. Von Wichtigkeit ist jedenfalls eine allgemein hygienische Lebensweise,

Abhärtung, Mundpflege, Beseitigung von oralen und nasalen alten Infektionsherden. Die beste Maßnahme zur günstigen, komplikationslosen Gestaltung der Grippe besteht darin, daß der Erkrankte sich sofort bei den ersten Symptomen in Bettbehandlung begibt, statt, wie dies so häufig geschieht, sich tagelang zu schleppen und sein Elendgefühl durch pharmakologische Mittel zu bessern zu versuchen. Frühbehandlung und immer wieder Frühbehandlung! Die Bettbehandlung ist bei der großen Neigung der Grippe zu Rückfällen bzw. erneuten Schüben nach Möglichkeit auszudehnen. Eine Immunisierung tritt nicht ein.

Lungentuberkulose.

Die Behandlung der Lungentuberkulose wird durch die Erkenntnis gestaltet, daß die Tuberkulose eine durchaus zur (klinischen) Selbstheilung neigende Krankheit ist. Die natürliche Heilkraft steht in Abhängigkeit von konstitutionellen Bedingungen, sowohl allgemeinen wie örtlichen, die sich gegenseitig beeinflussen.

Die Bedeutung dieser Bedingungen geht ja schon aus der Tatsache hervor, daß die Mehrzahl der Menschen die Tuberkelbacilleninvasion überwindet, ohne überhaupt zu erkranken. Die Kräftigung des gesamten Organismus stellt somit ein wichtiges Mittel im Kampf gegen die Tuberkulose dar. Jedoch handelt es sich nicht nur um eine allgemeine Kräftigung in dem Sinne der Förderung der allgemeinen Abwehrvorgänge, sondern in besonderer Weise darum, die spezifischen natürlichen Heilreaktionen zu fördern.

Die Bakterien im Körper zu vernichten vermögen wir nicht, wohl aber scheint es, daß wir sie schwächen können.

Eine Immunisierung des Organismus scheint gleichfalls wenigstens bisher nicht erreichbar zu sein; die Frage der prophylaktischen Immunisierung der Kinder ist noch nicht spruchreif.

Die in der tuberkulös ergriffenen Lunge vor sich gehenden Veränderungen lassen sich als defensive und reparative bezeichnen. Nach Aschoff sind die beiden Hauptformen der defensiven Reaktion die produktive und die exsudative. Beide Formen beginnen in acinöser Lokalisation und breiten sich evtl. über Läppchen und Lappen aus. Die acinös-produktive Form bildet das über die Schnittfläche vorspringende knötchenförmige Kleeblatt. Durch Nachbarschaftsinfektion häufen sich die acinösen Herde zu einem Knoten (häufigste Form der chronischen Lungenphthise, acinös-nodöse Form). Die exsudative Form erzeugt „mehr verwaschene, über die Schnittfläche sich nur wenig erhebende Fleckchen, die sich durch ihre stärkere Neigung zur Verkäsung gegenüber der produktiven Form auszeichnen". Auch pflegen diese kleinsten Herde mehr zu konfluieren. „So entwickeln sich aus den acinösen Herden, besonders bei stärkerer Infektion, mehr lobulär-, bei massiver Infektion, z. B. bei Durchbruch verkäster Lymphknoten, lobär-exsudative Prozesse, die als lobulär- und lobär-exsudative oder bei vorgeschrittener Verkäsung als lobulär- bzw. lobär verkäsende Phthise zu bezeichnen sind." Die weitere Entwicklung ist nun so, daß schon vor oder erst nach eingetretener Verkäsung der Umschlag in die Heilung, in die reparative Phase eintreten kann. Die Reparation ist bei bereits ausgesprochener Verkäsung unvollkommen. Im übrigen wollen wir auf die komplizierten, bei der produktiven und exsudativen Form verschiedenartigen Reparationsvorgänge hier nicht näher eingehen. Sie sind sehr häufig. Fast bei jeder phthisischen Infektion kann man mehr oder weniger weit vorgeschrittene Heilungszustände an der einen oder anderen Stelle finden. Ja, die Ausheilung bildet sogar die Regel. Andererseits können von solchen unvollkommen ausgeheilten Herden leicht neue phthisische Prozesse ihren Ursprung nehmen.

Neben den Defensiv-, Reparativ- und Rezidivvorgängen unterscheidet Aschoff noch den Vorgang der Erweichung der verkästen Massen, die zur Kavernenbildung führt (Komplikationsform).

Wodurch der Charakter des Falles bestimmt wird, entzieht sich größtenteils noch unserer Erkenntnis. Außer Menge und Virulenz der spezifischen Bakterien- und Mischinfektion kommen konstitutionelle Bedingungen in Betracht.

Ohne auf die Meinungsverschiedenheiten der führenden pathologischen Anatomen näher einzugehen, möchte ich bemerken, daß die Aschoffsche Lehre für die Praxis sehr brauchbar ist.

Die pathologisch-anatomische Gestaltung ist von Albrecht, Ghon und besonders Ranke als Ausdruck immun-biologischer Vorgänge differenziert worden. Wir unterscheiden hiernach einen Primäreffekt, eine sekundäre (anaphylaktische, allergische) und eine tertiäre Periode der relativen Immunität. Der Primäreffekt (vorwiegend im Kindesalter zu finden) ist ein acinös oder lobulär lokalisierter pneumonischer Herd, der schnell verkäst, zur Verkalkung neigt und eine große Heiltendenz besitzt. Er bedingt eine tuberkulöse Infektion der regionären Lymphdrüsen (pulmonale, Hilusdrüsen, abnehmende Intensität nach den paratrachealen Drüsen hin).

Die anaphylaktische Periode ist durch die Generalisation der Infektion bedingt, die teils auf dem Blut-, teils auf dem Lymphwege erfolgt; außerdem kommt es zur Ausbreitung in der Kontinuität, Durchbruch in den Bronchialbaum mit endobronchialer Verbreitung. Durch Metastasierung können sich anderweitige Organtuberkulosen entwickeln. Die eigentliche Lungenschwindsucht der Erwachsenen ist durch das Zurücktreten der Generalisation gekennzeichnet, die auf eine relative Immunität deutet, während die kindliche Phthise eine ausgesprochene Neigung zur Generalisation zeigt. Auf die Bedenken gegen die Gültigkeit dieser Auffassung, für die jedenfalls noch Beweislücken vorhanden sind, ist hier nicht einzugehen.

Eine wichtige Rolle spielen bei der Phthise der Erwachsenen endogene und exogene Reinfektionen. Die große Mehrzahl der Reinfekte, die ebenso häufig bei den Erwachsenen sind wie die Primäraffekte, heilt endgültig aus. Nach Aschoff ist die Mehrzahl der Reinfekte im Bereich des apikalen Bronchus lokalisiert, weniger im Gebiet des subapikalen Bronchus oder in noch mehr caudal gelegenen Bronchialgebieten. Die Größe der Reinfektherde (sog. „Frühinfiltrate“) pflegt in der Richtung kranial-caudal zuzunehmen. Eine fortschreitende Lungenphthise bei

Erwachsenen beginnt erst mit der intrapulmonalen Aussaat von einem Reinfekt aus, und zwar durch die Erweichung des käsig nekrotischen Zentrums und seine Entleerung in den Bronchialbaum (Frühkavernen). Sowohl die chronische wie die akute Phthise kann aus jedem beliebigen Reinfekt hervorgehen. Es kommt dabei weniger auf den Sitz des Reinfekts (nach Anders handelt es sich doch meist um den Sitz im Bereich der Spitze) als auf seine Beziehung zu einem größeren Bronchus an, vor allem auch auf seine Einschmelzungsbereitschaft, die bei den mehr caudal gelegenen Reinfekten durchschnittlich eine größere ist als bei den rein apikalen. Ganz verkehrt ist es nun, diese Erkenntnisse so zu deuten, als ob die in der Spitze beginnenden, zunächst zwar gutartigen, aber doch auch zur fortschreitenden Lungenphthise führenden tuberkulösen Herde bedeutungslos seien. Die Reinfekte sind in der Mehrzahl exogener Natur, d. h. Superinfektionen. Sie treten besonders zu Ende des zweiten Lebensjahrzehnts auf, während die endogenen Reinfekte, wie es scheint, nach dem 45. Lebensjahre sich mehren (Anders).

Die Sterblichkeitsziffer kulminiert zwischen dem 25. und 35. Lebensjahr.

Die Frühdiagnose ist für den Behandlungserfolg von größter Wichtigkeit. In dieser Hinsicht genügt die Spitzenuntersuchung nicht mehr. Die Frühinfiltrate sind perkussorisch und auscultatorisch sehr schwer oder gar nicht zu finden (leiseste Perkussion, Rasseln beim oder nach dem Hustenstoß!). Subjektive Beschwerden fehlen nicht selten ganz, Temperaturerhöhungen sind oft unbedeutend. Es kommt vor allem darauf an, daß der Arzt überhaupt an das Vorliegen eines Frühinfiltrates denkt — und in dieser Beziehung ist gerade die Kenntnis der Spitzenveränderung wichtig. Die Diagnose des Frühinfiltrates geschieht durch den meist positiven Bacillenbefund im Sputum und das Röntgenbild. Es ist kein Zweifel, daß die wahre Frühdiagnose der fortschreitenden Lungenschwindsucht jetzt schwieriger geworden ist; sie wird aber immer häufiger gestellt werden, je mehr die Aufmerksamkeit der Ärzte sich darauf richtet, und hiervon ist ein günstiger therapeutischer Einfluß zu erwarten. Man hüte sich, alte infraclaviculäre und in der Nähe des Hilus gelegene Schatten für Frühinfiltrate zu halten. Patienten mit inaktiven Spitzentuberkulosen sollten von ihrem Arzt des öfteren auf das etwaige Auftreten eines Frühinfiltrates geprüft werden. Es ist von großer Bedeutung, rechtzeitig die Untersuchung des Auswurfes vorzunehmen, an die oft nicht gedacht wird. Man sollte hierzu nicht allein des Röntgenbildes bedürfen, auf das sich leider in heutiger Zeit viele Ärzte verlassen. Chronischer Bronchialkatarrh, chronische Heiserkeit, dauernde Appetitlosigkeit, Abmagerung, häufiges Fieber, alte Pleuritis, irgendwelche Lungenspitzenveränderungen, Tuberkulose in der Familie sind Faktoren, die zu immer wiederholten Sputumuntersuchungen drängen! Es ist nicht zu billigen, daß von manchen Seiten die Spitzenveränderungen als diagnostisch unwichtig hingestellt werden. Man versäume nicht, auch bei chronischer Bronchitis von vieljähriger Dauer ab und zu auf Bacillen zu untersuchen, selbst wenn es sich um Greise handelt. Die Tatsache, daß im Organismus Abwehrprozesse gegen die tuberkulöse

Infektion ablaufen und daß sowohl die Primäraffekte wie die Reinfekte in umfangreichstem Maße abheilen, bildet das Rückgrat der Therapie, welche darauf ausgehen muß, diese Abwehrkräfte zu stärken, und zwar die allgemeinen wie die spezifischen. Freilich kann selbst ein verheilter Reinfekt wieder aufflackern und zur Erweichung gelangen. Wie es scheint, bildet es einen Schwerpunkt der Therapie, die Erweichungsvorgänge zu verhindern.

Therapie. Voraussetzung jeder wirksamen Therapie ist die rechtzeitige Erkennung.

Die Wichtigkeit des Bacillennachweises für die Frühdiagnose ist infolge der Schwierigkeit, das Frühinfiltrat physikalisch zu erkennen, ganz besonders hervorgetreten. Einen praktischen Fortschritt bedeutet in dieser Beziehung die Unverrichtsche Methode des Nachweises der Tuberkelbacillen im Rachen- und besonders Kehlkopfabstrich.

Die Liegekur muß je nach dem individuellen Reizzustand der Lunge eingerichtet werden: Krankenzimmer, Liegehalle, Freiluftliegekur, Besonnung, Wasseranwendungen. Sie vereinigt das Prinzip der Reizausschaltung, der allgemeinen und speziell der Lungenschonung mit reichlicher Ernährung und Genuß frischer Luft. Ruhe ist geeignet, Zellkräfte für besondere Zwecke zu speichern. Es ist beachtenswert, daß die in der schwach atmenden Lungenspitze gelegenen Herde am wenigsten zu Erweichung neigen und daß die Ruhigstellung der Lunge durch Pneumothorax die Heilung fördert. Die Luftliegekur führt aber auch gewisse Reize zu durch das Einatmen der freien Luft, die im Freien selbst bei Windstille stets bewegt ist, die bedeutenderen Temperaturschwankungen, die stärkere Sonnenlichtwirkung und evtl. durch den Einfluß des Höhenklimas, das die Atmung, die Herztätigkeit, den Stoffwechsel anregt. All diese Reizfaktoren müssen individuell eingestellt werden; je mehr die Aktivität (Neigung zur Progredienz) und damit der Reizzustand des Gewebes ausgesprochen ist, desto schonender muß die Kur sein.

Nachteile der Liegekur sind die erschlaffende Wirkung auf das Herz und die Muskulatur, Verdauungsstörungen, Anregung des Sexualismus. Man sollte daher strenge Ruhekuren auf die Fälle beschränken, die deren wirklich bedürfen, und je nach Lage des Falles die Liegekur dosieren.

Man kann solche Freiluftliegekuren auch außerhalb eines Sanatoriums in der häuslichen Praxis durchführen, wenn es die Wohnungsverhältnisse gestatten. Manche Patienten ziehen eine Luftliegekur außerhalb eines Sanatoriums aus psychischen Gründen diesem vor. Die Lungenheilanstalt bietet neben manchen üblen Einflüssen der Umwelt immerhin den Vorteil, daß der Kranke in die Erfordernisse und Technik der Kur eingeführt und daß er diszipliniert wird. Er kann dann unter Umständen die Kur an einem anderen Ort, evtl. zu Hause fortsetzen.

Es ist selbstverständlich, daß einer strengen Liegekur nur Kranke mit aktiver Lungentuberkulose zu unterwerfen sind. Die inaktiven bedürfen lediglich einer gesundheitsgemäß auszugestaltenden Lebensweise.

Die freie Luft entfaltet, wie bemerkt, im Gegensatz zum geschlossenen Raum ein außerordentliches Mehr von Reizen. Daß diese im allgemeinen günstig wirken, sehen wir an dem Wohlbehagen im Freien gegenüber dem geschlossenen Raum; sicherlich setzen sich diese Reize, die dem natürlichen, noch nicht durch die Zivilisation verdorbenen Zustand entsprechen, in lebensfördernde vegetative Reaktionen um. Ja, schon der Aufenthalt im Freien kann nervöse Überempfindlichkeiten, Erkältungsneigung heilen, auf die Stimmung wirken. Der Aufenthalt im Freien ist gegenüber dem im geschlossenen Raum ein sehr erheblicher Klimawechsel, wahrscheinlich bedeutender als die Klimaunterschiede zwischen Höhen- und Tiefenluft.

Auch das durch die Kleidung bedingte „Privatklima" ist von großer therapeutischer Bedeutung. Die Klimawirkungen sind hauptsächlich solche des Wärme- und Feuchtigkeitshaushaltes (Abkühlungs- und Austrocknungskoeffizient), der gleicherweise durch die Kleidungsart bestimmt wird. Die Kleidung soll porös und nicht zu warm sein; Feuchtigkeitsniederschläge auf der Haut sollen vermieden werden.

Bei der Freiluftliegekur verbleiben die Kranken täglich, durch das Mittagsmahl unterbrochen, etwa 6—8 Stunden bekleidet oder in wärmende Decken gehüllt, im Freien liegen, vor starker Besonnung und Winden geschützt. Meist wird im weiteren Verlauf der Kur das Liegen mit dosierten Bewegungen kombiniert. Die Lage soll horizontal sein; wo es vertragen wird, kann auch eine Tieflagerung des Oberkörpers (Hyperämie der Lunge!) versucht werden. Es existieren für diesen Zweck passende Liegestühle verschiedenartiger Konstruktionen, die sich auch für Hauskuren empfehlen. Die Liegehallen dienen dem Sonnen- und Windschutz und sollen auch bei Regen und schlechten Witterungsverhältnissen die Liegekur im Freien ermöglichen. Die Freiluftliegekur kann in jeder Jahreszeit angewendet werden. Die Augen sind evtl. mit einer Schutzbrille zu versehen.

Noch zweckmäßiger ist der sehr praktische „Augenschutz" von Herrmann-Gossen, Pankow-Berlin, Parkstraße.

Die Liegekur soll bei aktiven Fällen ganz streng beginnen: 7—8 Liegestunden, auf Vor- und Nachmittag verteilt und vor und evtl. nach dem Nachtessen. Bei bestehendem Fieber nur Bettliegekur.

Mit dosierten Bewegungen beginnt man erst, sobald die Temperatur absolut normal geworden ist, und steigert das Maß der Bewegung von $^1/_2$ Stunde anfangend allmählich unter Kontrolle der Bluttemperatur.

Eigentliche Sonnenbäder sind bei Lungentuberkulose im allgemeinen mit großer Vorsicht anzuwenden.

Die Freiluftliegekur wird durch ausgiebige Lüftung des Zimmers, auch in der Nacht, ergänzt. Für bettlägerige Lungenkranke, die man der Freiluftkur nicht zuführen kann, ist als Ersatz gleichfalls eine ausgiebige Zimmerlüftung, auch beim Fieber, durchzuführen, mit den notwendigen Schutzmaßnahmen bei etwaiger Schweißabsonderung.

In den Krankenhäusern sind die Lungenkranken im allgemeinen in Hinsicht des Luftraumes und der Lüftung wenig glücklich untergebracht. Das Dosquetsche Licht- und Luftkrankenhaussystem eignet sich ausgezeichnet. Statt großer und tiefer Säle oder Einzelzimmer sind beliebig lange, nicht tiefe Hallen angeordnet, deren Frontseite nicht eine gemauerte Wand mit Fenstern darstellt, sondern offen ist, aber durch eine Schiebervorrichtung aus Glas zu schließen ist, die bis zum Fußboden herabgelassen werden kann.

Bei Hauskuren muß das geräumigste, hellste und sonnigste Zimmer dem Lungenkranken eingeräumt werden. Wie bei anderen Infektionskrankheiten soll der Krankenraum keine Teppiche, Plüschsessel u. dgl. beherbergen. Die Reinigung des Zimmers hat durch feuchtes Aufwischen zu geschehen.

Die Freiluftliegekur muß mit abhärtenden Maßnahmen verbunden werden (kalten Waschungen des Oberkörpers, Duschen, Güssen). Auch abgesehen hiervon gehört Hautpflege durch Reinigung, Abreibungen, Luftbäder zur Behandlung der Lungentuberkulose. Die Kälteprozeduren müssen von kräftigen trockenen Frottierungen und Bürstungen gefolgt werden. Bei empfindlichen Patienten kann man, um sie an die Kaltwasserabreibungen zu gewöhnen, diesen spirituöse Anwendungen vorausschicken (Franzbranntwein usw.).

Bei den warmen Reinigungsbädern ist stets mit einer kühlen Waschung und kräftigen Trockenreibung abzuschließen.

Bei der Abhärtung ist individuell vorzugehen; Neigung zu Katarrhen, Rheuma, Alter, Empfindlichkeit sind zu berücksichtigen.

Die Diät soll reichlich und nahrhaft, aber keineswegs überreichlich sein. Schlackenreiche Kost (cellulosereiche Gemüse usw.) soll namentlich bei der Liegekur vermieden werden, um die bei dem Bewegungsmangel leicht auftretenden Darmbelästigungen auszuschalten. Im übrigen ist eine reichliche Gemüsezufuhr erwünscht. Ferner soll die Nahrung eiweißreich sein. Die Fleischmenge soll sich nach dem jeweiligen Zustande der Überempfindlichkeit und Aktivität richten. Eier, Käse, Milch, Pflanzeneiweiß reizen weniger als Fleisch; im allgemeinen aber soll der Tuberkulöse auch hinreichend Fleisch essen. Die übermäßige, auf Fettmast eingestellte Diät ist nicht zu billigen. Großer Fettreichtum des Körpers kann den Verlauf der Phthise sogar ungünstig beeinflussen (vgl. S. 116). Jedoch ist Zunahme des Körpergewichts bei abgemagerten Phthisikern selbstverständlich ein günstiges Zeichen und durchaus anzustreben, wenn sie auch weder Genesung bedeutet noch auch mit ihr parallel zu gehen braucht. Bei den Anpreisungen der verschiedenen antituberkulösen Mittel wird viel zu sehr die Körpergewichtszunahme als Beweis der angeblichen Wirksamkeit in den Vordergrund gerückt.

Die reichliche Fettzufuhr soll auf den tuberkulösen Prozeß günstig wirken — was immerhin noch der weiteren Prüfung bedarf —; ihr gegenüber soll die Kohlehydratzufuhr zurücktreten.

Wichtig dürfte auch die hinreichende Zufuhr von Vitaminen sein. Die Milchernährung muß individuell behandelt werden (Berücksichtigung von Widerwillen, Unbekömmlichkeit). Joghurt, Kefir (die man mittels der in den Apotheken erhältlichen Tabletten selbst herstellen kann), bilden eine zweckmäßige Form der Milchdarreichung. Man kann die Milch bekömmlicher machen durch Zusatz von frisch bereitetem Kalkwasser (Aqu. calcar. recenter parat.), auf je 1 Glas Milch ein bis mehrere Eßlöffel; ferner in Form von Kakao oder mit etwas Mehl (1 Eßlöffel auf $^1/_4$ l) und Natron gekocht. Übermäßige Milchmengen (über $1^1/_2$ l täglich) sind schon wegen der Flüssigkeitsmenge zu widerraten.

Behufs Erzielung von Ansatz zieht man auch die Verwendung von Insulin-Amylaceen-Kuren heran, was aber nur bei hochgradiger Abmagerung einen Sinn hat; man injiziere etwa jeden 2. Tag 15 Einheiten und schließe aktive Tuberkulose aus. Bei manchen Patienten versagt die Insulinkur.

Zu Fettleibigkeit neigende Lungenkranke lassen vielfach einen relativ günstigen Verlauf der Phthise erkennen. Das gleiche hat man bei Gichtikern beobachtet.

Der Alkohol ist auch für die Lungentuberkulose in der Hauptsache als ein Genußmittel zu betrachten. Sein Gebrauch, von Brehmer und Dettweiler sehr empfohlen, scheint für die Krankheitsbeeinflussung im ganzen gleichgültig zu sein. Ein Schaden erwächst Lungenkranken aus geringen und mäßigen Alkoholgaben nicht, es besteht daher kein Grund, den Kranken diesen Wunsch zu versagen; besonders kommt Alkohol zur Anregung bei Schwächegefühl, Appetitlosigkeit, mutloser Verstimmung, im Fieber, evtl. auch gegen die Nachtschweiße in Betracht.

Diätetische Nährpräparate sind objektiv entbehrlich, aber aus psychologischen Gründen kaum zu vermeiden. In Betracht kommen namentlich die verschiedenen Malzpräparate. Eine besondere Stellung nimmt der Lebertran ein, der auch für die Tuberkulose der Erwachsenen durch seinen Vitamingehalt einen Heilwert besitzen könnte, außerdem sich für die katarrhalischen Zustände bewährt.

Die Gerson-Herrmannsdorfer-Sauerbruchsche Diät hat in den Grundzügen folgende Zusammensetzung: Milch, salzlose Butter, Obst, Salat und Gemüse (die nicht abgebrüht, sondern nur gedämpft werden), Mehl, Reis, Grieß usw., Eier, Zucker, Öl, Schmalz, Gewürzkräuter, Citronen. Kein Kochsalz, keine Konserven, kein geräuchertes Fleisch. Beschränkt erlaubt: frisches Fleisch, innere Teile. Von Milch, Obst, Gemüse soll ein möglichst großer Anteil roh genossen werden. Ferner: Phosphorlebertran und Mineralogen (ein Gemisch von Salzen). Die Bedeutung dieser Diät für Hauttuberkulose scheint sicher gestellt, nicht so für Lungentuberkulose. Worin ihre Heilfaktoren bestehen, ist ungewiß. Die Salzarmut und das Mineralogen scheinen nicht das Wesentliche zu sein.

Bezüglich der physikalischen Therapie ist noch die Frage der Atmungsübungen zu erwähnen. Dieselben verbieten sich im allgemeinen, da die kranke Lunge der Schonung bedarf. Bei indurativen ausgeheilten Prozessen könnte man sie anwenden, aber da die Gefahr der Übertreibung zu groß ist, empfiehlt es sich, sie ganz zu verbieten. Hofbauer hat ein System von Atmungsübungen erdacht, bei welchem die befallenen Teile der Lunge je nach dem Charakter des Falles teils geschont, teils aber auch einer gesteigerten Atmungsbetätigung ausgesetzt werden sollen. Letztere soll zum Teil durch Resorption von Autotuberkulin wirken. Für die allgemeine Praxis dürfte das Verfahren kaum verwendbar sein.

Leibesübungen scheiden bei der Behandlung der Lungentuberkulose aus. Auch nach erreichter Inaktivität bzw. Heilung sind sportmäßige sowie überhaupt anstrengende körperliche Betätigungen zu vermeiden. Bei der prophylaktischen Kräftigung disponierter jugendlicher Individuen können methodisch geleitete Leibesübungen, unter Vermeidung aller Überanstrengungen, stattfinden. Vor anstrengendem Sport, wie z. B. Lauf- oder alpinem Sport, muß dringend gewarnt werden.

Die Kuhnsche Saugmaske, bei welcher durch einen verstellbaren Spalt geatmet wird, soll vor allem eine Hyperämisierung der Lunge bewirken. Wie es scheint, stellt sich der Kranke bei ihrem Gebrauch auch auf ein geringeres Atmungsbedürfnis ein, so daß die Lungenarbeit vermindert wird. Der Erfolg dieser Behandlung, die sich nur für Anfangsstadien eignet, ist jedenfalls kein hervorragender. Husten und Auswurf sowie Neigung zu Hämoptoe scheinen sich zuweilen zu bessern. Nicht selten wirkt die Maske schlafbefördernd.

Der Hyperämisierung der Lunge und zugleich der Ruhigstellung des Brustkorbes dient die feuchte Kreuzbinde, die den letzteren einschließlich der Schultern umhüllt. Sie darf nicht zu fest angelegt werden, um der Inspiration freien Raum zu geben. Sie wirkt besonders günstig auf Hustenreiz und erschwertes Auswerfen. Nach der Abnahme muß die von ihr bedeckt gewesene Gegend trocken abgerieben werden. Man läßt die Kreuzbinde mehrere Stunden am Tage oder auch in der Nacht liegen und befeuchtet sie mit kaltem Wasser.

Die zu starke Besonnung oder gar der Gebrauch von Sonnenbädern ist gefährlich, besonders bei aktiven Prozessen. Auch in dieser Hinsicht ist strenges Individualisieren erforderlich; weniger reizbaren Patienten ist eine dosierte Besonnung, die nach den Erfahrungen bei chirurgischer Tuberkulose nicht notwendig die Gegend des Herdes, sondern ebenso die anderen Hautregionen treffen kann, nützlich. Wünscht man in der Häuslichkeit eine Sonnenbehandlung durchzuführen, so muß man die Fenster offen halten, da Glas die ultravioletten Strahlen stark absorbiert.

Die Röntgentiefentherapie scheint im Sinne der Reizung auf die reparativen Vorgänge (Bindegewebsbildung) günstig zu wirken. Geeignet für diese Form der Behandlung sind daher die an sich zur Bindegewebsbildung neigenden nodös-cirrhotischen Fälle, ungeeignet die exsudativen, pneumonischen, stark aktiven, zur Destruktion neigenden Formen. Exsudative Prozesse bedürfen der Schonung und Fernhaltung von Reizen. Eine kritiklose Anwendung der Bestrahlung ohne vorherige genaue Analyse des Charakters des Falles würde unter Umständen den Patienten erheblich schädigen können. Auch Bogenlichtbestrahlung (Gerhartz) ist versucht worden. Der Quarzlampenbestrahlung (sog. künstlichen Höhensonne) kommt wohl keine Heilwirkung auf Lungentuberkulose zu; sie kann unspezifische Herdreaktionen auslösen, die auf den durch die Bestrahlung bedingten Eiweißzerfall zu beziehen sind.

Bei aktiven und zum Zerfall neigenden Fällen kann sie daher Schaden bringen. Vielleicht übt sie bei inaktiven bzw. cirrhotischen Fällen einen günstigen Einfluß auf das Allgemeinbefinden aus. Bei der kindlichen sekundären Bronchialdrüsentuberkulose werden unzweifelhafte günstige Erfolge mit der Röntgentherapie wie auch mit Höhensonne erzielt.

Die klimatische Behandlung spielt in der Phthiseotherapie eine große Rolle. Das Höhenklima hat die divergenteste Beurteilung gefunden. Ob der Höhenluft in dem Brehmerschen Sinne der Herzkräftigung wirklich ein wesentlicher Einfluß auf die Schwindsuchtheilung zukommt, ist zweifelhaft. Die stärkere Sonnenwirkung, die vermehrte Blutkörperchenbildung, die Nebelfreiheit, Reinheit und Keimfreiheit der Luft sind sicherlich Vorzüge, die der Heilung förderlich sein können. Hinzu kommt wohl auch die Anregung des Stoffwechsels, des Appetits, die Abhärtung und nicht zum wenigsten der psychische Eindruck der landschaftlichen Umgebung.

Man hat andererseits geltend gemacht, daß der Kranke in dem Klima behandelt und geheilt werden soll, in dem er später leben muß. Immerhin wird eine Anpassung an das neue Klima nach erreichter Heilung keine grundsätzlichen Schwierigkeiten bereiten, was die Erfahrung bestätigt.

Eine grundsätzliche Frage ist, ob das Klima ganz allgemein dadurch wirkt, daß es für den natürlichen Heilprozeß günstige Bedingungen schafft (s. oben), oder ob es ein spezifisch auf die Tuberkulose heilend wirkendes Klima gibt.

Die Theorie der schwindsuchtsimmunen Zonen hat man fallen lassen müssen.

Daß irgendein Klima schädigend auf die Bacillen wirken solle, ist von vornherein unwahrscheinlich und auch nicht erwiesen. Es kann sich also nur darum handeln, daß die allgemeine oder die spezifische Widerstandsfähigkeit gegen Tuberkulose (d. h. die Immunisierung oder die reparative Reaktion, Bindegewebsbildung usw.) angeregt und erhöht werden. Das letztere ist an und für sich sehr wohl denkbar, denn, wie schon bemerkt, kommt dem Klima neben der Fernhaltung gewisser Reize auch eine Reizwirkung zu, die zu Reaktionen an den erkrankten Stellen führen kann. Lassen sich nun diese Reaktionen in ihrem Ausmaß und ihrer Zweckmäßigkeit für die Tuberkulose berechnen oder vorhersagen?

Dies ist nicht der Fall. Man kann nur im allgemeinen sagen, daß die stärkeren klimatischen Reize stärkere Reaktionen auslösen, aber nicht, von welcher Grenze ab und in welchem Maße die letzteren reparativ oder im Gegenteil destruktiv wirken werden. Jedoch folgt schon hieraus, daß es Fälle geben muß, bei denen das reizvollere Klima stärkere Heilwirkungen entfalten wird als das reizärmere.

Somit läßt sich die Frage, ob z. B. das Höhenklima für die Phthiseotherapie mehr leistet als das mittlere oder Niederungsklima ganz allgemein überhaupt nicht beantworten. Vielmehr muß man sagen: es kann mehr leisten, vorausgesetzt daß ein günstig reagierender Organismus vorliegt. Bei der Auswahl der Kranken für das eine oder andere Klima entscheidet bisher die Erfahrung und ein gewisser ärztlicher

Blick für die individuelle Konstitution des Kranken. Im ganzen scheint die Erfahrung zu lehren, daß viele Lungenkranke im Höhenklima schneller heilen als bei derselben Therapie im Tieflande. Andererseits ist es sicher, daß Heilungen ebenso im Tieflande wie im Höhenklima zu erreichen sind und daß das letztere oft genug versagt. Auch vertragen zahlreiche Patienten das Höhenklima an sich nicht (Neurasthenie, Herzkranke, individuelle Intoleranz).

Dem Höhenklima kommen neben seinem günstigen Einfluß Eigenschaften zu, die leicht eine schädigende Einwirkung ausüben können, nämlich die stärkere Reizwirkung, die gesteigerte Atemgröße und Pulszahl. Wie es scheint, erhöht das Höhenklima auch die Erregbarkeit des Atemzentrums, freilich erst in sehr großen Höhen (Rohrer).

Der Arzt muß sich also darüber klar sein, daß das wirkliche Hochgebirgsklima (über 1400 m), wie es die bekannten Schweizer Kurorte repräsentieren, einen widerstandsfähigeren Organismus verlangt als das Mittelgebirge und Niederungsklima und mehr Reizungen entfaltet als dieses. Es paßt daher nicht für schnell fortschreitende oder sehr vorgeschrittene Fälle.

Bei sehr aktiven Erkrankungen (höherem Fieber, reichlichem Bacillenauswurf, zunehmendem Zerfall des Lungengewebes, Verfall der Kräfte) kann jeder schroffe Klimawechsel schädlich einwirken und Hochgebirgsaufenthalt überhaupt nicht in Frage kommen.

Auch weniger aktive Fälle, bei denen aber durch die Ausdehnung der krankhaften Veränderungen die Atmungsfläche erheblich verkleinert ist, passen nicht dorthin. Kavernen bilden an sich keine Kontraindikation; ebensowenig Neigung zu Hämoptoë. Jedoch lasse man nach einer Hämoptoë nicht zu früh einen Klimawechsel vornehmen.

Ungeeignet für Hochgebirgsklima sind ferner generalisierte Fälle (stärkere Kehlkopf-, Darmtuberkulose), Komplikationen mit Nieren-, Herz-, stärkerer Aortenerkrankung, bedeutendem Emphysem; nicht dagegen mit Bronchialasthma.

Die wesentlichen Eigenschaften eines Kurortes für Lungenkranke sind: reine Luft, Schutz vor rauhen Winden, Nebel- und Staubfreiheit, Sonne, Fehlen von Industrieanlagen, Vorhandensein von guten und sauberen Wohnungen und von geschützten Plätzen für Freiluftliegekuren, endlich gute Ernährungsbedingungen. Für Winterkuren sind höher gelegene Orte passender als Orte des Niederungsklimas, weil sie sonniger und nebelfreier sind. Südliche Plätze sind für die ganz besonders schonungsbedürftigen Lungenkranken geeignet und werden auch zu dem Zweck empfohlen, die Patienten den Unbilden der Witterung im Frühjahr und Herbst zu entziehen.

Für das Seeklima gelten ähnliche Gesichtspunkte wie für das Hochgebirgsklima; es enthält eine Summe von Reizen, denen die ausgesprochen aktive Lungentuberkulose nicht gewachsen ist. An der Riviera ist die Reizwirkung wegen der milden Luft meist geringer als an der Nord- und Ostsee. Freiluft- und klimatische Kurven dürfen nicht zu kurz bemessen werden. Je früher der Fall entdeckt wird, desto kürzer kann im allgemeinen die Kurdauer sein. Oft ist der Erfolg nur wegen der zu kurz bemessenen Kur mangelhaft. Dies gilt auch für Höhenkuren. Nach den Beobachtungen von Staehelin genügt $^1/_2$—1 Jahr nur für einen Teil der Fälle zur vollständigen Heilung. Viele kommen aber in 3—6 Monaten in ein inaktives Stadium, bei dem der Lungenbefund stationär bleibt. Es empfiehlt sich dann, einige Jahre lang Winter-Höhenaufenthalte von 6—8 Wochen Dauer zu nehmen. Entsprechende Grundsätze gelten auch für die anderen Klimata.

In die Badeorte (Kochsalz-, alkalisch-muriatische, -erdige, Stahlquellen) sollte man Phthisiker mit aktiver Tuberkulose und bacillenhaltigem Sputum niemals senden, es sei denn, daß man sie einem dort befindlichen Lungensanatorium überweist. Die alkalisch-erdigen Quellen (z. B. Lippspringe) stehen im Rufe besonderer Heilkraft für Lungentuberkulose (wegen ihres Kalkgehaltes); ob mit Recht, ist noch nicht erwiesen. Ihre Wirkung dürfte wie die der vorgenannten Kurortkategorien hauptsächlich antikatarrhalisch sein.

Vielfach wünschen Lungentuberkulöse nach Orten verschickt zu werden, wo keine Lungentuberkulöse anzutreffen sind, weil sie sich für katarrhalisch, aber nicht tuberkulös halten. Der Arzt muß in dieser Frage einen streng grundsätzlichen Standpunkt einnehmen und Kranke mit Sputum lediglich an Plätze überweisen, an denen die nötigen Einrichtungen für Tuberkulöse sich befinden.

Die gleiche Vorsicht ist erforderlich bezüglich Liegekuren in Sanatorien für Nichtlungenkranke; zu solchen sollten nur solche Patienten zugelassen werden, bei denen jeder Verdacht einer offenen Tuberkulose ausgeschlossen ist. Dabei soll man bezüglich der sog. geschlossenen Lungentuberkulose skeptisch sein, da die Erfahrung lehrt, daß anscheinend bacillenfreies Sputum doch durch gelegentlichen minimalen Bacillengehalt infektiös sein kann. Man denke an den Kehlkopfabstrich (S. 107).

Für Tuberkulose besteht jetzt Anzeigepflicht.

Bei einer akuten Erkrankung an Lungentuberkulose sei man mit dem sofortigen Verschicken in einen entfernten Lungenkurort zurückhaltend; ein solcher Patient gehört zunächst ins Krankenzimmer, das freilich bezüglich Lüftung und Besonnung sehr hygienisch zu gestalten ist.

Spezifische Behandlung der Lungentuberkulose. Eine immunisierende Wirkung, wie sie seinerzeit Robert Koch vorschwebte, ist anscheinend weder durch das Tuberkulin, noch durch die Einverleibung der Bacillensubstanz selbst oder der auf irgendeine Weise hergestellten Bacillenpräparate noch auch durch Heilserum zu bewirken. Die tuberkulöse Infektion selbst schafft zwar eine gewisse, aber nur relative Immunität, noch dazu von vorübergehender Dauer. Inwieweit die Calmettesche Einverleibung abgeschwächter lebender Bacillen im Kindesalter eine Dauer-Immunität gewähren wird, bleibt auch weiterhin abzuwarten.

Die Heilwirkung des Tuberkulins beruht auf seiner spezifischen Reizung des tuberkulösen Herdes auf Grund der Überempfindlichkeit desselben und seiner dadurch ausgelösten cellulären Abwehrreaktion.

Auch auf unspezifische Reizung vermag der Herd zu reagieren, jedoch steht dieselbe ganz wesentlich hinter der spezifischen zurück.

Jede stärkere, mit Fieber verbundene Herdreaktion muß bei der Tuberkulinbehandlung vermieden werden. Auch ist zu beachten, daß jede, auch die schwächste Reaktion erst abklingen muß, ehe man die Tuberkulininjektion wiederholt.

Infolge seiner Reizwirkung vermag das Tuberkulin Besserung, aber auch Verschlechterung zu bringen. Seine therapeutische Verwendung erfordert daher Erfahrung und darf niemals schematisch durchgeführt werden. Da das Tuberkulin nur unterstützend auf die Heilung wirken kann, darf auch bei seiner Anwendung nie die Allgemeinbehandlung vernachlässigt werden.

Geeignet für die Tuberkulinbehandlung sind alle leichten und langsam verlaufenden Tuberkulosen. Den günstigsten Einfluß übt das Tuberkulin besonders auf die leichten generalisierenden Formen des sekundären Stadiums, bei denen große verkäsende Herde fehlen, aus. Diese Fälle zeichnen sich — bei einem objektiv feststellbaren kleinen Krankheitsherd — durch ihre, lange Zeit hindurch unverändert bleibende, subfebrile Temperatur aus. Zu ihnen sind zu rechnen: Drüsentuberkulose, Phlyktänen, beginnende Urogenital-, Knochen- und Gelenktuberkulosen, seröse Tuberkulosen. Die sekundäre Form ist bei jugendlichen Individuen manchmal auch in der Lunge bzw. den Bronchialdrüsen lokalisiert.

Bei allen diesen Formen wirkt das Tuberkulin wie die anderen Reizmittel (Luft, Licht usw.) günstig.

Anders steht es mit den Erkrankungen des tertiären Stadiums der Tuberkulose, also der großen Masse der chronischen Lungentuberkulosen. Bei ihnen sollte der Arzt nur unter besonders günstigen Umständen und bei eigener hinreichender Erfahrung das Tuberkulin anwenden. In Betracht kommen nur etwa die beginnenden fibrösen oder knotigfibrösen Formen mit gutem Allgemeinzustand und normaler oder subfebriler Temperatur. Stets sollte man sich vor Augen halten, daß auch bei den leichten und stationären Erkrankungen eine Gefahr mit der Anwendung des Tuberkulins verbunden ist. Denn wir können nicht sicher wissen, in welcher Weise der tuberkulöse Herd reagiert und ob nicht ein Zerfall des Gewebes folgt. Prinzipiell dürfte eine Tuberkulinkur erst dann angezeigt sein, wenn man mit der Allgemeinbehandlung allein nicht vorwärts kommt.

Schwere organische Erkrankungen anderer Organe (Herzinsuffizienz, Nierenentzündung, schwerer Diabetes, organische Nervenkrankheiten) bilden eine Kontraindikation, ebenso schwere funktionelle Nervenerkrankungen.

Bei Neigung zu Lungenblutungen ist größte Vorsicht angezeigt; nach einer Blutung muß längere Zeit verstrichen sein.

Ganz abzulehnen ist die prophylaktische Tuberkulinbehandlung von Fällen mit stationärem Befund, aber positiver Hautreaktion. Wie schon auseinandergesetzt läßt sich die Reaktion des tuberkulösen Gewebes, auch des vernarbten, nie vorausbestimmen; es besteht also die Gefahr, eine zur Ruhe gekommene Erkrankung zu reaktivieren.

Die Wahl des Präparates spielt eine unwesentliche Rolle. Die Tuberkuline unterscheiden sich nicht prinzipiell voneinander. Therapeutisch befriedigend ist keins von allen.

Die Tuberkuline sind begreiflicherweise unvollkommen titriert, was bei den minimalen Dosen nicht sehr störend wirkt, aber immerhin gelegentlich zu unerwarteten Reaktionen führen kann. Das viel benutzte Alttuberkulin kann schon in kleineren Dosen Herdreaktionen machen, andere Tuberkuline, z. B. die Bacillenemulsion, die Partigene, das Tuberkulin Rosenbach, reizen nicht so stark. Letzteres wird selbst in großen Dosen gut vertragen.

Stets muß sich die Anwendung auf minimale Dosen beschränken. Beginn bei Alttuberkulin mit $^1/_{1000}$ mg, bei Bacillenemulsion und Rosenbach durchschnittlich mit $^1/_{100}$ mg. Jeder Kur muß eine mehrtägige Messung der Körpertemperatur vorangehen.

Bezüglich der Durchführung der Kur stehen sich zwei Richtungen gegenüber. Die einen steigen von kleinsten Dosen allmählich bis auf große, um den Körper unempfindlich (anergisch) zu machen (Anergisten). Die anderen wollen mit kleinsten und nur ganz wenig steigenden Dosen die Abwehrtätigkeit des kranken Organismus anregen bzw. erhalten (Allergisten). Für die Praxis lassen sich ganz bestimmte Vorschriften nicht geben, da streng zu individualisieren ist. Im allgemeinen empfiehlt sich, ganz langsam zu steigern und die Dosis, die noch gut vertragen wurde, auch wenn sie nur klein war, öfter zu wiederholen.

Die Injektionen werden 2—3mal wöchentlich ausgeführt. Nach jeder ausgesprochenen Herd- oder Allgemeinreaktion muß die Pause verlängert werden, bis jene völlig abgeklungen ist, und die Dosis herabgesetzt werden. Es ist nicht notwendig, eine bestimmte Enddosis zu erreichen.

Die Tuberkulindosen in fertigen Ampullen verleiten leicht zum Schematisieren; die stärksten Verdünnungen sind im übrigen nicht haltbar. Die Verdünnung 1:10 (0,5 Tuberkulin + 4,5 Carbol-Kochsalzlösung) ist in dunkler Flasche kühl aufbewahrt unbegrenzt haltbar. Stärkere Verdünnungen (1:100 bis 100000) lassen sich von der ersten Verdünnung aus bequem mit der Spritze herstellen und können etwa 1 Woche lang benützt werden. Jede Dosis läßt sich dann mit der eingeteilten Spritze leicht aufziehen.

Die Partigene nach Deycke-Much sind durch Zerlegung der Bacillensubstanz in einen Eiweiß-, Fettsäure-Lipoid und einen Neutralfettanteil hergestellt. Die an sie geknüpften Erwartungen haben sich kaum erfüllt.

Man wendet das Tuberkulin auch intracutan sowie percutan an. Bei dem Sahlischen Verfahren werden durch intracutane Injektion des Beranekschen Tuberkulins kleine Quaddeln erzeugt; je nach der Stärke der Lokalreaktion wird weiter dosiert.

Nach Ponndorf werden 15—25 feine, 3—5 cm lange Impfschnitte nebeneinander in die Haut des Oberarms gesetzt, in welche einige Tropfen Alttuberkulin eingerieben werden. In Zwischenräumen wird diese Impfung wiederholt. Später hat Ponndorf ein besonderes Tuberkulin angegeben.

Bessere Erfolge als sie bei der subcutanen Tuberkulinanwendung zu erzielen sind, werden, wie es scheint, durch Ponndorf nicht erreicht. Die zuweilen zu beobachtende günstige Umstimmung des Allgemeinbefindens, die man bei unspezifischen Eiweißinjektionen überhaupt findet, hat um so weniger zu besagen, als den Ponndorf-Impfungen ein besonders starker suggestiver Einfluß zukommt, dem sich auch viele Ärzte nicht entziehen. An Ponndorf-Schädigungen fehlt es nicht, so daß vor dieser Methode zu warnen ist.

Die percutane Anwendung des Tuberkulins (Spengler, Petruschky) geschieht mittels Einreibung von Linimentum Tuberculini compositum in steigender Menge nach bestimmter Vorschrift. Wegen der unübersehbaren Resorptionsverhältnisse ist eine genaue Dosierung unmöglich. Schädliche Reaktionen werden kaum beobachtet, jedoch ist der therapeutische Nutzen zweifelhaft.

Die bisherigen Erfahrungen mit dem Friedmannschen Mittel lassen diese Methode als nicht empfehlenswert erscheinen. Das Tuberkulin Tasch wird oral gegeben; für seine Wirksamkeit sprechen auftretende Reaktionen. Der therapeutische Nutzen bleibt abzuwarten.

Mit der spezifischen Behandlung der Tuberkulose sollten sich nur solche Ärzte beschäftigen, die die gesamte Tuberkulosefrage und das Tuberkulinverfahren auf das gründlichste studiert haben.

Die Empfehlung ungezählter Mittel und Kuren, die bei Lungentuberkulose angeblich Erfolg haben, gründet sich neben anderem auf die Kritiklosigkeit in therapeutischen Dingen. Außerwesentliche Sachen, wie vorübergehende Verringerung des Auswurfs oder der in ihm enthaltenen Bacillen, Verschwinden des Fiebers, Besserung des Allgemeinbefindens, Gewichtszunahme werden mit Heilung gleichgesetzt. Gerade bei der Lungentuberkulose muß man aber einen scharfen Strich zwischen Besserung einzelner Symptome und Heilung der Krankheit machen.

Die spezifische Behandlung muß selbstverständlich stets mit wiederholten (etwa 4maligen) Temperatur- und Pulsmessungen, physikalischen Untersuchungen der Lungen und Beobachtung des Auswurfs verbunden werden. Fortlaufende Untersuchungen der Blutbeschaffenheit (Senkungsgeschwindigkeit, Leuko- und Lymphocyten usw.) dürften für die Praxis entbehrlich sein.

Das gegen die Tuberkelbacillen gerichtete chemotherapeutische Verfahren hat bisher nur zur Goldbehandlung geführt.

Das intravenös angewendete Krysolgan kommt allenfalls für leichte Kehlkopftuberkulose in Betracht. Wegen der evtl. schädlichen Nebenwirkungen muß man sich auf sehr kleine Dosen (anfangend mit 0,0001) beschränken. Für die allgemeine Praxis ist das Mittel nicht geeignet. Das gleiche gilt vom Triphal. Die Sanocrysin-Behandlung (Möllgaard) hat bisher enttäuscht und bedarf des weiteren Studiums. Alle diese Behandlungsmethoden gehören in die stationäre Krankenhaus- bzw. Anstaltsbehandlung.

Sonstige Arzneimittel, denen eine nennenswerte und unbestreitbare Heilwirkung auf die Lungentuberkulose zukommt, besitzen wir nicht.

So hat das Kreosot, das in zahlreichen Präparaten verordnet zu werden pflegt, allenfalls eine den Auswurf vermindernde und die Magentätigkeit anregende Wirkung. Die Kreosotbehandlung wird vielfach mit der Darreichung von Phosphor, Lebertran, Kalk, Kieselsäure verbunden. Der Nutzen der Kalk- sowie Kieselsäurebehandlung ist nicht erwiesen.

Die Bedeutung der „Demineralisation“ für die Lungenphthise ist stark übertrieben; die Gemüsediät dürfte den Bedürfnissen hinreichend Rechnung tragen. Auch der viel empfohlenen Campherbehandlung kommt eine Heilwirkung nicht zu, sondern nur ein belebender Einfluß auf die Blutzirkulation. Die an sich rationellen Versuche, mittels intravenöser Injektion Öle, feinverteilte Kohle, chinesische Tusche in die Lunge einzuschwemmen, haben bisher zu greifbaren Ergebnissen nicht geführt.

Die Fieberfrage erheischt bei der Lungentuberkulose eine besondere Erörterung. Von den Fachärzten wird als noch normal die Höchstgrenze von 36,9° C bei Mundmessung, 37,1° C bei Darmmessung betrachtet. Hierbei ist zu beachten, daß die Darmtemperatur durch örtliche Prozesse im Becken erhöht sein kann, daß manche Personen normalerweise eine etwas über das Mittelmaß hinausgehende Temperatur haben, daß bei nervösen, besonders vegetativ überempfindlichen Personen sowie vor der Menstruation geringe Temperaturerhöhungen vorkommen. Auch ist selbstverständlich stets daran zu denken, ob nicht außer der Tuberkulose eine fiebererzeugende Krankheit besteht. Da gerade bei Tuberkulösen eine große Neigung zu Bewegungsfieber besteht, muß die Messung nach halbstündiger Ruhe stattfinden.

So wichtig die genaue Verfolgung des Temperaturverlaufs für gewisse Fälle von Lungentuberkulose (z. B. bei Tuberkulinbehandlung) ist, so kann das schematische gehäufte Temperaturmessen, wie es vielfach üblich ist, nicht gebilligt werden, da es psychisch ungünstig wirken kann und oft genug überflüssig ist. Eine arzneiliche Fieberbekämpfung ist schon deshalb nicht am Platze, weil die Temperaturerhöhung wichtige Einblicke in den Gang der Erkrankung bzw. der Reaktionsbewegungen des Organismus gewährt (vgl. Behandlung des Fiebers S. 36). Nur bei hohem Fieber, falls der Patient unter der Hitze leidet, eine Verschleierung des Krankheitsbildes nicht zu befürchten und ein Schaden von der Antipyrese nicht zu erwarten ist, rechtfertigt sich die Verordnung kleiner Dosen von Antipyrin, Melubrin, Pyramidon, die auch den Umsatz herabzusetzen scheinen. Falls die Patienten mit lästigen Schweißen und Herzklopfen reagieren, ohne sich doch wesentlich frischer zu fühlen, setze man die Antipyrese wieder ab. Zuweilen erreicht man eine Besserung des Allgemeingefühls bei nur geringer Wirkung auf die Temperatur durch wiederholte Gaben von 0,1 Pyramidon, etwa 3—5mal über den Tag verteilt. Kühle Teil- und Ganzwaschungen, Stirnumschläge, milde Herzkühlung, Darreichung von kühlen Getränken (am besten gutem Trinkwasser) sind für den Fiebernden erquicklich.

Der Husten der Phthisiker ist nicht selten infolge einer Überempfindlichkeit des Hustenreflexapparates abnorm gesteigert. Wir haben hier ein Beispiel dafür, wie eine zweckmäßige Einrichtung durch krankhafte Erhöhung der Reizbarkeit zur Plage und Gefahr werden kann. Man ermahne den Patienten, den trockenen Reizhusten möglichst zu unterdrücken, erst dann zu husten, wenn sich wirklich Auswurf angesammelt hat und die Kraft des Hustens zu mildern. Man kann es in der willensmäßigen Beherrschung des Reflexes weit bringen und es gehört die Hustendisziplin mit zu der erzieherischen (psychischen) Behandlung in einer gut geleiteten Anstalt. Oft handelt es sich bekanntlich nur um ein gewohnheitsmäßiges Hüsteln. Die Unterdrückung des Hustens setzt in der Folge die übermäßige Reizbarkeit des Reflexapparates herab. Oft wird der Husten durch vieles und lautes Sprechen, tiefe Atemzüge, verunreinigte und zu trockne Luft, Übergang in kalte Luft, Luftzug, scharf gewürzte Speisen, durch das Husten anderer Personen ausgelöst. Kleine Mittel, wie Bonbons, Milch, Anfeuchten des Mundes durch Tee oder Wasser, warme Milch u. a. m. helfen oft.

Eventuell muß man, besonders bei quälendem nächtlichen Husten zu narkotischen Mitteln (Codein, Dicodid, Belladonna usw.) greifen. Man vermeide große Dosen, um nicht eine Zurückhaltung des Auswurfs zu bewirken. Auch eine feuchte Brustpackung kann hier günstig wirken. Ferner bewährt sich die Kuhnsche Maske zur Linderung des Hustens.

Es kommt auch vor, daß Kranke absichtlich husten oder dem Hustenreflex freien Lauf lassen, um kränker zu erscheinen und Beachtung zu finden (Flucht in den Husten).

Bei sehr zähem Auswurf kommen die üblichen Lösungsmittel in Betracht (s. Bronchitis). Auch Kreosotpräparate, Lebertran, Malzextrakt in heißer Milch.

Der Auswurf soll in ein graduiertes Spuckfläschchen entleert werden, in das etwas Lysoformlösung (3%) gefüllt wird. Die tägliche Auswurfmenge muß gemessen und notiert werden. Für die Desinfektion des Sputums und der Sputumflasche werden neuerdings Alkalysol und Bazillol empfohlen. Bei der häuslichen Behandlung liegt es dem Arzt ob, den Kranken die „Hustendisziplin" beizubringen: nicht auf den Boden oder ins Taschentuch speien, nicht andere Personen anhusten!

Rezepte.

(Husten bei Tuberkulose.)

Morph. hydrochl. 0,05:10,0
20 Tr. bei quälendem Husten; evtl. zu steigern.

Extr. Belladonn. 0,1
Codein. phosphor. 0,1
Aqua amygd. amar. 10,0
20 Tr. gegen Husten; evtl. zu steigern.

Codein. phosphor. in Tabl. zu 0,01 in Röhrchen
1—2 Tabl. gegen Husten.

Dionin (Äthylmorphin. hydrochl.)
0,01—0,02 als Einzeldose.

Paracodin in Tabl. oder als Paracodin-Sirup.

Dicodid in Tabl. zu 0,005
$^1/_2$—1 Tabl. gegen heftigen Husten.

Dilaudid in Tabl. zu 0,0025.

Inf. rad. Ipecac. 0,3—0,5:180
Liq. Ammon. anis. 2,0
Evtl. Morph. hydrochl. 0,02—0,03
Sirup. simpl. oder
Ipecac. oder Alth. ad 200,0
3—6 Eßl. tägl.

Dover sches Pulver (Pulv. Ipec. opiat.) 0,5 (= 0,05 Rad. Ip. u. 0,05 Op. pulv.) 1—2mal tägl. (besonders zur Nacht).

Liquor pectoral. F. m. B.
3mal tägl. 1 Eßl.

Spec. pectoral. 50,0
1 Teelöffel voll auf 1 Tasse Tee 3mal tägl.

Im übrigen s. Bronchitis.

Bei Bluthusten kommt es in erster Linie auf absolute Ruhelage, psychische Beruhigung, Flüssigkeitseinschränkung, Milderung des Hustenreizes an. Man unterlasse eingehende Untersuchungen, fordere den Patienten nicht etwa zu tiefen Atemzügen auf, sorge für zweckmäßige Lagerung.

Herzerregende Getränke, wie Kaffee, Tee, Alkohol verbieten sich. Weiß man sicher, aus welcher Lunge die Blutung kommt, so kann eine Eisblase appliziert werden, die schon durch ihren Druck atmungsbeschränkend wirkt. Auch ein Lungendruckverband mittels Heftpflasterstreifen leistet gute Dienste.

Bei häufigem Hustenreiz ist ein Narcoticum (Kodein, Morphium usw.) zu verordnen, jedoch nur in solchen Dosen, wie sie gerade erforderlich sind, um den allzu heftigen Husten zu mildern; die Expektoration soll nicht ganz unterdrückt werden.

Die bekannte innere Verabreichung von Kochsalz kann versucht werden.

Bei stärkeren oder hartnäckigeren Blutungen injiziere man intravenös 5 ccm einer sterilisierten 10proz. NaCl-Lösung. Auch 5proz. Calciumchloratlösung intravenös kann versucht werden. Innerlich: Gelatine mit Fruchtsäften oder mit Milch oder wässerige Gelatinelösung (10proz., in 24 Stunden 200 ccm zu verbrauchen). Auch Sol. calcii chlorati crist. puriss. 10,0 bis 20,0:200, 2stdl. 1 Eßlöffel.

Injektion von Eiweißkörpern ist im allgemeinen nicht zu empfehlen, da diese (Serum, Gelatine, Eigenblut) unter Umständen eine unspezifische Herdreaktion hervorrufen und dadurch der blutstillende Effekt aufgehoben werden kann (v. d. Velden). Andrerseits ist zuweilen eine Milchinjektion, nachdem alle Mittel versagt haben, von sehr gutem Erfolg. Ferner kommt Clauden in intramuskulären bzw. intravenösen Injektionen in Betracht, Ampullen zu 2,5—10 ccm, 1—3mal täglich 5—10 ccm, auch mehr. Die intravenösen Injektionen, die bei lebensbedrohenden Blutungen zur Anwendung kommen, müssen körperwarm und sehr langsam ausgeführt werden; sie sind kontraindiziert bei hochgradiger Hypertension und bei Neigung zu Gefäßzerreißungen. Tabletten 2—4mal tägl. 2 bei geringen Blutungen und zur Nachkur.

Bei erheblicher und sehr hartnäckiger Blutung denke man an die Anlegung eines Pneumothorax (s. unten), der lebensrettend wirken kann; auch die Phrenicus-Exhairese kommt in Betracht.

Der Patient soll möglichst wenig und nicht laut sprechen, nur flüstern und keinen Besuch empfangen. Für weichen Stuhl muß durch Einguß gesorgt werden.

Nach abgelaufenem Bluthusten muß der Patient mehrere Wochen lang daraufhin beobachtet werden, ob sich etwa eine Dissemination durch aspiriertes Blut anschließt: Fieber, Rasselgeräusche. Während dieser Zeit hat der Kranke das Bett zu hüten.

Die Nachtschweiße werden oft durch die Kräftigung des Gesamtzustandes, durch kalte Waschungen, durch die Freiluftbehandlung, durch das Dosquet-Krankenhaus gebessert bzw. beseitigt. Man denke auch daran, daß der Kranke in der Nacht nicht zu warm bedeckt, daß das Schlafzimmer gut gelüftet und nicht zu warm sei, daß zur Nacht nicht größere Mengen von Flüssigkeit genommen werden. Dettweiler empfahl zur Nacht kalte Milch mit Kognak. Empfehlenswert sind auch abendliche Waschungen mit kaltem Wasser und Alkohol oder mit Essigwasser (1—2 Eßlöffel auf $^1/_2$ l).

Arzneilich kommt Atropin ($^1/_4$—$^1/_2$ mg) sowie Camphersäure (Acid. camphor. 1,0) und Salvysatum (20—30 Tr., evtl. 3 mal tägl.) zur Anwendung.

Der Appetitmangel bei Phthise kann durch Magenkatarrh, mangelhafte Drüsen- oder motorische Tätigkeit des Magens, Bewegungsmangel, Überernährung, seelische Depression, toxisch bedingt sein. Bezüglich der Behandlung siehe Appetitlosigkeit.

Es erübrigt sich, hier die gesamten Komplikationen durch tuberkulöse Erkrankung anderer Organe aufzuführen. Von praktischem Interesse ist das Zusammenvorkommen von Zuckerkrankheit und Lungenschwindsucht. Die Prognose dieser Form ist seit der Insulinanwendung erheblich besser geworden. Unter dem Einfluß des Insulins kann man sogar den Pneumothorax durchführen!

Die psychische Behandlung ist gerade bei der Lungentuberkulose von größter Wichtigkeit. Es ist unbedingt erforderlich, dem Kranken bezüglich der Diagnose reinen Wein einzuschenken und ihn auf seine Verantwortlichkeit gegenüber seiner Umgebung hinzuweisen. Es kann nicht gebilligt werden, wenn manche Ärzte, um den Kranken zu schonen, ihn in den Glauben einwiegen, daß er ja nur an einem Lungenspitzenkatarrh leide; vielmehr ist auch bei zeitigem Mangel an Auswurf der Kranke dahin zu belehren, daß zwischen geschlossener und offener Tuberkulose fließende Übergänge bestehen und daß das Fehlen von Bacillen im Auswurf noch keine Gewähr gegen die Übertragungsgefahr gibt.

Andererseits soll der Kranke und seine Familie darüber aufgeklärt werden, daß Ausheilungsmöglichkeiten bestehen und daß die Lungentuberkulose keine verzweifelte Erkrankung ist.

Die erzieherische Tätigkeit des Arztes ist nicht nur zur Verhütung der Gefährdung der Umgebung, sondern auch zur Gesundung des Patienten erforderlich, welche in hohem Maße von der hygienischen Lebensführung, Vermeidung von Schädlichkeiten und Durchführung der ärztlichen Vorschriften auf Jahre hinaus abhängt.

Bei einem großen Teile der Lungenkranken besteht infolge von mangelndem Krankheitsgefühl und leichtfertiger Auffassung ihres Zustandes eine außerordentliche Sorglosigkeit; bei diesen ist eine mit Ernst und Nachdruck geführte seelische Beeinflussung seitens des Arztes ganz besonders wichtig. Die „Disziplinierung" des Kranken ist ein entschiedener Vorzug der Heilanstalten.

Welche Patienten der Arzt der Anstalt zu übergeben hat, hängt zum Teil von den häuslichen Verhältnissen und der Persönlichkeit des Kranken ab. Lassen sich zu Hause bzw. außerhalb des Sanatoriums die Bedingungen einer korrekten Kur herstellen, so kann die Anstaltsbehandlung mit ihren unzweifelhaften Schattenseiten entbehrt werden. Im allgemeinen aber hat die Anstaltskur den großen Vorzug, daß der

Kranke die nötigen Verhaltungsregeln und Kurerfordernisse praktisch kennenlernt. Dies gewährt ihm die beste Möglichkeit, spätere häusliche Kuren der Anstaltsbehandlung anzupassen. Im allgemeinen soll daher möglichst in den frühesten Stadien, wenigstens für einige Zeit, die Anstaltsüberweisung stattfinden. Unbedingt gehört in die Anstalt jeder aktive Fall (mit Ausnahme der unten genannten).

Zeichen der Aktivität sind: Gehalt des Sputums an Bacillen bzw. elastischen Fasern, Fieber, Bluthusten, zahlreiche feuchte Rasselgeräusche, Gewichtsabnahme, nachweisbare Fortschritte der Lungenerkrankung in der letzten Zeit, schlechtes Allgemeinbefinden, Appetitlosigkeit, beschleunigte Senkung der Blutkörperchen.

Manche Patienten wird man einer Anstalt überweisen müssen, weil sie sich mit Rücksicht auf das Berufsleben oder den Haushalt zu Hause nicht hinreichend schonen bzw. schonen können.

Hochfiebernde Kranke mit schnell fortschreitenden Zerfallsprozessen gehören nicht in ein Lungensanatorium. Das gleiche gilt für das Vorliegen schwerer Komplikationen, welche die Durchführung der Anstaltsbehandlung nicht zulassen.

An die Behandlung der Lungenkranken schließt sich der Schutz der Umgebung gegen Übertragung der Krankheit an.

Es kommt auf die Verhinderung der Tröpfcheninfektion (Kuß, Anhusten) an, wobei der Schwerpunkt in der Disziplinierung des Patienten besteht. Auch die „Schmierinfektion" der Kinder spielt eine Rolle. Selbst bei gedrängten Wohnungsverhältnissen kann Sauberkeit und Lüftung viel Schaden verhüten. Der Arzt muß hier mit der Fürsorge, wo solche besteht, zusammenarbeiten. Auf den prophylaktischen Schutz der aus tuberkulösen Familien stammenden (frühinfizierten) Personen (oft durch sog. asthenischen Habitus ausgezeichnet) sei hier nur kurz hingewiesen: hygienische Gestaltung der Lebensbedingungen, Sorge für gute Luft und Ernährung, Sauberkeit, Abhärtung, Gymnastik, Atmungsübungen, Vermeidung von gekrümmter Haltung beim Schreiben, Ventilation des Schlafraumes, Vermeidung von zu warmer Kleidung. Zu warnen ist vor sportlichen Übertreibungen.

Auf dem Gebiete der Erziehung des Patienten, der Belehrung der Umgebung, der Anleitung zur Wohnungshygiene und zur hygienischen Gestaltung der Lebensweise der Bedrohten kann der Arzt in seiner Praxis außerordentlich wirken. Gerade hier kann er seiner Bedeutung als Erzieher des Volkes gerecht werden. Die Indolenz, Gleichgültigkeit und Torheit der Masse ist oft ein ebenso bedeutsamer Faktor wie die Kleinheit und Überfüllung der Wohnungen (s. oben).

Chirurgische Behandlung. Während die älteren Methoden, vorgeschrittene Formen von Lungentuberkulose operativ anzugehen, wie Exstirpation von Lungenteilen und Kavernenöffnung, nur noch historisches bzw. ganz vereinzeltes praktisches Interesse beanspruchen können, hat sich ein relativ neues, für überwiegend einseitige Erkrankungen geeignetes Verfahren: die Lungenkollapstherapie, zu einer unentbehrlichen Behandlungsmethode herausgebildet.

Durch diese Behandlung wird die Lunge ruhiggestellt und entspannt, entweder durch Abdrängen der Lunge von der Brustwand mittels Gas (Pneumothorax) bzw. fester Massen (Fett-, Paraffinplombe) oder aber durch Operationen (Thorakoplastik), welche die eine Thoraxhälfte plastisch umformen.

Die bei der Kollapstherapie infolge der Entspannung auftretende Volumenverkleinerung der Lunge bringt kleinere Hohlräume zum Zusammenfallen, größere zur Einengung und verhindert dadurch Sekretansammlung und Aspiration in noch gesunde Abschnitte. Ferner wird die in der kranken Lunge schon vorhandene Schrumpfungstendenz unterstützt. Die Blut- und Lymphzirkulation ist vermindert, dadurch ein Weiterschreiten des tuberkulösen Prozesses gehemmt. Pathologisch-anatomische Untersuchungen haben ergeben, daß in den Kollapslungen starke Bindegewebsbildung um die Herde herum stattfindet, die schließlich zur völligen Narbenbildung führt. Diese Narbenbildung hängt von der Vollständigkeit und der Dauer des Kollapses ab.

Die praktisch wichtigste Anwendungsform der Kollapstherapie ist der künstliche Pneumothorax, bei dem Gas (jetzt meist Luft, die mittels Watte gefiltert wird) in den normalerweise kapillären Raum zwischen Pleura pulmonalis und costalis eingeführt wird. Ist der Pleuraspalt völlig frei, so kommt es zum kompletten Pneumothorax; sind einzelne Verklebungen zwischen den beiden Pleurablättern vorhanden, so resultiert ein partieller Pneumothorax, der in den verschiedensten Formen auftreten kann. Völlig verklebte Pleurablätter machen eine Gaseinfüllung natürlich unmöglich.

Bei der Anlage wird die Stichmethode (Einstechen einer nicht zu spitzen Hohlnadel durch Haut, Muskeln und Pleura costalis) jetzt im allgemeinen vor der Schnittmethode (scharfe Durchtrennung von Haut, Auseinanderziehen der Muskeln und Durchstechen einer stumpfen Nadel) bevorzugt. Die Stichmethode ist, gute Technik vorausgesetzt, keineswegs gefährlicher als die Schnittmethode und gestattet bei geringster Belästigung der Patienten unter Umständen wiederholte Versuche. Für eine Schilderung technischer Einzelheiten ist hier nicht der Platz. Der Praktiker dürfte wohl nur selten in die Lage kommen, einen Pneumothorax anzulegen, und müßte auf jeden Fall erst selbst praktisch das Verfahren erlernen und üben. Das Prinzip des alten Brauer'schen Instrumentariums (2 kommunizierende Flaschen mit einstellbarem Gasdruck) ist immer noch das bewährteste.

Es sei ausdrücklich die Tatsache betont, daß das Pneumothoraxverfahren vom Arzt und Patienten viel Geduld verlangt und durchaus keine völlig indifferente Behandlungsmethode darstellt.

Daher muß der Einzelfall genau daraufhin angesehen werden, ob die interne Behandlung durch die chirurgische ersetzt werden muß. Dazu gehört neben einer Erfahrung in der Beurteilung von Lungenfällen eine genaue und wiederholte klinische Untersuchung und in jedem Falle die Anwendung des Röntgenverfahrens. Voraussetzung ist ein noch nicht stark herabgesetzter Kräftezustand. Als Indikationen haben — in Kürze zusammengefaßt — zu gelten:

1. Absolute Indikation:

a) mittelschwere und schwere Fälle mit subakutem oder zeitweise subakutem Verlauf (mit oder ohne Kavernenbildung), rein einseitig oder mit latenten Herden der anderen Seite;

b) schwere unstillbare Lungenblutungen, sofern die blutende Seite mit Sicherheit feststellbar ist.

2. Relative Indikation.

a) die Fälle unter 1a mit subaktiven Herden der anderen Seite;

b) mittelschwere und schwere Fälle mit nur geringer Neigung zum Fortschreiten (latente oder subaktive Herde der anderen Seite);

c) leichtere, einseitige Fälle, die unter anderer Behandlung ein Fortschreiten der Erkrankung zeigen. Aktive, wenn auch nur kleine Unterlappenprozesse rechnen wir ihrer ungünstigen Prognose wegen zu den schweren Erkrankungen.

Eine seltenere Indikation können abgeben: serös-fibrinöse Pleuritis, um Verwachsungen zu vermeiden (vgl. Pleuritis), hartnäckige Pleuritis sicca nach Versagen aller sonstigen Behandlungsmethoden. In diesen Fällen wird der Pneumothorax nur kurze Zeit unterhalten und nur in geringem Umfange angelegt.

Ulceröse und akut verlaufende käsig-pneumonische Formen bei schlechtem Kräftezustand kontraindizieren das Verfahren. Ebenso haben als Kontraindikationen zu gelten: Schwere tuberkulöse Erkrankung anderer Organe (einseitige Nierentuberkulosen sowie leichtere Larynxaffektionen bilden keine Kontraindikation), dekompensierte Klappenfehler, Debilitas cordis, schwerer Diabetes, starkes Emphysem, Nephrose, Glomerulonephritis und Mischformen.

Schwangerschaft braucht keine Kontraindikation zu bilden; man kann nach Unverricht zur Verhütung der sonst indizierten Interruption einen Pneumothorax anlegen und bis nach der Geburt ohne Schwierigkeiten erhalten.

Ist die Indikation gestellt, so erhebt sich die Frage der technischen Möglichkeit, d. h. ist ein freier Pleuraspalt vorhanden? Leider können wir hierüber durch klinische Untersuchungen nicht immer mit Sicherheit Aufschluß bekommen, so daß erst der Versuch der Pneumothoraxanlage entscheiden muß. Die Wahl der Operationsstelle ist in vielen Fällen für das Gelingen entscheidend. Vorhergegangene schwere exsudative Pleuritiden lassen fast mit Sicherheit eine feste Verklebung der Pleurablätter vermuten.

Bei der Anlage und im Laufe der Behandlung können Komplikationen auftreten.

1. Gasembolie, bedingt durch Anstechen von pulmonalen Gefäßen, ist meist tödlich. Diese Gefahr ist bei richtiger Technik fast Null.

2. Pleurashock. Von der Pleura aus können vorübergehende Zirkulations- und Atemstörungen und allgemein nervöse Erscheinungen auftreten.

3. Subcutanes Emphysem, harmlose, meist beim Schnittpneumothorax zu beobachtende Komplikation. Das unter die Haut gelangte Gas kommt nach einigen Tagen zur Absorption. In seltenen Fällen kann es

durch Anstechen der Lunge zum Mediastinalemphysem kommen, das durch Kompression der Trachea und der Gefäße gefährlich werden kann.

4. Bei etwa der Hälfte aller Pneumothoraxfälle bildet sich im Laufe der Zeit ein Exsudat, das verschiedenen Charakter haben kann und dementsprechend behandelt werden muß. Meist wird die Behandlung konservativ sein. Manchmal werden Punktionen und Spülungen notwendig.

5. Durchbruch einer Kaverne in den Pleuraraum. Glücklicherweise seltenere, prognostisch infauste Komplikation, bei der auch mit chirurgischen Maßnahmen nichts mehr auszurichten ist.

Die Dauer des Pneumothorax kann auf durchschnittlich 2 Jahre angegeben werden. Man darf den Pneumothorax nur langsam eingehen lassen.

Die Erfolge lassen sich schwer statistisch festlegen, da es bei der Beurteilung auf die Indikationsstellung des einzelnen Therapeuten ankommt.

Neuerdings wird der gleichzeitige, doppelseitige Pneumothorax angewandt, der zuweilen beachtenswerte klinische Erfolge bringen kann. Bezüglich seiner Dauererfolge fehlen jedoch noch ausreichende Erfahrungen. Sein Anwendungsgebiet bilden die doppelseitigen mittelschweren Phthisen.

Da, wie oben schon angeführt, die anatomische Heilung der Kollapslunge und oft auch das Verschwinden der Symptome von der Vollständigkeit des erzielten Kollapses abhängt, hat es nicht an Vorschlägen gefehlt, einen partiellen Pneumothorax zu einem kompletten zu machen.

Bei flächenhaften Adhäsionen kommt die Umformung des entsprechenden Thoraxwandabschnittes durch Rippenresektion in Betracht. Oder, besonders bei adhärenten Kavernen, die extrapleurale Ablösung (Pneumolyse) mit oder ohne Ausfüllung des durch die Ablösung entstandenen Hohlraumes mit Fett oder Paraffin (Plombe). Letzteres Verfahren kann auch isoliert, ohne bestehenden Pneumothorax angewandt werden, doch sind die Erfolge unsicher.

Bei strang- oder bandförmigen Adhäsionen kommt die galvanokaustische Durchtrennung in Frage. Nachdem Jacobaeus 1910 die Methode angegeben hatte, ohne daß sie weitere Verbreitung fand, wurde das Interesse durch Unverricht, der 1915 seine erste Durchtrennung — wohl die erste in Deutschland — ausgeführt hatte, in vielen Kreisen geweckt. Und zwar dadurch, daß Unverricht 1921 durch seine Konstruktion eines neuen Brenners und einer neuen Optik die praktische Anwendungsmöglichkeit der Methode bedeutend förderte, so daß sie nunmehr als fester Bestand der Tuberkulosetherapie gelten darf. Über die Operationsmöglichkeit entscheidet meistens die Thorakoskopie, da die Röntgenaufnahme manche Verwachsungen nicht zur Darstellung bringt und über die Stärke derselben kein zuverlässiges Bild gibt. Im allgemeinen ist die endopleurale Kaustik schwieriger, als man nach dem Röntgenbilde vermuten sollte.

Nicht alle Verwachsungen machen eine Kaustik nötig, doch sollten Stränge, die eine klinisch günstige Wirkung des Pneumothorax verhindern, mit dieser Methode angegangen werden. Im allgemeinen kommen für die Abbrennung bis daumendicke Stränge oder Membranen in Betracht. Flächenhafte Verwachsungen müssen mit großer Vorsicht angegangen werden. Ihre Abbrennung muß ganz nahe bei der Brustwand erfolgen. Eine völlige Lösung derartiger flächenhafter Adhäsionen wird nur selten zu erzielen sein.

Als belanglose Komplikation ist das Hautemphysem zu nennen, das meist in einigen Tagen resorbiert wird. Blutungen sind sehr selten; Rotglühen des Brenners und langsames Vorgehen sind zur Vermeidung größerer Blutungen erforderlich. Eine lebensbedrohende Blutung hat Unverricht unter 452 Fällen nicht gesehen und unter Berücksichtigung der Spätresultate (2—9 Jahre nach beendeter Pneumothoraxtherapie) Erfolge durch die endopleurale Kaustik gehabt, die denen des kompletten Pneumothorax sehr nahe kommen. Manuelle Geschicklichkeit und persönliche Erfahrung sind ausschlaggebend für den Erfolg. Die unangenehmste Komplikation ist das Empyem, das im Anschluß an die Kaustik auftreten kann. Vorhandene Pleuritis verschlechtert sich oft im Anschluß an die Abbrennung.

Ist die Anlage eines Pneumothorax wegen Pleuraobliteration unmöglich, so tritt die Rippenresektion in ihre Rechte. Da es sich bei ihr ebenfalls um eine Kollapstherapie handelt, gelten die gleichen Indikationen und Kontraindikationen wie für den Pneumothorax. Nur müssen bei der Schwere des Eingriffs und der durch die Brustkorbumformung resultierenden dauernden Funktionsausschaltung der einen Lunge die Indikationen besonders streng gestellt werden. Es kommen also nur schwere einseitige, am besten schon mit Schrumpfungen einhergehende Erkrankungen in Frage. Guter Allgemeinzustand und guter Zustand des Herzens ist Vorbedingung.

Ohne Eröffnung der Pleurahöhle werden 2—10 cm lange Stücke der Rippen reseziert und dadurch eine Verkleinerung der Brustkorbhälfte, die ihrerseits nun wieder das Lungenvolumen in gleichem Sinne beeinflußt, erzielt. Der Eingriff birgt mancherlei Gefahren in sich, führt aber häufig zu entscheidendem Erfolg. Dieser kann jedoch nur durch eine richtige Indikationsstellung und Aufstellung eines Operationsplanes erzielt werden, wobei der innere Arzt und Chirurg Hand in Hand arbeiten müssen.

Eine grundsätzliche Kombination mit den Pneumothorax erscheint nicht angebracht.

Eine Verkleinerung des Lungenvolums in einer nicht so wirksamen Weise wie beim Pneumothorax kann durch Ausschaltung des Nervus phrenicus (Exhairese) erzielt werden. Seine Anwendung findet dieses Verfahren: 1. bei Unterlappenprozessen und stark schrumpfenden Prozessen, 2. als Vorbereitung für die Thorakoplastik, 3. als Ersatz für einen technisch nicht ausführbaren Pneumothorax, da die Wirkung des Zwerchfellhochstandes sich manchmal auch bei Obergeschoßprozessen bemerkbar machen kann; 4. in Verbindung mit dem künstlichen Pneumothorax, wenn basale Verwachsungen bestehen oder beim Aufgehenlassen des Pneumothorax sich starke Schrumpfungen zeigen.

Der von den Franzosen angegebene Oleothorax (Einführung von Öl in den Pleuraraum) hatte anfangs unklare Indikationen. Bewährt hat sich der Oleothorax zur Verhinderung des zu frühen Eingehens des Pneumothorax bei der fibrinösen Organisation des Pneumo-Exsudates. Seine Anwendung beim tuberkulösen Empyem und als Kompressions-Oleothorax scheint keine wesentlich praktische Bedeutung zu haben und dürfte nicht unbedenklich sein.

Die chirurgische Therapie ist als ein wesentlicher Fortschritt in der Behandlung der Lungentuberkulose zu bezeichnen.

II. Kreislauforgane.

Kreislaufschwäche.

Gerade bei den Herzkrankheiten tritt das wechselseitige Bedingtsein von Organ und Person prägnant hervor. Die Organkrankheit entscheidet das Schicksal der Person, ihr Kranksein und ihren Tod. Andererseits ist die Organfunktion mit den verschiedensten Teilen des Organismus und mit seiner körperlichen und seelischen Gesamtheit aufs engste verbunden. Jedes Organ und die Psyche beeinflußt das Herz und den Kreislauf. Wo es sich darum handelt, das Herz zu schonen, müssen alle Reize, auch die psychischen, ausgeschaltet werden. Das kranke Herz wirkt auf die Psyche und diese im Circulus vitiosus auf das Herz zurück. Auch die Willenssphäre hat auf die Gestaltung der Herzkrankheiten einen mächtigen Einfluß. Der Kranke soll sich dem kranken Organ anpassen, nach seinen Organen leben. Aber viele Herzkranke leben sich zu Tode. Jede Kleinigkeit in dem großen und verschlungenen Komplex des Lebens kann das kranke Herz überanstrengen, von der Diät bis zur Sexualität, von der Bewegung bis zur geistigen Arbeit. Willensmäßige Beherrschung des Trieblebens und der höchsten Regungen des Gemüts, willensmäßige Beschränkung der Berufstätigkeit und der höchsten geistigen Bestrebungen werden verlangt. Kann man aus dem fühlenden und denkenden Menschen einen Stoffwechselautomaten machen, wie es das kranke Herz verlangt? Andererseits vermag der Wille des Herzkranken große geistige Leistungen und Erfolge im Berufsleben zu vollbringen, indem er ein tätiges Leben mit allen Vorsichten und Schonungen ausstattet. Wie sehr hat der Arzt gerade hier neben dem Organ den Gesamtorganismus und den ganzen Menschen zu behandeln! Die große Kunst, das ganze körperliche und geistige Dasein nach dem kranken Organ einzurichten und doch dem Menschen über dieses Organ nichts zu sagen, was sein geistiges Dasein ertötet, muß der Arzt, der ein wirklicher Arzt ist und nicht nur ein Techniker, betätigen!

Die Psychotherapie der Herzkranken hat ihren Angriffspunkt in dem psychischen Komplex, der sich bei den organisch- wie funktionell-Herzkranken bildet. Die verschiedenartigen Sensationen, wie Herzklopfen, Stiche und Druck, die Überempfindlichkeit der Herzgegend überhaupt, Atemnot, Herzschmerzen wie bei der Aortalgie und Angina pectoris mit ihrem Vernichtungsgefühl, das Gefühl des Aussetzens der Herztätigkeit, das mit Herzaffektionen unmittelbar verbundene Angstgefühl sowie die sich mittelbar verknüpfenden Vorstellungen der Lebensbedrohung ergeben eine für Herzkranke charakteristische psychische Kulisse, die zwar nicht immer vorhanden ist, dafür aber bei manchen Eindrucksfähigen um so mehr anzutreffen ist. Die gegenseitige Beeinflussung des Psychischen und Somatischen hat zur Folge, daß von der Psyche her die Herztätigkeit gestört wird wie von dieser die Psyche. Die seelische Beruhigung, die vor allem dahin gerichtet sein muß, den Patienten von der Beachtung und Überwertung seiner Sensationen abzubringen und ihm die Furcht zu nehmen, wirkt auf die Herztätigkeit wirklich günstig ein und durch Vermittlung des autoplastischen Krankheitsbildes auf den Gesamtkomplex der kranken Persönlichkeit.

Die Behandlung der Kreislaufschwäche bildet den wesentlichsten Teil der Herztherapie. Wenn auch allen Formen der Kreislaufschwäche die funktionelle Schwäche der Herzmuskulatur gemeinsam ist, so bildet doch die Art der zugrunde liegenden organischen Erkrankung des Herzens einen sehr wichtigen Faktor. So ist es nicht gleichgültig, ob ein Klappenfehler oder ein rein muskuläres Herzleiden vorliegt, ob es sich um eine Aorteninsuffizienz oder einen Mitralfehler, um eine arteriosklerotische, syphilitische, toxisch-infektiöse Herzmuskelerkrankung, um eine Insuffizienz bei Fettleibigkeit usw. handelt. Die Herabsetzung der Herzkraft bis zur Insuffizienz scheint bei anatomisch gesunder Herzmuskulatur nicht vorzukommen, setzt somit einen organisch erkrankten Herzmuskel voraus; wenn daher die Herzinsuffizienz auch auf einer krankhaften Herabsetzung der Leistungsfähigkeit beruht, so ist sie doch nicht etwa eine rein funktionelle Erkrankung. Andererseits steht die Höhe der Leistungsstörung sehr oft in einem krassen Gegensatz zu der Geringfügigkeit der anatomischen Veränderung des Herzmuskels.

Bei der Kreislaufschwäche wirkt auch die Peripherie: peripherische Gefäße, Muskeln und das Gewebe mit (s. unten). Man sollte daher niemals Kreislaufschwäche mit Herzschwäche identifizieren!

Die frühzeitige Erkennung der Kreislaufschwäche ist für eine erfolgreiche Therapie von großer Bedeutung, zumal auch hier wieder ein Circulus vitiosus vorhanden ist, der mit seiner Andauer sich verstärkt und schwerer angreifbar wird.

Die Diagnose der Kreislaufschwäche gründet sich auf die subjektiven und objektiven Zeichen des ungenügenden Blutumlaufes. Erstere bestehen in gesteigerter Ermüdbarkeit, sowohl allgemeiner Art, wie örtlichem Schwerfühlen der Muskeln, Kurzatmigkeit, verschiedenartigen Empfindungen in der Herzgegend, wie Schmerz, Herzklopfen, Spannungsgefühl, Beklemmungen, Angor retrosternalis, in bestimmten Fällen Angina pectoris, anfallsweisem Asthma cardiale. Die Beschwerden sind je nach dem Grade der Kreislaufstörung bereits in der Ruhe vorhanden oder treten erst bei irgendwelchen Mehrbeanspruchungen des Kreislaufs auf. In jedem Falle steigern sie sich bei solchen, also z. B. bei Bewegungen, bei Einwirkung stark differenter Außentemperaturen, bei psychischen Erregungen, nach dem Essen usw. Wegen der Möglichkeit von Verwechslungen mit nervösen Erkrankungen gewinnt die Diagnose erst durch den Nachweis objektiver Schwächesymptome des Kreislaufes Sicherheit. Hierher gehören die auf Blutüberfüllung der Haut beruhende, zuweilen auffallend schnell wechselnde Cyanose, die Dyspnoe, die Stauungserscheinungen in der Lunge, den Unterleibsorganen, den Nieren, die Veränderungen des Herzens selbst, des Gefäßapparates, bei stärkeren Graden die Wassersucht, endlich der Nachweis der Steigerung aller Symptome bei Mehrbelastung des Kreislaufes, der Milderung derselben bei Ruhe bzw. Reduktion der kreislaufbelastenden Bedingungen. Die Dyspnoe dient dem Herzkranken als Warnungssignal, um sein Herz vor Überanstrengung zu schützen.

Die Kreislaufschwäche kommt in sehr vielfältigen Abstufungen vor: von den leichtesten, erst bei gewissen Beanspruchungen auftretenden Störungen bis zum Bilde der schweren, auch bei völliger Ruhe verbleibenden Insuffizienz mit Hydrops universalis. Wie bei vielen anderen Krankheitszuständen begegnen wir auch bei der Kreislaufschwäche der Schwierigkeit, die leichtesten krankhaften Störungen von solchen Schwächezuständen abzugrenzen, die als noch physiologisch zu bezeichnen sind. Die Leistungsfähigkeit des Kreislaufes ist individuell verschieden; sie ist von der Konstitution, dem Lebensalter, der Lebenshaltung, der Gewöhnung an körperliche Anstrengungen abhängig. Sie schwankt bei ein und demselben Individuum bei Einwirkung von Momenten, die noch der physiologischen Breite von Beeinflussungen angehören, wie Ermüdung, unzureichender Ernährung, ungenügendem Schlaf, psychischen Erregungen, Menstruation u. a. m. Man wird als krankhaft diejenige Kreislaufschwäche bezeichnen, die unabhängig von den genannten Faktoren dauernd vorhanden ist und sich bereits bei solchen Anforderungen kundgibt, wie sie das tägliche Leben für jeden mit sich bringt und wie sie von der befallenen Person bis dahin ohne Beschwerden bewältigt worden sind.

Auf die Differentialdiagnose zwischen kardialen und anderen Ödemformen ist hier nicht einzugehen. Man denke auch daran, daß Unterschenkelvarizen, Plattfuß, Fettleibigkeit, Diabetes (Insulin, Hafertage!) geringes Ödem, besonders an der Tibiafläche, erzeugen können. Bei Hypertension, Arteriosklerose, leichter Myokardschwäche kann auch Bewegungsmangel Ödem verursachen, das nach reichlicher Bewegung verschwindet.

Man teilt die große Zahl der vorkommenden Abstufungen der Kreislaufschwäche in die beiden Gruppen der relativen und absoluten Insuffizienz ein, wobei man ersterer diejenigen Fälle einordnet, bei denen die unzureichende Funktion erst unter gewissen Beanspruchungen in Erscheinung tritt, während als absolute Insuffizienz die schon in der Ruhe vorhandene bezeichnet wird. Natürlich ist diese Abgrenzung keine scharfe.

Es ist wichtig, sich klarzumachen, wie die Herzschwäche zum Circulus vitiosus führt. Die Verlangsamung der Capillarströmung, die erhöhten Sauerstoffverzehr und Cyanose bedingt, führt zu gesteigertem Capillardruck. Wahrscheinlich ist ein verminderter Abtransport von Stoffwechselprodukten, Säuerung (verminderte Resynthese der Milchsäure infolge von Sauerstoffmangel; daher wahrscheinlich die gesteigerte Ermüdbarkeit der Herzkranken, Eppinger) und Schädigung des Gewebes, Quellung desselben, Ödembildung die Folge. Sicherlich ist der

Widerstand für die Blutbewegung im Capillargebiet erhöht, was eine stärkere Belastung des Herzens zur Folge hat. Wird der Circulus vitiosus durchschlagen, z. B. dadurch, daß eine bessere Capillarströmung und eine Entquellung und Entwässerung des Gewebes herbeigeführt wird, so muß dies auf die Herztätigkeit günstig zurückwirken.

Die Muskelbewegung fördert die Blutbewegung und verringert durch die Erweiterung der Muskelgefäße die peripherischen Widerstände. Der Bewegungsmangel bei Herzinsuffizienz trägt somit gleichfalls zum Circulus vitiosus bei. Die Muskelbewegung erzeugt ferner einen Antrieb für das Herz und die Atmung, die ihrerseits wieder auf die Blutbewegung günstig wirken, teils rein mechanisch, teils durch Abblasen von Säure. Freilich wird das Herz bei der Muskeltätigkeit nicht allein entlastet, sondern auch durch die Vergrößerung des Minuten-Schlagvolumens belastet. Solange das Herz nicht zu sehr geschwächt ist, überwiegt der Vorteil einer dem Kräftemaß angepaßten Bewegung, die, wie gesagt, dem Circulus vitiosus der peripherischen Blutstauung entgegenwirkt und außerdem durch Reizwirkung auf das Herz dieses übt und kräftigt. Große Herzschwäche jedoch, bei der das Herz der Anforderung durch die Muskeltätigkeit überhaupt nicht mehr gewachsen ist, macht absolute Ruhe nötig. Bei Herzschwäche ist die zirkulierende Blutmenge vermindert, ein Teil des Blutes stagniert. Hierdurch wird das Herz entlastet, aber freilich die Blutversorgung der Gewebe beeinträchtigt. Die Anhäufung der ruhenden Blutmengen geschieht, wie es scheint, vornehmlich in der Milz, Leber, überhaupt im Pfortadergebiet und in der Haut. Beim Sitzen sammelt sich auch viel Blut in den unteren Extremitäten. Für das frei zirkulierende Blut werden durch die Blutdepots komplizierte Verhältnisse geschaffen, die noch des weiteren Studiums bedürfen.

Eine Minderleistung des Herzens muß im Herzen selbst sich allmählich steigernde Störungen schaffen. Die resultierende Stauung im rechten Vorhof muß eine venöse Stauung in den Coronarvenen, die sich in den rechten Vorhof ergießen, somit in der gesamten Herzmuskulatur zur Folge haben. Die dadurch bedingte Erschwerung der Blutzirkulation in der Herzmuskulatur muß die Funktion derselben schädigen und einen Circulus vitiosus eröffnen.

Eppinger räumt der Peripherie einen sehr bedeutenden Einfluß auf das Zustandekommen der Kreislaufinsuffizienz ein, insbesondere im Hinblick auf den relativen Sauerstoffmangel, den man bisher allerdings nicht so erheblich einzuwerten gewohnt war. Was hieran richtig ist, kann man vorläufig noch nicht entscheiden; eine rein hämodynamische Auffassung des Kreislaufes in der althergebrachten Form dürfte nicht mehr am Platze sein. Immerhin kommt die hauptsächliche Bedeutung nach wie vor dem Herzen selbst und dem Gefäßsystem (anatomische Beschaffenheit, Tonus) zu. Die Störung des intermediären Stoffwechsels dürfte mehr Folge als Ursache der Kreislaufschwäche sein.

Die Diagnose hat den Bedingungen der Kreislaufschwäche in jedem Einzelfalle nachzugehen; die Art der Erkrankung des Herzens und der Gefäße, die Ursachen der ungenügenden Leistungsfähigkeit der

Herzmuskulatur sind zu ermitteln. Ferner ist der Grad bzw. das Stadium der Insuffizienz festzustellen. Prognose und Therapie werden durch die in jedem Einzelfall vorliegenden Bedingungen der Insuffizienz bestimmt. Es kommen als Typen der zur Kreislaufschwäche führenden krankhaften Bedingungen folgende in Betracht: Klappenfehler, Nierenerkrankung, Hypertension und Arteriosklerose, Sklerose und Syphilis der Coronararterien, Myokarditis, Syphilis des Herzmuskels, Erkrankung des Reizleitungssystems, Herz der Fettleibigen, Insuffizienz durch Überanstrengungen, toxische Erkrankung des Herzmuskels durch Alkohol usw., Herzschwäche durch Unterernährung, Kropfherz, Herz der Astheniker.

Hierzu kommen gewisse mechanisch bedingte Herzinsuffizienzen, die in der Praxis noch oft nicht hinreichend beachtet werden: so durch Verwachsung der Herzbeutelblätter, durch Lungenschrumpfung oder umfangreiche Verwachsung der Pleurablätter, durch Lungenemphysem, durch Kyphoskoliose. Die Überanstrengung führt hauptsächlich bei schon vorhandenen Herz- oder Gefäßleiden zur Insuffizienz; es sind nicht immer einmalige oder wiederkehrende ungewöhnliche Kraftanstrengungen, sondern auch oft wiederholte oder dauernde, an und für sich nicht allzu große Beanspruchungen bei unzureichender Ruhe, denen gegenüber die Anpassung schließlich erlahmt. Das Herz ist bei Kreislaufinsuffizienz, sei es, daß es sich um dekompensierte Klappenfehler oder um reine Myokarderkrankung handelt, meist erweitert. Die Erweiterung hat wohl zunächst einen akkommodativen Charakter, indem sie das Herz befähigt, ein größeres Schlagvolumen in den Kreislauf zu werfen, andererseits ist sie, insoweit die Herzkraft dieser Aufgabe nicht mehr genügt, durch Stauung bedingt. Jede nachweisbare Erweiterung des Herzens, auch eine solche von nur tage- oder stundenlanger Dauer, wie sie bei sportlichen Überleistungen vorkommt, ist als ein Zustand von Herzschwäche anzusehen, der den Grund zu späteren Herzerkrankungen legen kann. Denn die wirkliche rein anpassungsmäßige Erweiterung geht eben mit der Beendigung der Anforderung sofort zurück.

Wie meist die Organinsuffizienzen führt auch die Kreislaufschwäche zu Reizerscheinungen, durch die der Kranke sich der Krankheit bewußt wird. Selbst die gesteigerte Ermüdbarkeit verrät sich zum Teil durch positive Reizsymptome (Gefühl von Schwere in den Muskeln). Im übrigen vgl. oben.

Für die Frühdiagnose ist eine genaue Erhebung der Anamnese und Bericht des Patienten über seine eigenen Wahrnehmungen wichtig: Atemnot bei Treppensteigen, Müdigkeit, Schlafstörungen, Beschwerden nach dem Essen, bei schnellem Gehen; zuweilen beim Gehen zu ebener Erde keine, aber schon bei minimalen Steigungen Beschwerden.

Den besten Einblick in die Störung der Herzfunktion erhält man durch die Wahrnehmungen von der Art, wie das Herz auf die alltäglichen Anforderungen reagiert. Von den verschiedenen Funktionsprüfungen kommt für den Praktiker nur die einfachste dosierte Arbeitsleistung, wie Kniebeugen, Beugen und Ausstrecken der Arme gegen Widerstand, Stuhlheben und -vorwärtsstrecken, Treppenstufensteigen in Betracht, wobei auf die Steigerung der Pulsfrequenz, Arhythmie, die Erholungszeit, auf die Atmung, etwaige Verfärbung des Gesichts und die subjektiven Angaben des Untersuchten geachtet wird. Der Ausfall der Probe ist aber von der Übung in solchen Bewegungsanforderungen, vom Lebensalter, Fettreichtum, vom Zustand der Lungen, von psychischen und nervösen Einflüssen mit abhängig. Auch spielt die zeitliche Disposition (Ermüdung) eine Rolle. Das Ergebnis bezieht sich zunächst auf das Anpassungs- und Regulierungsvermögen des Herzens, das freilich bei der Herzinsuffizienz beeinträchtigt ist.

Nur auffällige Abweichungen von der normalen Reaktion dürfen auf Herzinsuffizienz bezogen werden. Bei der Dosierung der Arbeitsaufgabe sei man, falls eine Herzkrankheit besteht, sehr vorsichtig. Eine starke Erhöhung des Carotissinusreflexes läßt an eine Herzinsuffizienz denken, könnte aber auch durch Sklerose des Carotissinus mit Überempfindlichkeit bedingt sein. Auf elektrokardiographische Zeichen ist hier nicht einzugehen.

T h e r a p i e. Hat man die Herzinsuffizienz festgestellt, so muß weiter untersucht werden, welche Umstände die natürliche Regulierung verhindert oder gestört haben, denn Herz und Gefäßsystem besitzen in hohem Maße die Fähigkeit der automatischen Anpassung und Ausgleichung, die im übrigen sicherlich stark durch konstitutionelle Faktoren beeinflußt wird; auch die Heilung der Kreislaufinsuffizienz hängt von diesen ab. Es kann sich darum handeln, daß die Lebensweise, die Diät, die Berufstätigkeit ein zu hohes Maß von Herzbeanspruchung mit sich geführt oder daß besondere Herzschädigungen (Alkohol, Nicotin) eingewirkt haben. Die Bedeutung der Anamnese und des Studiums der Lebensweise und Umwelt des Kranken springt hier wieder in die Augen. Es ist selbstverständlich, daß die Therapie an diesen schädlichen Momenten den Hebel anzusetzen hat. Der Arzt wird bemüht sein zu ändern, was irgendwie geändert werden kann, und auf den Patienten und seine Umgebung in geeigneter Weise einzuwirken suchen.

Beispiel: Ein Angestellter in einer Fabrik mit einer Mitralinsuffizienz, der einen großen Teil des Tages Treppen steigen und in Bewegung sein muß, lebt folgendermaßen: nüchtern in den Dienst, mittags mehrere Tassen Kakao, nachmittags mehrere Gläser Citronenlimonade, abends die einzige sehr große Mahlzeit, dann mehrere Tassen Tee. Nun zum erstenmal Herzbeschwerden, Beginn einer Subdekompensation. Also eine für einen Herzkranken denkbar ungünstige Lebensweise! Regulierung der Diät und alsbald volle Leistungsfähigkeit.

Man sorge für Herabsetzung der Anforderungen an das Herz, vor allem für R u h e, je nach Lage der Sache und Stärke der Kreislaufstörung für mehrtägiges oder längeres Liegen oder für täglich mehrstündige Ruhe, für ruhigere Lebensweise überhaupt (absolute oder relative Ruhebehandlung). Man reduziere die Diät auf das zur Erhaltung gerade notwendige Kostmaß (Beschränkung der Verdauungsarbeit des Herzens! der Stoffwechselarbeit des Gewebes!).

D i ä t bei K r e i s l a u f i n s u f f i z i e n z. Die schlackenreichen, schwer ausnutzbaren Speisen, die auch zugleich diejenigen sind, die am meisten Blähungen verursachen (grobes Brot, Kohl, Salat) sollen ausgeschaltet werden. Man verordne gerade hinreichende Eiweißkost (Fleisch, Eier, Käse, alles in weicher gut zubereiteter Form), Milch, Butter, Zucker, Weißbrot, Kartoffelbrei, Reis, in kleinen Portionen und häufiger Darreichung. Noch spät abends ist eine kleine Portion zu reichen. Für Abwechslung muß gesorgt werden, auch für Darreichung fester Speisen, um den wichtigen Kauakt nicht ganz auszuschalten.

Alkohol jedenfalls nur in kleinen Mengen und nach Lage des Falles. Man wird in dieser Hinsicht besonders dann streng sein müssen, wenn der Alkoholgenuß auf die Entstehung der Insuffizienz hingewirkt hat. Üble Eßgewohnheiten, wie z. B. die Vielesserei, das zu späte Essen des Abends, das zu hastige Essen sind zu untersagen.

Bei höheren Graden von Kreislaufschwäche ist eine rigorose Behandlung der Diät von größter Wichtigkeit. Leichte salzarme Kost in häufigen, kleinen Mengen, von einem eben gerade ausreichenden Caloriengehalt (bei gerade genügender Eiweißzufuhr), ist durchzuführen. Die Flüssigkeitsbilanz ist durch Feststellung des Genossenen und der ausgeschiedenen Urinmenge, evtl. unter Zuhilfenahme von Körperwägungen, zu kontrollieren. Milch sollte bei diesen Fällen stets einen Bestandteil der Diät bilden. Sie kann in verschiedenster Form, als süße, saure Milch, Yoghurt, in Milchspeisen zur Verwendung kommen. Ihr Vorzug besteht in ihrer Nahrhaftigkeit, Leichtverdaulichkeit, diuretischen, leicht abführenden Wirkung.

Es kommt vor, daß die Herzschwäche auf Unterernährung bzw. das Zusammenwirken dieser mit relativ zu starker Arbeitsleistung zurückzuführen ist. In solchen Fällen ist eine kräftige Ernährung besonders mit Eiweiß zuweilen für sich, ohne Medikamente, imstande, die Insuffizienz zu beheben (Romberg). Ob die intravenöse Traubenzuckerzufuhr einen spezifisch nutritiven Einfluß auf das Herz hat, steht dahin. Vielleicht besteht ihre Wirkung hauptsächlich darin, daß sie hypertonisch auf die Gewebsosmose wirkt, wofür ihr diuretischer Effekt spricht. Über Karellsche Diät s. unten.

Man reduziere die Flüssigkeit auf $1-1^1/_2$ l an tropfbarer Flüssigkeit, wobei zu berücksichtigen ist, ob die sonstige Nahrung sehr flüssigkeitsreich ist, z. B. viel Obst enthält. Die Nahrungs- wie Getränkaufnahme hat in kleinen Einzelportionen zu erfolgen. Nach dem Essen ist Ruhe erforderlich. Sorge für regelmäßige Darmentleerung ist sehr wichtig. Der Stuhl soll weich sein, so daß er ohne Anstrengung entleert wird.

Die Dyspepsie der Herzkranken, die sich bis zu häufigem Erbrechen, besonders nach der Nahrungsaufnahme, steigern kann, ist teils durch die Herzmittel (Digitalis usw.), teils durch die Blutstauung im Portalkreislauf, teils nervös-psychisch bedingt. Man beachte folgendes: Darreichung der Nahrung in kleinsten Portionen. Wenig Flüssigkeit, da oft feste gut gekaute Speisen am besten vertragen werden. Keine Nahrung, die ausgesprochenen Widerwillen erregt. Man beruhige den Kranken, ermahne ihn, sehr ruhig zu liegen, in mäßig erhöhter Lage. Nach der Nahrungsaufnahme leichte Massage der Magengegend, öftere

Tiefatmungen. Leichte Hautreize in der Magengegend, wie kühle oder heiße Umschläge, Alkohol- oder Chloroformeinreibung, Senfpapier bis zu leichtem Brennen, ohne daß der Kranke diese Stoffe riecht. Zuführung frischer Luft; bei starkem Erbrechen absolute Magenschonung für längere Zeit, Schlucken von Eisstückchen, aber nur in geringer Menge, heißer Kaffee (nicht warm). Essigäthertropfen, Bellafolin, kleine Chloraldosen (vgl. Kap. IV), Morphium (falls man weiß, daß der Patient dasselbe verträgt). Nährklysmen empfehlen sich nicht. Besteht schwere Insuffizienz, so ist oft die Besserung derselben durch intramuskuläre Digitalis- oder intravenöse Strophantininjektion das beste Mittel. Auch ein Schlafmittel kommt in Betracht. Hat Patient viele Arzneien bekommen, so setze man für einige Zeit alles aus. Oft verschwindet das Erbrechen durch Fernhalten aller Reize und gründliche Ruhe.

Zu der skizzierten Ruhe- und Diätbehandlung der Herzinsuffizienz gesellt sich noch die psychische Beruhigung des Kranken, wo die Individualität desselben und die Umstände es erfordern, da seelische Faktoren die Herztätigkeit, namentlich des oft überempfindlichen kranken Herzens, außerordentlich beeinflussen. Man kann die seelische Beruhigung noch durch sedative Mittel unterstützen.

Erst dann, wenn diese Art der Behandlung nicht zum hinreichenden Erfolge führt, beginne man mit spezifischen Herz- und Gefäßmitteln.

Oft fordert der Kranke sofort Herzmedikamente, indem er ausführt, daß bei der Tätigkeit die Störung sofort wieder auftreten werde. Das ist aber bei zweckmäßiger Regulierung der Lebensweise häufig gar nicht der Fall. Gibt man dem Drängen des Patienten nach, so verordne man wenigstens sehr schwache Dosen.

Die diätetisch-physikalische (Ruhe) und psychische Behandlung darf auch bei medikamentöser Therapie nicht vernachlässigt werden. Beide Formen der Behandlung fördern sich gegenseitig. Die Digitalistherapie kann versagen, weil es an Ruhe und richtiger Diät fehlt; andererseits sieht man in gewissen Fällen die Erfolge der diätetisch-physikalischen Behandlung sofort stärker und dauernder hervortreten, sobald durch eine, wenn auch kurz dauernde, Digitalisbehandlung die Regulierung in die Wege geleitet, der Circulus vitiosus durchschlagen worden ist.

Geht es ohne arzneiliche Behandlung nicht vorwärts, so beherzige man den Grundsatz, daß man einerseits mit möglichst geringen Mengen des Medikamentes auszukommen, andererseits aber die Insuffizienz vollständig zu beheben sucht. Hiernach ist Dosis und Dauer der Arzneidarreichung zu bemessen. Das souveräne Mittel ist die Digitalis, deren komplizierte Wirkung den Erfolg hat, die Herzkontraktion zu verstärken, die Diastole zu verlängern, die Zahl der Herzschläge zu verringern und die Herztätigkeit regelmäßiger zu gestalten. Die Erhöhung des arteriellen Blutdrucks hängt von verschiedenen hier nicht näher zu erörternden Bedingungen ab. Diese Einwirkungen auf den Kontraktionsablauf treten fast nur am insuffizienten Herzen in Erscheinung, weil das normale Herz bereits optimal arbeitet, so daß die pharmakologische Digitaliswirkung nichts zu verbessern vermag. Digitalis erhöht die Arbeitsleistung des Herzens durch Beseitigung unzweckmäßiger beschleunigter unregelmäßiger Schlagfolge mit ungenügender Entleerung der Herzhohlräume, durch bessere diastolische Füllung der Kammer und Erhöhung der Energie der Systole. Digitalis wirkt somit im Sinne der Normalisierung der Herztätigkeit, greift daher in den Naturheilprozeß direkt fördernd ein. Bei der Digitalisbehandlung ist die kumulierende Wirkung des Medikamentes zu berücksichtigen, die darauf beruht, daß eine Speicherung der Digitaliskörper im Herzen stattfindet, die nur allmählich zerstört werden. Die Strophanthinwirkung hat eine geringere Latenzzeit, klingt auch schneller ab und gibt daher weniger zu Kumulativerscheinungen Anlaß. Die übermäßige Digitalisierung (Digitalisvergiftung) wird an einer unerwünschten Verlangsamung der Herztätigkeit infolge Reizleitungsstörung zwischen Vorhof und Kammer, an dem Auftreten von Unregelmäßigkeiten, ferner von Übelkeit und Erbrechen, auch Schwindel und Kopfschmerz erkannt. Digitalis kann völligen Herzblock auslösen. Die dyspeptischen Erscheinungen beruhen zum Teil auf örtlicher Reizung der Magenschleimhaut, zum Teil auf zentraler Vagusreaktion. Manche Personen zeigen eine außerordentliche Überempfindlichkeit des Magen-Darmkanals (Übelkeit, Erbrechen, Appetitlosigkeit, Durchfälle) selbst auf geringe Dosen, besonders bei oraler Darreichung.

Die Ansprechbarkeit des Herzens für Digitalis ist um so stärker, je weniger es bereits mit dem Mittel in Berührung gekommen ist (daher die Lehre, dieses Medikament so sparsam wie möglich zu verwenden), im übrigen auch, je weniger vorgeschritten die Dilatation ist. Durch längere Pausen kann die Empfindlichkeit für Digitalis wieder erhöht werden. Digitalis ist kein Mittel gegen Beschleunigung eines suffizienten Herzens, sondern ausschließlich bei bestehender Herzinsuffizienz indiziert — eine Regel, gegen die in der Praxis immer noch viel verstoßen wird. Ebensowenig ist Unregelmäßigkeit der Herzaktion, wenn sie ohne Kreislaufschwäche besteht, mit Digitalis zu behandeln. Bleibt nach völliger Beseitigung einer Kreislaufschwäche durch Digitalis eine Pulsunregelmäßigkeit zurück, so bietet diese keinen Anlaß, den Gebrauch des Mittels fortzusetzen.

Wenn bei sehr hohem Blutdruck Herzmuskelschwäche besteht, so ist besonders vorsichtige Dosierung nötig und das Mittel sofort nach Beseitigung der Kreislaufschwäche abzusetzen. Dasselbe gilt für Aorteninsuffizienz, bei Gefahr von Embolie, bei Aortenaneurysma, nach Gehirnblutung. In all diesen Fällen soll man sich nur dann zum Digitalisgebrauch entschließen, wenn der Kreislaufschwäche auf andere Weise nicht beizukommen war. Besteht bei Herzinsuffizienz ein langsamer Puls, so ist große Vorsicht bezüglich Digitalis geboten; es kommen hier vor allem die Coronarmittel in Betracht. Treten schon nach kleinen Digitalisdosen gastrische Beschwerden auf, so gehe man zur intramuskulären oder rektalen Anwendung über, die natürlich nicht angebracht ist, wenn jene bereits auf Überdigitalisierung beruhen. Das gleiche Verfahren empfiehlt sich, wenn schon vor dem Digitalisgebrauch Magenbeschwerden infolge von kardialer Stauung oder aus anderem Anlaß bestehen. Im ersteren Fall verschwinden freilich die Magenstörungen mit der Digitaliswirkung, aber die gestaute Magenschleimhaut verträgt das Mittel schlecht. Die Digitaliswirkung muß in jedem Einzelfall genau beobachtet werden. Die Dosis ist nach dem Alter, der Gesamtheit des Falles (s. oben), kurz von Fall zu Fall zu variieren. Es kommt weniger auf die Wahl des Präparates, als auf die Dosierung an. Bei leichter Insuffizienz beginne man mit einer Tagesgabe von 0,2—0,3 Fol. Digit. per os.

Die Wirkung auf den Kreislauf wird bei oraler Darreichung erst nach frühestens 24 Stunden bemerkbar und steigert sich dann. Bricht man nach erreichter Beseitigung der Insuffizienz ab, so beachte man sorgfältig, wie sich der Kranke ohne Digitalis verhält, und nehme bei den ersten Merkmalen wiederkehrender Insuffizienz die Verordnung wieder auf, um nun evtl. den Gebrauch des Mittels länger auszudehnen bzw. die Tagesdosis zu steigern.

Bei stärkerer Insuffizienz gebe man von vornherein größere Dosen, etwa 0,5—0,75 g Fol. Digit. pro die. Insuffizienzen höheren Grades verlangen gewöhnlich 2—3 g Fol. Digit. im ganzen. Wie bereits bemerkt, begnüge man sich nicht mit Besserungen der Insuffizienz, sondern erstrebe einen vollen Erfolg, falls dies überhaupt noch möglich ist. Unter Umständen kann es zweckmäßig sein, nicht plötzlich aufzuhören, sondern den Faden langsam auszuziehen.

Bei Kumulationserscheinungen ist sofort abzubrechen.

Bei akuter Kreislaufschwäche im Verlaufe von Infektionskrankheiten (Sinken des Gefäßtonus, Herzschwäche) empfiehlt sich die intravenöse Verabreichung von Digalen, Digifolin, Digotin, 2mal täglich 1 bis 3 ccm, mehrere Tage lang, neben Coffein, Campher, Strychnin, die gleichfalls evtl. intravenös, auch mit Traubenzuckerlösung injiziert werden (vgl. Pneumonie S. 100).

Die Digitalisblätter enthalten eine Mehrzahl von wirksamen, teils alkohol-, teils wasserlöslichen Stoffen, ferner toxisch-hämolytische Stoffe. Durch längeres Lagern verlieren die Blätter an Wirksamkeit. Nach P. Trendelenburg ist der Verlust an Wirksamkeit bei der Aufbewahrung vom Feuchtigkeitsgehalt der Blätter abhängig, so daß bei sorgfältiger Trocknung und trockener Aufbewahrung selbst nach einem Jahre keine Abnahme zu beobachten ist. Das deutsche Arzneibuch schreibt einen Gehalt von höchstens 3% Wasser vor. Mit den pulverisierten Digitalisblättern bzw. dem Infus würde man im allgemeinen auskommen können, wenn nicht die Notwendigkeit bestände, injektionsfähige Präparate zu besitzen. Diese bieten zugleich den Vorteil, daß die unwirksamen bzw. toxischen Stoffe möglichst entfernt und die wirksamen Bestandteile in titrierter und möglichst haltbarer Form in ihnen enthalten sind. Die Verwendung dieser Präparate hat sich daher mehr und mehr eingebürgert. Gleichwohl sollte man die natürliche Droge nicht aus der Praxis ausschalten.

Durch größere Dosierung und längere Dauer des Gebrauchs läßt sich der geringere Gehalt an wirksamen Stoffen vollständig ausgleichen. In deutschen Apotheken dürfen jetzt nur noch amtlich geprüfte Fol. Digitalis abgegeben werden, aus denen nunmehr auch die Tinct. Digit. hergestellt wird. Wenn die Herstellung der Infuse, Pillen und Pulver aus uneröffneten Gefäßen (Ampullen zu 2 g) gewünscht wird, ist bei der Verordnung die Bezeichnung „ex ampulla" hinzuzufügen. Digitalispulver ist in Geloduratkapseln gut verträglich; auch in Pillenform In Fällen, bei denen es auf möglichst schleunige Wirkung ankommt. sind die künstlichen Präparate, die man auch injizieren kann, vorzuziehen. Aber gerade die allmählicher eintretende Wirkung hat den Vorteil, Überdosierungen zu vermeiden. Man halte stets den Grundsatz fest: so selten und so wenig wie möglich Digitalis. Nach länger bestehender Herzinsuffizienz ist ganz besonders eine allmähliche Digitalisierung erforderlich. Brüskes Vorgehen kann zur Ablösung von Herzthromben führen und Embolien verursachen — ein gar nicht seltenes Ereignis! Es gibt eine größere Anzahl künstlicher Digitalispräparate, die von gleicher Güte sind und teils in Tabletten-, teils in flüssiger Form abgegeben werden. Sie sind gewöhnlich so dosiert, daß 20 Tropfen der Lösung = 1 Tablette 0,1 Fol. Digit. titr. entsprechen, d. h. 200 sog. Froschdosen (Stillstand des Froschherzens in Systole). Es sind zu nennen, ohne auf Vollständigkeit Anspruch zu machen: Tinct. Digitalis (offic.), Digipurat, Digalen, Digifolin, Digotin, Digitalisat (Bürger), Digitalisdispert (Krause-Medico), Verodigen (Böhringer). Frei von kumulierenden Wirkungen ist keines von diesen Präparaten. Bei Verodigen liegt die wirksame und toxische Dosis nahe beieinander, daher Vorsicht bei länger dauerndem Gebrauch; der Verodigenerfolg tritt besonders rasch ein.

Für die Dosierung und die Dauer des Digitalisgebrauchs ist eine genaue Beobachtung der Wirkung auf die Herztätigkeit (die langsamer, regelmäßiger und kräftiger wird), Atmung, Diurese, Ödeme, Leberschwellung, Cyanose erforderlich. Je besser das Herz auf Digitalis anspricht, desto günstiger ist im allgemeinen die Prognose.

Intravenöse Zufuhr (Digalen usw.) ist am Platze, wenn man eine sehr schnelle Wirkung erzielen will, also bei bedrohlicher Herzschwäche.

Die Meerzwiebel (Bulbus scillae) unterstützt durch ihre diuretische Wirkung die Digitalis, hat aber auch digitalisähnliche, die Herzarbeit verstärkende Bestandteile: Scillaren (Tabl., intravenös) kann neben oder anstatt der Digitalis oder nach erzielter Digitaliswirkung zur Erhaltung derselben oder bei Unverträglichkeit der Digitalis verwendet werden. Die subcutane und intramuskuläre Einverleibung ist sehr schmerzhaft.

Eine Reihe anderer digitalisähnlicher Mittel (Convallaria, Adonis usw.) sind so gut wie überflüssig.

Die Tinct. Strophanthi wird noch für sehr leichte Herzschwächezustände verwendet. Es ist immerhin ein Vorteil, Mittel zur Hand zu haben, die nicht die von vielen gefürchtete Bezeichnung Digitalis tragen. Cymarin (intravenös), eine Zeitlang ziemlich viel auch von mir verwendet, ist ohne besondere Vorteile, daher entbehrlich.

Zur Unterstützung der Digitalis werden die Gefäßmittel Coffein, Campher, Theobromin, Strychnin verwendet, auch heißer Kaffee (16 Bohnen entsprechen ungefähr 0,1 Coffein). Ihre Wirkung unterscheidet sich wesentlich von derjenigen der Digitalis. Sie sind Excitantien, verstärken und beschleunigen die Herztätigkeit; erweitern die Coronargefäße, wodurch sie eine bessere Durchblutung des Herzens bedingen, wirken gegen Gefäßkollaps, haben auch eine allgemein nervenanregende Wirkung. Coffein löst Gefäßspasmen, Campher wirkt auch auf das Atmungszentrum und bessert das Sensorium. Er soll auch auf herzhemmende, im Herzen entstehende Stoffe einen entgiftenden Einfluß haben, d. h. direkt auf den Herzstoffwechsel günstig einwirken.

Alle diese Mittel können die Digitaliswirkung nicht ersetzen, wohl aber unterstützen. Sie sind besonders geeignet bei akuter Herzschwäche, z. B. im Verlaufe von Infektionskrankheiten (Myokarditis, Vasotonuslähmung), bei Kollapszuständen, bei drohender oder geringer, noch nicht bis zu Blutstauungen entwickelter Kreislaufschwäche; werden aber auch bei chronischer Herzinsuffizienz, speziell als Gefäßmittel, mit Erfolg verwendet. Ferner in verstärkter Dosierung bei Unbekömmlichkeit der Digitalis oder bei Kumulation derselben oder wenn sie für mehrere Tage abgesetzt werden muß, um zu Strophanthin überzugehen.

Von campherähnlicher Wirkung und chemisch ihm sehr nahestehend sind die synthetisch hergestellten Mittel Hexeton, Cardiazol, Coramin, die den Vorzug der Wasserlöslichkeit haben; sehr beliebt ist Cardiazol; übrigens ist das 20proz. Ol. camphoratum forte immer noch sehr empfehlenswert, besonders zum Zwecke der sog. Depotbehandlung (5 ccm und mehr). Schädliche Wirkungen des Camphers werden selten beobachtet.

Coffein kann leicht Herzklopfen und allgemeine Erregtheit hervorrufen und die Nachtruhe stören; man verabreiche es daher nicht in den Abendstunden. Übrigens ist die Reaktion individuell äußerst verschieden.

Vom Theobromin existiert gleichfalls eine ganze Anzahl guter Präparate, die man mit Digitalis kombinieren oder für sich anwenden kann. Besonders ist Diuretin (Theobromin. natriosalicyl.) im Gebrauch, neuerdings in der Verbindung mit Calcium (das bei dem Kontraktionsablauf im Herzen eine wichtige Rolle spielt). Die stärkste Wirkung auf die Herzdurchblutung entwickelt das Euphyllin (Theobromindiäthylendiamin), das intravenös in 10—30 ccm 20proz. Traubenzuckerlösung (sehr langsam injizieren!) oder in Suppositorien gegeben wird. Theobromin wirkt außerdem auf das Gewebe entwässernd und hierdurch sowie auch vom Herzen und der Niere her diuretisch, somit entlastend auf die Kreislaufwiderstände.

Die Theobrominverbindungen eignen sich für alle Erkrankungen und Schwächezustände des Herzmuskels auch dann, wenn es zu Kreislaufschwäche noch gar nicht gekommen ist. Sie dürften durch die gesteigerte Durchblutung der Herzmuskulatur zu ihrer Restituierung beitragen und einer Herzinsuffizienz vorzubeugen imstande sein.

Theominal (Theobromin + 0,03 Luminal) wirkt zugleich sedativ auf kardiale Reizzustände, macht freilich, da Luminal nicht sehr schnell ausgeschieden wird, etwas nachdauernd müde.

Adrenalin (Suprarenin), das auch zu den gefäßtonisierenden Mitteln gehört, eignet sich wegen seiner kurzdauernden Wirkung für die Praxis nicht. Es soll bei Senkung des diastolischen Druckes verwendet werden. Bezüglich des Ersatzes durch die Dauerinfusion oder das Ephetonin, beide von längerer Dauer der Wirkung, s. S. 100.

Wein, Sekt, Kognak als Herzstimulantien sollten nur bei an Alkohol Gewöhnten und auch dann nur in kleinen Dosen gegeben werden. Sie sind mehr bei akutem Kollaps als bei chronischer Kreislaufschwäche angebracht; ein physiologisches Herzheilmittel ist Alkohol nicht.

Die intravenöse Traubenzuckerlösung-Injektion (Büdingen) bildet ein nützliches Unterstützungsmittel der Digitalis, kann auch ohne diese verwendet werden.

Die Dauerwirkung der Digitalisbehandlung ist ganz von der Lage des Falles abhängig. Bei akut oder subakut auftretenden Insuffizienzen, z. B. Dekompensation von Mitralfehlern kann dieselbe sehr bedeutend sein. Bei chronischen Myokarderkrankungen oder oft rückfällig gewordenen Dekompensationen, die dann in ein chronisch dekompensiertes oder subdekompensiertes Stadium getreten sind, ist die Wirkung eine mehr oder weniger schnell vorübergehende. In diesen Fällen empfiehlt sich eine dauernde Digitalisbehandlung, die je nachdem in Form einer täglichen oder intermittierenden Darreichung des Medikamentes ausgeführt wird (etwa 2-, 3tägig oder wöchentlich eine Serie von 2 bis 3 Digitalistagen pro die 0,1—0,3 Fol. Dig.). Es kommt darauf an, durch tastende Versuche festzustellen, mit welcher Minimaldosierung man den Kreislauf in einem befriedigenden Zustande erhalten kann. Das Ziel dieser Methode ist zu verhindern, daß eine Insuffizienz des Herzens eintritt, die stets eine Gefahr bietet und selbst nach Überwindung meist üble Folgen hinterläßt. Mittels intermittierender Strophanthinbehandlung (0,00025—0,0003 in 2—4tägigen Intervallen) kann man in solchen Fällen gleichfalls für längere Zeit Gutes erreichen, muß aber schließlich vielfach doch die Injektionen häufen, was sehr mißlich sein kann (s. unten). Die erforderlichen Digitalisdosen sind oft sehr gering; die jetzt vorrätigen Verodigengranula zu 0,1 einer Tablette sind z. B. für diesen Zweck geeignet. In vielen Fällen, besonders wenn die Dilatation und Insuffizienz schon lange besteht, gelingt es nicht, die Insuffizienz dauernd zu beseitigen. Bei Klappenfehlern spricht man dann von einem dauernd subdekompensierten Zustande.

Eine ungenügende Digitaliswirkung bei oraler Darreichung kann durch Stauungsleber bedingt sein (mangelhafte Resorption in die Blutbahn). Man gibt dann das Mittel rectal in Form von Mikro-Klysmen oder besser von Suppositorien, um den Pfortaderkreislauf zu umgehen.

Der Plexus venosus hämorrhoidalis ergießt sein Blut größtenteils in die V. iliaca int. Die Zäpfchen werden möglichst nach erfolgtem Stuhlgang eingeführt, 2—3 mal täglich. Es muß darauf geachtet werden, daß sie nicht unresorbiert wieder ausgestoßen werden. Sie können lange Zeit hindurch täglich angewendet werden, ohne den Darm zu reizen. Sollte die rectale Zufuhr versagen oder den Kranken sehr belästigen oder aus irgendeinem Grunde unausführbar sein (schmerzhafte Hämorrhoiden, häufiger Stuhldrang), so muß man zu intramuskulären Injektionen (Digalen, Digipurat, Digifolin) greifen.

Manche Herzpatienten scheinen ganz besonders zu Leberstauung zu neigen, und man kann öfter sehen, daß in diesem Falle die Ödembildung an den unteren Extremitäten auffallend zurücktritt; auch das umgekehrte Verhältnis findet sich. Vielleicht gewährt die Blutstauung im Pfortadersystem einen gewissen Schutz gegen die Stauung in den Beinen. Letztere ist natürlich günstiger als die Pfortaderstauung, und man sollte daher Herzkranke mit Pfortaderstauung viel sitzen lassen, um das Blut nach den unteren Extremitäten hin abzulenken. Dies hat auch den Vorteil, daß das durch die Leberschwellung gehobene Zwerchfell weniger in den Brustraum hinaufragt, denn bekanntlich stellt sich das Zwerchfell im Liegen höher als im Sitzen und Stehen (Ursache der Atemnot im Liegen).

Zuweilen kommt man zum Ziele, indem man das Digitalispräparat wechselt oder einige intramuskuläre Injektionen beibringt, nach denen dann zuweilen die orale Zufuhr besser wirkt. Auch intravenöse Digitalisgaben kann man zu diesem Zweck verwenden. Ferner können Lageveränderungen, besonders zeitweises Zubringen im Sessel, die Arzneiwirkung unterstützen; man erleichtert dabei die Herzarbeit auf Kosten der Stagnation des Blutes in den Beinen.

Endlich versuche man, auch wenn kein bemerkbarer Hydrops besteht — evtl. kann man noch auf latentes Ödem untersuchen (s. unten) —, ein streng entwässerndes Verfahren: Karellsche Diät bei strenger Salzentziehung und vor allem eine Salyrganinjektion (siehe S. 156). Man erlebt zuweilen dadurch einen vollkommenen Umschwung des Bildes: Digitalis wirkt jetzt. Ein Beweis für den durch Wasserreichtum der Gewebe bedingten Circulus vitiosus! Selbst nach Versagen des Strophanthins kommt ein solches Ergebnis vor.

Falls die genannten Maßnahmen nicht genügen, die Digitalis, weil schon zu oft oder zu lange verwendet, gegenüber der starken Herzschwäche nicht mehr wirkt, so gehe man zur intravenösen Strophanthinbehandlung über. Strophanthin Boehringer (0,0002—0,0005) je nach Wirkung jeden 3., 2., jeden Tag, ja unter Umständen 2 mal täglich. Strophanthin erzielt oft noch Erfolge, wo Digitalis versagt. Der Kranke soll vor Beginn der Strophanthinkur 3—4 Tage lang keine Digitalis erhalten, um gefährliche evtl. tödliche Kumulativwirkungen zu vermeiden. Die Injektionen müssen sehr langsam (etwa innerhalb 2 Minuten) und auch sonst technisch einwandfrei ausgeführt werden, damit Thrombosen oder paravenöse Infiltrate vermieden werden, die die weitere Strophanthinbehandlung in Frage stellen. Bekanntlich gibt es auch Personen, die sich für intravenöse Injektionen schlecht oder gar nicht eignen (Fettleibigkeit, schlecht hervortretende Venen). Manche Herzkranke werden durch die wiederholten Injektionen sehr erregt und sehen jeder einzelnen mit Furcht entgegen. Es ist freilich mißlich, daß manche Strophanthinfälle dauernd auf diese Behandlung angewiesen sind, aber dies betrifft gewöhnlich Patienten, die ohne dies Mittel verloren sein würden. Im allgemeinen kann Strophanthin nach erreichtem Erfolge wie Digitalis abgesetzt werden. Auch bei der Strophanthinbehandlung sind nach Möglichkeit Pausen einzuschieben. Bei manchen Kranken genügt es, in größeren Zwischenräumen eine Injektion oder eine kurze Serie von solchen beizubringen. Immerhin sollte Strophanthin auf die Fälle von Digitalisunwirksamkeit beschränkt werden.

Die gleichzeitige Anwendung von Strophanthin zur Verstärkung der Digitaliswirkung scheint ohne Schaden durchgeführt werden zu können, ist aber immerhin nicht bedenkenfrei und sollte besser unterbleiben.

Die Scheu vor Strophanthin ist im ganzen übertrieben; Unglücksfälle kommen bei Dosen von $^1/_4$—$^1/_2$ mg kaum vor. Am besten eignen sich für diese Behandlung Kranke, die sich in Krankenhausbeobachtung befinden, wo evtl. Hilfe sofort zur Stelle ist.

Eine weitere Indikation für Strophanthin bilden Herzinsuffizienzen, bei denen eine sehr schnelle Hilfe erforderlich ist, die selbst durch intravenöse Digitaliszufuhr nicht so zu bewirken ist wie durch Strophanthin.

Kontraindikationen gegen Strophanthin bildet das Vorhandensein eines stabilen, sehr hohen Blutdruckes (200 und mehr) sowie Angina pectoris.

Neuerdings hat die Anwendung des Strophanthins mehr und mehr an Ausdehnung zugenommen. Manche sehen die Regel der 3—4tägigen Digitalispause vor Strophanthingebrauch als übertrieben an. Es gibt Ärzte, die von vornherein, ohne erst Digitalis versucht zu haben, Strophanthin injizieren. Ein solcher übermäßiger Gebrauch dieses Mittels kann nicht empfohlen werden. Er verstößt gegen die Regel, daß man mit schwächsten Herzmitteln auskommen soll, solange diese wirken. Man kann übrigens unbedenklich von Strophanthin wieder zu Digitalis und von diesem zu Strophanthin übergehen und so einen zweckmäßigen Wechsel zwischen den Arzneianwendungen herbeiführen — stets vorausgesetzt, daß man sich auf kleinste Dosen von Strophanthin beschränkt.

Bei kumulativer Wirkung der Digitalis muß das Mittel sofort ausgesetzt werden. Sollte die Herzinsuffizienz noch nicht beseitigt sein, so gebe man Theobrominverbindungen, Campher, Coffein usw. Zuweilen kommt man am besten zum Ziele, indem man alle eingreifenden und das Herz anregenden Mittel wegläßt und nur für größte Ruhe sorgt. Einzelne den Kranken belästigende Symptome sind dabei in geeigneter Weise zu behandeln, z. B. Atemnot (Lagerung, Sauerstoff, Lobelin), Unruhe (Brom, Baldrian). Man sorge für Stuhl, bekämpfe den Meteorismus, wende Massage, Wasser- und Alkoholabreibungen, zweckmäßige Diät an. Oft kann man dann nach einer Pause Digitalis wieder verwenden.

Wenn man von Anfang an die Digitalis vorsichtig verordnet, die Wirkung täglich genau beobachtet, evtl. kleine Pausen einschiebt, wird man sehr selten der Kumulation begegnen.

Besteht Hydrops oder läßt die Diurese zu wünschen übrig, so kombiniere man die Herzmittel mit diuretischen Mitteln (siehe Hydrops).

Bei dekompensierter Aorteninsuffizienz ist bezüglich der Anwendung von Digitalis und digitalisähnlichen Mitteln besondere Vorsicht geboten, weil bei diesem Klappenfehler die diastolische Erweiterung des linken Ventrikels an und für sich schon vergrößert und die Diastole verlängert ist. Man gehe auch sofort nach Besserung der Dekompensation, die gerade bei Aorteninsuffizienz schwer zu beseitigen ist, mit Digitalis zurück.

Stets sollte die Digitalisbehandlung ergänzt werden durch die sog. Gefäßmittel, die schon oben genannt wurden: Coffein, Theobromin, Campher, Cardiazol, Coramin, Hexeton.

Die Wirkung auf den Gefäßtonus, die Gefäßerweiterung (also auf die den Kreislauf unterstützende Peripherie) sowie die Erweiterung der Coronargefäße, die eine bessere Durchblutung des Herzmuskels selbst bedingt, fördert die Digitaliswirkung. Man verordne daher bei Insuffizienz Kaffee, es sei denn, daß derselbe unangenehmes Herzklopfen erzeugt (es ist sinnlos, Kaffee zu verbieten und zugleich Coffein zu verordnen!), Coffein, Campher, Diuretin oder andere Theobrominpräparate.

Die Gefäß-(Coronar-)Mittel sind um so mehr indiziert, je stärker die Insuffizienz ist und je mehr die Degeneration des Herzmuskels selbst bzw. die Sklerose der Coronargefäße hervortritt. Das stärkste Coronarmittel ist das Euphyllin (nach Guggenheimer), das in Zäpfchen oder intravenöser Injektion dargereicht wird (s. oben und S. 150).

Die Morphiumbehandlung bei Unwirksamkeit der Digitalis ist namentlich bei hohem Blutdruck, Unruhe, Atemnot indiziert, ferner bei Fällen, die von einem weiteren Versuch die Herzkraft anzutreiben nichts mehr versprechen lassen oder wo dies sogar gefährlich erscheint.

Man sieht in solchen Fällen, daß die Kranken unter Morphiumzufuhr sich nicht nur erheblich wohler fühlen, sondern daß auch die Insuffizienzerscheinungen in einem gewissen Umfange sich zurückbilden. Vielleicht wirkt hierbei außer der beruhigenden Wirkung die Eigenschaft des Morphiums mit, die glatte Muskulatur zu tonisieren. Ganz besonders kommt die Morphiumbehandlung in Betracht, wenn auch die Strophanthinzufuhr wirkungslos wird. Hier ist aus dem Herzen nichts mehr herauszuholen, und nur die größte Ruhe kann das Leben verlängern und die Beschwerden lindern. Beachtenswert ist die oft hervortretende Besserung der Diurese.

Rezepte.

(Kreislaufschwäche.)

Fol. Digitalis in Pulver zu 0,1 oder Pillen zu 0,05—0,1.

Infus. fol. Digitalis 1,0:100,0
3mal tägl. 10 g = 1 Kinderlöffel = 2 Teelöffel.

Digipurat-, Verodigen-, Digitalis-Dispert-Tabl. (Krause-Medico) usw.
Digalen, Digipurat, Digitalysat (Bürger) Digifolin usw. in O. P. (Tropfen) oder Ampullen zu Injektionen (intramusk., intravenös). Tinct. Digitalis (Tropfen), Digotin usw.

Suppositorien:

Verodigen - Milchzucker - Suppositorien (0,1 Verodigen-Milchzucker = 0,1 Fol. Digit.).

Digitalis-Dispert-Suppositorien.

Digitalis-Exclud-Suppositorien.

Digipurat 0,1 (pro suppos.).

Tinct. Strophanthi 5,0
Spir. Meliss. comp. 10,0
3mal tägl. 15 Tropfen.

Strophanthin (Böhringer) in Ampullen zu 0,001, intravenös zu 0,00025 ($^1/_4$ Ampulle).
Infus. Bulbi Scillae 1,0:100,0
3mal tägl. 10 g = 2 Teelöffel.

Scillaren-Tabl.
3mal tägl. $^1/_2$—1—2 Tabl.
oder intravenös 1 Amp.
1 Tabl. = 1 Amp. (zu 1,0 ccm) entspricht etwa 0,0005 Strophanthin (nach Trendelenburg).

Die Kombinationspräparate wie Cardiotonin, Disotrin usw. haben keine Vorzüge.

Strychnin. nitr. in Ampullen zu 0,001 und 0,003 g.
1—3mal tägl. subc. oder intravenös 0,002.

Coffeino-Natr. benzoic. (s. salicyl.) 2,0
Aqu. dest. ad 100,0
3mal tägl. 2 Teelöffel bis 1 Eßlöffel.

Coffeino-Natr. benzoic. in Amp. zu 0,25
Subc. oder intravenös.

Diuretin als Pulver zu 0,5—0,8
3mal tägl. 1 Pulver und mehr oder Lösung.

Diuretin bzw. Calcium-Diuretin in Tabl. (0,5) oder Gelodurat-Kapseln (Pohl) (0,5).
Auch in Kombination mit Digitalis per os und in Suppos.
Auch in Gelodurat-Kapseln (Fol. Digit. 0,05, Diuretin 0,5).

Diuretin 0,3—0,5
Ol. Cacao
F. suppos.
2—3mal tägl.

Digipurat pulv. 0,05—0,1
Diuretin 0,2—0,5
Ol. Cacao 2,0
F. suppos.
2—3mal tägl.

Theophyllin (Theocin) 2—3mal tgl. 0,2—0,3 g (Pulver, Tabl., Suppos.).

Theacylon 2—3mal tägl. 0,5—1 g (Tabl. zu 0,5 Kapsel 0,25).

Theocino-natr. acet. 2,0:100,0
2—4mal tägl. 1 Eßl.

Theobromin. natr. salicyl. in Tabl. (billiger als Diuretin)
2—3mal tägl. und mehr in Wasser.

Euphyllin in Suppositorien und intravenös (mit Traubenzuckerlösung; 1 ccm Euphyllinlösung enthält 0,35 Theophyllin.) 1—2 ccm Euphyllin, verdünnt mit 10 ccm Aqu. redestill. oder 20proz. Traubenzuckerlösung; 5 Minuten lang injizieren!

Ol. camphorat. (10%).

Ol. camphorat forte (20%) (weite Kanüle!), 1 ccm intramuskulär. Evtl. als Depot bis 5 und 10 ccm. Intravenös nicht zu empfehlen. Dagegen Hexeton oder besser Cardiazol in Tabl., Tropfen, Ampullen (intramusk. und intravenös). Tabl. und Amp. = 0,1 Cardiazol.

Coramin, in Tropfen oral oder subcut. oder intraven. Inj., 25—50 Tropfen oder 1—2 ccm in Amp.

Cardiazol-Dicodid.

Rezepte (Kreislaufschwäche).

In Verbindung mit Digitalis.:
Cardiazol 0,05
Digipur. 0,1
F. pulv. 3mal tägl.

Ferner in Verbindung mit Digitalis und Calcium-Diuretin:
Digipurat. 0,1
Calcium-Diuretin 1,0
Cardiazol 0,05
D. tal. Dos. 2—3mal 1 Pulver.

Jod-Calcium-Diuretin-Tabletten 2—3mal tägl. 1 Tabl. (bei Aortensklerose, Gefäßlues, sklerot. Myokarderkr.).

Lobelin. hydrochlor. in Amp. zu 1 ccm, 0,003 und 0,01 g enthaltend, subc., intramusk., intravenös.

Cardiazol 1,0
Extr. Bellad. 0,2
Aqu. amygd. amar. 10,0
3—4mal tägl. 15—20 Tropfen.
(Bei Erbrechen der Herzkranken.)

Cadechol in Tabletten, tägl. 2—4.

Campher-Gelatinetten, Camphochol u. a. m.

Traubenzucker in Ampullen (zu 5 ccm 50% und 66%).

Calorose (Invertzucker) in Ampullen (zu 10 ccm 35%, 50%, 60%, 70%). Man verwende im allgemeinen nicht die Konzentrationen über 40%. Vom Traubenzucker evtl. 10 ccm.

Eine Reihe von Organextrakten wird als „Herzhormone" bezeichnet, weil sie Wirkungen auf die Herztätigkeit ausüben, die sich auch therapeutisch verwerten lassen sollen:

1. Eutonon (Zuelzer), aus der Leber gewonnen.
2. Lacarnol (Haberlandt, Fahrenkamp), aus Herzmuskulatur bzw. Skeletmuskeln gewonnen, identisch mit dem früheren Hormocardiol und Carnigen.
Myol (Schwarzmann) aus Muskeln.
3. Kallikrein (Frey und Kraut), gewonnen aus Urin, anscheinend besonders Pankreashormon enthaltend.
4. Vaquez-Hormonextrakt des Pankreas mit Ausschluß des Insulins.

Physikalische Therapie bei Herzinsuffizienz.

Bei sehr bedeutenden Insuffizienzen kommt die aktive Bewegung nicht in Betracht, wohl aber bei geringeren Graden, denn die Bewegungstherapie setzt voraus, daß das Herz noch zu Mehrleistungen befähigt sei. Es muß hier eine individuelle Beurteilung Platz greifen. Ist ein Kreislaufkranker unter der Arbeit des täglichen Lebens zusammengebrochen, so ist zuvörderst eine weitgehende Schonung geboten. War dagegen die Lebensweise derart, daß sie die Muskeln eher zu wenig betätigte, handelt es sich um muskelschwache oder ganz besonders um fettleibige Personen, so ist eine individuell angepaßte Bewegungsbehandlung angebracht, natürlich nach vorheriger Feststellung, wie sich Herz und Atmung gegenüber Bewegungsbeanspruchungen verhalten. Die Bewegungsbehandlung hat nicht lediglich die Vermehrung der absoluten Herzkraft, sondern auch die gegenseitige Anpassung der Herz- und Gefäßarbeit und Erhöhung des Herz- und Gefäßtonus zum Ziele. Sie wird in Form von aktiven freien und Widerstandsübungen sowie von passiven Bewegungen ausgeführt. Ob absolute Schonung nötig oder Übung erlaubt bzw. geboten ist, erkennt man aus der Reaktion auf vorsichtig angestellte Bewegungsversuche. Im allgemeinen sei man in dieser Beziehung nicht zu ängstlich, namentlich bei Plethorösen und lange der Bewegung Entwöhnten. Oft fallen die ersten Bewegungsversuche ganz schlecht, aber schon die weiteren sehr viel besser aus.

Bei den aktiven sind die örtlich beschränkten und die allgemeinen Bewegungen (Gehen) zu unterscheiden. Sie müssen je nach dem Grade der Insuffizienz dosiert werden. Wir sollen die absolute Ruhe nicht länger als unbedingt nötig einwirken lassen, da sie gewisse Schädlichkeiten für den Kreislauf mit sich führt, sondern, sobald angängig, den Kranken zeitweise aufstehen, sitzen und gehen lassen. Es können dann weiterhin leichte Freiübungen hinzutreten, deren Einwirkung auf den Kreislauf man in jedem Falle beobachten und die man hiernach dosieren muß.

Passive Bewegungen sind besonders bei den an das Bett gefesselten Kranken indiziert, um Verschiebungen des gestauten Blutes zu bewirken. Namentlich sollen die Beine, teils rein passiv, teils aktiv mit passiver Unterstützung öfter am Tage bewegt werden.

Besonders empfehlenswert ist die Atemgymnastik, d. h. die Ausführung einer Reihe von langsamen vertieften Ein- und Ausatmungen, die aber gleichfalls, da sie eine Belastung des Herzens darstellen, individuell dosiert werden müssen. Die gesteigerte Bewegung des Venenblutes, die durch die Tiefatmungen wie durch die Muskelbewegungen überhaupt bedingt wird, erstreckt sich auch auf die Lymphe, deren Absaugung entlastend auf das Gewebe und mittelbar wieder förderlich auf die Capillardurchströmung einwirkt. Die Sauerstoffeinatmung dürfte bei chronischer wie akuter Kreislaufschwäche mehr Beachtung finden als bisher; wie es scheint, kann sie eine Hebung des Minuten- und Schlagvolumens bewirken (Kroetz). Die Kohlensäure- bzw. Kohlensäure-Sauerstoff-Einatmung bedarf noch weiterer Untersuchung.

Bei sehr geringer Kreislaufschwäche, sowie nach Behebung einer Insuffizienz, ist auch leichtes Steigen angebracht, jedoch nur unter Voraussetzung ärztlicher Beobachtung der Reaktion. Selbstverständlich kommt es auch auf das der Herzschwäche zugrunde liegende Leiden an. So sind Fälle von Aneurysma, Angina pectoris, frischer Endo- oder Myocarditis, sowie von zunehmender Kreislaufschwäche aller Art auszuschließen. Eine zweckmäßige Form der Herzgymnastik ist die Brunssche Unterdruckatmung, die sich aber mehr für Spezialinstitute eignet. Dasselbe gilt für die schwedische Widerstands- und die maschinelle Gymnastik.

Die Massage kann in allen Stadien der Insuffizienz als unterstützende Maßnahme herangezogen werden; jedoch ist bei höheren Graden derselben starke und langdauernde Massage zu vermeiden. Vorsichtiges Massieren und Beklopfen der Herzgegend kann versucht werden. Auch Bauchmassage ist nützlich.

Hautreize verschiedener Art, wie kühle Teilwaschungen, Teilgüsse, wechselwarme Abreibungen, kurzdauernde Fußbäder, trockene Frottierungen — zunächst alles in schwacher Dosierung — üben auf das Herz und Gefäßsystem eine belebende Wirkung aus, werden meist gut vertragen und sollten nicht versäumt werden.

Elektrische Prozeduren am Herzen (Hochfrequenz, Voll- und Vierzellenbäder, Rumpfsche hochgespannte oszillierende Ströme) haben einen nennenswerten Einfluß auf das insuffiziente Herz im allgemeinen nicht, können aber auf die Krankheitsgefühle lindernd wirken. Dagegen empfehlen sich für leichte und mäßige Insuffizienzen, auch mit Hydrops, faradische Reizungen einzelner Muskelgruppen in Sitzungen von 5—20 Minuten Dauer; Schmerz soll vermieden werden (große, mit warmem Wasser gut befeuchtete Plattenelektroden).

Kohlensäurebäder kommen nur bei leichten Insuffizienzen in Betracht. Es kann nur davor gewarnt werden, Kranke mit schwerer Insuffizienz in die sog. Herzbäder zu schicken. Bei Insuffizienzen geringeren Grades ist der Nutzen oft evident. Bei Fällen von leicht rückfällig werdender Insuffizienz kann die Kohlensäurebadkur eine prophylaktische Wirkung entfalten. Die subjektive Sphäre wird oft hervorragend günstig, in anderen Fällen freilich gar nicht beeinflußt. Die Heilwirkung des CO_2-Bades, das eine Belastung des Herzens darstellt, erfordert hinreichende Reservekräfte desselben. Dem Wasser, namentlich seiner Temperatur, kommt ein bemerkenswerter Anteil an der Heilwirkung zu, da gasförmige CO_2-Bäder viel geringere Wirkungen auf das Gefäßsystem entfalten. Auch die Einwirkung auf den Blutdruck, die teils erhöhend, teils senkend sein kann, hängt zum Teil von der Temperatur des Wassers ab.

Selbst bei leichter Kreislaufschwäche können die CO_2-Bäder kontraindiziert sein, so bei hohen Graden von Arteriosklerose, Arteriosklerose der Hirnschlagadern, hohem Lebensalter, stattgefundenen Hirnblutungen, auch bei Netzhautblutungen, bei Aortenaneurysma, maligner Schrumpfniere, Angina pectoris. Bei gleichzeitiger nervöser Überempfindlichkeit kann das CO_2-Bad starke Reizwirkungen entfalten, so daß es unverträglich wird.

Der Unterschied der Wirkung zwischen natürlichen und künstlichen CO_2-Bädern ist quantitativ; er ist durch die schwächere Bindung der CO_2 und die stürmischere und sich schneller erschöpfende Gasblasenbildung in den künstlichen Bädern bedingt. Immerhin kann man häusliche Kuren mit künstlichen CO_2-Bädern oft mit Vorteil ausführen. Die Temperatur der Bäder soll 30—33° C betragen. Der Patient bewege sich im Bade nicht und streife zuweilen die sich an der Haut ansetzenden Gasblasen ab.

In den sog. Herzbädern pflegt man mit schwachen und lauwarmen CO_2-Bädern (evtl. auch mit Solbädern) zu beginnen, um zu kühleren und CO_2-reicheren fortzuschreiten. Die Badedauer soll von 8 (am Anfang) bis 15 Minuten betragen. Nach dem Bade längere, am besten 2stündige Ruhe. Der Patient soll die aus dem Wasser abdunstende CO_2 nicht einatmen, daher den Kopf nicht zu nahe am Wasser haben, besonders bei künstlichen Bädern (ev. Abdecken der Wanne durch ein Laken!). Zu Beginn der Kur läßt man jeden 2. Tag, dann mehrere Tage hintereinander mit Einschiebung von Tagespausen baden. Daß eine bestimmte Zahl von Bädern (21 usw.) eine Kur ausmache, ist natürlich eine traditionelle Legende. Läßt man im Hause künstliche CO_2-Bäder nehmen, so muß die Temperatur des Bades, auch des Badezimmers, die 17—19° C betragen soll, genau hergestellt werden. Bei schweren Fällen wende man keine häuslichen CO_2-Bäder an.

Eine Panacee für Herzleiden stellen die CO_2-Bäder keineswegs dar. Die medikamentöse Behandlung können sie nicht ersetzen, wie schon aus dem reichlichen Digitalisgebrauch in den Herzheilbädern hervorgeht. Für gewisse Fälle ist ihr Nutzen zuzugeben, bei vielen Fällen sind sie nutzlos und bei unrichtiger Auswahl der Krankheitsfälle können sie sogar sehr schädlich wirken. Es kommt sehr viel auf ihre richtige Dosierung an, so daß die Durchführung der Kur eine spezielle Erfahrung voraussetzt. Ferner ist die individuelle Beobachtung des Kranken während der Kur notwendig, weil die Bekömmlichkeit und Wirkung nicht immer sicher vorausgesehen werden kann. Es ist höchst bedauerlich, daß immer noch zahlreiche Kranke, die nicht dorthin gehören, mit und ohne ärztlichen Rat die Herzbäder aufsuchen.

Sonstige Behandlung. Die Sorge für tägliche Darmentleerung (geeignete Abführmittel, Einläufe) ist sehr wichtig. Der Meteorismus bildet nicht selten die größte Klage, besonders bei bettlägerigen Herzkranken. Er ist außer durch den Bewegungsmangel dadurch bedingt, daß die Blutstauung in den Darmgefäßen eine ungenügende Absorption der Darmgase zur Folge hat. Der Zwerchfellhochstand beschränkt die Atmung, lagert das Herz quer, erzeugt zusammen mit der Spannung der Bauchmuskeln höchst lästige Gefühle und stört, ebenso wie die Stuhlverstopfung, den Schlaf. Verordnungen gegen Meteorismus: Vermeidung blähender Speisen, Massage des Unterleibes, kühle Umschläge oder Wickel, Lageveränderungen, falls es der Herzzustand erlaubt, zeitweises Sitzen bzw. Umhergehen, carminative Mittel, Tiefatmungen (vgl. Kap. IV, Meteorismus).

Die mannigfachen subjektiven Beschwerden in der Herzgegend, die je nach der Individualität mehr oder weniger hervortreten (Stiche, Herzpochen, Angst, Spannung), werden durch psychische Beruhigung, örtliche Anwendungen (Herzflasche, Kühlapparat, aromatische Einreibungen, Druckverbände, Schröpfköpfe), innerlich mit sedativen Mitteln wie Brom, Baldrian, Tinct. Castorei, Coryfin u. a. m. behandelt. Empfehlenswert und zu wenig verwendet ist Aqu. amygd. amar. (Blausäure).

Appetitlosigkeit, Übelkeit, Erbrechen der Herzkranken.

Die gastrischen Erscheinungen sind z. T. durch Pfortaderstauung, z. T. aber auch nervös bedingt. Auch findet sich bei Herzkranken Angst vor dem Essen, weil sie häufig nach der Nahrungsaufnahme Herzbeschwerden bekommen. Bei den engen gegenseitigen Beziehungen der Herz- und Mageninnervation (Vago-Sympathicus) kann sich ein Reizzustand des einen Organs dem anderen mitteilen; es kommt nicht allein das mechanische Moment (Druckwirkung) in Betracht. Man achte auch darauf, ob die gastrischen Symptome nicht etwa durch Medikamente (Digitalis) bedingt sind, denke auch bei Aortenerkrankung an tabische Krisen. Die Regulierung der Herztätigkeit ist zugleich das beste Mittel zur Beseitigung der Magenstörungen, die man im übrigen nach den bei den Magenkrankheiten erörterten Grundsätzen behandelt. Reizwechsel in der Diät ist auch hier wichtig. Man schiebe gelegentlich salzhaltige Diättage ein; denke auch an den Ersatz des Kochsalzes durch Hosal (etwa 2 g täglich). Die Psychotherapie spielt auch hier eine wichtige Rolle. Hebung der Stimmung durch Hinwegräumung der Krankheits- und Todesfurcht belebt den Appetit und hebt die Verträglichkeit der Speisen.

Hydrops.

Der Hydrops bei Herzinsuffizienz erfordert außer der Kräftigung des Kreislaufs noch besondere Maßnahmen zur Entwässerung. Auch hier ist es wichtig, die Anfänge zu erkennen. Bei bettlägerigen Kranken ist das Ödem in den abhängigen Teilen des Rückens (Sakralgegend und darüber) oft früher bemerkbar als das Knöchelödem. Dem manifesten Ödem geht ein latentes voraus, das man an verringerter Elastizität der Haut (Eindruck z. B. mit dem stumpfen Ende eines Bleistiftes bildet sich auffallend langsam zurück), noch sicherer mittels einer intracutanen Normosalquaddel erkennen kann. (Näheres s. bei Nierenkrankheiten Kap. III.)

Auch die öftere Bestimmung des Körpergewichts belehrt über den Wasserhaushalt. Ferner empfiehlt es sich, die Quantität der zugeführten Flüssigkeit und des ausgeschiedenen Harns möglichst genau täglich zu bestimmen (Wasserbilanz!), wobei auch das spezifische Gewicht desselben beobachtet werden muß. Jedoch hat dies nur einen Sinn, wenn die Beobachtung wirklich ganz zuverlässig geschieht.

Die wässerige Durchtränkung der Gewebe führt zu einem Circulus vitiosus (erhöhter Widerstand im Capillar- und Venenwurzelgebiet). Hochlagern der ödematösen Beine ist verkehrt; in den Beinen stört das Gewebswasser weniger als in den höheren Körpergebieten.

Auf die Entwässerung der Gewebe wirkt man in folgender Weise ein:

1. Salzlose Kost wie bei Nierenkranken.

2. Flüssigkeitsentziehung in der Nahrung, evtl. Karell-Tage. Man modifiziert die strenge Karell-Kur in der Weise, daß etwa 1 Liter Milch in kleinen Einzelportionen, dazu 1 Ei oder etwas Weißkäse, 1—2 Zwiebacke mit Butter, evtl. etwas Obst gegeben wird. Man kann auch die Milch ganz durch Obst (1—$1^1/_2$ Kilo) ersetzen oder halb Milch, halb Obst verabreichen. Die Kur wird bis zur Erzielung einer guten Diurese, die meistens nach $1^1/_2$—2 Tagen beginnt, fortgeführt, d. h. 3—4 Tage lang, dann je nach Bedarf wiederholt; unter Umständen kann man schon von öfteren Serien von je 2 Tagen einen günstigen Erfolg haben. Je nach Lage des Falles kann man die Kur strenger (800 g Milch) oder milder gestalten. Nicht selten wird, wenn die erwartete Harnflut nicht eintritt, von den Karell-Tagen zu früh Abstand genommen. Man soll diese aber auch dann, wenn ein eklatanter Augenblickserfolg ausbleibt, längere Zeit hindurch periodisch anwenden; man kann dann schließlich doch noch recht befriedigende Erfolge haben. Jedoch ist vor einer dauernden Unterernährung zu warnen. Am besten fährt man mit häufig wechselnder Diät, wobei man zwischen Tage mit mannigfacher und

calorienreicherer, auch flüssigkeitsreicherer Diät mit geringerer Salzbeschränkung solche mit einförmiger vom Typus der Karell-Tage einschiebt. Neuerdings ist Rohkostbehandlung empfohlen worden.

3. Novasurol- oder als stärkstes Diureticum Salyrgan-Injektion (Quecksilberverbindungen). Letzteres Mittel verdient den Vorzug. Im allgemeinen nicht intravenös, nur dann, falls intramuskulär ungenügende Wirkung. Die oft ausgezeichnete Wirkung der Salyrganspritzen verdrängt neuerdings mehr und mehr die diätetische Behandlung, jedoch zu unrecht. Zur Vorbereitung der Salyrgankur und zur Verlängerung ihrer plötzlich absetzenden Wirkung empfiehlt sich die Darreichung von Ammonium chloratum in Pulvern zu 1,0 g dreimal täglich in Oblaten, mehrere Tage lang bis zur Salyrganinjektion.

4. Die sonstigen inneren Diuretica: Scilla-Präparate, am besten Nephrisan (das frühere Pulv. hydrag. Zimmer), Milchzucker, mehrere Eßlöffel täglich, kann gelegentlich versucht werden; führt leicht ab und wird oft nur kurze Zeit hindurch vertragen. Harnstoff, der lange Zeit hindurch angewendet werden kann. Die Purinkörper Theobromin und seine Verbindungen, namentlich Diuretin (Calcium-Diuretin). Ihre diuretische Wirkung geht teils über Herz und Niere, teils direkt über die Entquellung des Gewebes. Einverleibung per os und per rectum (Diuretinklystiere, Diuretinsuppositorien). Man versuche zunächst kleine Dosen und steige nur allmählich. Öftere Unterbrechungen!

5. Thyreoidin (Eppinger). Zweifelhafte Wirkung, aber immerhin des Versuches wert. Muß mit salzloser Diät verbunden werden.

6. Bei Erfolglosigkeit aller inneren und diätetischen Mittel ist die mechanische Entleerung des Ödemwassers geboten, am besten mittels der Curschmannschen Hauttroikarts. Man führt zunächst an einem Bein an der Außenseite des Unter- und Oberschenkels 1—2 Röhrchen ein und wiederholt dies nach einigen Tagen am anderen Bein. Der Patient nimmt am besten während einiger Tage die sitzende Stellung (Sessel, Querbett) ein, wenigstens am Tage. Man läßt die Röhrchen bis zum Versiegen des Abflusses (mehrere Tage) liegen.

Zuweilen führt das ältere Verfahren eines flachen langen, nicht blutenden Einschnittes an der Außenseite des Unterschenkels (Bedeckung mit sterilem Mullverband, der oft erneuert werden muß) besser zum Ziele. Freilich ist das Schnittverfahren wegen der beständigen Durchnässung des Verbandes umständlicher, für den Kranken lästig, wegen der Maceration und Infektionsgefahr der Haut, die mehrfach täglich mit Alkohol benetzt werden muß, gefährlicher. Peinlichste Asepsis ist unbedingt erforderlich. Wenn diese in der Wohnung nicht gewährleistet wird, so bringe man den Patienten zum Zwecke des Eingriffs in eine Krankenanstalt. Auf die Einzelheiten der Technik ist hier nicht einzugehen. Sehr gewöhnlich kommt nach der mechanischen Entwässerung die Diurese besser in Gang. Die Dauerwirkung ist in den einzelnen Fällen sehr verschieden, zuweilen eine recht erhebliche. Unter Umständen ist auch eine Ascitespunktion vorzunehmen, bei großem Hydrothorax mit Atemnot auch eine solche des Pleuraraumes.

Rezepte.

(Hydrops.)

Novasurol in Amp. zu 2,2 ccm
1—2 ccm jeden 2. bis 3. Tag intramusk., ausnahmsweise intravenös.

Salyrgan 1% in Amp. zu 1 und 2 ccm
intramusk., intravenös.

Urea 10—30 g pro die, in Wasser gelöst.

Liqu. Kal. acet. 100,0
3mal tägl. 1 Teel.

Schilddrüsenpräparate s. Endokrine Erkrankungen.

Mixt. diuret. F. m. B. 200,0
3mal tägl. 1 Eßl.

Nephrisan-Pulver O. P.
3mal tägl. 1 Messerspitze bis Teelöffel nach dem Essen, mit Wasser.

Theobromin. natrio-salicyl. (Diuretin)
2,0:100, als Bleibeklystier.

Atemnot der Herzkranken.

Herzkranke zeigen schon bei geringen oder mäßigen körperlichen Anforderungen eine gesteigerte und vertiefte Atmung, deren sie sich, falls sie gering ist, oft gar nicht bewußt werden, die sie, falls stärker, als Atemnot, als beklemmenden Druck auf der Brust, als Gefühl nicht vollkommen durchatmen zu können, wahrnehmen. Man sollte bei der Untersuchung Herzkranker diese Probe auf „latente Atemnot" nicht unterlassen, da sie einen Hinweis auf bereits vorhandene leichte Insuffizienz zu geben vermag.

Jedoch ist hierbei Fettleibigkeit, Lungen- oder Pleuraleiden, Kyphoskoliose, Meteorismus, Alter, Nierenleiden, mangelhafte Gewöhnung an Bewegung zu beachten.

Bei stärkerer Insuffizienz besteht schon in der Ruhe beschleunigte und verstärkte Atmung, die der Kranke übrigens nicht immer als Atemnot empfindet. Oft aber bildet die letztere eine vorherrschende Klage, so daß sie besondere Behandlungsmaßnahmen erfordert.

Die Atemnot ist durch den erhöhten CO_2-Gehalt bzw. ganz allgemein durch den erhöhten Säuregehalt (Milchsäure) des Blutes bedingt. Dieser wird reguliert durch das Abblasen der CO_2 bei der Atmung, durch die Ausführung von Säuren durch den Urin und durch die Pufferung im Blut. Wie es scheint, kann diese bei Herzkranken vermindert sein (Eppinger), die Diurese ist infolge von Nierenstauung oft vermindert (Circulus vitiosus!), die Ausatmung kann infolge der Stauungshyperämie der Lungen herabgesetzt sein. So muß eine gesteigerte Reizung des Atmungszentrums erfolgen. Durch Meteorismus und Leberschwellung wird die Atmung noch mehr erschwert. Starke Magenfüllung, Meteorismus, Verstopfung sind oft die auslösende Ursache der Atemnot. Entleerung des Darmes, Abstoßen der Gase nach oben und unten, Bauchmassage kann den Zustand sehr erleichtern. Die Ermüdung bei der anstrengenden Atmungsarbeit kann den Herzkranken in eine verzweifelte Lage bringen, zumal dieser Zustand mit großer allgemeiner Hinfälligkeit und gesteigerter Ermüdbarkeit verbunden ist.

Das souveräne Mittel gegen die Atemnot ist die Kräftigung der Herztätigkeit.

Ferner ist anzuwenden: bequeme Hochlagerung bzw. sitzende Stellung unter guter Anlehnung und Stützung des Oberkörpers. Die herabhängenden Beine fangen einen Teil des Blutes ab, wodurch die Menge des zirkulierenden Blutes und damit die an das Atmungszentrum anstürmende CO_2-Menge verringert wird. Zeitweilige venöse Bindenabsperrung an den Beinen kann dies Ziel noch besser erreichen. Sauerstoffatmung bewährt sich empirisch; die Theorie der Wirkung ist nicht ganz klar. Die an sich rationelle CO_2-Einatmung, um das Atmungszentrum noch mehr zu reizen, empfiehlt sich bei diesen Fällen empirisch nicht.

Darreichung von Morphium kann durch Herabsetzung der Reizbarkeit des Atmungszentrums und der psychischen Erregung Linderung verschaffen, aber den Zustand andererseits auch verschlimmern, indem die CO_2-Anhäufung im Blute noch vermehrt wird; jedenfalls dosiere man vorsichtig. Ein vortreffliches Mittel ist Lobelin, das 2—3mal täglich subcutan, intramuskulär oder intravenös injiziert werden kann. Beim Cheyne-Stokesschen Atmen verschiedener Herkunft bewährt sich Euphyllin.

Venaepunctio (200—400 ccm, bei starker venöser Stauung 500 und mehr) kann sehr günstig wirken. Der Erfolg von trockenen und blutigen Schröpfköpfen ist im allgemeinen unbedeutend. Sorge für Stuhlgang, Behandlung des Meteorismus, korrekte Herzdiät sind wichtig.

Von nicht zu unterschätzender Bedeutung ist die psychische Behandlung. Die Atemnot löst einen psychischen Komplex von Angst vor Erstickung und Tod aus; dazu die Ermattung durch die aufgezwungene Anstrengung des Atmens und die Furcht zu ermatten. Diese psychische Erregung zeitigt eine gesteigerte Herztätigkeit, einen beschleunigten Blutumlauf und eine Hyperästhesie der Empfindung der Atemnot. Der beschleunigte Blutumlauf wirkt aber keineswegs günstig, da der vermehrte Anprall des zurückfließenden Venenblutes das rechte Herz noch mehr belastet und das Herz ermüdet, ohne es zu kräftigen; auch gesellen sich der Qual der Atemnot noch Empfindungen von Herzklopfen, Herzstichen usw. hinzu. Die Regulierung der Herztätigkeit gelingt um so besser, je mehr die subjektive Sphäre ausgeschaltet wird. Indolente Herzkranke sind viel besser daran als nervös und psychisch Überempfindliche. Die psychische Beruhigung, Ermahnung zu ruhigem und tiefem Atmen beseitigt nicht bloß den Angstzustand, sondern schafft auch körperlichen Nutzen. Der Arzt muß dem Kranken zeigen, wie er durch tiefe und langsame Atmung des Lufthungergefühls viel besser Herr wird als durch beschleunigte regellose Atmung.

Physiologisch ist von Bedeutung zu wissen, wie der Kranke der Atemnot sich bewußt wird. Es handelt sich um zwei Dinge:

1. das zwangsweise Atmen; der Kranke kann nicht frei atmen, nicht den Atem anhalten, sondern er atmet zwangsweise, er muß atmen;

2. er hat ein Gefühl spannender Beklemmung tief in der Brust und der Zwerchfellgegend, das sich wie eine Last auf die Atmung legt, so daß er auch bei tiefer Atmung nie das Gefühl der Sättigung mit Luft hat; das Lufthungergefühl bleibt ungestillt. Diese Empfindung ist durch eine krampfhafte Spannung der Atmungsmuskulatur, speziell des Zwerchfells, von der Überreizung des Atmungszentrums herrührend,

vielleicht auch durch einen hinzutretenden Krampf der Bronchialmuskulatur bedingt. Dieses Gefühl hat also mit Sauerstoffmangel gar nichts zu tun; der Kranke, der glaubt, nicht genug Luft zu bekommen, hat in Wirklichkeit keinen Mangel an Luft, sondern einen Überschuß von Kohlensäure. Man muß ihn daher immer wieder sagen, daß sein Beklemmungsgefühl nichts mit Erstickung zu tun hat und daß er keine Gefahr läuft. Begreiflicherweise wird dies Spannungsgefühl durch ähnliche Empfindungen, wie z. B. den vollen oder geblähten Magen und Darm, Druck des Deckbettes vermehrt.

Atmet der Kranke bei beginnender Schlafmüdigkeit schwächer, so wird nicht genug CO_2 abgeblasen und das Atmungszentrum folglich stärker gereizt. So kämpft der Gequälte zwischen Müdigkeit und Atemnot, die ihn wach rüttelt. Dadurch wird eine Schlafstörung bedingt, die oft auch durch Schlafmittel nicht beseitigt wird. Ja der Zustand kann durch solche noch quälender werden (vgl. S. 158).

Die Sorge für gute und frische Luft bei der Atemnot ist wichtig. Freilich ist es nicht der Mangel an Sauerstoff, der dieselbe erzeugt auch kann der Sauerstoffgehalt der Luft hinreichend sein, obwohl die Luft nicht frisch erscheint. Vielmehr nehmen wir die Frische der Luft an den Schleimhäuten der Nase und überhaupt des Tractus respirat. wahr, und diese Empfindung mit ihrem angenehmen und belebenden Gefühlston kann das beklemmende Gefühl mangelhafter Luftsättigung überlagern.

Manche leicht Herzkranke (und dasselbe gilt für Fettleibige) klagen über Atemnot bei schnellem Gehen und beim Treppensteigen, weil sie sich auf ärztliches Verbot oder aus übertriebener Ängstlichkeit ohne Not diese Bewegungen abgewöhnt haben. Hier kann psychotherapeutisch erfolgreich eingewirkt werden.

Asthma cardiale.

Unter Asthma cardiale versteht man ein anfallsweises Auftreten von Atemnot mit Angst und Beklemmungsgefühl, mit Mattigkeit, ohne Schmerz, vorzugsweise in der Nacht, besonders bald nach dem Einschlafen, aber auch im Anschluß an körperliche Anstrengungen, psychische Erregungen oder starke Mahlzeiten auftretend. Von Angina pectoris unterscheidet es sich durch das Fehlen von Schmerz- und Vernichtungsgefühl; von Bronchialasthma, mit dem es um so leichter verwechselt werden kann, als es wie dieses von bronchitischen Rasselgeräuschen begleitet ist, durch das Vorhandensein einer Arteriosklerose, Aortensklerose, Hypertonie, Myokarderkrankung (die auch auf Coronarsklerose beruhen kann, während Mitralfehler seltener zu Asthma cardiale führen), die im Anfall gewöhnlich nachweisbare Herzerweiterung. Zuweilen gesteigerter Urindrang. Vgl. übrigens das Asthma bei Hypertension, S. 197.

Man muß zwischen den Anfällen, die ganz ohne Vorboten, ohne vorher bestehende Atemnot und sonstige Herzbeschwerden auftreten, und denjenigen, die sich als akute Steigerung einer bereits vorhandenen kardialen Dyspnoe einstellen, unterscheiden. Bei den ersteren hat ein Narkoticum der Morphiumgruppe, am besten Morphium selbst, meist einen sehr schnellen Erfolg, während bei den Fällen der zweiten Gruppe außer Morphium noch Herzmittel sowie Campher, Coffein, Cardiazol anzuwenden sind.

Ferner bewährt sich das zeitweise Abbinden der Gliedmaßen, um den Rückstrom des venösen Blutes zu verringern. Auch ein Aderlaß kommt in Frage; ferner Sauerstoffeinatmung. Eppinger empfiehlt Pituitrininjektion. Auch an Euphyllin ist zu denken (Guggenheimer).

Das Asthma cardiale gehört in die Reihe der pathologischen Reizzustände. Eppinger, der beobachtete, daß beim Anfall das Venenblut abnorm schnell zum Herzen zurückfließt, stellt die Theorie auf, daß das Wesen des Anfalls in einem beschleunigten Blutumlauf zu finden und das linke Herz unfähig sei, das anstürmende Blut hinreichend weiter zu befördern, so daß es sich in der Lunge anstaue. Dies erklärt die Heilwirkung der beruhigenden Mittel und der Ruhe überhaupt.

Auf die Frage der Entstehung des beschleunigten Rückflusses des Venenblutes zum Herzen durch peripherische Bedingungen ist hier nicht einzugehen. Jedenfalls setzt das Asthma cardiale stets eine in ihrer Leistungsfähigkeit herabgesetzte Herzmuskulatur voraus. Daher nach Beseitigung des Anfalls Behandlung der chronischen Herzinsuffizienz.

Schlaflosigkeit bei Herzkranken.

Schlaflosigkeit ist nicht selten die hauptsächliche Klage von organisch Herzkranken. Sie ist teils durch lebhafte, mit dem Gefühl des Herzklopfens verbundene Herztätigkeit bedingt, die auf psychische Erregungen, Magenauftreibung, körperliche Anstrengungen u. a. m. zurückzuführen ist, teils durch Herzinsuffizienz. Schon die leichtesten Grade der letzteren können mit Schlaflosigkeit verbunden sein, als deren Grund die Patienten Oppressionsgefühle, Unruhe, Angst angeben.

Durch ungenügenden Schlaf wächst die nervöse Erregbarkeit des Herzens und auch dessen muskuläre Schwäche. Im Schlaf ist die Anforderung an das Herz am geringsten. Patienten mit insuffizientem Herzen sollen viel schlafen. Im Schlaf steigt oft die Diurese. Nicht selten zeigen organisch Herzkranke aus Angst, es könne ihnen in der Nacht etwas zustoßen, eine erregte Herztätigkeit, die den Schlaf verscheucht, oder sie werden, im Bett liegend, von sorgenvollen Gedanken an die Zukunft ihres Herzleidens befallen. Diese Zustände sind in hohem Grade dem ärztlichen Zuspruch zugänglich. Ein kühler Umschlag auf die Herzgegend oder kühle Herzblase, Wadenwickel, Kühlung der Stirn bei Kongestivzuständen, Bestreichen des Körpers mit kühlem oder lauwarmem feuchten Schwamm, spirituöse Abwaschung des Körpers, evtl. lauwarmes Vollbad (34° C), endlich vorübergehende Entblößung einzelner Körperteile (lokale Luftbäder) genügen sehr häufig, um leichte Schlafstörungen bei Herzkranken zu beseitigen. Auch ein kühlender Trunk mit dem nötigen suggestiven Zuspruch wirkt in der gleichen Richtung.

Ferner beachte man die Lagerung, die hinreichend hoch, aber so beschaffen sein muß, daß der Kranke nicht im Schlaf abrutscht. Besser als die mechanischen Stellkissen ist meist ein geschickter Zusammenbau von festen und weichen Kissen; für den Kopf am besten ein Roßhaar- oder weiches Lederkissen. Ferner ist die Temperatur des Zimmers zu regeln, die kühl sein soll; genügende Ventilation! Manchen Herzkranken ist eine minimale Beleuchtung in der Nacht lieber als die absolute Dunkelheit. Nicht selten ist mangelhafte Darmentleerung und Gasansammlung Ursache des schlechten Schlafes. Atemnot (S. 149) und seelische Unruhe wurden schon erwähnt. Manche Herzkranke verlangen zur Nacht etwas Bier; es besteht kein Grund, solche individuellen Wünsche abzuschlagen.

Reichen diese Maßnahmen nicht aus, so versuche man sedative Mittel, wie die verschiedenen Baldrianpräparate oder Bromsalze, Bromural, Adalin usw., welche letzteren auch in verteilten nachmittaglichen und abendlichen Dosen verordnet werden können. Genügen diese Mittel nicht oder ist Gewöhnung eingetreten, so kommt Veronal bzw. Veronalnatrium, auch Kombination von Veronal mit Adalin, Luminal in Betracht. Man denke an Sauerstoffatmungen, die durch Bekämpfung der Beklemmungsgefühle schlafmachend wirken.

Bei ausgesprochener Herzinsuffizienz mit kardialer Dyspnoe, starker Oppression, Hustenreiz wird man oft zu den Opiumalkaloiden greifen müssen. Morphium erscheint hier nicht selten als Herztonicum, ebenso Codein, Dionin, Pantopon usw., während die eigentlichen Schlafmittel nicht selten quälende Zustände hervorrufen. Man vergegenwärtige sich im übrigen, daß das beste Mittel auch für die Schlaflosigkeit der Herzkranken die Behebung der Herzinsuffizienz durch Kardiotonica ist und beachte, daß die Schlafstörung oft eines der ersten Anzeichen der Herzinsuffizienz ist. Auch bei der Darreichung der eben genannten Narkotica verfehle man nicht, gleichzeitig Kardiotonica anzuwenden. In hartnäckigen Fällen greife man zum Chloralhydrat in vorsichtiger Dosierung, nicht über 1,5. Man sieht im ganzen doch sehr selten eine schädliche Wirkung desselben auf die Herztätigkeit. Vgl. im übrigen Kapitel Schlaflosigkeit (S. 46).

Klappenfehler.

Das Schicksal der Klappenfehler entscheidet sich am Herzmuskel. Der ärztliche Rat geht dahin, den letzteren leistungsfähig zu erhalten, um Insuffizienzen vorzubeugen. Es kommt auf zwei Dinge an: alles das zu vermeiden, was erfahrungsgemäß den Herzmuskel schädigt; den Herzmuskel in Kraft zu erhalten bzw. zu kräftigen.

Die Schädigung des Herzmuskels geschieht z. T. ohne Zutun des Patienten. Hierher gehören vor allem die Infekte wie Grippe, Typhus, Paratyphus usw.

Zum größeren Teil aber kommt die Herzmuskelschädigung auf das Schuldkonto des Menschen selbst. Der Klappenfehlerkranke soll mit seinem Herzmuskel haushälterisch umgehen, mehr als der Klappengesunde, denn der Herzmuskel hat bei ihm dauernd durch die Ausgleichung des Klappenfehlers eine schwierigere Aufgabe zu lösen. Außerdem ist er meist schon einmal erkrankt gewesen, denn bei der

Endocarditis valvularis, die den Klappenfehler herbeigeführt hat, scheint sehr gewöhnlich die Herzmuskulatur mitbeteiligt zu sein.

Der Klappenfehlerkranke soll möglichst Alkohol- und Tabakabstinentler sein und in jeder Hinsicht mäßig und hygienisch leben. Er soll keinen Beruf wählen, der an das Herz besonders starke Anforderungen stellt.

Die Ehe ist für den männlichen Herzkranken insofern günstig, als sie dem Patienten eine geregelte Lebensführung erleichtert, andererseits ungünstig, als sie bei mangelnder Anpassung der beiden Lebensgefährten, ferner durch die Verantwortung und Sorge für die Familie, Ärger, Enttäuschungen usw. ihn manchen schädlichen seelischen Erregungen entgegenführt, ihn evtl. zu stärkerer Arbeit und zu schädlichen geselligen Verpflichtungen zwingt. Auch das sexuelle Moment kann nicht unerwähnt bleiben. Der Junggeselle kann sorgloser und mehr seiner Krankheit und der durch die Krankheit z. T. aufgedrängten egozentrischen Einstellung gemäß leben, tut allerdings nicht selten das Gegenteil. Allgemeine Regeln lassen sich daher nicht geben, es kommt alles auf Charakter, Willensstärke, Umwelt und materielle Verhältnisse an. Jedenfalls sollte ein schwer Herzkranker nicht heiraten.

Viel schwieriger liegt die Frage für die weiblichen Herzkranken. Ihre Erwägung sollte mehr die Gefahren der Schwangerschaft und Entbindung und die Arbeitsbelastung der Mutterschaft als den Vorteil der Versorgung bewerten.

Große körperliche Anstrengungen sollen vermieden werden. So jede Form von sportmäßiger Betätigung, Training. Andererseits ist eine zu weitgehende Schonung unrichtig. Das Herz soll nicht nur dauernd in Übung erhalten, sondern auch durch zweckmäßig und individuell dosierte Anstrengungen gekräftigt werden, so durch leichte Gymnastik, Rudern, leichtes Bergsteigen, stets unter Berücksichtigung der Charakteranlage; der Ängstliche ist anders anzufassen als der Draufgänger. Bergaufradeln ist streng zu verbieten, um so mehr, als das Radfahren an sich zu Überanstrengungen verleitet. Das generelle Verbot des Treppensteigens ist falsch. Man belehre den Klappenfehlerkranken, daß er die Bewegungen hinreichend oft unterbricht und es zu Atemnot und Herzbeschwerden nicht kommen lassen darf. Kompensierte Klappenfehler bedürfen der Behandlung in Kurorten nicht. Digitalis oder andere Herzmittel sind nur bei Kompensationsstörungen am Platze.

Klappenfehlerkranke haben z. T. gar keine Beschwerden, selbst bei Anstrengungen nicht (so namentlich bei Aorteninsuffizienz), z. T. fühlen sie bei erhöhten Anforderungen schnell vorübergehend, „daß sie ein Herz haben“ — was nicht als Kompensationsstörung, sondern zunächst nur als Reaktion zu deuten ist. Ferner gesellt sich nicht selten besonders bei Mitralfehlern ein nervöser Faktor hinzu: kinetische Überempfindlichkeit (Neigung zu Beschleunigung, Extrasystolie), sensorische: Gefühl des Herzklopfens, Stiche, unangenehme Sensationen bei linker Seitenlage, Angst, Beklemmung. Man muß diese nervös-psychischen Symptome in jedem Einzelfall von Dekompensation differentialdiagnostisch trennen. Die nervösen Beschwerden werden durch Herzmittel oft verschlimmert; sie sind mit Brom, Baldrian, kühlen Ganzwaschungen usw., vor allem durch psychische Beruhigung zu behandeln. Oft werden sie durch ärztliche Ängstlichkeit, ein Zuviel von Verboten, durch Erzählungen seitens Bekannter erzeugt.

Treten nach relativ geringen Anstrengungen längerdauernde Beschwerden und auffallende Ermüdung auf, so denke man daran, daß es sich bereits um leichteste Dekompensation handeln könne (sog. Subdekompensation) und beobachte genauer. Namentlich sei man bei Mitralstenosen vorsichtig, die stets ernster anzusehen sind als reine Mitralinsuffizienzen.

Ebenso wichtig wie die Regelung der Bewegung ist auch bei kompensierten Klappenfehlern die Diät, für die folgende Grundsätze beachtet werden müssen:

1. Vermeidung aller herzerregenden Dinge wie Alkohol, starker Kaffee und Tee, reichliche Fleischspeisen.

2. Vermeidung einer Gewichtszunahme. Der Herzkranke darf nicht fett werden. Die sog. kräftige Diät, sowohl nach Qualität wie nach Quantität, ist grundfalsch für Herzkranke. Übermäßige Nahrungs- und Getränkemengen, auch Wasser und Mineralbrunnen im Übermaß, sind durchaus zu vermeiden, ohne daß stärkere Flüssigkeitsbeschränkung von besonderem Nutzen wäre.

Bei jedem Klappenfehler, an den man ärztlich herantritt, namentlich bei Mitralfehlern, denke man an die Möglichkeit einer noch bestehenden Klappenendokarditis, sei es, daß dieser Prozeß den Klappenfehler frisch erzeugt hat und noch nicht abgeklungen ist, sei es, daß ein Rezidiv (Endocarditis recurrens) vorliegt. Die Diagnose einer Endocarditis verrucosa simplex kann sehr schwierig sein. Man achte auf Temperaturerhöhung, beschleunigte Senkung, leichte Arhythmien. Bestätigt sich der Verdacht auf Endokarditis, so verordne man Bettruhe, verbiete alles, was das Herz reizen und erregen kann (auch in der Diät) und halte den Kranken in Beobachtung, und zwar möglichst lange, da man meist nicht sicher sagen kann, ob die Entzündung erloschen ist oder noch glimmt.

Wenn die Endocarditis simplex auch im allgemeinen zur Heilung gelangt, so hinterläßt sie doch eine Verschlechterung des Klappenfehlers, kann auch eine neue Klappe ergreifen und beteiligt oft den Herzmuskel. Häufige Rückfälle gestalten die Prognose ernst. Man untersuche die Tonsillen, die bei Erkrankung behandelt bezw. entfernt werden müssen.

Selbstverständlich forsche man, ob der Temperaturerhöhung nicht ein anderer Prozeß zugrunde liegt. Im übrigen vgl. Endocarditis.

Man schicke niemals einen dekompensierten Klappenfehler in ein sog. Herzheilbad, wenn Verdacht auf eine vorhandene Endokarditis besteht.

Fettherz.

Bei Fettleibigkeit treten unterschiedliche Herzstörungen auf. So zunächst schon bei noch ganz gesundem Herzen. Durch das Gewicht des Körpers ist die Arbeitsleistung bei ansteigender Bewegung vergrößert, das Herz wird stärker in Anspruch genommen, daher Atemnot, Schwierigkeit schnell zu steigen, Gefühl des Herzklopfens. Auch in der Ruhe hat das Herz immerhin einen durch den Fettansatz vergrößerten Körper mit Blut zu versorgen. Dazu kommen folgende Umstände: Die Atmung ist durch den Fettgehalt des Brustkorbes und vor allem des Unterleibes und der Unterleibshöhle erschwert, was auf die Blutbewegung und die Herztätigkeit ungünstig zurückwirkt. Die Kurzatmigkeit wird dann oft fälschlich auf ein krankes Herz bezogen. Die Atemnot wird noch größer, wenn das Zwerchfell durch den Fettgehalt des Bauches nach oben gedrängt wird und sich noch Verstopfung und Meteorismus hinzugesellen, die bei Fettleibigen infolge Bewegungsmangels, evtl. zu reichlicher Nahrungsaufnahme, häufig sind. Auch führt die verringerte Atmungstiefe zu Blutstauung im Unterleibe, die wieder ihrerseits Meteorismus zur Folge hat (Circulus vitiosus). Anscheinend bedingt die durch die Empordrängung des Zwerchfells bewirkte Hoch- und Querlagerung des Herzens an sich Herzbeschwerden (Überempfindlichkeit mit ausstrahlenden Empfindungen von Spannung und Schmerz, die mit Stenokardie verwechselt werden können). Die Querlagerung kann bei der ärztlichen Untersuchung mit Dilatation verwechselt werden.

Bei diesen Zuständen („Herz bei Fettleibigkeit") besteht die Therapie in der Entfettung. Man beruhige die unnötigerweise um ihr Herz Besorgten und lasse sie unbedenklich Bewegungen, Gymnastik, Tiefatmungen ausführen. Jedoch ist es unbedingt erforderlich, sich durch genaue Untersuchung und Beobachtung von dem guten Zustande des Herzens zu überzeugen und das Verhalten desselben bei der Entfettungskur, die stets sehr vorsichtig gehandhabt werden muß, zu kontrollieren. Nicht selten werden den Kranken dieser Art wegen ihrer Atmungs- und Herzbeschwerden in Verkennung des wahren Tatbestandes Bewegungen verboten, wodurch der Zustand objektiv wie psychisch verschlechtert wird. Wieder ein Fall, der die Wichtigkeit der Diagnose für die Therapie vor Augen führt.

Eine Dilatation bzw. ein perikardialer Erguß kann auch durch die epikardialen Fettauflagerungen beiderseits des Herzens vorgetäuscht werden, was evtl. durch Röntgenuntersuchung aufzuklären ist (Fettzipfel).

Weiterhin können nun Veränderungen des Herzmuskels entstehen, die von ernster Bedeutung sind und zur Herzinsuffizienz führen: Herzmuskelschwäche mit Dehnung des Herzens, Fettinfiltration und fettige Entartung desselben, Arteriosklerose mit Hypertrophie des Herzens, Schrumpfniere mit den bekannten Folgen für das Herz, Coronarsklerose. Die Dilatation ist schwer festzustellen, wenn sie nicht bedeutend ist, man wird die Röntgendurchleuchtung zu Hilfe nehmen.

Die Hypertrophie des linken Ventrikels kann durch die Fettbedeckung verhüllt werden; in linker Seitenlage jedoch fühlt man dann häufig den hebenden Spitzenstoß. Die Herzinsuffizienz wird in bekannter Weise aus dem Verhalten des Kreislaufes und des Herzens festgestellt.

Bei Insuffizienz sei man mit Entfettungsmaßnahmen vorsichtig, besonders aber mit Arbeitsbelastung des Herzens. Besser ist zunächst eine Schonungskur mit hinreichender Eiweißzufuhr und Entwässerung (flüssigkeitsarme salzarme Diät, Salyrgan). Trinkkuren jeder Art (Marienbader usw.) sind streng zu untersagen; desgleichen Schilddrüsenpräparate. Im übrigen vgl. die Behandlung der Kreislaufschwäche.

Akute Erkrankungen des Herzmuskels.

Bei den akuten Myokarderkrankungen handelt es sich entweder um entzündliche oder um infektiös-toxische Schädigungen oder um plötzliche Ischämie durch Coronarverschluß. Die Myokardschädigung kann in den Fällen der beiden ersten Gruppen von einer Vasomotorenlähmung bzw. -schwäche begleitet sein, die oft für den Ausgang wichtiger ist als jene. Ja es kann auch eine Myokarderkrankung durch die Vasomotorenlähmung vorgetäuscht sein. In jedem Falle von Kreislaufschwäche bei infektiösen oder toxischen Erkrankungen ist an beides zu denken. Der Verlauf der akuten Myokarderkrankung ist sehr verschieden: Tod, Übergang in chronische Myokarderkrankung, Heilung (klinisch und auch anatomisch). Letztere findet sich bei einem großen Teil, vielleicht der Mehrzahl der leichteren Formen (z. B. der rheumatischen).

Bezüglich der Diagnose herrscht in der Praxis eine ziemliche Verwirrung. Nervöse Herzstörungen werden oft als Myokarditis bezeichnet, während andererseits organische Herzmuskelerkrankungen fälschlich als nervös angesehen werden. In zweifelhaften Fällen nehme man den gesamten diagnostischen Apparat (auch Elektrokardiogramm) zu Hilfe, da es sich um eine sehr wichtige Differentialdiagnose handelt. Auch denke man daran, daß organische Myokarderkrankungen nervöspsychisch überlagert sein können.

Die Therapie hat vor allem für die Herabsetzung der Kreislaufarbeit auf ein Mindestmaß zu sorgen. Dies geschieht durch strenge Bettruhe, Fernhaltung von psychischen Erregungen, Hilfe bei den Bedürfnissen. Geradezu rigoros ist dies bei der diphtherischen Herzmuskelerkrankung durchzuführen, bei denen schon nach ganz geringen aktiven Bewegungen Todesfälle vorkommen.

Man beobachte während der Bettruhe den Rückgang der Herzschwäche, die man an der Frequenz, Füllung, Spannung, evtl. Unregelmäßigkeit des Pulses erkennt, an Dilatation des Herzens, Schwäche der Töne, systolischem Geräusch an der Herzspitze (muskuläre Mitralinsuffizienz). Es ist nicht statthaft, die Kranken in diesem Zustande zur Bestimmung der Herzgröße vor den Röntgenapparat zu bringen! Wichtig ist auch die Reaktion des Herzens auf Bewegungen der Beine und Arme im Bett, auf leichte Widerstandsbewegungen.

Hat sich die Herzkraft gehoben, so beginne man mit passiven und aktiven Bewegungen der Extremitäten im Bett, evtl. Faradisieren einzelner Muskelgruppen, gehe dann zu vorsichtigem Aufstehen über. Sitzen im Sessel (gut angelehnt), Gehen mit Unterstützung. Weiterhin ist die Reaktion auf Treppensteigen zu beobachten, dieses zu üben. Sehr allmähliches und systematisches Vorgehen ist noch für mehrere Monate erforderlich. Durchaus verkehrt ist es, den Patienten bald nach erreichter Besserung in Herzbäder oder klimatische Kurorte zu schicken. Kohlensaure Bäder eignen sich für frische Prozesse überhaupt nicht, können weiterhin nützlich sein, sind aber immerhin entbehrlich. Evtl. ist ein Vorversuch mit häuslichen kohlensauren Bädern zu machen. Kühle bzw. wechselwarme Waschungen, oberflächliche Massage, trockene Bürstungen der Haut sind als vorläufiger Ersatz der kohlensauren Bäder anzuwenden.

Digitalis und andere Herztonica sind bei der akuten Myokarditis bzw. toxischen Herz- und Kreislaufschwäche erfahrungsmäßig im allgemeinen nicht angebracht, vielleicht weil sie das kranke schonungsbedürftige Herz bzw. Gefäßsystem reizen und zu verstärkter Tätigkeit antreiben und dadurch den natürlichen Heilverlauf stören. Erst dann, wenn wirklich Symptome von Herzschwäche (Dilatation, Stauungen) auftreten, greife man notgedrungen zur Verordnung dieser Mittel. In erster Linie verordne man bei Kreislaufschwäche Coronar- und gefäßtonisierende Mittel; fehlt solche, so enthalte man sich der Verordnung von Herz- und Gefäßmitteln ganz. Sehr wichtig ist bei diesen Zuständen, die in so hohem Grade körperliche und seelische Ruhe des Kranken verlangen, die Anwendung sedativer Mittel (Brom) sowie von Schlafmitteln.

Kaffee, starker Tee, Alkohol, Tabak sind zu verbieten.

Die vielfach noch übliche Kühlung der Herzgegend durch Eisblase oder Kühlschlauch ist bei Myokarditis nicht zu empfehlen.

Erkrankungen der Aorta.

Die **Aortensklerose** spielt als Teilerscheinung der allgemeinen Arteriosklerose eine besonders wichtige Rolle, weil sie in einzelnen Fällen besondere subjektive Beschwerden hervorruft, auf die Coronargefäße übergehen kann und damit für die Diagnose der Coronarsklerose wichtig ist und weil sie darauf hinweist, daß die vorhandene Arteriosklerose einer besonders sorgfältigen Behandlung bedarf. Sie kann gelegentlich in relativ frühem Lebensalter auftreten und vor der peripherischen Arteriosklerose vorhanden sein. Man muß die Aortensklerose von der Syphilis der Aorta diagnostisch abgrenzen.

Das subjektive Krankheitsbild der Aortensklerose ist die Aortalgie (s. dort), die aber nur bei einer kleinen Minderheit der Fälle auftritt (wahrscheinlich auf Grund eines hinzutretenden Reizzustandes). Man soll bei allen Herzbeschwerden von Personen des mittleren und vorgerückteren Alters, auch wenn dieselben scheinbar nervöser Art sind, sowie bei allen Arteriosklerotikern und der Arteriosklerose Verdächtigen: Plethorösen, Fettleibigen, Gichtikern, Diabetikern, Potatoren, Syphilitikern, arteriosklerotisch Veranlagten (Heredität!) auf Aortensklerose achten. Ist diese festgestellt, so ist die Prüfung der Herzmuskulatur, auch elektrokardiographisch, von Wichtigkeit (negative T-Zacke, Deformation der Vorhofs- und Ventrikelzacke (E. Mosler); funktionelle Herzuntersuchung, Extrasystolen).

Therapeutisch kommt vor allem die vorbeugende Herzhygiene in Betracht.

Die Feststellung einer Aortensklerose braucht zunächst nichts übermäßig Erschreckendes zu haben, da sie an sich nicht lebensbedrohend ist und nur in der Minorität der Fälle zu Coronarerkrankung bzw. Angina pectoris führt. Aber sie weist als zentrale Sklerose auf die Notwendigkeit einer intensiven antiarteriosklerotischen Behandlung und der Herzschonung hin.

Aortenlues. Die frühzeitige Erkennung ist wegen der aussichtsreichen Therapie von besonderer Bedeutung. Wie bei allen syphilitischen Erkrankungen ist Anamnese, Blutreaktion, das Vorhandensein syphilitischer Erscheinungen oder Residuen und etwaiger postsyphilitischer Nervensymptome zu beachten. Evtl. Untersuchung des Liquor cerebrospinalis.

Die Lues befällt vorzugsweise die Aorta ascendens und somit die Gegend des Abganges der Coronararterien, kann zur Aorteninsuffizienz und zum Aneurysma führen. Die Aortenlues kann lange Zeit symptomlos verlaufen, in manchen Fällen Aortalgie hervorrufen. Auch das Aneurysma, die Aorteninsuffizienz und die Coronarsyphilis braucht beträchtliche Zeit hindurch keine Beschwerden auszulösen. Bei Herz- oder Atmungsbeschwerden ist stets an Aortenlues zu denken und eine genaue daraufhin gerichtete klinische und Röntgenuntersuchung vorzunehmen. Findet man nichts Derartiges und überhaupt nichts am Herzen, so hüte man sich trotzdem, die Klagen zu Lasten der Nerven zu schreiben und bedenke, daß die negative Blut- und selbst die negative Liquorreaktion keine Entscheidung gegen Syphilis erlauben! Unter Umständen ist die Anamnese allein entscheidend. Gewisse Symptomgruppierungen, z. B. Aorteninsuffizienz ohne vorhergegangene akute Infektion wie Gelenkrheumatismus, Scharlach, oder mit degenerativen Nervensymptomen wie reflekt. Pupillenstarre, oder auch nur Herzbeschwerden mit solchen sind für die Diagnose hinreichend. Bei nachgewiesener Syphilis fahnde man durch wiederholte Untersuchungen in angemessenen Zeiträumen auf Aortenlues, wobei eine Verängstigung der Patienten in geschickter Weise zu vermeiden ist. Ist der Verdacht auf Aortenlues hinreichend begründet, so vermeide man den bekannten Fehler ungenügender antisyphilitischer Kuren („Anbehandlung").

Die Behandlung soll mittels Salvarsan (außer bei Angina pectoris), Quecksilber, Wismut und Jod stattfinden. Das letztere bewährt sich gerade bei der Aortenlues gut; es muß jahrelang mit Unterbrechungen gegeben werden (etwa 120—160 g Jodkali oder Jodnatrium und mehr für das Jahr in vierteljährlich wiederholten Perioden). Der Erfolg der spezifischen Behandlung kann außer an den subjektiven Beschwerden an den objektiven Symptomen, insonderheit am Röntgenbilde erkannt werden, das in gewissen Zeitspannen zu kontrollieren ist.

Ob Freisein des Blutes und des Liquors von syphilitischen Reaktionen erlaubt, die spezifische Behandlung abzubrechen, ist sehr zweifelhaft. Man richte sich durchaus danach, ob das örtliche Leiden dauernd still steht, was man aus fortlaufender Beobachtung und wiederholten Untersuchungen erkennen kann. Man achte stets auf die Beschaffenheit des Herzmuskels (Dilatation, Hypertrophie, Funktion), der in verschiedener Art mitbeteiligt sein kann: durch Erkrankung der Coronararterien, durch direkte syphilitische Erkrankung, durch Blutdruckerhöhung infolge allgemeiner syphilitisch-sklerotischer Arterienerkrankung.

Die spezifische Behandlung der Aortenlues muß durchaus ergänzt werden durch die hygienische Behandlung des Gesamtorganismus: mäßige Lebensweise, Vermeidung von Überanstrengungen. Insonderheit sorge man dafür, daß nicht Fettansatz eintritt (z. B. infolge zu geringer Bewegung), bekämpfe bestehende Fettleibigkeit, trete dem verbreiteten Vorurteil entgegen, daß jeder Leidende besonders „kräftig" ernährt werden müsse.

Aortenaneurysma.

Das Aortenaneurysma ist zu behandeln wie die zugrunde liegende Aortenlues. Die Zunahme der Ausbuchtung der Aorta kann auch nach Ausheilung des spezifischen Prozesses durch den Blutdruck erfolgen. Jedoch verhindert die energische spezifische Behandlung der Aortenlues offenbar die Ausbildung stärkerer Aneurysmen, denn man kann sich dem Eindruck nicht verschließen, daß man die großen aneurysmatischen Säcke der früheren Zeit jetzt viel seltener zu sehen bekommt, was man doch auf die Frühdiagnose (Röntgen) und die Erkennung und Behandlung der Aortenlues noch vor Ausbildung einer Ausbuchtung beziehen darf.

Die Diagnose des ausgebildeten Aortenaneurysma macht im allgemeinen keine Schwierigkeiten. Man beachte die Möglichkeit von Verwechslungen mit Tumoren, worauf hier nicht näher einzugehen ist. Der Schwerpunkt liegt in der Frühdiagnose, da beginnende Aneurysmen sicherlich mit Erfolg zu behandeln sind. Hier leistet die Röntgendurchleuchtung große Dienste. Aber auch eine sorgfältige Perkussion (leise mit Steilfinger), Palpation und Inspektion (seitliche Betrachtung) kann schon sehr geringe Ausbuchtungen erkennen lassen. Im übrigen vgl. oben bei Aortenlues. Es kann gar nicht genug betont werden, wie wichtig es ist, bei verdächtigen Symptomen wie Oppressionsgefühl, Pupillendifferenz, reflekt. Pupillenstarre, starker Füllung der Halsvenen, Pulsus differens an Aortenaneurysma zu denken.

Man lasse sich bezüglich der Diagnose nicht dadurch beirren, daß manche Aneurysmatiker sehr geringe Beschwerden haben und Bewegungen objektiv, namentlich aber subjektiv gut vertragen. Die krankhafte Empfindung ist bei allen organischen Krankheiten so verschiedenartig ausgeprägt, daß sie oft im Widerspruch mit der anatomischen Veränderung zu stehen scheint und bei recht bedeutenden Veränderungen ganz fehlen kann (vgl. S. 18).

Für Prognose und Therapie kommt außer der Größe der Ausbuchtung der Zustand des Herzens, die Komplikation durch eine Aorteninsuffizienz und eine Erkrankung der Coronararterien in Betracht; außerdem die Wandstärke des Sackes, über die man sich durch die Stärke der Pulsation und bei palpablen Aneurysmen durch die Eindrückbarkeit ein Urteil bilden kann.

Bestehen starke Schmerzen, so sind uneingeschränkt Sedativa und Mittel der Morphiumgruppe zu geben, nicht nur weil bei einer so lebensbedrohenden Erkrankung die Qualen des Kranken dies unbedingt erfordern, sondern weil die Linderung des Schmerzes auch den Blutdruck erniedrigt, den Kranken beruhigt, Schlaf ermöglicht. Es wäre unangebracht, hier mit schmerzstillenden Mitteln sparen zu wollen. Leichte Druckverbände und stundenweises Auflegen einer Eisblase kann in demselben Sinn wirken.

Die antisyphilitische Behandlung steht im übrigen obenan (vgl. Aortenlues). Ferner ist die gesamte hygienische Behandlung von großer Bedeutung.

Die Lebensweise ist ganz nach dem Leiden zu orientieren: große Ruhe, evtl. längere Bettruhe, sehr ruhige, langsame Bewegungen, Vermeidung aller Anstrengungen und psychischer Erregungen, unbequemer Reisen.

Die Ernährung muß in Form von häufigen, kleinen Mahlzeiten geschehen, die den Darm wenig belasten (schlackenarme Nahrung), daher wenig Verdauungsarbeit erzeugen; blutdruckerhöhende Stoffe wie Alkohol, starker Kaffee und Tee, Fleischbrühe, ferner starke Gewürze, salzige Speisen müssen unterlassen werden. Es soll auch eine gewisse Unterernährung, aber keine eigentliche Hungerkur stattfinden. Für weichen, regelmäßigen Stuhl ist zu sorgen, um die Defäkationsarbeit zu erleichtern. Die Flüssigkeitszufuhr ist möglichst zu beschränken (etwa $^3/_4$ Liter tropfbarer Flüssigkeit), bei reichlichem Obstgenuß. Sexuelle Erregungen sind möglichst fernzuhalten, die Ausübung des Geschlechtsaktes zu untersagen. Kohlensäurebäder sind streng kontraindiziert; desgleichen heiße und kalte Bäder. Erlaubt sind solche von 33—35° C. Keine Verschickung in Herzbäder!

Der aneurysmatische Sack unterliegt einer Art von Selbstheilung, indem sich Blutgerinnsel an der kranken Wand niederschlagen können, die die Ausbuchtung verkleinern. In seltenen Fällen kann er in dem größeren Teil seiner Höhlung von geronnenen festen Massen erfüllt sein. Zur Beförderung der Gerinnung erscheint die dauernde Darreichung von Gelatine (trockene Gelatine mit Fruchtsäften zu einer Speise verarbeitet) und von Kalksalzen angebracht.

Die psychische Behandlung ist von großer Bedeutung. Sie hat zwei schwierige und schwer miteinander zu vereinigende Aufgaben zu erfüllen: den Kranken die Schwere und Gefahr seines Leidens, namentlich die Möglichkeit des Platzens der Ausbuchtung, nicht wissen zu lassen und trotzdem ihn zu der entsagungsvollen Lebensführung zu ermuntern, die wir gezeichnet haben. Letzteres ist unmöglich, wenn man ihm nicht die Hoffnung auf Genesung oder Besserung machen kann, die Opfer und Mühe lohnenswert erscheinen läßt. Das kann man bei rechtzeitiger Einleitung der Therapie in der Tat. Man kann dem Patienten die Aussicht eröffnen, daß die ganze Strenge der Kur nicht für alle Zeiten notwendig sein wird. Freilich muß man ihn zu der Einsicht bringen, daß er wie der Herzkranke gewisse Einschränkungen der Lebensführung immer wird durchführen müssen. Im allgemeinen wird es nicht zu umgehen sein, ihm zu eröffnen, daß er andernfalls die Möglichkeit eines Siechtums und einer Lebensabkürzung heraufbeschwört. In den Fällen, wo jede Abweichung von der eingeschränkten Lebenshaltung sich dem Kranken durch Schmerzen kenntlich macht, hat der Arzt ein leichteres Spiel. Die Frage, ob es sich überhaupt verlohnt, in ganz hoffnungslosen Fällen dieser Art den dem Kranken verbleibenden Lebensrest durch Verbote aller Art zu verkümmern, erledigt sich für den Arzt dahin, daß es seine Pflicht ist, das Leben des Patienten unter allen Umständen zu verlängern. Inwieweit dieser ein solches Leben für lebenswert hält, muß ihm überlassen bleiben (vgl. S. 31).

Man hat vorgeschlagen, mittels einer chirurgischen Fascienplastik die Usurierung der dem vorgewölbten aneurysmatischen Sack angelagerten Teile zu verhindern.

Die Behandlung der selteneren Aneurysmen der Aorta descendens und abdominalis geschieht nach den gleichen Grundsätzen.

Gesellt sich zur Aortenerkrankung eine Herzinsuffizienz, so ist diese nach bekannten Grundsätzen zu behandeln, auch trotz der Ausweitung der Aorta unter Zuhilfenahme von Digitalis (mit besonderer Vorsicht).

Angina pectoris. Erkrankung der Coronararterien.

Die wesentlichen Merkmale sind: Schmerz tief in der Herzgegend, in verschiedenen Abstufungen, oft von unerträglicher Heftigkeit, nach der linken Schulter und dem linken Arm, auch nach den Zähnen und dem Epigastrium ausstrahlend, mit Vernichtungsgefühl und Todesangst, Hinfälligkeit, zuweilen mit Atemnot verbunden. Auch weit verbreitete Schmerzen an den Extremitäten mit Parästhesien (Angiospasmen) können vorhanden sein. Bemerkenswert ist, daß zuweilen sehr starker Meteorismus auftritt, als Folge der Herzaffektion, während in anderen Fällen ein primärer Meteorismus die Angina auszulösen scheint. Leicht zu verwechseln mit diesem Vorkommnis ist ein gastro-cardiales Syndrom, das vom Magen ausgeht und trotz gesunden Herzens unter Umständen bedrohliche Symptome vortäuschen kann: akute Hochdrängung des Zwerchfells mit anginaähnlichen Erscheinungen (Römheld). Die Abgrenzung ist nicht immer sicher. Vgl. auch Asthma cardiale S. 159. Es kann vorkommen, daß das Herz nur gesund erscheint; an Coronarsklerose ist immer zu denken. Der Zwerchfellhochstand kann auch durch Zwerchfellhernien vorgetäuscht sein. Auch Ulcus ventriculi, Gallensteinkolik und andere organische Abdominalerkrankungen können Angina vortäuschen.

Gelegentlich wird linksseitige Pleuritis diaphragmatica oder Pericarditis als Angina pectoris angesprochen. Sodbrennen wird oft in der Herzgegend gefühlt (Heart-Burning) und kann dann den Verdacht einer Angina erregen. Das gleiche gilt von der Gasauftreibung des Dickdarms an der Flexura lienalis.

Bei schweren Anfällen, d. h. denjenigen, bei welchen außer dem Schmerz erhebliche Herzschwäche vorhanden ist, kommt es zu stärkerer Dyspnoe, Lungenödem, Herztod (Herzmuskelflimmern). Der Puls ist je nach dem Grade der Herzschwäche von verschiedener Beschaffenheit.

Es können systolische Geräusche, sogar von großer Stärke (übles Symptom, Herzschwäche) auftreten. Während des Anfalls kann akute Blutdrucksteigerung bestehen. Auslösende Momente des Anfalles sind: Anstrengungen, seelische Erregungen, starke Nahrungsaufnahme. Zwischen der auslösenden Ursache und dem Auftreten des Anfalls kann eine Latenzzeit von mehreren Stunden vorhanden sein. Die Anfälle kommen in den verschiedensten Abstufungen der Intensität, Dauer und Häufigkeit vor. Rudimentäre Anfälle sind oft schwer als solche zu erkennen, können als „nervös" gedeutet oder mit „Aortalgie" verwechselt werden (s. unten). Seltenerweise können die Anfälle ein sehr verändertes Bild zeigen, z. B. nur in heftigsten Schmerzen ohne Vernichtungsgefühl bestehen, von tagelanger Dauer sein, dabei das Umhergehen gestatten, so daß eine Neuralgie oder eine rein nervöse Angina vorgetäuscht wird.

Auch Kombination mit Asthma cardiale kommt vor. Ferner gibt es Fälle, wo echte Anginen mit gelegentlichen nervösen Anginen (bei äußerst nervösen Coronarkranken) wechseln. An den Anginaanfall kann sich ein Herzblock anschließen.

Man muß diese Vorkommnisse kennen, um in der Therapie das richtige zu treffen.

Durch den Schmerz und die sonstigen Empfindungen (Vernichtungsgefühl) gesellt sich ein psychischer Komplex hinzu. Psychisch labile Anginakranke können psychogen den psychischen Anteil des Anginakomplexes erleben. Auch ohne anatomische Erkrankung kommen Angina-pectoris-ähnliche Anfälle vor, die man als Neurose deuten muß (Nothnagels nervöse oder vasomotorische Angina pectoris, die auch durch Nicotin verursacht sein kann).

Die Angina pectoris wird auf eine Erkrankung der Kranzarterien des Herzens (Sklerose oder Syphilis) bezogen; doch erfordert diese Auffassung einige Vorbemerkungen. Bei der Erkrankung der Coronararterien ist die Übereinstimmung zwischen klinischer Diagnose und pathologisch-anatomischem Befund ganz ungenügend. Nur in einer kleinen Minderzahl von Fällen wird die Coronarerkrankung klinisch erkannt. Andererseits kommt es vor, daß Coronarsklerose klinisch angenommen und nur Sklerose der Aorta gefunden wird. Dies kommt daher, daß die Coronarsklerose nur an bestimmten Funktionsstörungen, mit Reizerscheinungen verbunden, erkannt werden kann; eben der Angina pectoris. Dies Symptom fehlt aber häufig. Oft bestehen nur Zeichen einer Herzinsuffizienz, oft gar keine Symptome oder unbestimmte Beschwerden (Oppression usw.). Nach Wenckebach u. A. soll die Angina pectoris sogar überhaupt nicht charakteristisch für Coronarsklerose, sondern ein Aortensymptom bzw. ein Symptom der Verengerung der Coronarostien sein. Die Coronarsklerose ist also immerhin unsicher diagnostizierbar; selbst wenn man den Standpunkt einnimmt, daß Angina pectoris im allgemeinen auf Coronarerkrankung beruht, ist die Diagnose der bedrohlichen Coronarsklerose nur bei einem Teil der Fälle derselben möglich. Diese Erfahrung ist wichtig, weil sie lehrt, daß wir bei Aortensklerose bzw. Lues der Aorta eine Coronarerkrankung nicht ausschließen können, auch wenn keine Symptome bestehen. Ohne Sklerose oder Lues der Aorta dürfte Coronarerkrankung kaum vorkommen. Die Diagnose der Aortenerkrankung ist daher ungemein wichtig und mit viel größerer Sicherheit zu stellen als die der Coronarerkrankung. Die Coronarsklerose kann ganz unter dem Bilde einer chronischen leichten oder schwereren Herzinsuffizienz verlaufen und ist dann nicht zu diagnostizieren, sondern allenfalls zu vermuten. Hören die Anfälle von A. p. auf und hinterlassen sie eine mehr oder weniger ausgesprochene Kreislaufschwäche, so ist diese nach den erörterten Grundsätzen zu behandeln; namentlich ist die chronische intermittierende Digitalisbehandlung gleichzeitig mit Calcium-Diuretin angebracht, auch dann, wenn manifeste Insuffizienzerscheinungen zur Zeit nicht vorhanden sind. Wie erwähnt, kann auch Asthma cardiale bei Coronarsklerose auftreten.

Zum Verständnis der Bedeutung der Integrität der Coronardurchblutung sei auf folgendes hingewiesen: Das Herz ermüdet nicht, offenbar weil die Wegschaffung der Stoffwechselprodukte (Milchsäure) normalerweise sehr prompt erfolgt. Daher ist das Herz sehr empfindlich gegen Störungen in dieser Hinsicht.

Wie erklärt es sich, daß die Coronararterien umfangreich erkrankt sein können, ohne daß Angina pectoris auftritt? Diese beruht offenbar auf einem hinzutretenden Reizzustand, dessen Bedingungen wahrscheinlich in einer Krampfbereitschaft der Coronararterien bzw. in einer eigentümlichen Reaktion des Herzens (durch Säure ?) bestehen. Auffällig ist, daß bei zunehmender Herzinsuffizienz die Angina pectoris verschwindet. Offenbar ist hier das Herz zu der schmerzhaften Reaktion nicht mehr imstande. Es scheint, daß der plötzliche Verschluß eines größeren Astes der Kranzarterien heftigen Schmerz erzeugt, aber auch hiervon kommen Ausnahmen vor. Es muß jedenfalls eine plötzliche Veränderung sein, die den stenokardischen Anfall auslöst: Verschluß der Coronararterien durch Embolie oder Thrombose, Verengerung (Spasmus) durch Nervenerregung (Affekt), körperliche Anstrengung. Sicher erscheint: Angina pectoris ist keine einfache Aortalgie, sondern ein Coronarsymptom.

Durch Irradiation des Reizzustandes kann sich vielleicht die Aortalgie der Angina pectoris nähern. Anscheinend begünstigt eine gewisse Disposition zu gesteigerter Nervenerregbarkeit das Auftreten von Angina pectoris.

An die Möglichkeit einer Coronarerkrankung ist zu denken:

Wenn bei bestehender Aortensklerose oder Lues oder im höheren Alter funktionelle Herzstörungen auftreten wie: Atemnot, Andeutungen von Herzinsuffizienz, auffälliges Sinken eines vorher erhöhten Blutdrucks, Arhythmien (dauernd oder anfallsweise vorübergehend — die Bedeutung der Extrasystolie ist zweifelhaft —), auch gewisse Veränderungen im Elektrokardiogramm; sehr stark ausgesprochener Carotisdruckpunkt. Alles dies deutet zunächst nur auf Herzmuskelstörungen, die aber die Folge von Coronarerkrankung sein können. Noch dringender wird der Verdacht bei bestehender Herzdilatation.

Nicht zu verwechseln mit der Angina pectoris ist der Schmerz bei Anstrengungen und Bewegungen, der in der Ruhe verschwindet und zur Aortalgie gehört, bei dem übrigens gleichfalls Irradiationen nach den Armen hin vorkommen.

Eine besondere Form der Angina pectoris ist der mit Schmerz in der Magengegend und Auftreibung des Magens (mit Aufstoßen) einhergehende Anfall (abdominale Angina). Es kommen Übergänge zur Dyspragia intermittens vor.

Im Hinblick auf die Therapie kommt nicht viel darauf an, ob wir bei einer arteriosklerotischen oder luischen Myokarderkrankung eine Coronarerkrankung diagnostizieren oder nur die Möglichkeit des Bestehens einer solchen in Betracht ziehen. Letzteres ist freilich notwendig, schon wegen der Prognose und der Regelung der Lebensweise, Warnung vor Exzessen. Es wird natürlich im allgemeinen diese tragische Diagnose dem Patienten selbst vorzuenthalten sein.

Die Prognose bei Angina pectoris ist stets ernst. Jeder Anfall kann tödlich werden. Sie ist um so ernster, je öfter sich die Anfälle häufen und je länger der einzelne Anfall anhält. Ungünstig ist ferner auftretendes Lungenödem sowie Herzschwäche, wie sie sich im schlecht gefüllten, leicht unterdrückbaren, frequenten Puls (Sinken des Blutdrucks) und mangelhafter Akzentuierung des 2. Herztones, schließlich Schwäche beider Herztöne ausdrückt.

Die prognostische Verwertung des Carotisdruckversuchs bedarf noch weiteren Studiums. Vielfach, aber nicht immer, deutet ein stark positiver Ausfall desselben auf einen schlechten Herzmuskel. Zunächst beweist er das Bestehen eines Reizzustandes (Reflexbereitschaft); es fragt sich weiter, worauf der Reizzustand beruht.

Ob der Schmerz durch den Krampf als solchen oder durch die Anämie des Herzmuskels bedingt ist, bleibt ungewiß. Man könnte sich die Verbindung zwischen Anämie und Schmerz so denken, daß bei der Muskelarbeit saure und Zerfallsstoffe entstehen, die nicht mit dem Blutstrom abgeführt werden und sich folglich anhäufen. Durch die fortdauernde Anämie kann es dann zu Schwäche und Einstellung der Funktion des Herzmuskels kommen. Werden die Coronararterien plötzlich verstopft, so kommt es nicht zum Gefäßkrampf, weil sofortiger Tod eintritt. Die Entstehungsbedingungen des Gefäßkrampfes sind nicht ganz klar: dieser beweist ja bereits das Bestehen eines Reizzustandes. Da nun bei Angina pectoris die Coronararterien bzw. ihre Mündung verengert gefunden werden, so muß man annehmen, daß die ungenügende Zufuhr arteriellen Blutes zum Herzmuskel den Reizzustand hervorruft, besonders wenn durch Anstrengung oder andere Anlässe eine erhöhte Herzarbeit hervorgerufen wird. Es muß dann zur Anhäufung irritierender Stoffe (Überempfindlichkeit durch Übermüdung) kommen, die wahrscheinlich reflektorisch zum Spasmus der Coronararterien und so zu einem Circulus vitiosus führt — analog dem Vorgang beim intermittierenden Hinken. Nach den vorliegenden physiologischen Versuchen würde es am meisten für sich haben, den Schmerz von der Adventitia der Coronargefäße abzuleiten. Sehr gewöhnlich findet sich eine ausgesprochene mehr oder weniger ausgedehnte Headsche Zone an der linken Brustseite, dem Hals, Nacken, linken Arm. Die sehr druckempfindlichen Puncta maxima derselben können den Anschein einer Neuralgie erwecken. Früher glaubte man irrtümlicherweise, daß eine Überempfindlichkeit der Haut in der Herzgegend auf eine Herzneurose hinweise. Auch bei der Angina pectoris vasomotoria handelt es sich wahrscheinlich um einen Spasmus, nur daß dieser ungefährlich ist, weil die Coronargefäße und der Herzmuskel gesund sind.

Therapie. Der von Angina pectoris Befallene vermeidet jede Bewegung und sucht eine Stütze für den Körper. Man bringe ihn schnell ins Bett oder auf den Sessel. Die Behandlung des Anfalls geschieht durch spasmolytische und narkotische Mittel. Die Nitrokörper, vor allem Nitroglycerin per os, Amylnitrit (mit Vorsicht!), Erythroltetranitrat, das weniger schnell, dafür dauernder wirkt als Nitroglycerin; Morphiuminjektion; man frage jedoch, ob eine Idiosynkrasie gegen Morphium besteht (Erbrechen) und gebe mit Morphium stets eine Coffeininjektion. Papaverin. Eine besonders mächtige coronargefäßerweiternde Wirkung kommt dem Euphyllin zu, das man am besten intravenös injiziert, sehr langsam und nicht ambulant, vgl. S. 150. (Guggenheimer). Auch Diuretin ist zu verordnen.

In jedem Falle gebe man auch Campher und Coffein, die außer ihrer coronarerweiternden Wirkung auch das Herz stimulieren. Bei vorhandener Herzschwäche sind diese letzteren Mittel in großer Menge zu injizieren (evtl. intravenös). Ferner Alkohol, starker Kaffee. Häufig wird Sauerstoffeinatmung als Erleichterung empfunden.

Über die Herzhormone, die auch für die Behandlung der Angina pectoris empfohlen werden (s. S. 151), liegen zur Zeit noch wenig Erfahrungen vor. Wie es scheint, kommt Lacarnol und Kallikrein in Betracht.

Neben der medikamentösen Therapie sollte niemals die Wärmebehandlung versäumt werden. Heiße Kompressen oder das Heizkissen werden auf die Herzgegend gelegt, die Hände mit heißen Kompressen umwickelt.

Eine Schüssel mit sehr heißem Wasser wird in die Nähe gestellt, mit 4 Kompressen beschickt, von denen man je 2 herausnimmt und ausgedrückt um die Hände wickelt. Alle 2—3 Minuten muß gewechselt werden, so daß dauernd eine Person mit dieser Prozedur beschäftigt ist. Heiße Handbäder sind für den Patienten unbequemer. Die Patienten empfinden die Erwärmung meist als sehr lindernd. Diathermie scheint nicht von besonderem Nutzen zu sein.

Nach dem Anfall ist für längere Zeit große Ruhe erforderlich, da er sonst leicht wiederkehrt. Man halte den Kranken, auch wenn er sich ganz wohl fühlt, streng von jeder Tätigkeit fern, lasse ihn mindestens eine Woche lang liegen und nur ganz allmählich zur Beschäftigung zurückkehren. Psychische Erregungen sind tunlichst fernzuhalten. Der latente Reizzustand der Coronargefäße kann nur allmählich durch strenge Ruhe von einer gewissen Dauer abklingen. Die Wärmebehandlung der Herzgegend soll noch einige Zeit fortgesetzt werden (etwa 2—3 mal täglich 1—2 Stunden Heizkissen). Auch später soll der Patient ein möglichst ruhiges Leben führen, den Anfall als ein Warnungszeichen betrachtend, mäßig sein im Essen und Trinken und in anderen Dingen. Die nicht zu ausgedehnte Sklerose der Kranzarterien gestattet bei ruhiger, mäßiger Lebensweise ein ziemlich langes beschwerdearmes Dasein. Aber Anstrengungen, Unmäßigkeit, Aufregungen können das Bild katastrophal ändern.

Die Behandlung des Grundleidens (Sklerose oder Lues der Aorta) muß dauernd nach den hierfür geltenden Methoden durchgeführt werden.

In vielen Fällen treten sehr häufig, zuweilen mehrfach täglich, kleinere Anfälle auf, die sich durch den charakteristischen Schmerz mit oder ohne Beklemmung, meist ohne Vernichtungsgefühl, merkbar machen, besonders nach dem Essen, bei schnellen Bewegungen, bei psychischen Erregungen. Diese Anfälle reagieren gewöhnlich sehr prompt auf Nitroglycerin, das zahlreiche Patienten stets bei sich führen. Ferner auf dauernde bzw. oft wiederholte Behandlung mit Diuretin und Euphyllin, außerdem Jod. Längere Zufuhr von Nitrokörpern mit narkotischen Mitteln, z. B. Erythroltetranitrat, das sich für chronischen Gebrauch eignet, mit Papaverin- und Luminaletten, Theominal. Man versuche auch wiederholte intravenöse Traubenzucker- oder Calorose-Injektionen.

Sehr ernst gestaltet sich das Leiden, wenn die schweren Anfälle häufig wiederkehren. Man hat versucht, solche Fälle operativ anzugreifen und teils die Durchschneidung des N. depressor vagi, teils des linksseitigen Halssympathicus empfohlen. Die Frage ist noch nicht spruchreif; jedoch dürfte der Operation ein größeres Anwendungsgebiet kaum beschieden sein.

Ferner kann die paravertebrale Leitungsunterbrechung versucht werden. Man injiziert in mehreren Sitzungen etwa 3 cm seitlich vom Dornfortsatz des 7. Hals- und 1. und 2. Brustwirbels, zunächst nur links, bei ungenügender Wirkung auch rechts je 10 ccm 0,5 proz. Novocainlösung (ohne Adrenalinzusatz; Adrenalin ist bei Coronarspasmus kontraindiziert), indem man senkrecht in die Tiefe auf den entsprechenden Querfortsatz zu einsticht. Man geht mit der Spitze an diesem vorbei noch mehrere Zentimeter in die Tiefe und überzeugt sich vor der Injektion durch Aspiration, daß nicht ein Blutgefäß verletzt oder der Duralsack angestochen ist. Vorsicht bei Aneurysmen. Man überläßt den Eingriff am besten einem darin geübten Facharzt.

Bei Herzschwäche sind Digitalis, Strophantin (nicht unbedenklich, jedenfalls nicht über 0,3 mg!), Coffein usw., Strychnin, intravenöse Traubenzuckerinjektion zu geben. Die gefäßverengernde Wirkung der Digitaliskörper ist bei den kleinen Dosen, wie sie für die Therapie in Betracht kommen, nicht zu befürchten. Wichtig ist die chronische bzw. chronisch-periodische Anwendung der Coronarmittel (Theobromin usw.).

Aortalgie.

Unter Aortalgie ist zu verstehen: ein retrosternaler Schmerz, der wie bei Angina pectoris nach verschiedenen Richtungen hin ausstrahlen kann, auch zuweilen vorzugsweise im Magen gefühlt wird. Die Ausstrahlungen können auch ganz fehlen. Der Schmerz ist mäßigen Grades und kann mit dem Gefühl der Beklemmung verbunden sein, ohne daß eine eigentliche Dyspnoe besteht. Durch Ruhe mildert er sich sofort oder verschwindet ganz. Vernichtungsgefühl fehlt. Hyperalgesie der Haut und der Weichteile (Headsche Zone) kann bestehen. Spontane Anfälle pflegen nicht aufzutreten. Der Schmerz wird wahrscheinlich durch akute Spannung der Aortenwand, daher durch Blutdrucksteigerung bzw. Vergrößerung des Schlagvolums oder Beschleunigung des Herzschlages ausgelöst, wie sie durch körperliche Anstrengungen, Kältereiz, psychische Erregungen, Tabak, erschwerte Defäkation, Coitus bedingt werden. Besonders häufig tritt der Schmerz nach den Mahlzeiten, selbst wenn dieselben von geringer Menge sind, noch mehr bei Bewegung nach dem Essen auf. Sehr oft stellt sich der Schmerz ein, wenn der Patient das Haus verläßt und in die freie Luft tritt, zumal bei kalter Luft, obwohl er beim Gehen in der Wohnung nichts verspürt. Bei milderen Fällen ist es oft so, daß der Patient die Anfälle beim Gehen, sobald er einige Male Halt gemacht hat, verliert und nun ungestört weitergehen kann, ohne ein Mittel anzuwenden. Die Beschwerden können viele Jahre bestehen, ohne das Leben zu gefährden, sind auch besserungsfähig, können sich weiterhin mit Angina pectoris verbinden, aber auch von solchen Komplikationen frei bleiben. Die Diagnose wird durch den Nachweis einer bestehenden sklerotischen oder syphilitischen Aortenerkrankung erhärtet. Auch bei der Aortalgie besteht ein örtlicher Reizzustand; denn bei gesunder sowie bei kranker Aorta ruft selbst starke Blutdruckerhöhung an sich keinen Schmerz hervor. Wo dies der Fall ist, muß daher eine nervöse Überempfindlichkeit im Spiele sein.

Ob nicht auch Coronarspasmen geringeren Grades der Aortalgie ähnliche Beschwerden hervorrufen können, steht dahin. Jedenfalls kann bei Aortalgie eine Coronarsklerose oder -syphilis latent vorhanden sein und plötzlich manifest werden. Man muß daher bei Aortalgie an die Möglichkeit einer gleichzeitig bestehenden Coronarerkrankung denken (vgl. S. 172), besonders bei den Fällen, bei denen schon nach sehr geringfügigen Beanspruchungen sehr heftiger retrosternaler Schmerz mit Beklemmung und Unfähigkeit zu aktiver Bewegung auftritt, der sich auch bei Ruhe nicht sofort zurückbildet. Die Prognose der leichteren und unkomplizierten Fälle von Aortalgie ist im allgemeinen günstig. Das Reizsymptom kann sich bessern, ja verschwinden. Ich habe Patienten gesehen, die noch sehr lange Jahre gelebt haben.

Die Aortalgie wird gleichfalls durch Nitrokörper günstig beeinflußt, was für das gleichzeitige Vorhandensein eines spastischen Faktors (vielleicht angiospastischer Blutdruckerhöhung oder Coronarspasmus?) spricht. Die Behandlung ist demnach ähnlich wie bei der Angina pectoris, nur daß man mit milderen Mitteln auskommt. Nitroglycerin ist meist von sofortiger Wirkung. Tiefe Atemzüge können beim Anfall sehr nützlich sein.

Man achte bei allen Fällen von Aortalgie auf vorhandene oder hinzutretende Herzinsuffizienz. In diesen Fällen kann man unbedenklich periodisch kleine Digitalisdosen verordnen.

Zur Vorbeugung von Anfällen von Aortalgie wie Angina pectoris empfiehlt sich der längere Zeit hindurch fortgeführte Gebrauch von Erythrol-Tetranitrat, von Luminaletten, kleinsten Luminaldosen mit Papaverin, Calcium-Diuretin, Theominal. Ferner ist das zugrunde liegende Aortenleiden (Sklerose oder Lues) zu behandeln (Jod, Antisyphilitica usw.). Auch sind wiederholte intravenöse Traubenzucker- bzw. Caloroseinjektionen angebracht. Man versuche ferner künstliche Höhensonne oder Diathermie örtlich; letztere scheint auch bei schwacher Dosierung (0,5 Ampere, d. h. unter der Schwelle der Wärmeentwicklung) zu wirken.

Bei der Behandlung der Angina pectoris wie der Aortalgie ist in besonderem Maße der Gesamtorganismus zu berücksichtigen: Fettleibigkeit, Lues, allgemeine Arteriosklerose, allgemeine nervöse Überempfindlichkeit sowohl der Empfindungssphäre wie des vegetativen Nervensystems, Beeinträchtigung der Stimmung, hypochondrische Veranlagung, Ängstlichkeit, Todesfurcht, Lebenshaltung, Zustand des Darmes (habituelle Verstopfung, Meteorismus), Beschaffenheit der Lungen, Pleuraverwachsungen, vorangegangene Infekte (Grippe), Beschaffenheit der Nieren, hereditäre Veranlagung (zu Schrumpfniere, Arteriosklerose, Apoplexien), Lang- oder Kurzlebigkeit in der Ascendenz.

Sehr schwierig ist die psychische Behandlung. Kennt der Patient die Gefahr der Angina pectoris, so kann Angst und Sorge zu Rückfällen führen. Es heißt auch hier: vorsichtige Lebensweise bei ruhiger Gemütslage ohne übertriebene Todesfurcht. Es ist kein Zweifel, daß die psychische nervöse Überempfindlichkeit die Bereitschaft zu anginösen Anfällen steigert.

Rezepte.

(Angina pectoris. Aortalgie.)

Nitroglycerin. 0,1
Spiritus 10,0
M. D. S. Beim Anfall 2—3 Tropfen und mehr auf die Zunge streichen, dann verschlucken.

Tabl. perlinguales Nitroglyc. (Mendel). Auf dem Zungenrücken zerdrücken.

Nitroglycerin-Gelatine-Kapseln (Groedel).

Nitrolingual, Gelatinekapseln mit Nitroglycerin.

Natr. nitrosum 2,0 : 100
Mehrmals tägl. 2 Teel. = 0,2.

Natr. nitros. 0,2
Aqu. dest. ad 10,0
F. sol. sterilisata.
2mal tägl. 1 ccm. subc.

Papaverin. muriat. in Tabl. zu 0,04
3mal tägl. 1 Tabl.

Perichol (Campher-Papaverin-Verbind.)
3—4mal tägl.

Campher-Papaverin-Gelatinetten
3mal tägl. 1—2 Stück.

Erythroltetranitrat in Tabl. zu 0,03 und 0,005. 3mal tägl.

Papaverin. hydrochlor. 3,0
Erythrol-Tetranitrat 0,3
Mass. pil. F. pil. 100
3mal tägl. 1 Pille.
Hintereinander zu verbrauchen.

Theominal-Tabl. (Theobromin + 0,03 Luminal) 2—3mal tägl.
Kann mit Calcium-Diuretin oder Jod-Calcium-Diuretin, Papaverin usw. kombiniert werden.

Euphyllin s. S. 150.

Kallikrein (Bayer) von Frey und Kraut, Hormon (s. S. 151).
Ampullen zu intramusk. Inj., vielleicht auch peroral.

Lacarnol, 2—3mal tägl. 20 Tr.

Nitroscleran (s. Hypertension).

Endokarditis. Endo-Myokarditis.

Die einfache Endokarditis kommt als Behandlungsobjekt hauptsächlich nach Gelenkrheumatismus in Betracht, seltener nach Scharlach. Manche Fälle entziehen sich ganz der Diagnose, wie daraus hervorgeht, daß geraume Zeit nach Gelenkrheumatismus, ohne daß während seines Bestehens irgendwelche Symptome bemerkbar waren, ein Klappenfehler gefunden werden kann.

In anderen Fällen sind Symptome, meist geringfügiger Art, vorhanden. Man würde solche aber öfter finden, wenn man die Patienten nach abgelaufenem Rheumatismus genauer beobachten und untersuchen würde. Temperaturerhöhungen können fehlen oder sind gering. Man beziehe sie nicht auf die Gelenkaffektion, wenn diese abgeklungen ist, sondern denke an Endo-Myokarditis.

Der Puls ist meist beschleunigt, nicht selten finden sich Extrasystolen. Linksseitige geringe Herzdilatation, oft systolisches Geräusch an der Herzspitze. Klagen über Herzklopfen, Stiche. Seltener systolisches oder schon diastolisches Geräusch an der Aorta. Auffällige Labilität der Herztätigkeit, z. B. bei Lagewechsel und beim Atmen.

Wo solche Zeichen in der Mehrzahl oder bei akutem Gelenkrheumatismus vorhanden sind, ist die Diagnose einer entzündlichen Herzaffektion gesichert.

Bei der akuten Endokarditis ist gewöhnlich die Herzmuskulatur mit erkrankt, wie denn die genannten Zeichen am Puls und Herzen vorzugsweise dem erkrankten Herzmuskel zukommen. Störungen der Schlußfähigkeit der Klappen und Verengerungen der Ostien sind bei frischer Endokarditis kaum vorhanden. Ein Geräusch kann ganz fehlen. Die Beteiligung des Herzmuskels ist bestimmend für die Wichtigkeit der Ruhebehandlung. Ob es sich um eine reine Myokarditis oder um eine Endo-Myokarditis handelt, ist oft schwer zu entscheiden, da auch bei reiner Muskelerkrankung das systolische Geräusch vorkommt. Ganz sicher wird die Diagnose einer Endokarditis erst, wenn unzweifelhafte Symptome eines Klappenfehlers vorhanden sind. Besonders kommt Mitralstenose und Aorteninsuffizienz in Betracht, da die Symptome einer valvulären Mitralinsuffizienz auch durch Myokarditis vorgetäuscht sein können. Ein systolisches Geräusch, das im Liegen, aber nicht im Sitzen und Stehen vorhanden ist, deutet auf muskuläre Mitralinsuffizienz.

Da die frische Endokarditis bei Gelenkrheumatismus und Chorea fast regelmäßig eine einfache ist, kommt die septische Endokarditis zunächst kaum in Frage.

Anders liegt die Sache bei Rückfällen von Gelenkrheumatismus, die sehr häufig mit Rückfällen der Endokarditis verbunden sind und uns vor die Entscheidung stellen, ob es sich noch um eine Endokarditis simplex recurrens oder bereits um eine Lenta handelt, die nach der Endokarditis simplex oder aus ihr heraus sich entwickeln kann.

Wenn es sich um ein unzweifelhaftes Gelenkrheumatismusrezidiv handelt, so spricht die Wahrscheinlichkeit für eine rekurrierende E. simplex. Wenn aber Gelenklokalisationen fehlen, so ist die Frage schwieriger. Auch dann kann es sich aber immerhin noch um Simplex handeln, die ja gar nicht so selten ohne Gelenklokalisation auftreten kann. Andererseits kommt es vor, daß auch bei der Lenta noch Gelenkschübe auftreten.

Für die Prognose und Therapie ist die Differentialdiagnose zwischen der einfachen und der septischen Endokarditis von großem Belang.

Das entscheidende Merkmal ist der Nachweis der Streptokokken im Blute. Aber auch ohne diesen kann die Diagnose auf Grund der anderen Merkmale, wie Krankheitsdauer, Milztumor, Nephritis hinreichend gesichert werden. Die Lenta ist eine Sonderform der allgemeinen Sepsis mit besonderer Lokalisation des Herdes an den Herzklappen (im Verhältnis zur E. simplex sind hier die Aortenklappen viel häufiger befallen bzw. mitbefallen). Sehr viel seltener ist die früher als Endocarditis ulcerosa bezeichnete Sepsisform, bei der sich der Fieberverlauf durch Schüttelfröste und sehr steile Kurven auszeichnet.

Bei der rekurrierenden Endokarditis muß schon die Häufigkeit und Dauer der Anfälle, namentlich bei gleichzeitigem Zurücktreten der Gelenkbeteiligung, Verdacht auf Lenta erregen.

Die Lenta gehört zu den Erkrankungen, die in neuerer Zeit zugenommen haben, wie die Perniciosa und gewisse Lebererkrankungen.

Eine wirksame Behandlung der septischen Formen der Endokarditis gibt es noch nicht. Man experimentiere daher bei der Lenta nicht mit den zahlreichen sog. inneren Antisepticis, die das Leiden nur verschlimmern. Auch von Streptokokkenserum, Eigenblutinjektion, Autovaccine, saurer oder alkalischer Diät ist bisher kein Erfolg zu verzeichnen.

Man muß sich in jedem Einzelfall bemühen, die Eingangspforte (Tonsillen usw.) schon möglichst frühzeitig festzustellen. Bis jetzt freilich haben die Versuche, die Tonsillen und Zähne anzugehen, kaum etwas genützt.

Bei eintretender Herzinsuffizienz ist das bekannte Behandlungsverfahren einzuschlagen; aber das tödliche Ende kann dadurch nicht mehr abgewendet werden. Die Entscheidung liegt bei der Sepsis, nicht beim Herzen.

Die Behandlung der erregten Herztätigkeit, die auch dem Patienten oft quälend zum Bewußtsein kommt, geschieht durch kühle Kompressen, (keine Eisblase!), leichten Wattedruckverband (mit Heftpflaster), kleine Bromdosen, Luminaletten, Aqu. amygd., Coryfin.

Treten bei Gelenkrheumatismus Zeichen einer Endo-Myokarditis auf, so ersetze man die Salicylbehandlung am besten durch Antipyrin (3—4mal täglich 0,5) oder Melubrin, da größere Salicyldosen jedenfalls ungünstig auf den erkrankten Herzmuskel wirken können. Bei nachweisbarer Dilatation, die meist sehr gering ist, Digitalis zu geben muß widerraten werden. Dasselbe gilt von Campher und Coffein.

Örtliche Wärmeanwendungen sind angebracht, falls sie die Herztätigkeit nicht erregen und dem Patienten angenehm sind.

Ruhe, sorgfältige Pflege, Sorge für Schlaf, für weichen Stuhl, leichte, weiche Kost. Vorsicht bei Umlagerung und Erneuerung der Wäsche wegen der Gefahr der Embolie.

Man setze die **Ruhebehandlung** mindestens 6 Wochen lang, evtl. erheblich länger fort. Das Verschwinden der Herzsymptome beweist noch nicht, daß die entzündlichen Erscheinungen vollständig abgeklungen sind; wissen wir doch, daß diese oft ganz symptomlos vorhanden sind. Ebenso ist das subjektive Wohlgefühl kein Beweis. Wichtig ist die fortlaufende Blutuntersuchung auf Linksverschiebung usw. Zu frühes Aufstehen verschlimmert die Erkrankung und leistet wahrscheinlich der Entwicklung von Klappenfehlern Vorschub.

Die ärztlichen Untersuchungen sollen mit aller Schonung geschehen; keine Röntgen- oder elektrokardiographische Untersuchung.

Nach scheinbar abgelaufener Krankheit — ein absolut sicheres Merkmal besitzen wir ja nicht — gewöhne man den Kranken allmählich an Bewegung und den Aufenthalt außer Bett, lasse dabei zunächst noch die Temperatur messen und beobachte das Verhalten des Herzens. Eine noch zurückbleibende gesteigerte Erregbarkeit des Herzens gibt sich im Laufe der Zeit von selbst. Gymnastik, Massage behalte man einer späteren Zeit völliger Genesung vor.

Perikarditis.

Für die Perikarditis gilt wie für die Pleuritis, daß man die ursächlichen Bedingungen ermitteln und namentlich auf Tuberkulose fahnden muß.

Auch die Perikarditis zeigt Selbstheilungstendenz, die durch Hinwegräumung aller Reizungen unterstützt werden muß. Daher ist Bettruhe, Sorge für Schlaf, Ernährung mit weicher, leichter Kost, sorgsame Pflege in jeder Hinsicht erforderlich. Zur Behebung des Hustenreizes und etwaiger Schmerzen (die oft fehlen) sind geeignete Narkotica erforderlich. Zu demselben Zwecke dienen feuchtwarme Umschläge, die nur für den Fall großer Schmerzhaftigkeit durch Kühlung zu ersetzen sind; Eisblase ist möglichst zu vermeiden. Die Herzgegend ist vor Druck, Stoß und Erschütterung zu beschützen. Jodanstrich, trockene Schröpfköpfe, Bierscher Sauger empfehlen sich. Innerlich verordne man wie bei Entzündung anderer seröser Häute Aspirin, Natr. salicyl., Melubrin, Antipyrin in mäßig schweißerzeugenden Dosen. Alle herzerregenden Mittel, wie Campher, Coffein sind möglichst zu vermeiden; so auch Kaffee, starker Tee, Alkohol. Digitalis kommt in Betracht, falls das Herz auch nur die geringsten Insuffizienzzeichen zeigen sollte. In diesem Falle sind auch die Exzitantien, wie Campher, anzuwenden. Der Herzmuskel wird dadurch in Mitleidenschaft gezogen, daß er von der Entzündung betroffen werden kann und durch den Druck des perikardialen Exsudates bzw. durch die erhöhte Spannung des Perikards in seiner diastolischen Erweiterung gehemmt wird. Kardiale Atemnot ist mittels Narkotica um so mehr zu bekämpfen, als beim tiefen Atmen ein Zug am Herzbeutel ausgeübt wird. Im weiteren Verlauf ist örtliche Wärme anzuwenden. Große Exsudate mit bedenklichen Symptomen (Cyanose, allgemeine Stauungserscheinungen, schwache unregelmäßige Herztätigkeit) müssen punktiert bzw. falls eitrig, mittels Operation entleert werden. Die Punktion geschieht im allgemeinen nach außen von der linken Mammillarlinie. Sauerbruch hat die alte Larreysche Methode zwischen Schwertfortsatz und linkem unteren Rippenbogen im Epigastrium wieder empfohlen. Zur Vermeidung von perikardialen Verwachsungen hat W. Alexander anschließend an die Punktion die Lufteinblasung empfohlen.

Der therapeutische Erfolg hängt bei der Perikarditis in hohem Grade von dem zugrunde liegenden Leiden ab (Gelenkrheumatismus, Pneumonie, Tuberkulose, Carcinose, Nephritis, Pyämie).

Der Ausgang in Verwachsung der beiden Herzbeutelblätter bzw. des Herzbeutels mit der Pleura kann symptomlos bleiben oder zu schweren Blutstauungen führen (kardiale Lebercirrhose mit Ascites). Es kann dann die operative Cardiolyse behufs Befreiung des Herzens aus der bindegewebigen schwieligen Umklammerung der Concretio pericardii und Mediastinitis notwendig werden.

Unregelmäßige Herztätigkeit.

Extrasystolie. Die Extrasystolie bei gesundem Herzen und Fehlen von Kreislaufschwäche stellt ein Leiden von objektiv geringfügiger Bedeutung dar, das aber, insofern sich der Betroffene der Unregelmäßigkeit und namentlich der „Pause" durch die mannigfaltigen Gefühle, die dabei in der Herz- und Halsgegend auftreten, bewußt wird, psychisch ungünstig wirkt. Es ist daher vor allem nötig, den Patienten über die Bedeutungslosigkeit der Erscheinung aufzuklären und ihn nicht als Herzkranken zu behandeln. Besonders eindrucksvoll wirkt es auf ihn, wenn man ihm zeigt, was er freilich oft schon selbst beobachtet hat, daß die Extrasystolen bei Bewegungen oft verschwinden, um in der Ruhe wiederzukehren. Im übrigen gehe man den Bedingungen nach, unter denen die Extrasystolen auftreten: Tabak, Kaffee, Aufregungen, Übermüdung, Nervosität, Magenüberladung, Nahrungsaufnahme überhaupt, Meteorismus, Verstopfung, Bewegungsmangel, sexuelle Reize, Nasengangverengerung u. a. m., und greife entsprechend ein.

Von Medikamenten kommt vor allem Chinin mit Strychnin (in Form der sog. Wenckebachschen Pillen: Chinin. muriat. 3,0, Strychnin. nitr. 0,02, F. pil. 30, 3mal tägl. 1 Pille) in Betracht. Auch Digitalis wird von Wenckebach wegen seiner die Erregbarkeit des Herzmuskels herabsetzenden Wirkung in Tagesdosen von 0,05—0,1 Folia empfohlen, auch bei fehlenden Zeichen von Herzschwäche, jedoch kann die Verordnung der gefürchteten Digitalis den Patienten beunruhigen. Im übrigen genügt oft die psychische Beruhigung, wenn auch nicht zu verkennen ist, daß diese in hohem Maße verstärkt wird, sobald der Patient erlebt, daß es unschädliche Mittel gibt, die die ihn ängstigende Erscheinung beseitigen oder bessern können.

Auch die bei „Herzneurose" zu empfehlenden Mittel können verwendet werden.

Paroxysmale Tachykardie, Herzjagen. Eine kausale Therapie kann man nur selten ausüben, da die den Anfall bedingenden Momente sehr verschiedener Art sein können: körperliche Anstrengung, seelische Erregung, geistige Übermüdung, Meteorismus, Plethora abdominalis u. a. m., und im Einzelfall die auslösende Ursache meistens gar nicht erkennbar ist. Immerhin kann man zuweilen bei Plethorikern durch abführende Kuren (Karlsbader Salz und ähnliches), bei Neurasthenikern durch psychische Behandlung und Fernhaltung von Aufregungen gewisse Erfolge erreichen. Die beruhigende Aufklärung des Patienten über den gefahrlosen Charakter seiner Anfälle ist, wenn sie auch nicht gerade als Heilmittel für die Anfälle selbst zu betrachten ist, von großem Wert für den ganzen Menschen, dem dadurch ein schwerer auf ihm lastender Druck genommen wird.

Oft sind die Patienten von selbst auf allerlei mehr oder weniger erfolgreiche Kunstgriffe zur Abkürzung der Anfälle verfallen: sie pressen den Leib zusammen, erzeugen Aufstoßen, drehen und wenden sich vom Rücken- in die Bauchlage und zurück, atmen tief ein oder aus und halten dann den Atem gepreßt an. Andere nehmen einen Schluck Kognak oder kaltes Wasser.

Am wirkungsvollsten, wenn auch immerhin sehr unsicher im Erfolge ist der vom Arzt auszuführende Druck auf die Carotis (am besten die rechtsseitige). Auch Druck auf den Augapfel soll günstig wirken.

Bei lange, mindestens seit 4—5 Stunden dauernden Anfällen, die auf andere Maßnahmen nicht reagieren, ist die intravenöse Chinininjektion zu empfehlen (Chininum bihydrochloricum carbamidatum 0,2 bis 0,3 g für den ersten Versuch, später bis 0,5—0,7 g, Wenckebach); es soll ziemlich langsam injiziert werden. Oder: Chinin-Urethan intravenös. Man versuche auch eine langdauernde Chinidinbehandlung, nicht über 0,2 g täglich.

Reizleitungsstörungen. Da die Deutung und Behandlung der pathologischen Reizleitungsstörungen ein Elektrokardiogramm und besondere fachärztliche Kenntnisse erfordert, die zu vermitteln hier nicht der Ort ist, so soll nur das nötigste gesagt werden.

Die Ursache der Reizleitungsstörungen ist in toxischen, infektiösen, arteriosklerotischen Myokarderkrankungen gelegen. Eine kausale Therapie ist in den relativ häufigen Fällen von syphilitischer Myokarderkrankung möglich.

Schonung des kranken Herzmuskels ist ein unbedingtes Erfordernis.

Liegt neben der Reizleitungsstörung noch eine Herzinsuffizienz vor, so muß unter Umständen Digitalis in vorsichtigster Dosierung verordnet werden, obwohl dieses Mittel die Reizleitung herabsetzt. Handelt es sich um einen totalen Block, so daß vollständige Kammerautomatie besteht und die Reizleitung vom Vorhof zur Kammer nicht mehr besteht, so ist nach Wenckebach kein Grund mehr vorhanden, die Digitalis zu vermeiden.

Am meisten empfehlen sich die Coronarmittel, die durch Erweiterung der Kranzgefäße die Durchblutung des Herzmuskels bessern. So Diuretin, Calcium-Diuretin und vor allem Euphyllin. Ferner kommen Coffein und Strychnin in Betracht, auch Traubenzuckerlösung intravenös. Die praktischen Erfahrungen mit Atropin und Adrenalin haben bisher nicht den theoretischen Voraussetzungen entsprochen.

Erwärmung der Herzgegend, evtl. Diathermierung ist zu versuchen. Das gleiche gilt für den Adams-Stokesschen Symptomenkomplex.

Arhythmia perpetua (absoluta). Vorhofflimmern und -flattern. Auf die verschiedenen Formen dieser Pulsunregelmäßigkeit soll hier nicht näher eingegangen werden. Jedoch muß praktisch wenigstens unterschieden werden, ob neben der Arhythmie Kreislaufschwäche vorliegt oder nicht. Im ersten Falle steht die Behandlung derselben im Vordergrunde. Für das Vorhofflimmern als solches kommt das die Reizbarkeit der Muskulatur und des Reizleitungsbündels herabsetzende Chinin bzw. das ihm noch überlegene Chinidin zur Anwendung. Außerdem ist aber die Digitalisierung von großer Bedeutung, besonders wenn es sich um einen geschwächten Herzmuskel handelt. Digitalis beseitigt die oft zahlreichen frustranen, für die Blutbewegung unnützen Kammerkontraktionen, verlangsamt daher die Herzschläge und macht sie ergiebiger, bessert auch die das Flattern und Flimmern begünstigende Vorhofsstauung. Bei stärker insuffizientem Herzen beschränkt man sich am besten auf die Digitalisierung und verzichtet auf Chinidin wegen seiner lähmenden Einwirkung auf den Herzmuskel.

Jeder Chinidinanwendung sollte eine gewisse, je nach der Beschaffenheit des Herzmuskels zu bemessende Digitalisierung vorangehen bzw. sie auch weiterhin begleiten.

Kennt man die Chininempfindlichkeit des Patienten noch nicht, so soll man mit kleinen Dosen beginnen und zunächst die Verträglichkeit abwarten. Wenckebach schreibt vor: Während der Kur Bettruhe. In den ersten Tagen Einzeldosen von 0,1—0,25 Chinidin 2—3 mal täglich. Nach 3 Tagen werden bei Erfolglosigkeit die Einzeldosen bis auf 0,5 g und die Tagesdosis bis auf 2,0 g gesteigert. Diese Dosierung etwa 8 Tage lang. Selbstverständlich muß beständig auf die bekannten toxischen Nebenwirkungen des Chinins (Magen, Auge, Ohr) geachtet und bei Eintreten solcher die Kur abgebrochen werden. Auch der längere Gebrauch kleiner Dosen (2mal tägl. 0,1) kann zum Ziele führen.

Herzneurosen.

Die Beziehungen des Herzens zur Psyche sind sowohl in sensorischer wie in motorischer Hinsicht besonders innige. Herz ist Seele. Das Herz wird daher mit besonderer Häufigkeit von Neurosen betroffen.

Herzneurosen sind Zustände von gesteigerter Reizbarkeit und Erschöpfbarkeit des Herznervenapparates, meist verbunden mit solchen der Gefäße, die sich teils in motorischen Symptomen (beschleunigter, verstärkter, abgeschwächter, seltener verlangsamter oder unregelmäßiger Herztätigkeit), teils in sensiblen Erscheinungen mannigfacher Art äußern. Rötungen, Erblassungen, Schweißabsonderung, Frost- und Hitzeempfindung, Parästhesien in den Extremitäten, Gänsehautbildung können sich hinzugesellen. Anfallsweise kommen Steigerungen vor, die in ihren heftigsten Graden einer Angina pectoris ähnlich sein können (A. p. vasomot.).

Die meisten Fälle von Herzneurose sind mit einzelnen anderen nervösen Symptomen kombiniert oder finden sich neben allgemeiner

Neurasthenie. Es gibt aber wohl auch isolierte Herzneurosen. Die Wichtigkeit einer genauen Differentialdiagnose gegenüber morphologischen Erkrankungen ist selbstverständlich.

Die Funktionsabweichungen des Herzens können ebensowohl von den Herznerven wie rein muskulär ausgelöst sein. Alle Phasen der bei einem Herzschlage sich abspielenden Vorgänge: Reizbarkeitsablauf, Reizerzeugung, Reizleitung und die Art der Muskelkontraktion werden von Nerven beherrscht und modifiziert. Störungen in der einen oder anderen Fasergruppe dieses verwickelten Herznervenapparates können vorhanden sein, ohne daß das übrige Nervensystem merkbare Krankheitserscheinungen darbietet. Man würde daher an sich oft in Verlegenheit sein, zu entscheiden, ob eine Abweichung von der normalen Tätigkeit des Herzens dem Herzmuskel oder den Herznerven zuzurechnen sei. Klinisch liegen aber die Dinge so, daß man bei sonst nachweisbaren Veränderungen des Herzmuskels (Dilatation, Hypertrophie, Arhythmia perpetua, negativer T-Zacke nebst Deformierungen der Vorhofs-Ventrikelzacke, deren Bedeutung für das Bestehen von Herzmuskelerkrankung besonders E. Mosler erwiesen hat, stark abnormen Ergebnissen der Funktionsprüfung, starker Verkleinerung des Herzens beim Valsalvaschen Versuch, Symptomen von Herzinsuffizienz) den gestörten Funktionsablauf auf den Herzmuskel beziehen wird. Fehlen solche Merkmale, so wird man Symptome von kinetischer und sensibler Überempfindlichkeit (Neigung zu tachykardischer Reaktion, Herzweh, Beklemmung, Angstgefühl usw.) als neurotisch ansehen, besonders wenn sich auch sonst neurotische Symptome vorfinden und eine neurotische bzw. vegetativ stigmatisierte Persönlichkeit vorliegt. Andererseits schließt dies natürlich das gleichzeitige Vorhandensein einer organischen Herzstörung nicht aus. Die Diagnose einer reinen Herzneurose soll daher nicht leichthin, sondern mit großer Vorsicht gestellt werden. Immer wieder, und beim Herzen, diesem psychisch so beeinflußbaren Organ, ganz besonders scharf muß betont werden, daß eine psychogene Einwirkung auf die Funktionsstörung keineswegs einen Beweis dafür liefert, daß dieselbe lediglich neurotischer Natur und psychogen entstanden ist. Vor allem ist bezüglich der Diagnose einer rein funktionellen Angina pectoris größte Vorsicht geboten. Auch an Thyreotoxie ist zu denken.

Die Extrasystolie kann man nicht ohne weiteres zu den nervösen Störungen rechnen. Abgesehen davon, daß ein Teil derselben sich bei organisch erkranktem Herzmuskel findet, so sind auch die rein funktionellen gutartigen mehr auf eine Überempfindlichkeit des Herzmuskels als des Nervenapparates zu beziehen. Für eine Nervensensibilisierung spricht jedoch, daß in der Pause nicht selten ein eigenartiges spannendes Gefühl in der Herz- oder Halsgegend wahrgenommen wird.

Die Diagnose einer isolierten Herzneurose ohne die erwähnte Beteiligung des gesamten Nervensystems dürfte stets anfechtbar sein.

Bei Hyperkinesien des Herzens spricht für den nervösen Charakter eine sehr ausgesprochene Verlangsamung der Aktion beim Anhalten in tiefer Einatmungsstellung (respiratorische Arhythmie). Neurotische

Überlagerung organischer Herz- und Gefäßerkrankungen kommt ganz besonders häufig vor. Die Gewißheit, herzkrank zu sein, löst bei disponierten Personen örtliche und allgemeine nervöse Erschütterungen aus. Dies hängt in hohem Grade von wechselnden Zuständen der körperlichen und seelischen Sensibilisierung ab. So kommt es, daß man bei organisch Herzkranken subjektive Besserungen, ja Verschwinden der Beschwerden beobachten kann, obwohl sich im objektiven Befund nichts geändert hat.

Am häufigsten treten uns Herzneurosen als Teilerscheinung der Neurasthenie entgegen, sehr oft in Verbindung mit Gemütsverstimmungen im Sinne der Depression oder der gesteigerten Reizbarkeit. Eine erhebliche Rolle spielt hierbei die Furcht, herzkrank zu sein, die sich aus den Gefühlen ableitet, die dem Kranken von der Herzgegend und der Herztätigkeit zugehen. Gesteigerte Selbstbeobachtung, eigenes Pulsfühlen (bei Ärzten Selbstauskultation) steigern die Neurose.

Außer der psychogenen Verursachung kommen von auslösenden Bedingungen noch in Betracht: Trauma der Herzgegend, Überanstrengung des Herzens wie des Nervensystems überhaupt, Tabak-, Kaffee-, Teeintoxikation, Infektionskrankheiten, sexuelle Faktoren verschiedener Art, Magen-Darmreizungen. Vielfach sind es ungelöste Nervenspannungen aus den verschiedensten Ursachen (hier spielt wieder das sexuelle Triebleben eine große Rolle), die in einer Herzneurose eine teilweise Entladung finden bzw. sich auf die Herznerven übertragen. Die kongenitale Hypoplasie des Gefäßsystems disponiert besonders zu neurotischen Reizzuständen durch relative Überanstrengung desselben.

Die Behandlung ist in erster Linie darauf zu richten, den Patienten von der organischen Gesundheit des Herzens zu überzeugen. Dies kann natürlich nur auf Grund einer genauen Untersuchung geschehen. Ohne eine solche wird der Kranke die Versicherung des Arztes nicht ernst nehmen, vielmehr den Verdacht hegen, daß derselbe ihm die bestehende Herzkrankheit nur verschweigen oder ausreden wolle. Er muß auch von der Leistungsfähigkeit seines Herzens überzeugt werden (durch Funktionsprüfung, Gymnastik, Marschleistungen, Bergsteigen). Der Arzt muß auch durch seine Verordnungen erkennen lassen, daß er ihn nicht für herzkrank hält. Keine Digitalis, im allgemeinen keines der bekannten Herzbäder. Vielmehr Höhen- bzw. Gebirgsaufenthalt, See, Sommerfrischen. Behandlungsmethoden, wie sie bei Nervosität üblich sind: Hydrotherapie, Luftbäder usw. (vgl. Neurasthenie). Leider tragen einzelne Ärzte durch Äußerungen und Verordnungen zuweilen dazu bei, die Herzneurose zu erhalten, zu verschlimmern, ja, zu erzeugen. Die böse Bezeichnung: „iatrogene Neurose“ hat gelegentlich ihre Berechtigung. Am schlimmsten wirkt die fälschliche Diagnose eines organischen Herzleidens, wo kein solches besteht.

Sehr häufig wenden die Herzneurotiker dem Arzt ein, daß es organische Herzerkrankung gebe, die die Ärzte nicht erkennen können. Da wird dann ein Fall zitiert, bei dem die Ärzte erklärt haben, daß das Herz gesund sei, und trotzdem ein plötzlicher Herztod eingetreten ist. Gewöhnlich liegen diese Fälle ganz anders. Bei dem jetzigen Stande der Diagnostik wird es immer seltener werden, daß organische Herzkrankheiten unter der Flagge der reinen Neurose segeln, vorausgesetzt, daß sie wirklich genau untersucht worden sind. Freilich ist nicht zu verkennen, daß der Coronartod trotz alledem Überraschungen bereiten kann.

Oft liegt es übrigens so, daß das Leiden ärztlich erkannt, aber dem Patienten aus psychisch-humanitären Gründen verschwiegen worden ist. Der Arzt sollte bei der Feststellung bedrohlicher Erkrankungen stets irgend jemandem aus der engeren Umgebung des Patienten Mitteilung machen.

Hat der Patient volles Vertrauen zum Arzt, so ist die Diagnose des gesunden Herzens sehr oft zugleich genügende Therapie, die noch durch das „Nichts verordnen" in wirksamster Weise unterstützt wird.

Nicht gering sind die Schwierigkeiten, wenn ein organisches, von Neurose überlagertes Herzleiden besteht. Hier muß man dem Patienten begreiflich zu machen suchen, daß seine Herzfurcht stark übertrieben und viel schlimmer ist, als das wirkliche Herzleiden. Vor allem sei man in den Verordnungen und Verboten nicht zu ängstlich. Man verbiete dem Kranken und seiner Umgebung das Wandern von Arzt zu Arzt und Sammeln der verschiedensten ärztlichen Aussprüche, ein Vorgehen, das nur geeignet ist, die Neurose zu züchten. Die übermäßige Beschränkung der Herzkranken durch Verbote aller Art trifft vielfach auch für das organische Herzleiden vorbei, weil die Anpassungsübung lahm gelegt wird. Man trifft auch bei organisch Herzkranken die beiden Typen: den einen der übermäßigen Sorglosigkeit, der keine Rücksicht auf das kranke Organ nimmt, und den anderen der Überängstlichkeit; jener befragt den Arzt nicht, weil er die Verbote fürchtet; dieser fragt zu Viele, weil er auf Grund seiner selbstquälerischen, schmerzhaften „Consultose" jede Stunde des Tages mit Vorschriften ausgefüllt sehen möchte.

Der Arzt bemühe sich, es so einzurichten, daß er den Patienten zu sehen bekommt, während es diesem besonders schlecht geht, z. B. bei den „Anfällen", da der Herzneurotiker oft das Mißtrauen hegt, daß der Arzt seinen Zustand nicht genügend kenne, weil er ihn bei den quälenden Anfällen nicht zu sehen bekomme.

Das weitere therapeutische Bemühen muß darauf gerichtet sein, die Einflüsse, welche die Herzneurose ausgelöst haben und unterhalten, auszuschalten. Diese schwierige Aufgabe erfordert Geschick, Menschenkenntnis und nicht zum wenigsten hinreichende Beschäftigung mit dem Kranken. Von größter Bedeutung ist die Regulierung des Trieblebens. Die psychische Behandlung beschränkt sich daher nicht auf die Beruhigung und Ermutigung, sondern umfaßt die gesamte Ordnung und Regulierung des körperlichen und geistigen Lebens.

Außer dieser kommt auch die physikalische und arzneiliche Therapie zur Anwendung, die freilich mittelbar zum Teil auch auf psychischem Wege wirkt. Wie schon bemerkt, muß durch Gymnastik, leichten, allmählich zunehmenden Sport, Beschäftigung verschiedener Art die Leistungsfähigkeit und das Selbstvertrauen gehoben werden. Der Kranke muß dazu erzogen werden, die zunächst noch abnorm erhöhten Reaktionen des Herznervensystems als gleichgültige Sache in Kauf zu nehmen und den Circulus vitiosus: Überempfindlichkeit des Herzens — Herzfurcht — Steigerung der Überempfindlichkeit zu durchbrechen. Auf die Herzreaktionen nach Sport bereite man die Patienten vor und belehre sie darüber, daß diese zum Training gehören und nichts zu sagen haben. Neben der übenden Behandlung läuft die beruhigende: Ruhepausen, Luftbäder, Sorge für Schlaf, kühle Herzumschlage (Eisblase, Kühlschlange), Nackenkühlung, Druckverbände (sog. Herzstütze). Hierzu kommt Balneo- und Hydrotherapie in ihren verschiedenen Formen: Anwendung von Fichtennadel-, Sauerstoff-, Luftperlbädern, auch milden Kohlensäurebädern; lauen Halbbädern mit kühleren Güssen, allmählich abgekühlten Bädern, Ganzpackungen, Teileinwicklungen (Unterleib, Beine), Beingüssen, milden Fächer- oder Regenduschen, kühlen Teilwaschungen, kühlen Ganzabreibungen, wechselwarmen Fußbädern, fließenden Fußbädern, sog. Schwammbädern, kühlen Sitzbädern.

Es reihen sich an: leichte Allgemeinmassage. Milde elektrische Anwendungen verschiedener Art, Faradisation, Galvanisation, auch galvanische Vierzellenbäder, denen zuweilen eine auffallend beruhigende Wirkung zukommt, Diathermie.

Die Massage der Herzgegend selbst muß sehr leicht und nur vom Arzte selbst ausgeführt werden, am besten nach Art der sog. Nervenpunktmassage. Die Höhensonne mit ihrem oft erfrischenden Einfluß auf das Allgemeinbefinden kann herangezogen werden.

Vielfach haben die Neurotiker Angst vor der linken Seitenlage, bei welcher die Patienten selbstverständlich das Herz mehr fühlen und auch auf dem Wege der Fortleitung durch die Unterlage mehr hören. Daher das Märchen, daß die linke Seitenlage schädlich sei. Oft schlafen Herzkranke gerade in linker Seitenlage am besten.

Bei zahlreichen Fällen von Herzneurose bewährt sich das Höhenklima, wobei sicherlich psychische Momente stark mitwirken. Auf eine zuweilen in der ersten Zeit des Höhenaufenthaltes auftretende Reaktion in Form von stärkeren Herzbewegungen bzw. Schlaflosigkeit bereite man die Patienten vor, lasse sich aber dadurch nicht abschrecken.

Liegt große Reizbarkeit und Erschöpfung vor, so ist die gesamte Behandlung zunächst mit einer gründlichen Ruhekur einzuleiten.

Die arzneiliche Behandlung hat, wie schon bemerkt, alle sog. Herzmittel auszuschalten, wozu auch Campher gehört, von dem der medizinisch viertelgebildete Laie (Volksbelehrung!) oft weiß, daß er bei Herzschwäche nicht selten in ultimis verwendet wird. In Betracht kommen Brom, Valeriana, Castoreum, kleinste Chinindosen, Menthol, Coryfin, Validol.

Sehr wichtig ist die Bekämpfung einer eventuellen Schlaflosigkeit, wobei auch Schlafmittel nicht immer zu umgehen sind (s. Kapitel Schlaflosigkeit S. 46).

Gefäßerkrankungen.

Gefäßneurosen, funktionelle Gefäßstörungen.

Die peripherischen Blutgefäße unterliegen einer sehr erheblichen Veränderlichkeit ihrer Lichtungen, die von Einflüssen des vegetativen Nervensystems abhängig sind, insonderheit die Arterien und Capillaren. Die physiologische Verengerung und Erweiterung der Gefäße vollzieht sich allgemein oder örtlich auf kleinere Bezirke begrenzt nach einer gewissen autochthonen Eigengesetzlichkeit, zum Teil durch Vorgänge im Gewebe ausgelöst. Daß die Arterien bei Ausschaltung des Vagus durch Atropin und des Sympathicus durch Gynergen einen erhöhten muskulären Tonus zeigen (Ganter), spricht nicht gegen das Vorhandensein von Gefäßneurosen.

Zwischen der Herztätigkeit und den Veränderungen der Lichtung und des Tonus der peripherischen Gefäße besteht eine gegenseitige Anpassung, die durch die vasomotorischen Zentren vermittelt wird. Der Tonus ist abhängig von dem Maße des Kontraktionsimpulses. Die Gefäße antworten auf Reize verschiedener Art, exogene wie endogene, je nachdem mit Verengerung und Erweiterung, die von verschiedener Dauer und Ausbreitung sein können (Gefäßreflexe).

Eine erhöhte Reizbarkeit in dem einen oder anderen Sinne führt zu verstärkten Kontraktionen und Dilatationen und zu einem erhöhten Wechsel zwischen diesen Zuständen, wobei nun die abnorme Labilität vorzugsweise auf Kontraktion oder in anderen Fällen auf Dilatation eingestellt sein kann. Bei neurasthenischen Personen kann die Labilität des Tonus zu ungewöhnlichen Schwankungen des Blutdrucks führen.

Die Gefäßmuskulatur ist beständig tätig, indem ihr andauernd die erwähnten Reize vom vasomotorischen Zentrum zufließen, welche die Anpassung des Vasotonus an die Herztätigkeit und an den Blutbedarf der Gewebe regulieren. Eine erhöhte Innervation ist bei gesteigerter Herztätigkeit (Beschleunigung, Kraft, vermehrtes Minutenvolum) wie bei erhöhter Muskel- oder Drüsentätigkeit vorhanden; ferner wirkt wahrscheinlich der Chemismus des Gewebes und der erhöhte Gehalt des Blutes an gewissen erregenden Stoffen (CO_2, Abbauprodukte, Histamin?) reizend auf die vasomotorische Innervation ein. Durch übermäßige Beanspruchung des Vasotonus kann es zur Überreizung und weiterhin zur Überempfindlichkeit kommen. Wie die Übermüdung und Überreizung der quergestreiften hat auch diejenige der glatten Muskeln einen Zustand von erhöhter Reizbarkeit zur Folge, der sich in gesteigerter Labilität der Gefäßcontractilität und vornehmlich in Gefäßspasmen ausspricht. Die Überreizung kann von Gemütsbewegungen und dem Triebleben her ausgehen, auch durch körperliche oder geistige bzw. geistig-affektive Tätigkeit im Ermüdungszustande bedingt sein. Bei großer Ausdehnung des Krampfzustandes kann es dabei zur Erhöhung des Blutdrucks kommen, während örtlich begrenzte Gefäßkrämpfe nur örtliche Erscheinungen machen.

Die erhöhte Reizbarkeit der Gefäße kann aber auch ohne Übermüdung durch eine erhöhte nervöse Erregbarkeit örtlicher oder allgemeiner Natur bedingt sein, die verschiedenartige Ursachen (konstitutionelle oder erworbene Neurasthenie) hat, oder kann auf einer konstitutionellen Minderwertigkeit des Gefäßsystems (Hypoplasie) beruhen. Auch Thyreotoxie kommt in Betracht. Überhaupt ist ein Einfluß von Drüseninkreten auf die Gefäßreizbarkeit anzunehmen. Die Reizbarkeitsverschiebungen kennzeichnen sich durch die abnorme Reaktion auf Reize; die Gefäßreflexe können gesteigert, abgeschwächt, umgekehrt sein. Bei Angiospasmen überwiegt der Kontraktions- über den Dilatationsreflex.

Die übermäßige Reizung der Gefäße durch den Gehalt des Gewebes an reizenden Stoffen erklärt uns das Vorkommen von Angiospasmen bei Stoffwechselstörungen, wie z. B. bei Gicht. Ob auch ein erhöhter Gehalt des Blutes an Adrenalin in Betracht kommt, ist zweifelhaft.

Endlich sind anatomische Arterienerkrankungen, vor allem Atherose, vielleicht aber auch Syphilis aufzuführen, die eine erhöhte Krampfbereitschaft bedingen. Die vom Nervensystem her bedingten Gefäßspasmen finden sich gewöhnlich mit anderen Zeichen eines erhöhten Reizzustandes des Nervensystems verbunden, so mit erhöhter Labilität der Affekte und mit stark hervortretenden Allgemeingefühlen (vasomotorische oder vasoneurotische Diathese). So erscheinen sie mit Symptomen von seiten anderer Gebiete der glatten Muskulatur, der Drüsen usw. vereinigt bei den verschiedenen Formen der vegetativen Neurose (vgl. Neurosen, Kap. X). Die Neigung zu Angiospasmen wird, wie bemerkt, durch eine angeborene Minderwertigkeit (Hypoplasie) des Gefäßsystems begünstigt.

Von den Nervenreizen, die zu Gefäßspasmen führen, sind besonders die Schmerz- und Kältereize zu nennen. Bei starken und anhaltenden Kältereizen kann es zu einer Gefäßcontractur von längerer Dauer kommen, so an den Füßen. Bei den habituellen kalten Füßen und kalten Händen, die sich besonders bei Vasomotorikern finden und zuweilen fälschlich als Zeichen von Anämie gedeutet werden, liegt eine Neigung zu Dauerangiospasmen nicht schmerzhafter Art vor. Solche Zustände sind häufig konstitutionell und hereditär bedingt, finden sich bei Asthenie und Gefäßhypoplasie, aber auch ohne diese.

Angiospasmen können neben örtlicher Cyanose auch kleine Hautblutungen auslösen, besonders bei Frauen („Neuropathenflecke"). Sie kommen mit und ohne Schmerzen vor. Gefäßkrämpfe mit erheblichen Schmerzen liegen bei dem intermittierenden Hinken, der Angina pectoris, der Raynaudschen Krankheit vor. Von welchen Umständen die Schmerzen abhängen, ist nicht aufgeklärt.

Die Gefäßkrämpfe sind sehr häufig und kommen nach Stärke, Ausdehnung, Dauer und Art in den verschiedensten Abstufungen vor; im ganzen finden sie in der Praxis noch nicht die hinreichende Berücksichtigung. Sie können mit Gefäßerweiterungen wechseln; auch an visceralen und Hirnarterien (z. B. als Parästhesien, Schwindel) kommen sie vor. Es besteht ein fließender Übergang von physiologischen zu pathologischen Gefäßkrämpfen. Auch der krankhafte Gefäßkrampf ist eine übermäßige Steigerung einer ursprünglich nützlichen Funktion (Reizzustand).

Der „tote Finger“ ist das Beispiel eines ganz umschriebenen Gefäßkrampfes, der fast immer den gleichen Finger selbst bei zeitlich weit auseinanderliegenden Anfällen betrifft, ein Beweis für die an ganz bestimmten Gefäßgebieten haftende Krampfbereitschaft, die durch verschiedene Reize (örtliche Abkühlung, allgemeine Ermüdung, psychische Erregungen) ausgelöst wird.

Akroparästhesie: Anfälle von Vertaubungsempfindungen, kribbelnden, stechenden Empfindungen in den Händen (Fingern), auch den Füßen, die auch auf Arme und Unterschenkel übergehen können, wobei die Haut kühl und blaß, bläulich wird. Oft bei Frauen, namentlich im Klimakterium.

Demselben Typ gehört die Akrocyanose an. Kühle cyanotische, gedunsene Beschaffenheit der Haut kann mit heißer, geröteter wechseln; vorwiegend sind die Hände, auch einseitig, betroffen.

Solche Gefäßkrämpfe können sich mit anderweitigen Muskelspasmen verbinden, z. B. mit Schluckkrämpfen.

Viel häufiger als diese örtlichen an die Extremitätenenden gebundenen Typen sind die allgemein verbreiteten oder ihre Örtlichkeit wechselnden Angioneurosen, die größtenteils spastisch, vielfach auch dilatatorisch, oft zwischen Kontraktion und Dilatation wechselnd sich darstellen. Sie sind teils schmerzlos, teils mit Schmerz, oft mit Parästhesien, namentlich mit krankhaften Gemeingefühlen der Schwäche, des Schwindels, mit Angst verbunden. Sie finden sich besonders bei neurasthenischen Frauen und Mädchen in mannigfachster Art und hängen sicher vorwiegend mit den Sexualfunktionen zusammen. Gelegentlich gehen sie mit abnormen Sekretionen (Speichel, akuter Nasensekretion, Polyurie, Schweiß) einher, sehr häufig mit nervösen Herzstörungen verschiedener Art. Befällt die Vasokonstriktion den Kopf, so kann das Gesicht einen erschreckend leichenhaften Anblick, große Blässe, kollabierte Züge, allgemeine, einer plötzlichen Einschrumpfung ähnliche Verkleinerung aufweisen; Schwindel, Ohnmacht, Gefühl großer Hinfälligkeit, plötzliches Versagen der Motilität, der Gedankentätigkeit, Gefühl schwerer Zunge, Verkehrtsprechen (Paraphasie) können ganz schnell vorübergehend auftreten, als Vorkommnisse harmloser Natur. Vasokonstriktionen können gleichzeitig mit Gefäßerweiterungen an anderen Körpergegenden vorhanden sein oder mit ihnen wechseln (Rötungen und Schwellungen der Haut, der Zunge). Daß bei selbst umfangreichen Gefäßzusammenziehungen Schmerzen häufig fehlen, weist darauf hin, daß der Schmerz beim Gefäßkrampf in seiner Entstehung noch von besonderen Bedingungen abhängig ist. So kann sich die angiospastische mit der „Schmerzneurose“ (s. S. 44 und Neurosen) verbinden: Algien verschiedener Art, Schmerzdruckpunkte und -gebiete: Mammillar-, Hals-, Armpunkte. Ferner mit nervösen Herzsymptomen.

Eine Gefäßneurose eigener Art stellen die von Pal beschriebenen Gefäßkrisen dar, welche in plötzlich auftauchenden allgemeinen Arteriospasmen bestehen, die zu akuter Blutdruckerhöhung führen und als Reaktion auf gewisse starke Reize auftreten.

Die Raynaudsche Krankheit ist bei uns ziemlich selten. Sie wird zu den Gefäßneurosen gerechnet (Zusammenhang mit der Nebenniere?), wahrscheinlich liegen aber tiefere Gefäßwandschädigungen vor. Typische Zeichen: symmetrischer Sitz an den Extremitätenenden mit scharfer Abgrenzung, das anfallsweise und mit sehr starken Schmerzen verbundene Auftreten der Gefäßkrämpfe und die schließlich erfolgende symmetrische Gangrän, die in der Regel nur kleinere distale Stellen des angiospastischen Gebietes betrifft.

Bei der äußerst seltenen Erythromelalgie handelt es sich um sehr schmerzhafte, mit Rötung und Schwellung verbundene Anfälle in den Extremitätenenden, besonders den Füßen. Die befallenen Bezirke können sich sehr heiß anfühlen; vereinzelt treten ähnliche Symptome im Beginn der Sklerodermie auf.

Die nervösen Gefäßvorgänge treten zum Teil als wirkliche Neurosen und Psychoneurosen auf, zum Teil handelt es sich um veränderte Innervationen, die durch einen anatomischen, chemischen, nervösen Reizzustand sekundär, unter Umständen auf dem Wege der Irradiation oder des Reflexes als Fernwirkung ausgelöst werden. Nur ein Teil der „nervösen Gefäßerkrankungen" entspricht dem Begriff einer reinen Neurose.

Die allgemeine Behandlung der Gefäßneurosen setzt an der Persönlichkeit an. Die psychische Beruhigung durch Aufklärung über die ja meist harmlose Natur der vasoneurotischen Anfälle ist von Wichtigkeit. Der Circulus vitiosus, der darin besteht, daß die Wahrnehmungen und Gefühle beim Anfall den Patienten ängstigen und der Angstaffekt wiederum die Labilität der Gefäße erhöht, muß psychotherapeutisch durchbrochen werden (vgl. Neurosen).

Auch willensmäßige Beeinflussnng soll geübt werden. Dieselbe vermag wie andere so auch Gefäßreflexe direkt und durch Zurückdrängung der Affekte zu hemmen. Ferner kann Anhalten in tiefer Einatmungsstellung bzw. Valsalvasche Pressung Spasmen glatter Muskulatur zur Lösung bringen.

Dazu kommt die Kräftigung der etwa zugrunde liegenden asthenischen Konstitution, des etwa hypoplastisch angelegten Kreislaufsystems durch Bewegung, Freiübungen, leichten angemessenen Sport, die Tonisierung des überempfindlichen Nervensystems durch Wasser, Luftbäder, Höhenluft, angepaßte Ernährung. Die Umwelt und die gesamten Lebensbedingungen, insbesondere sexuelle Faktoren sind zu berücksichtigen. Auf endokrine Störungen ist zu achten. Spirituöse Waschungen, laue und warme Bäder, evtl. mit aromatischen Zusätzen (z. B. Latschenkieferöl), Sauerstoff-, Kohlensäurebäder, Höhensonne, Rot- bzw. Blaulichtbestrahlung, Diathermie. Von Medikamenten kommt Eisen, Arsen, Phosphor in Betracht. Gegen die Überempfindlichkeit der Gefäße speziell wird Calcium per os oder intravenös, eventuell in Verbindung mit Brom (Spasmotropin: Bromcalcium in Traubenzuckerlösung; Strontiuran in Tabletten oder intravenös; Vasocalmin [vgl. S. 193] gegeben; Chinin in kleinen Dosen, Brom, Valeriana, Campher, Camphora monobromata.

Die Calciumbehandlung muß mindestens 2—3 Monate dauern, da der Erfolg eine gewisse Kalkspeicherung im Körper verlangt.

Zuweilen treten vasoneurotische Anfälle als anaphylaktische Reaktionen auf (angioneurotische Ödeme, Urticaria). In solchen Fällen bemühe man sich, die Ursache (Antigen) ausfindig zu machen. Jedenfalls versuche man Pepton per os oder intracutan (s. S. 91, 193). Von der Voraussetzung ausgehend, daß ein Hyperadrenalismus vorliegen könne, hat man auch eine Insulin-Behandlung vorgeschlagen.

Behandlung der Raynaudschen Krankheit: Es ist wie bei den Angiospasmen zu verfahren. Die Kallikreinanwendung (s. S. 151) ist empfohlen worden, bedarf aber noch weiterer Prüfung. Örtliche Wärmeanwendung, vor allem Diathermie. Örtliche Kohlensäurebäder.

Nitrokörper (Natr. nitrosum, Nitroglycerin usw.). Diuretin. Chinin. Brom. Calcium. Man versuche das Verfahren von Noesske. Durch feine Incisionen, z. B. der Fingerbeere wird das cyanotische dunkle Blut entleert und dann mittels Saugglocke Blut abgesaugt.

Die periarterielle Sympathectomie (Leriche) hat sich wenig bewährt.

Rezepte.

(Gefäßneurosen.)

Chin. muriat.
Papaverin. muriat. $\bar{\bar{a}}a$ 1,0
Luminal. 0,5
F. pil. 30, 3mal tägl. 1 Pille.

Camphor. monobrom. in Tabl. zu 0,2
3mal tägl. $^1/_2$—1 Tabl.

Das angioneurotische Ödem (Quincke) und andere Formen des flüchtigen Ödems.

Dieselben nehmen gegenüber den sonstigen Angioneurosen eine Sonderstellung ein. Denn obwohl sie hin und wieder bei Personen vorkommen, die auch an spastischen und dilatatorischen Neurosen leiden, so ist doch das Gegenteil viel häufiger. Die flüchtigen Ödeme stellen daher eine Erkrankung eigener Art dar.

Häufig finden sich dabei andere sog. vagotonische Symptome (Asthma usw.). Daß endokrine Störungen eine Rolle spielen, ist wahrscheinlich. Am deutlichsten zeigt sich dies bei den flüchtigen Ödemen des Klimakteriums und den menstruellen Ödemen, die aber mit dem Quinckeschen nichts zu tun haben; sie sind diffuser und von längerem Bestand als diese, auch meist symmetrisch, während die Quinckeschen ausgesprochen unsymmetrisch sind.

Bestimmte Ursachen des Quinckeschen Ödems sind meist nicht zu finden. Psychische Erregungen können auslösend wirken. Es trifft mit vagotonischen Symptomen viel seltener zusammen als Urticaria. Übrigens kann Quinckesches Ödem mit Urticaria kombiniert sein. Man erforsche im Einzelfall, ob etwa irgendeine Allergie in Frage kommt.

Behandlung. Atropin, periodisch, etwa wiederholt wochenlang. Calcium per os und intravenös, vgl. die Calciumpräparate bei Asthma bronchiale S. 92. Evtl. endokrine Behandlung. Man versuche auch endonasale Behandung (Cocainisierung). Witte-Pepton, innerlich, 2mal tägl. 0,5, 5—10 Tage lang (vgl. S. 91). Intracutane Injektionen von 0,2 ccm einer 50proz. sterilen Lösung von Wittepepton, täglich, mehrere Wochen lang. Vasocalminampullen zu 10 ccm langsam innerhalb von 5 Minuten 3mal wöchentlich intravenös zu injizieren, enthalten eine Doppelverbindung von Chinin. dihydrobromicum, Bromcalcium und Calciumchloratum.

Sehr wichtig ist eine reizarme Diät: Der Patient soll überhaupt sehr wenig genießen, und zwar nur Amylaceen und Butter, evtl. gekochtes Obst, gekochtes Gemüse, Zucker. Eiweißkörper, Salz und Gewürze, sollen bis zur Abheilung weggelassen werden. Getränk (am besten Wasser und Fruchtlimonaden, keine Milch) in beliebiger Menge. Sorge für ausreichenden Stuhl. Dinkin (Ehrmann) empfiehlt außerdem Alkalien (3mal tägl. 1 Eßl. Natr. bicarb.).

Hypertension (Hypertonie). Hochdruckkrankheit, Blutdruckkrankheit.

Für die Therapie der Hypertension ist die Frage wesentlich, ob der erhöhte Blutdruck eine Regulation oder eine Regulationsstörung bedeutet. Im ersteren Fall wären nur die etwaigen üblen Folgen für den Organismus Behandlungsobjekt, im letzteren Fall die Beseitigung der Regulationsstörung. Wir wissen noch zu wenig über die Bedingungen der Blutdruckerhöhung, um im Einzelfall stets mit Sicherheit eine Entscheidung zu fällen. Es kommt darauf an, den Bedingungen des erhöhten Blutdrucks im vorliegenden Krankheitsfall nachzugehen. Über diese ist im folgenden einiges zu sagen.

Man kann bei der Betrachtung der krankhaften Blutdruckerhöhung vom funktionellen oder vom anatomischen Standpunkt ausgehen. In ersterer Beziehung ist von grundlegender Bedeutung, daß gewisse körperliche und seelische Reize zu einer akuten Blutdruckerhöhung führen. Pal sah die „Gefäßkrisen" auftreten bei Tabes (gastrische Krisen), Nephrolithiasis, Cholelithiasis, also bei schmerzhaften Erregungen. Auch äußere Schmerzreize, körperliche Anstrengungen, Anfüllung der Harnblase (Full) bei vorhandener erhöhter Reizbarkeit des Vasotonus, gewisse alimentäre Reize, Coffein, gefäßkontrahierende Stoffe wie Adrenalin steigern den Blutdruck. Im Schlaf ist der Blutdruck niedriger als im Wachen. Es liegt daher nahe, anzunehmen, daß auch die dauernde Blutdruckerhöhung rein funktionell-reflektorisch, vom Nervensystem her bedingt sein kann. Die durch die genannten Reize ausgelösten Blutdruckerhöhungen erreichen Werte, die, wenn dauernd vorhanden, als krankhaft gelten. Es ist somit sicher, daß Blutdrucksteigerungen von einer krankhaften Höhe ohne anatomische Wandveränderungen zustande kommen können. Dies ist schon eine wichtige Tatsache.

Der Blutdruck wird zentral reguliert und auf einer annähernd konstanten Höhe erhalten — auch unter pathologischen Verhältnissen. Die Regulierung bezieht sich auch auf die Anpassung der Herztätigkeit an die Kreislaufwiderstände. Die den Blutdruck verändernden Reize setzen zum Teil am regulierenden Zentrum, zum Teil an den vasomotorischen Nerven oder der Gefäßwand selbst (z. B. Adrenalin), zum Teil am Herzen an. Bei krankhafter Hypertension finden wir sehr oft eine erhöhte Labilität des Blutdrucks sowie eine erhöhte Neigung der Arterien zur Kontraktion (Angiospasmen), Erscheinungen, die auf das Vorhandensein einer gesteigerten Reizbarkeit schließen lassen. Es liegt sehr nahe, sich vorzustellen, daß beim Hypertonus eine höhere Einstellung des regulierenden Zentrums auf Grund einer Überempfindlichkeit besteht, wie beim Fieber eine höhere Einstellung des temperaturregulierenden Zentrums vorliegt; auch hier ist die Labilität der Temperaturregulation größer als in der Norm. Freilich ist diese Auffassung bisher nicht erwiesen. Welche Einflüsse es sind, die eine solche Umstimmung der Druckregulierung bewirken, entzieht sich noch unserer Kenntnis. Es ist jedoch daranzu erinnern, daß Überempfindlichkeiten durch Überreizung und Übermüdung entstehen können (s. oben). Also im vorliegenden Fall durch eine Häufung von nervösen, psychischen, chemischen (exogenen oder endogenen) Reizen. Auch die Annahme einer konstitutionellen Anlage zur motorischen Überempfindlichkeit des Gefäßsystems liegt nahe. Über die Beteiligung der Gefäßwand selbst an dem Reizzustand des Gefäßsystems s. unten.

Wahrscheinlich liegt der von Frank sog. „essentiellen Hypertonie" ein solcher funktioneller Zustand zugrunde. Auf die mannigfachen aufgestellten Theorien und Hypothesen einzugehen erübrigt sich hier um so mehr, als sie für die Therapie nicht von entscheidender Bedeutung sind. In der Praxis ist es nicht immer leicht, genau festzustellen, ob nur ein funktioneller Reizzustand oder bereits eine anatomische Veränderung der Gefäßwände vorliegt; vor allem bedarf es zur Ausschließung renaler Veränderungen einer genauen Untersuchung der Nieren. Es ist falsch, die Hypertension mit Arteriosklerose zu identifizieren, zumal Arteriosklerosen ohne Hypertonie nicht selten sind (s. unten). Volhard unterscheidet eine rote und eine blasse Form der Hochdruckkrankheit. Wie es nach Untersuchungen aus seiner Klinik scheint (Hülse, Bohn), kreisen im Blute blasser Hypertoniker chemische Stoffe pressorischer Art, die eine Einengung der Blutbahn bewirken.

Der Blutdruckerhöhung liegt physikalisch ein Mißverhältnis zwischen Blutfüllung des Gefäßrohres und seiner mittleren Kapazität (Fassungskraft) zugrunde; wenn es sich also auch vorwiegend um die peripherischen Widerstände durch die Verringerung der Gefäßlichtungen handelt, so spielt doch auch das Schlagvolumen eine Rolle (s. unten). Es ist vornehmlich das Splanchnicusstromgebiet, das für die Veränderungen des Blutdrucks entscheidend ist.

Bei der arteriosklerotischen Hypertension sind es die Wandveränderungen, und zwar zum Teil die Verengerung der Lichtung und die verminderte Dehnbarkeit der Arteriolen, welche die Kreislaufwiderstände und damit den Blutdruck erhöhen. Aber auch hier kommt ein funktioneller Faktor zur Mitwirkung, nämlich die erhöhte Neigung der wandveränderten Gefäße zur Kontraktion (s. oben). Selbst bei hochentwickelter Arteriosklerose kann Hypertonie fehlen; man sieht sogar bei Arteriosklerose ziemlich häufig normale Blutdruckwerte, auch dann, wenn Herzschwäche fehlt. Die statistischen Angaben über das Vorkommen der Hypertension bei Sklerose schwanken. Jedenfalls hat nur ein Teil der Arteriosklerotiker erhöhten Blutdruck. Die Arteriosklerose kann erst dann zur dauernden Blutdruckerhöhung führen, wenn sie die Arteriolen, und zwar in großer Ausdehnung, betrifft. Daß eine wirksame Kompensation durch Erweiterung anderer Gefäßgebiete fehlt, kann daran liegen, daß die Ausdehnung des Prozesses eine zu große ist oder daß die noch nicht sklerosierten Arteriolen sich eben in einem funktionell kontrahierten Zustande befinden. Die Mitwirkung des funktionellen Reizzustandes läßt es verstehen, daß auch bei arteriosklerotischer Hypertonie wechselnde Werte und unter Umständen beträchtliche Nachlasse des Blutdruckes vorkommen.

Die durch die erhöhten peripherischen Widerstände bedingte Blutdruckerhöhung könnte durch Verminderung des Schlagvolums und schwächere Herztätigkeit ausgeglichen werden, was aber den Blutumlauf ungünstig beeinflussen bzw. aufheben würde. Vielmehr löst der erhöhte Widerstand eine verstärkte Herzarbeit aus; die Hypertension ist daher stets gleichzeitig von der Herzarbeit abhängig. Es ist sehr wohl möglich, daß in manchen Fällen der Zusammenhang ein umgekehrter ist, nämlich daß primär eine verstärkte Herzaktion vorhanden ist, die durch eine hinzutretende Kontraktion der kleinen Arterien gebremst wird; ohne dieses würden die Capillaren überflutet werden.

Ist der Herzmuskel nicht imstande, die zur Überwindung der Widerstände nötige Arbeitsleistung aufzubringen, so muß das Schlagvolum sinken und damit die Blutversorgung des Körpers. Jede Dekompensation geht, was zu Unrecht bestritten worden ist, mit einem niedrigen Minutenschlagvolum einher. Es ist daher wesentlich, die Herzkraft zu erhalten. Die Höhe des Blutdruckes kann zugleich ein Maßstab für die Leistungsfähigkeit der Herzmuskulatur sein (Volhard). Es liegt auf der Hand, daß für die Therapie der Hypertension die Widerstandsverminderung im Kreislauf wesentlich ist.

Die Dekompensation führt zu Blutstauungen bei hohem Druck, bei denen sich neben der diätetischen die Salyrganbehandlung bewährt; im übrigen Diuretin, vorsichtige kleine intermittierende Digitalisdosen (vgl. S. 142ff.).

Für die Beurteilung der Bedeutung der Hypertension und der ihr zugrunde liegenden organischen Veränderungen sind die von Fahrenkamp auf Grund von mehrfach täglich vorgenommenen fortlaufenden Untersuchungen hergestellten Blutdruckkurven mit ihren charakteristischen Bildern wichtig. Die Continua mit extrem hohen Werten, die nur kleine Remissionen erkennen läßt und durch Ruhe, Ernährungsart, gewisse Medikamente nicht nennenswert gesenkt wird, deutet auf maligne Nierensklerose.

Günstiger liegen die Fälle, bei denen auf körperliche und seelische Ruhe oder auf Verabreichung von 3—5 g Calciumdiuretin täglich mit Remissionen des Blutdrucks (z. B. von 240 auf 180 mm Hg) reagiert wird (es handelt sich auch hier um Nierensklerosen). Wieder ein anderer Typ liegt bei hypertonischer Arteriosklerose vor; Werte bis 300 mm Hg mit anfangs geringen Remissionen, die aber bei der Behandlung stärker werden und sogar normale Werte erreichen können.

Bei der sog. essentiellen Hypertonie sind die Remissionen von vornherein größer, hohe Drucke wechseln mit normalen; Erregungen verursachen hohe Steigerungen, Ruhe kann den Druck bis zur Norm senken. Auch ohne jede therapeutische Beeinflussung finden sich plötzliche bedeutende Schwankungen. Das charakteristische Merkmal ist somit die Labilität, die viel bedeutender ist als bei Gesunden (s. S. 194.)

Vielfach ist die Frage erörtert worden, ob die Hypertension zur Arteriosklerose führen könne. Der Übergang der essentiellen (funktionellen) Hypertonie in Arteriosklerose scheint hierfür zu sprechen. Huchard unterschied ein Stadium der „Präsklerose", in welchem bereits Hochdruck, aber noch keine Sklerose vorhanden sein sollte. Der Ausdruck „Präsklerose" hat jedoch viel Unheil gestiftet, insofern er jedem Hypertoniker die Arteriosklerose in nahe Aussicht stellte; man sollte diese Bezeichnung verschwinden lassen.

Die Grunderscheinung der Hypertonie ist die Überempfindlichkeit der Gefäßwand, welche sowohl zu vorübergehenden Angiospasmen wie zu dauernder Tonuserhöhung bzw. Kontraktion führt. Die Überempfindlichkeit kann neurogen (durch gehäufte nervös-psychische Reize) oder hämatogen (durch exogene oder Stoffwechselgefäßgifte, vgl. Volhard S. 194) oder durch physikalisch-chemische bzw. histologische Veränderungen der Gefäßwand selbst bedingt sein (Arteriosklerose, Lues). Es ist auch daran zu denken, daß das Gewebe selbst von Einfluß auf die Gefäßwandungen sein könnte; von den Capillaren ist diese Beziehung sicher. Der autochthone Chemismus des Gewebes könnte direkt oder durch Vermittlung der Gemeingefühlsnerven Reaktionen auch der Arteriolen auslösen (im Gewebe abgelagerte Stoffe, Salze, N-haltige Abbauprodukte, Säuren). So mag bei Gicht, Diabetes, Fettsucht nicht allein durch im Blut kreisendes Cholesterin usw., sondern auch durch im Gewebe festgehaltene Stoffe der Blutdruck erhöht sein, was die Bedeutung einer auf die Entlastung und Durchspülung des Gewebes gerichteten Therapie beleuchten würde.

Die Überempfindlichkeit der Gefäßwände als des Erfolgsorgans muß dieselben Folgen für den Blutdruck zeitigen, wie die des vasomotorischen Zentrums oder der leitenden Nervenfasern. Es wird sicherlich den Nerven vieles zugeschoben, was in Wirklichkeit den Erfolgsorganen eigen ist. Dauertonus kann ohne erhöhten Nerven- und Muskelstoffwechsel bestehen.

Auf die bei vorhandener Sklerose vorhandene Überempfindlichkeit müssen wir zum Teil die Schwankungen der Beschwerden der Hypertoniker und Arteriosklerotiker zurückführen, welche die Beurteilung therapeutischer Beeinflussungen so sehr erschweren.

Wir werden praktisch sehr oft die Anfänge der arteriosklerotischen Hypertension nicht erkennen und von der essentiellen abgrenzen können. Die Bedeutung der Vermehrung der Blutmenge für den krankhaft erhöhten Blutdruck ist noch strittig; nur ein Teil der Polyglobulien geht mit Blutdruckerhöhung einher.

Gewisse asthmatische Zustände bei Hypertension, die ebensowohl an urämische wie an kardiale erinnern, werden neuerdings von einigen Autoren auf Angiospasmen im Atmungszentrum bezogen.

Die Fettleibigkeit bedingt an sich eine Hypertension nicht. Wohl aber entwickelt sie sich bei einem Teil der Fettleibigen gleichzeitig mit Arteriosklerose bzw. Nephrosklerose. Das gleiche gilt für typische wie atypische Gicht.

Die Bedeutung der Inkrete der endokrinen Drüsen geht schon aus der Adrenalinwirkung hervor. Auch den übrigen endokrinen Hormonen scheint eine teils mittelbare, teils unmittelbare Wirkung auf den Blutdruck zuzukommen; so enthält der Mittel- und Hinterlappen der Hypophyse ein Vasopressin.

Erbliche Anlage spielt bei der Hypertonie eine bedeutungsvolle Rolle. Auch finden sich häufig schon in früher Lebenszeit vasomotorische Reizerscheinungen, kalte cyanotische Hände, Migräne, Angiospasmen, Akroparästhesien, Nasenbluten, starke Menstruation.

Die Hypertonie wird vielfach noch als ein zu ernstes Leiden angesehen. Geringen und mittleren Werten (bis etwa 180 mm Hg) kommt an sich keine übertriebene Bedeutung zu, wenn nicht Herz-, Aorten-Nierenerkrankungen vorliegen. Freilich kann man die Möglichkeit des Vorhandenseins oder der Entwicklung von Sklerosen der Gehirnarterien, der Coronargefäße nicht ausschließen, so daß eine vorsichtige Lebensweise unbedingt anzuraten ist. Auch hohe Werte (180—200 mm Hg und mehr) können unter Umständen jahrelang ohne besondere Gefahr, ja, ohne nennenswerte Beschwerden ertragen werden. Die Prognose hängt in der Hauptsache von der Form der Hypertonie und vom Zustand des Herzens, der Aorta, der Kranzgefäße, der Nieren ab.

Der erhöhte Blutdruck als solcher macht in der Ruhe keine Beschwerden; bei Leistungs-Anforderungen jedoch kann Herzklopfen, Druck- und Spannungsgefühl in der Herzgegend, Atemnot, Müdigkeit, herabgesetzte Leistungsfähigkeit, Kopfdruck u. a. m. sich bemerkbar machen. Ferner findet sich eine erhöhte Reaktion auf Reize verschiedener Art in Form von Angiospasmen.

Wenn keine Beschwerden bestehen, so könnte es unnötig erscheinen, die Hypertonie zu behandeln; jedoch muß sie als Symptom immerhin beachtet werden, und man muß daher die zugrunde liegenden Bedingungen festzustellen und zu behandeln suchen. Sind Erscheinungen erhöhter Gefäßreizbarkeit vorhanden, so ist diese selbst ein Behandlungsobjekt.

Endlich ist den Folgen der Hypertension für das Gefäßsystem selbst und für den gesamten Organismus vorzubeugen, was zum Teil durch die Behandlung der auslösenden Bedingungen und der erhöhten Gefäßreizbarkeit geschieht, aber auch noch besondere Maßnahmen erfordert.

Es ist weniger die Bekämpfung des erhöhten Blutdrucks an sich als der zugrunde liegenden Bedingungen Aufgabe der Therapie, und zwar sowohl der auslösenden Bedingungen als der Überempfindlichkeit der reagierenden Gefäßwand. Es ist erforderlich, das Wesen der Hypertension in jedem Einzelfall nach Möglichkeit aufzuklären, wobei zu berücksichtigen ist, daß es sich meist nicht um einfach kausale, sondern um konditionale Verhältnisse, d. h. das Zusammentreffen mehrerer Umstände handelt.

An die Spitze der Therapie ist die psychische Behandlung zu stellen. Bei allen Formen der Hypertonie, auch der arteriosklerotischen, ist die enge Beziehung zwischen Seelenleben und kardio-vaskulärer Funktion zu beachten, um so mehr als die Überempfindlichkeit des Gefäßsystems die grundlegende Erscheinung bei der Hypertension ist. Die Verängstigung steigert die Überempfindlichkeit des kardio-vaskulären Apparates. Eine beruhigende Behandlung mildert nicht nur die Beschwerden, sondern setzt auch den Blutdruck herab.

Man messe den Blutdruck nicht zu oft und enge den Patienten durch Verbote nicht unnötig in seinen Lebensgewohnheiten ein. Die Folge der zahlreichen Verbote ist, daß der Patient in beständiger Unsicherheit lebt, gegen dies oder jenes zu verstoßen, und daher Blutdruckhypochonder wird. Namentlich schränke man die Tätigkeit nicht mehr ein als unbedingt erforderlich ist, da man sonst den Kranken in innere Konflikte stürzt, welche ihm mehr schaden als die Beschränkung nützt. Man halte sich fern von übereifrigem Dogmatismus, sehe sich vielmehr den Menschen und seine Umwelt an. Die Strenge der Verbote und der Verordnungen muß sich nach dem Charakter des Patienten richten. Den Indolenten, Leichtsinnigen, Triebhaften muß man ernster fassen als den Sensiblen, Vernünftigen. Man sage dem Patienten die Höhe des Blutdruckes nicht und gewöhne ihn daran, nicht danach zu fragen.

Ein häufiger und schnell erfolgender Wechsel des Blutdrucks spricht für ein starkes Hervortreten des nervös-psychischen Faktors. Oft klingt der beim Beginn der Konsultation gemessene Blutdruck schon während der weiteren Untersuchung und durch beruhigenden Zuspruch ab. Je labiler der Blutdruck, desto günstiger seine Prognose (s. oben Fahrenkamp).

Oft trägt fehlerhafte Diät und Lebensweise zum Hochdruck bei bzw. verstärkt die Neigung zu demselben. Es gilt für alle Formen der Hypertension, daß der Patient eine übermäßige Nahrungsaufnahme oder gar Schlemmerei vermeide. Von besonderer Wichtigkeit ist die diätetische Behandlung bei den an starken Fleischgenuß Gewöhnten, bei den Gichtikern, Fetten, Plethorösen und Diabetikern. Einschränkung der Nahrungsmenge, der Eiweißzufuhr, insonderheit der purinhaltigen Nahrungsmittel, des Kochsalzes und der pikanten Speisen, Bevorzugung einer lakto-vegetabilischen Kost. Anfälle von Unruhe und Beklemmung zur Nachtzeit sind sehr gewöhnlich durch späte und reichliche Abendmahlzeiten bedingt. Zwischen dunklem und weißem Fleisch bzw. Fisch ist an sich kein Unterschied zu machen. Wichtiger ist die Art der Zubereitung (salz- und gewürzarm). Fleischlose bzw. Karenztage (Milch- oder Obsttage) je nach Umständen. Die Flüssigkeitsmenge ist je nach Lage des Falles, eventuell auf 1—1 $^{1}/_{4}$ l zu beschränken; jedoch dürften zeitweilig erhöhte Flüssigkeitsdarreichungen zur Durchspülung des Gewebes und Übung des Gefäßsystems zweckmäßig sein. Zeitweilige Rohkostperioden sind zu empfehlen; speziell in der von Volhard empfohlenen Form der salzlosen Rohkost. Auch die Alkohol- und Tabakfrage ist individuell zu ordnen: vernünftige Beschränkung bis zu völligem Verbot. Daß Nicotin Gefäßkrämpfe erzeugt und bei Hypertension schädlich sein kann, ist nicht zu bezweifeln. Übrigens scheint seine Wirkung individuell sehr verschieden stark zu sein. Ist erst einmal eine Nicotinüberempfindlichkeit erworben, so genügen sehr geringe Mengen zur Auslösung einer Gefäßreaktion. Der Nutzen der Tabakabstinenz zeigt sich erst nach wochen- oder monatelanger Dauer. Die Lebensweise soll eine geordnete sein. Ruheloses Abhetzen, ein Zuviel von Geselligkeit und anderen Veranstaltungen, ungenügender Schlaf, vermeidbare Erregungen, übertriebene sexuelle Betätigung u. dgl. sollen hinwegfallen. Bei angestrengtem Leben, bei Einwirkung nervöser und psychischer Reize, bei vorhandener oder drohender Herzinsuffizienz sind Ruhekuren von zweckentsprechender Dauer zur Einleitung der weiteren Behandlung sehr nützlich. Anders bei Gichtikern, Überernährten, bei gewohnheitsgemäßem Bewegungsmangel. Hier ist Bewegungstherapie geboten, die je nach Lage des Falles zu dosieren ist; Ermüdung, zunächst auftretender Druck in der Herzgegend bilden keine absolute Kontraindikation, da sie erfahrungsgemäß oft psychisch vermittelt sind und häufig bald verschwinden. Je eingeübter eine Bewegung ist, desto weniger steigt der Blutdruck. Gerade die Gewöhnung an Bewegung wird die Gefäßwände davor schützen, bei Gelegenheit einer stärkeren Beanspruchung, die doch nie ganz zu vermeiden ist, überspannt zu werden. Dazu kommt, daß infolge der Übung der Stoffwechsel ökonomischer und das Herz mit geringerer Beanspruchung arbeitet. Die bei der Muskeltätigkeit eintretende Erweiterung der Muskelgefäße wirkt kompensierend auf die Kontraktion der übrigen Gefäße, wie denn nichtanstrengende Bewegung den Blutdruck herabsetzt. Hasebroek hebt mit Recht hervor, daß nicht nur übermäßige Bewegungsbeanspruchung, sondern auch Bewegungsmangel die Gefäßwand schädigt. Durch Bewegung wird der Kreislaufschwäche bei Hypertonie am besten vorgebeugt. Dazu kommt die günstige Wirkung der Bewegung auf Fettleibigkeit, Gicht, übrigens auch auf mittlere Grade von Diabetes, auf Darmträgheit, Flatulenz, Leberhyperämie. Jede Bewegung ist eine Übung des Herzens, der Atmung, der Vasomotoren, kurz der Blutzirkulation. Sie fördert die Bewegung des Venenblutes. Vielfach sind die Ärzte bei Hypertonikern viel zu ängstlich in dieser Hinsicht. Auch Bergsteigen in vernünftiger Steigerung der Anforderungen und bei Vermeidung von Überanstrengung bekommt Hypertonikern vielfach sehr gut. Es schließt sich hier die sonstige physikalische Therapie an: Freiübungen, Atmungsgymnastik, leichte Widerstandsgymnastik, leichter

Sport. Man versäume freilich nicht, sich von dem Zustande des Herzens und der Nieren zu überzeugen. Ganz verkehrt ist es, den Hypertoniker zur Ruhe zu verurteilen und gleichzeitig kräftig zu ernähren, in der Meinung, dadurch den Herzmuskel zu kräftigen. Gerade die Bewegungsübung dient der Indikation, den Blutumlauf ordnungsgemäß zu erhalten.

Auch die Massage ist heranzuziehen, hat aber nicht die große Bedeutung der aktiven Bewegung. Es kommt auf Muskel- und Hautmassage, ferner auf passive Bewegungen an. Auch trockene Frottierungen der Haut scheinen einen günstigen Einfluß auf die Gefäßfunktion und die Permeabilität der Capillarwände zu haben. Jede Hyperämisierung wird auf den Gefäßspasmus günstig wirken.

Der Hydro- und Balneotherapie fällt eine wichtige Rolle zu, schon von dem Gesichtspunkte aus, daß gerade die Kälte- und Wärmereize den Blutgefäßtonus unterhalten und durch Verschiebung der Blutmassen die Anpassung des Gefäßsystems üben. Nach O. Müller steigern Bäder unterhalb der Indifferenzzone (die etwa bei 33—35° C liegt) den Blutdruck; Bäder von der Indifferenzzone bis 40° bewirken nach einer anfänglichen kurzen Steigerung ein Sinken des Blutdruckes auf bzw. unter den Normalwert, dem dann wieder ein erneuter Anstieg folgt. Bäder über 40° C steigern den Blutdruck. Alle Schwitzprozeduren, wie Sand-, Dampf-, Heißluft- und elektrische Lichtbäder, steigern bei Gesunden den Blutdruck. Ebenso Duschen jeglicher Temperatur bei einer gewissen Intensität und zunehmend mit der Entfernung vom Indifferenzpunkt.

Es kommen daher warme und lauwarme Bäder und Waschungen in Betracht. Auch das Hauffe-Schweningersche Armbad ist zu empfehlen: der eine Arm kommt in eine mit lauwarmem Wasser gefüllte Armbadewanne; durch allmähliges Zugießen von wärmerem Wasser wird die Temperatur langsam auf 42—45° C gesteigert. Der Besuch der Thermalbäder zeitigt oft gute Erfolge. Für geringe und mittlere Hypertonien sowie für höhere bei guter Herz- und Nierenbeschaffenheit eignen sich aber auch kühle Abreibungen und kurze kühle Teilgüsse bzw. kurze kühle und wechselwarme Fußbäder, während warme (nicht heiße) Fußbäder besonders bei Hypertonien mit Kopfkongestionen zu empfehlen sind. Die Kaltwasseranwendungen dienen zur Übung der Anpassungsfähigkeit der Vasomotoren und setzen die vasculäre Überempfindlichkeit herab. Bei hohen Blutdruckwerten ist Vorsicht geboten, kalte Kopfduschen sind überhaupt zu vermeiden.

Die Wärmeanwendung kann auch mittels milder Bestrahlungen oder Diathermie geschehen. Die Wirkung richtig dosierter Moorbäder wird gerühmt. Dampfbäder, hohe Hitzegrade (römisch-irische Bäder) verbieten sich bei hohen Blutdruckwerten.

Die Kohlensäurebäder wirken auf die geringen und mittleren Grade der Hypertonie günstig ein, während bei hohen Blutdruckwerten über 200 mm Hg die Erfahrungen verschieden lauten. Eine vorliegende Nierenaffektion — noch nicht die sog. benigne Schrumpfniere (s. dort) — kontraindiziert die Kohlensäurebäderbehandlung. Ebenso ist bei Hypertonie mit sehr beschleunigter erregter Herztätigkeit oder mit ausgesprochener Aortensklerose Vorsicht am Platze, während eine gleichzeitige Herzinsuffizienz einen Versuch rechtfertigt. Im allgemeinen müssen bei hohen Druckwerten schwache und in der Temperatur dem Indifferenzpunkte entsprechende Kohlensäurebäder bevorzugt werden.

Die blutdruckherabsetzende Wirkung des Kohlensäurebades beruht wahrscheinlich auf Gefäßerweiterung, die nach Strasburger nicht nur die Capillaren, sondern auch die Arterien betrifft. Diese kann jedoch ausgeglichen oder sogar überkompensiert werden durch die anregende Wirkung auf das Herz. Daß die Wirkung des Kohlensäurebades auf den Blutdruck nicht allein von der Temperatur des Wassers, sondern außerdem von einem spezifischen Einfluß der Kohlensäure abhängt, geht daraus hervor, daß in Kohlensäurebädern auch unterhalb der Indifferenzzone der Blutdruck sinken kann; andererseits kommen bei normalem Blutdruck in Kohlensäurebädern oberhalb der Indifferenzzone Steigerungen des Blutdrucks vor. Die länger dauernden Blutdruckherabsetzungen, welche man bei Kohlensäurebadkuren sehen kann, können übrigens nicht allein durch die Gefäßerweiterung erklärt werden. Hier kommt vielmehr in Betracht, daß durch die Kohlensäure vasomotorische Reaktionen ausgelöst werden, die der Anpassungsfähigkeit der Gefäße und der Blutdruckregulierung zustatten kommen und als schonende Übung der Gefäße aufzufassen sind.

Lauwarme Sauerstoffbäder scheinen zuweilen den Blutdruck zu erniedrigen. Auch Radiumkuren wird bei Arteriosklerose eine günstige Wirkung nachgerühmt (?). Die blutdruckherabsetzende Wirkung der Arsonvalisation und der Höhensonne ist zweifelhaft und jedenfalls sehr inkonstant und schnell vorübergehend.

Bezüglich der klimatischen Behandlung ist zu sagen, daß sowohl das reizarme warme Klima zur Anwendung kommt wie das subalpine und alpine Höhenklima, letzteres besonders für nicht allzu hohe Grade von Hypertonie und zu prophylaktischen Zwecken. Bei normalem Kreislauf soll zunächst Steigerung, dann Rückgang auf den Tieflanddruck eintreten. Bei Kreislaufschwäche soll der systolische Druck sinken, ebenso bei Sklerose. Selbst bei bedeutender Blutdrucksteigerung werden große Höhen oft sehr gut vertragen. Das Höhenklima wirkt nach Stäubli sehr häufig blutdruckherabsetzend; es ist aber doch fraglich, ob hier ein spezifischer Einfluß oder nur die Wirkung der Erholung und Nervenruhe vorliegt. A. Löwy teilte mit, daß in der Höhe infolge von Sauerstoffmangel Hypertonie entstehe, welche durch Sauerstoffeinatmung verschwinde. Nach den Untersuchungen von E. Aron tritt in einem größeren Höhen entsprechenden — luftverdünnten — Raum bei Arteriosklerose und kompensiertem Herzen keine schädliche Wirkung ein. Es sind Höhenorte mit ebenen Wegen auszusuchen. Fälle von vorgeschrittener Atherosklerose mit Coronarerscheinungen, Herzmuskeldegeneration mit schon stattgefundenem apoplektischem Insult gehören nicht ins Hochgebirge.

Was das Seeklima betrifft, so sind die südlichen Stationen am mittelländischen und adriatischen Meere günstig; dagegen ist Nordsee und Ostsee bei hohen Graden von Hypertonie weniger zu empfehlen. Bei geringen und mittleren Formen sieht man von dem Aufenthalt in unseren waldigen Ostseebädern bei zweckmäßigem Verhalten des Patienten Günstiges. Die Bäder in der offenen See müssen bei starker Hypertonie gemieden werden; bei geringer und mittlerer können sie unbedenklich genommen werden, jedoch kurz dauernd und bei heiterem und ruhigem Wetter und schwachen Wellen. Im übrigen spielt bei der Hypertonie ähnlich wie bei der Neurasthenie die individuelle Reaktion eine große Rolle, welche auch psychisch mit bedingt ist.

Die Regulierung der Darmtätigkeit ist von großer Bedeutung. Abführende Trinkkuren in Karlsbad, Mergentheim, Marienbad, Homburg, Kissingen und ähnlichen Kurorten kommen besonders bei den plethorischen und gichtischen Konstitutionen in Betracht. Man verbindet mit der Trinkkur Bewegung, leichtes Bergsteigen, Massage, Freiübungen, Kohlensäurebäder. Wahrscheinlich wirken die bezüglichen Trinkquellen auch auf den Gewebsstoffwechsel zweckmäßig ein.

Die Blutentziehungen durch Venaepunctio (300–500 ccm) sind besonders bei der plethorischen Hypertonie und bei nicht mehr ganz intakter Nierenfunktion angebracht, weniger bei nervös-psychisch vermittelter Hypertonie. Sie können in gewissen Zwischenräumen (2 bis 3 Monaten) wiederholt werden und haben besonders die ersten Male oft eine günstige Wirkung auf die subjektiven Krankheitsgefühle (namentlich Kopfdruck, Beklemmung, Asthma, Unruhe), weniger auf die Höhe des Blutdrucks. Eine länger anhaltende Wirkung ist selten zu beobachten. Übrigens kommt dem Aderlaß auch eine gewisse suggestive Wirkung zu, die teils günstig, teils ungünstig in das Krankheitsgefühl eingreifen kann.

Pharmakologische Behandlung. Die chemischen Mittel werden von zwei Gesichtspunkten aus verordnet: teils um die erhöhte Gefäßerregung und -erregbarkeit zu dämpfen und teils um lösend auf den Gefäßkrampf, d. h. gefäßerweiternd zu wirken.

Den sedativen Mitteln kommt die größere Bedeutung zu. Sie wirken zum Teil über die Psyche, zum Teil direkt auf die vasculäre zentrale Innervation. Sie kommen besonders für die Hypertensionen mit stark nervösem Einschlag in Betracht: Brom und Baldrian in ihren verschiedenen Präparaten, Schlafmittel, Calcium, evtl. in Verbindung mit Brom. Vgl. die Verordnungen bei Asthma bronch., S. 92, und Gefäßneurosen.

Der Gebrauch gefäßerweiternder Mittel erscheint rationell und übt einen mildernden Einfluß auf die subjektiven Beschwerden aus, ohne daß man von einem dauernden Heilwert sprechen kann. Hierher gehören Nitroglycerin, Erythroltetranitrat, Natr. nitrosum, Papaverin. Erythroltetranitrat eignet sich für längeren Gebrauch besser als Nitroglycerin; Natr. nitrosum kann per os (1 proz. Lösung) oder in Injektionen (0,02 g, d. h. 1 ccm einer 2 proz. Lösung subcutan täglich oder jeden 2. Tag) verabreicht werden. Diese Mittel sind besonders beim Auftreten häufiger akuter Angiospasmen indiziert. Man kann sie wochen- und auch monatelang gebrauchen lassen. Vielfache Verwendung erfahren die Theobrominpräparate, wie Diuretin, Calciumdiuretin, Euphyllin, besonders wenn kardiale Symptome, wie Angor retrosternalis, Aortalgie vorhanden sind, die zum Teil durch Aortensklerose und Myokardveränderungen, zum Teil aber auch durch den Hochdruck als solchen und etwaige Angiospasmen bedingt werden. Zuweilen sind mit dem Oppressionsgefühl Schmerzen in beiden Armen bzw. auch nur im linken Arm, der Angina pectoris ähnlich, verbunden, aber ohne Vernichtungsgefühl (vgl. Gefäßneurosen). Die Gefäßmittel bewähren sich bei den Fällen von Hypertension, bei denen Oppressionsgefühl, Aortalgie, Stenokardie, peripherische Angiospasmen, Abdominalangina bestehen. Zweckmäßig ist die Lauder-Bruntonsche Trinkkur: Natr. nitros. 0,03, Kal. nitric. 1,2, Natr. bicarb. 1,8. D. S. Morgens nüchtern in $^1/_4$ l Wasser langsam im Umhergehen zu trinken. — Nitroscleran besteht aus Natriumnitrit und anderen Salzen und wird subcutan oder intravenös verabreicht, auch als Trinkkur morgens 1 Teelöffel des Salzes auf 1 Glas Wasser nüchtern, langsam trinken. Von den sog. Kreislaufhormonen soll besonders Kallikrein (s. S. 151) auf die nichtrenalbedingte Hypertension günstig wirken. Weitere Erfahrungen sind abzuwarten.

Sowohl bei der ausgesprochen arteriosklerotischen Hypertension, wie auch bei den Fällen, wo der Übergang in Sklerose nur möglich erscheint oder vermutet werden kann oder abgewendet werden soll, ist die Jodbehandlung zu empfehlen, nach meinen Erfahrungen auch ohne den Nachweis von Syphilis. Kontraindiziert ist die Jodbehandlung bei vorhandener Struma, im Klimakterium, bei stärkerer Beteiligung der Nieren (falls diese nicht auf Lues beruht).

Die Beurteilung blutdrucksenkender Mittel ist sehr schwierig, weil der Blutdruck unter dem Einfluß sehr komplizierter körperlicher und seelischer Bedingungen steht. Bei dem Aufenthalt in Erholungs- oder Kurorten, wo der Patient, von Berufs- und häuslichen Sorgen entlastet, seiner Gesundheit lebt, auch meist sich mehr bewegt und vernünftiger ißt als im Berufsleben, pflegt der Blutdruck zu sinken, um nach der Rückkehr in die alten Verhältnisse alsbald wieder zu steigen. Bei den mannigfachen angepriesenen Mitteln ist daher eine gewisse Skepsis am Platze.

Übrigens ist auch die zeitweilige Entlastung des Gefäßsystems und des gegen erhöhten Widerstand arbeitenden Herzens nützlich. Daß es gelingt, den Druck, wenn auch nur vorübergehend, zu senken, ist ferner prognostisch günstig. Die Starrheit der Fixierung der Hypertension beweist das Überwiegen organischer Bedingungen im Gegensatz zur funktionellen Labilität.

Guggenheimer von meiner Klinik empfiehlt sehr kleine Jod-, Brom- und Chloralhydratdosen gegen die Hypertension des Blutdrucks (s. Rezept S. 204). Nach einigen Wochen wird, unter Weglassung von Chlorhydrat, mit den kleinen Jod- und Bromdosen allein längere Zeit fortgefahren. Erfordert es die nervöse Übererregbarkeit, so wird Chloralhydrat wieder eingeschaltet. Eine schädliche Nebenwirkung des letztgenannten Mittels oder störende Schläfrigkeit findet sich nicht.

Dagegen wird oft der durch die Hypertension gestörte Schlaf gebessert. Die Methode scheint empfehlenswert.

Systematische Untersuchungen an einer großen Reihe von Mitteln (Brompräparate, Luminal, Diuretin, Desencin, Nitrate, Rhodanderivate, Bäder, Aderlaß usw.), die zur Herabsetzung des Blutdrucks angegeben sind, haben gezeigt,daß eine einwandfreie Beurteilung nur nach einigen Tagen vollständiger Bettruhe und konstanten Blutdruckes möglich ist, d. h. nach Fortfall aller Einwirkungen, die erfahrungsgemäß rein funktionell exogen den Blutdruck in die Höhe treiben. Während der labile Hochdruck sich durch fast alle Mittel häufiger herabsetzen läßt, ist der permanente Hochdruck nur selten auf die Dauer zu beeinflussen. Die meisten Mittel vermögen hier, wenn überhaupt, nur vorübergehend, manchmal nur Minuten und Stunden hindurch blutdrucksenkend zu wirken (Grafe, Firnbacher). Ich selbst habe mich von einer Wirkung der neueren Mittel, wie Desencin, Pacyl, Rhodan, einwandfrei nicht überzeugen können. Die Alliumwirkung bedarf noch des weiteren Studiums; viele Patienten lehnen den Gebrauch ab. Luminaletten (3mal tägl. 1 Tabl.) wirken subjektiv günstig.

Die therapeutischen Erfolge sind sehr verschieden. Vielfach gelingt es nicht, den Blutdruck herabzusetzen. In anderen Fällen sehen wir geringe oder sogar erhebliche Depressionen desselben, abgesehen davon, daß die vasomotorische Überempfindlichkeit (Neigung zu Angiospasmen), die krankhaften Empfindungen in der Herzgegend (Aortalgie, Angina pectoris) günstig beeinflußt werden. Die besten Erfolge sind bei den überernährten, fetten, plethorischen, gichtischen Patienten durch Regulierung der Diät und Lebensweise zu erzielen. Ferner bei den nervöspsychischen Formen der Hypertonie und bei den toxischen (z. B. Tabak). Weniger dankbar sind die arteriosklerotischen und die renalen Fälle und die mit Herzkomplikationen verbundenen. Gelingt es, einen bisher ansteigenden Blutdruck auf einer stationären Höhe zu halten und die lästigen Symptome der Angiospasmen und akuten Drucksteigerungen zu mildern oder zu beseitigen, so muß dies schon als ein therapeutischer Erfolg bezeichnet werden.

Rezepte.

(Hypertension.)

Nitroscleran. In Amp. zu 0,02, 0,04, 0,1; Subcutan oder intravenös, jeden 2. bis 3. Tag, 6—8 Wochen lang. Kann mit der Trinkkur nach Lauder Brunton kombiniert werden.

Rhodantherapie:
Rhodan-Natrium:
3mal tägl. 0,1 g 1. Woche
2mal tägl. 0,1 g 2. Woche
1mal tägl. 0,1 g 3. Woche
1 Woche pausieren, dann wiederholen.

Rhodapurin in Tabl. zu 0,3.

Jodtherapie:
Kal. jod.
Kal. brom. aa 0,2
Chloralhydr. 5,0
Aqu. dest. 200,0
3mal tägl. 1 Teel. Nach 1–2 Flaschen das Chloral fortlassen.

Alival (Tabl.; intramusk., Amp. zu 1,0 g).

Endojodin (Jodisan), Amp. zu 2,2 ccm (subc., intramusk., intraven.).

Hypotension.

Erworbene Hypotension findet sich vorübergehend oder dauernd bei Herz-, Vasotonusschwäche, Kollaps, Ohnmacht, Blutverlust, Anämie, Erbrechen, Durchfällen, nach sexuellen Exzessen, ungenügendem Schlaf, Alkoholmißbrauch, bei anaphylaktischem Shock, Rekonvaleszenz, Addisonscher Krankheit, Myxödem, Ulcus ventriculi, Neurasthenie, diabetischem Coma und Präcoma. Sie wird teils mit Ruhe, teils mit Excitantien und Roborantien behandelt. Evtl. Ephetonin (3mal tägl. $^1/_2$ Tabl.). Auch konstitutionelle sowie familiäre Hypotension ist nicht allzu selten. Sie kann mit allgemeiner Schwäche, Chloro-Anämie, Asthenia universalis verbunden sein und äußerst sich darin, daß die Blutdruckregulierung auf eine niedrigere Stufe eingestellt ist als in der Norm und daß auch blutdruckerhöhende Reize eine relativ geringere Steigerung zuwege bringen.

Beschwerden sind mit der ständigen Hypotension nicht verbunden. Sie scheint sogar etwas Günstiges darzustellen, vielleicht weil Reizzustände, die ein höheres Maß von funktioneller Beanspruchung enthalten, fehlen. Jedenfalls ist sie schonender für den Gefäßapparat als die Hypertension. Einer Behandlung bedarf die konstitutionelle Hypotension als solche nicht.

Arteriosklerose.

Wir sind klinisch nicht imstande, die Anfänge der peripherischen Arteriosklerose zu erkennen. Erst wenn es zu Elastizitätsverlust und dadurch zu Verlängerungen und Schlängelungen oder zu Wandverdickungen gekommen ist, wird die Diagnose ermöglicht. Das genaue Palpieren und Betrachten der Armarterien ist notwendig. Zuweilen ist die Sklerose an der Cubitalis und Brachialis deutlicher als an der Radialis. Die Schlängelung der Schläfenarterien beweist an sich noch nicht das Bestehen von Arteriosklerose. Auf den Blutdruck verlasse man sich nicht; er ist bei Arteriosklerose häufig nicht erhöht, kann sogar herabgesetzt sein; andererseits kann er trotz Fehlens von Sklerose erhöht sein. Der Befund peripherischer Arteriosklerose läßt nicht den Schluß auf eine gleich starke Sklerose der großen zentralen, der visceralen und cerebralen Arterien zu. An den Beinarterien kann nötigenfalls die Röntgenuntersuchung zur Diagnose herangezogen werden. Man verwechsle mit Arteriosklerose nicht die Dickwandigkeit der Arterien bei jugendlichen Personen, die in ihrem Wesen noch nicht hinreichend aufgeklärt ist. Sie findet sich zum Teil bei konstitutioneller Enge des Gefäßsystems und Asthenie und ist als Entwicklungsanomalie anzusehen.

Funktionelle bzw. nervöse Störungen bei Arteriosklerose. Bei Arteriosklerose zeigt sich besonders im Anfangsstadium oft eine erhöhte Labilität der Zusammenziehung und Erweiterung der Gefäße; andererseits ist auch eine verminderte Reaktionsfähigkeit bei plethysmographischer Prüfung festgestellt. Die Krampfbereitschaft sklerotischer

Arterien, die sich, wie es scheint, besonders in den kleinen Gefäßen mit relativ starker Muscularis findet, beruht sicherlich auf einem Reizzustand des Gefäßnervenapparates.

Die Gefäßspasmen werden wie bei nichtsklerotischen Gefäßen durch erhöhte Tätigkeit und Beanspruchung der Gefäße, vermehrten Blutzufluß zu denselben, allgemeine Blutdruckerhöhung, vasomotorische Nervenreize, psychische Erregungen ausgelöst.

Beim intermittierenden Hinken (Dysbasia arteriosclerotica) handelt es sich in der Mehrzahl der Fälle um eine Krampfbereitschaft pathologisch veränderter, speziell atheromatöser Arterien. Die dauernde Verengerung der Lichtung der Schlagadern durch den arteriosklerotischen Prozeß kann den Symptomenkomplex nicht erklären, vielmehr muß man unbedingt einen nervös-spastischen Faktor annehmen. Hierfür spricht, daß das Leiden trotz anscheinend auf beiden Seiten gleichartiger Gefäßerkrankung oft nur einseitig in Erscheinung tritt. Auch sind die Arteriosklerotiker, die das Leiden darbieten, besonders oft nervöse, überempfindliche Personen. Vielleicht sind es vorwiegend Vasoneurotiker, die bekanntlich nicht selten frühzeitig Arteriosklerose erwerben. Nicotin, das für das Zustandekommen des Leidens besonders bedeutungsvoll zu sein scheint, führt Angiospasmen herbei. Bei der willkürlichen Bewegung tritt der Gefäßkrampf ganz besonders leicht auf. Übrigens kommt dergleichen auch bei Gefäßneurose ohne Sklerose vor.

Das Verhältnis der anatomischen Erkrankung zur funktionellen Überempfindlichkeit ist bei den Gefäßen ähnlich wie beim Herzen: die Überempfindlichkeit kann bei anatomisch gesundem und krankem Organ vorkommen und auch bei anatomisch krankem Organ fehlen. Wir erkennen wieder die Bedeutung des Reizzustandes. Da Männer viel häufiger befallen werden als Frauen, während die Angiospasmen sonst bei diesen häufiger vorkommen, so ist das intermittierende Hinken nicht mit den sonstigen Angioneurosen zusammenzuwerfen, sondern offenbar an die anatomische Erkrankung geknüpft. In demselben Sinne spricht, daß das Leiden ganz vorzugsweise dem höheren Lebensalter zukommt. Abkühlung des Körpers wirkt auslösend auf den Anfall. Ferner beschleunigte, mit einer gewissen psychischen Erregung verbundene Bewegung (z. B. um zu rechter Zeit an einem Ziele zu sein). Gelegentlich ist auch eine dem intermittierenden Hinken entsprechende Erscheinung an den oberen Extremitäten bei körperlich schwer arbeitenden Personen beobachtet worden.

Des Symptoms des fehlenden Pulses an der A. dorsalis pedis der kranken Seite bedarf man kaum, zumal seine Feststellung namentlich bei ambulanter Untersuchung oft schwierig und zweifelhaft ist.

Es gibt schwere Formen, die jeder Behandlung trotzen und zu Gangrän führen. Die meisten Fälle sind jedoch gutartiger, können viele Jahre stationär bleiben, oder auch Besserungen, unter Umständen sogar bedeutender Art, erkennen lassen. Entscheidend dürfte die Stärke und das Fortschreiten der anatomischen Gefäßerkrankung sein. Ob auch der Gefäßsyphilis eine Bedeutung zukommt, steht dahin.

Die Behandlung hat sich gegen die Gefäßerkrankung und die Krampfbereitschaft zu richten. Die Regelung der Diät, der Darmfunktion, der Beschäftigung unterliegt den Grundsätzen der Arteriosklerosebehandlung. Ebenso ist selbstverständlich, daß in jedem Fall die Ur sache der Gefäßstörungen zu ermitteln und bei der Therapie zu berücksichtigen ist. Tabakgenuß ist dauernd oder für lange Zeit auszuschalten. Man beachte, daß bei diesen Fällen sich häufig eine Tabaküberempfindlichkeit entwickelt, der zufolge selbst ganz kleine Mengen von Tabak die Krampferscheinungen auslösen (vgl. S. 199); ferner, daß die Folgen der Tabakabstinenz nicht sofort, sondern zuweilen erst nach Monaten merklich werden. Die Jodbehandlung wird von nicht wenigen Patienten gelobt; jedenfalls sollte man sie stets, auch bei fehlendem Nachweis von Lues, längere Zeit hindurch versuchen, wenn nicht Struma oder Thyreotoxie oder Klimakterium vorliegt. Warme Bekleidung der Beine und Füße, ruhige, nicht gehetzte Lebensweise, langsame Bewegung. Methodische, nicht anstrengende Bewegungsübungen der Beine. Warme, nicht heiße Bäder, kohlensaure Bäder. Örtliche Wärmeanwendungen, Diathermie. Kurze Kaltwasseranwendungen, gefolgt von starkem Trockenfrottieren mit Wurzelbürste (Schrubber) oder Luffaschwamm. Dampfdusche. Versuch mit Luftbädern. Auch Galvanisation wird empfohlen.

Die psychische aufklärende und beruhigende Behandlung ist sehr wichtig. Häufig sind die Patienten von der Lähmungsfurcht beherrscht. Die durch die Erwartung des Anfalls bedingte Erregung verschlimmert das Leiden. Daß die Anfälle so häufig nur beim Gehen außerhalb der Wohnung, aber selten oder gar nicht innerhalb derselben auftreten, kann nicht allein auf den Einfluß der Abkühlung und der längeren Strecke, sondern muß zum Teil auf psychische Einflüsse bezogen werden. Es ist zweckmäßig, die Patienten vor dem Ausgang in der Wohnung Gehübungen ausführen zu lassen.

Die medikamentöse Behandlung der Gefäßkrämpfe besteht in der Darreichung von Brom, Calcium, Bromcalcium, kleinen Chinindosen, Diuretin, Nitrokörpern, vor allem des Natrium nitrosum in Form der inneren Darreichung oder Injektionen des Nitrosklerans (subcutan oder intravenös), des Nitroglycerin, Erythrol-Tetranitrat, Papaverin, Atropin, der Belladonnapräparate, wozu nun noch die Kreislaufhormone, speziell das Kallikrein, kommen (s. S. 191 ff).

Bei arteriosklerotischer Gangrän ist nach chirurgischen Grundsätzen zu verfahren.

Bei geringer, eng umschriebener Gangrän versuche man noch Bestrahlung, Diathermie und andere Wärmeanwendungen.

Organische Störungen bei Arteriosklerose. In dem arteriosklerotischen Prozesse sind Degenerations- und reaktive reparative Vorgänge enthalten. Die Behandlung muß dahin zielen, die letztere anzuregen und die Schädlichkeiten, die degenerativ wirken, einzuschränken.

Die physiologische Altersarteriosklerose ist in hohem Maße von konstitutionellen und erblichen Bedingungen abhängig. Sie kann trotz vernünftiger Lebensweise früh und trotz allerlei stattgefundener Schädlichkeiten spät auftreten. Man suche die familiäre Disposition zu Arteriosklerose in jedem Einzelfall festzustellen. Menschen aus disponierten Familien sollten jedenfalls besonders vorsichtig leben.

Die Altersarteriosklerose ist nach den für das höhere Lebensalter in Betracht kommenden hygienischen Grundsätzen zu behandeln. Sehr wichtig ist, daß ältere Menschen — eine bestimmte Altersgrenze ist nicht anzugeben, da dieselbe individuell zu sehr variiert — nicht bequem werden, sondern sich hinreichend bewegen, andererseits aber auch sich nicht zuviel zumuten sollen, nicht zu stark, aber auch nicht zu wenig essen, für regelmäßigen Stuhl sorgen, in jeder Hinsicht Körperpflege treiben, in allen Dingen mäßig, in sexueller Hinsicht sehr vorsichtig sind und für hinreichende geistige Tätigkeit sorgen. Ein angeregtes geistiges Leben, Lebensgefühl, Beschäftigung hält den körperlichen Verfall auf. Der Neigung, sich verdrießlichen Stimmungen hinzugeben und sich im Äußeren gehen zu lassen, muß entgegengetreten werden. Die Entwicklung der Altersarteriosklerose und die Erhaltung der Gefäßfunktionen ist im hohen Grade von Nerveneinflüssen abhängig. Heitere Stimmung wirkt belebend auf Blutzirkulation und Gefäßwände, vielleicht durch Anregung assimilatorischer Stoffwechselvorgänge im Gegensatze zur Dissimilation. Ich habe oft gesehen, daß Menschen, die eine geringe Elastizität gegenüber deprimierenden Stimmungen und Affekten besitzen, bei denen sich solche „festsetzen", die sich grämen, besonders früh arteriosklerotisch werden.

Herz und Blutgefäße sind seelische Ausdrucksorgane. Die Stimmung wirft nervöse Impulse zu ihnen, die funktionell und damit trophisch wirken. Gelassene Heiterkeit erhält jung.

Die vorzeitige eigentlich krankhafte Arteriosklerose ist gleichfalls, wie bereits bemerkt, rein konstitutionell-hereditär bedingt, wird aber durch eine Reihe von infektiösen und toxischen Schädigungen begünstigt. Akute und chronische Infektionen können die Arterienwand schädigen und zur Sklerose führen; zu ihnen gehört auch die Syphilis, wie die ärztliche Erforschung wahrscheinlich macht, obwohl darüber Meinungsverschiedenheiten bestehen. Ferner Alkohol- und Tabakintoxikation und Stoffwechselkrankheiten: Gicht, Diabetes, Fettsucht. Endlich die gewohnheitsmäßige Vielesserei, wobei es zweifelhaft bleibt, ob es sich bei ihr um Abnutzung oder toxische Einflüsse handelt.

Daß maximale Muskelanstrengungen verfrühte Arteriosklerose (erhöhte Abnutzung) bedingen, erscheint nicht sicher, wenigstens nicht im Sinne einer allgemeinen bzw. zentralen Sklerose, während manche Beobachtungen für das Vorkommen örtlicher Sklerose an schwer arbeitenden Extremitäten sprechen. Hierher sind wohl auch starke nervöse, affektive Erregungen (auf dem Wege der Blutdruckerhöhung und Kreislaufbeschleunigung) zu rechnen; auch übermäßiger Sexualverkehr, wie überhaupt ausschweifendes Leben.

Für die ärztliche Betreuung der Arteriosklerotiker und die Prophylaxe der Arteriosklerose sind die Anschauungen Rickers wichtig, der den Nervenreizen einen maßgebenden Einfluß auf die Entwicklung der Arteriosklerose beimißt, auf dem Wege der Vasa vasorum, deren funktionelle Reizungen bei genügender Stärke und Dauer Strukturveränderungen der Arterienwand hervorbringen.

Ist eine Strecke einer Arterie durch Sklerose weniger dehnbar, d. h. also weniger nachgiebig gegen den inneren Druck geworden, so muß an dieser Stelle der Druck und die Reibung größer werden; die Sklerose trägt somit die Bedingungen einer zunehmenden Belastung der Gefäßwand in sich, d. h. eines Circulus vitiosus. In ähnlichem Sinne muß eine spastisch kontrahierte Strecke wirken. Dieser Umstand gibt einen Wink für die Therapie.

Ob Arteriosklerose zur allgemeinen Blutdruckerhöhung führt, hängt u. a. von der Verbreitung der Sklerose, von der Beteiligung der kleinen und kleinsten Arterien, der Nieren, von der Blutmenge und von der Herzkraft ab.

Arteriospasmen sind bei beginnender Sklerose häufig, kommen aber auch bei ganz intakten Gefäßen schon in der Jugend vor. Immerhin ist das Auftreten solcher Spasmen bei älteren Leuten skleroseverdächtig.

Eiweißausscheidung bei erhöhtem Blutdruck beweist Arteriosklerose, falls eine rein örtliche Nierenerkrankung auszuschließen ist.

Die Arteriosklerose hat weittragende Wirkungen auf die Blutversorgung und damit auf die Struktur und Funktion der von den erkrankten Gefäßen versorgten Organe. Das klinische Bild ist daher ein äußerst mannigfaltiges, zumal die vorzugsweise Lokalisation der Gefäßalteration sehr variiert. Die Behandlung teilt sich in eine allgemeine und in die des betroffenen Organes.

Die Arteriosklerose geht mit Reizzuständen einher, die in der Hauptsache den Grund davon bilden, daß der Kranke leidet. Die Reizung gibt sich in Schmerzen und Krämpfen (spastischen Kontraktionen) kund (s. oben).

Arterielle Schmerzen entstehen von der Adventitia her; ihr Reizzustand wird direkt als Schmerz (auch gelegentlich bei Druck auf die Arterien), teils als reflektierter Headscher Schmerz in der Haut und den Weichteilen empfunden. Ferner kommt es bei Spasmen der Arterien zu Schmerzen, die teils von der Gefäßwand selbst (vielleicht durch Mitwirkung der Vasa vasorum), teils von dem anämisierten Gewebsgebiet ausgehen. Anämie kann Schmerzen erzeugen durch Auftreten saurer Stoffwechsel- und Zerfallsprodukte, besonders in tätigen Organen (Muskeln). Den Schmerzen gehen gewöhnlich sensible Reizerscheinungen geringeren Grades voraus: Kriebeln, Vertaubungsgefühl, Ameisenlaufen, Spannung, Druck, Gefühl von Bewegung, Kälte, Wärme, Hitze und andere Parästhesien.

Die Spasmen bedingen mangelhafte Blutversorgung der betroffenen Organe, die sich in Insuffizienz und, wie bereits bemerkt, Reizerscheinungen offenbart. Eine dauernde Verschlechterung der Blutversorgung tritt durch die Wandverdickung und folgeweise Verringerung der

Gefäßkapazität ein. Gewisse Allgemeingefühle, wie allgemeine Schlaffheit, Ermüdung, gesteigerte Muskelermüdbarkeit, Gefühl der Hinfälligkeit, Kopfleere, wüstes Gefühl im Kopfe, Gefühl des erschwerten Denkens, Mangel an Entschlußfähigkeit, weiche Stimmung, verstärkte Affektivität, besonders Rührseligkeit, auch Zwangsweinen, andererseits übermäßige zornige Erregbarkeit, Kopfschmerz, Schwindel, Parästhesien sind auf abnorme Blutverteilung, Anämie und Hyperämie des Gehirns und des Nervensystems überhaupt, der muskulösen Organe zu beziehen. Hierher gehört auch das Vernichtungsgefühl (vielleicht Spasmen mit Anämie).

Auch die arteriosklerotische Retinitis (sog. albuminurica) läßt arteriospastische Zustände erkennen, die sich z. B. in Besserung des Sehvermögens durch krampflösende Behandlung kundgeben.

Die erhöhte Krampfbereitschaft kann die Folge von Nicotin, Übermüdung, psychischen Erregungen, konstitutioneller Anlage sein.

Die Therapie der Arteriosklerose ist in der Hauptsache eine hygienische und damit zugleich zum Teil eine kausale. Die Regelung der Lebensweise wird in erster Linie den Zweck verfolgen, diejenigen Schädlichkeiten auszuschalten, die im vorliegenden Falle die Gefäße betroffen haben sowie im weiteren Sinne auch die, von welchen bekannt ist, daß sie im allgemeinen die Arterienwände schädigen. Von den Infekten kommt hier fast nur die Lues in Betracht, die nach den üblichen Grundsätzen zu behandeln ist, unter hier besonders wichtiger Berücksichtigung der Niere. Jod ist durchaus angezeigt, wobei immerhin zu berücksichtigen ist, daß bei Nierenschrumpfung die Ausscheidung des Jods durch die Niere herabgesetzt ist und dieses daher nur in kleinen Dosen und unterbrochen gegeben werden soll.

Die Diät hat die Gesamtquantität auf das unbedingt notwendige Maß herabzusetzen. Man lasse sich nicht durch die Klagen des Kranken und der Angehörigen, daß der Patient abmagere und blaß aussehe, beirren. Dieser selbst fühlt sich fast immer viel wohler dabei. Die Eiweißkost ist auf das Maß von 0,8—0,9 g auf das Kilogramm zu beschränken; es dürfte sich empfehlen, einen Teil des Eiweißbedarfes durch Milcheiweiß (Milch, Käse) zu decken. Bei Reizzuständen ist die Fleischkost zeitweise ganz auszuschalten. Reichlicher Genuß von Gelbei wird wegen des Cholesteringehaltes als sklerosefördernd angesehen; jedoch ist ein therapeutischer Effekt der cholesterinarmen Ernährung bisher nicht erwiesen. Auch ist eine Senkung des Blutcholesterinspiegels bei einer (ambulant durchgeführten) fleisch- und fettarmen Diät nicht festgestellt.

Salz- und Gewürzzufuhr soll sich in mäßigen Grenzen halten. Im ganzen bewährt sich erfahrungsgemäß eine Diät, die wenig Fleisch, reichlich Obst, Gemüse, Milch und Milchabkömmlinge enthält. Vielleicht erweist sich eine teilweise Rohkostdiät als nützlich. Im übrigen muß bei der Diät eine etwaige zugrunde liegende Stoffwechselerkrankung (Gicht, Fettsucht, Diabetes) sowie der Zustand der Niere berücksichtigt werden.

Eine zu starke Eiweiß- bzw. Fleischbeschränkung für die Dauer sowie das dauernde gänzliche Verbot von dunklem Fleisch, mit dem so viele Patienten verängstigt werden, ist ganz unbegründet (vgl. Gicht). Ich habe durch diese moderne Eiweißunterernährung erhebliche Schwächezustände entstehen sehen.

Es soll die Ernährung bei Neigung zu Verstopfung eine abführende sein (Obst, Gemüse, Butter, Öl, saure Milch, evtl. Zucker, weniger Amylaceen), da die Regelung der Darmtätigkeit bei Arteriosklerose besonders wichtig ist. Alkohol, Tabak, starker Kaffee und Tee ist möglichst einzuschränken. Man berücksichtige bei den diätetischen Verordnungen die Individualität und die Lebensbedingungen. Es gibt Leute, die z. B. Milch, Obst nicht vertragen. Verständigen Personen wird man weniger Verbote erteilen, unverständigen strengere Vorschriften geben. Bei manchen kann man sich mit allgemeineren Weisungen begnügen, anderen muß man einen detaillierten Speisezettel geben. Personen, die nach ihrer beruflichen oder gesellschaftlichen Stellung nicht so strikte nach den Vorschriften leben können, verordne man, daß sie nach erzwungenen Übertretungen der Kostordnung ein oder mehrere Tage sehr nüchtern leben sollen. Manche werden durch zu strenge und gehäufte Verbote deprimiert und hypochondrisch, fangen an, sich ängstlich zu beobachten — was auch nicht günstig wirkt.

Man sei nicht zu pedantisch in der Diät, gestatte Abwechslung und gelegentliche Abweichungen. Psychotherapie, Bewegung, Bäder sind mindestens ebenso wichtig wie die Diät, und entscheidend ist doch stets die Konstitution.

Eine kalkarme Nahrung zu verabreichen, ist zwecklos. Nicht auf die Kalkablage, sondern auf die histologische Gewebsveränderung kommt es an. Die Wichtigkeit der Stuhlentleerung, und zwar einer täglich zweimaligen, wurde schon berührt. Kuren in Karlsbad, Kissingen, Marienbad, Mergentheim, Homburg usw. bewähren sich oft für solche Fälle, namentlich wenn Stoffwechselkrankheiten bzw. Plethora mit im Spiele sind.

Außergewöhnliche Belastungen der Gefäßwände durch starke, brüske oder langdauernde Blutdrucksteigerung sollen vermieden werden, deshalb keine erheblichen körperlichen Anstrengungen, keine seelischen Erregungen hohen Grades, kein gehetztes Leben. Sehr wichtig ist in dieser Beziehung die hinreichende Nachtruhe, in welcher so viele Nachklänge der Beanspruchungen des Tages sich abgleichen. Auch eine Unterbrechung der Tagesarbeit durch eine, wenn auch kurzdauernde, Ruhe ist nötig. Überhaupt ist eine regelmäßige gesetzte vernünftige Lebensführung zu empfehlen, Bewegung, körperliche und geistige Tätigkeit als solche sind keineswegs zu untersagen.

Von Gemütsbewegungen scheinen außer großen Erregungen auch Depressionen, zu denen der Arteriosklerotiker gerade neigt, ungünstig zu wirken.

Die Psychotherapie ist von größter Bedeutung. Man greife, um Verstimmungen zu vermeiden, nicht mehr in die Lebensordnung ein, als unbedingt nötig ist, fühle sich in die Individualität des Kranken und seine Umwelt ein. Man zerstreue die Befürchtungen des Patienten um seine Zukunft (Verkalkung, Schlaganfall, Verblödung, Erwerbsunfähigkeit), sorge tunlichst für eine heitere Atmosphäre; zu viel Geselligkeit ist ebenso vom Übel wie zu große Vereinsamung. Ob und inwieweit der Arzt den Patienten von der Diagnose in Kenntnis setzt, hängt von der Individualität und den Umständen ab. Oft schadet die Diagnose mehr als die Krankheit. Man bedenke, daß die Bezeichnung „Arteriosklerose" für den Laien oft irrtümlicherweise mit Hoffnungslosigkeit oder gar Todesurteil gleichbedeutend ist. Der Arzt ist Helfer und Freund des Kranken und soll nicht ohne Not die strenge Amtsmiene aufsetzen. Oft genug wird zu Unrecht Sklerose diagnostiziert, z. B. lediglich auf erhöhten Blutdruck hin (s. oben).

Die Behandlung der wanderkrankten Schlagadern selbst geschieht nach dem Grundsatz der Schonung und gleichzeitigen Übung. Es soll auf Tonus, Dehnbarkeit, Anpassungsfähigkeit an wechselnde Blutmengen und Durchströmungsverhältnisse eingewirkt werden, wobei dafür zu sorgen ist, daß die funktionellen Reize eine gewisse schädliche Grenze nicht erreichen. Als Reize dienen Kälte- und Wärmeapplikationen, die teils als schnell vorübergehende, teils als länger dauernde Abkühlungen und Erwärmungen angewendet werden und mit mechanischen Hautreizen verbunden werden können: kühle und warme Teilgüsse und Teilbäder, wechselwarme Duschen, Vollbäder, Halbbäder mit Güssen, kühle und warme Abreibungen, Massage und Bürstungen im warmen Bade. Trockene Bürstungen. Massage, Luftbäder, Bestrahlungen. Formen des warmen Vollbades sind das einfache warme Bad (34—36° C), das stets mit einer kurzen, kühlen Abwaschung und Trockenreibung abgeschlossen werden soll; Solbäder, aromatische Bäder (Kiefernadel usw.), vor allem Kohlensäurebäder. Von Kurorten kommen die Wildbäder, Solbäder, Kohlensäurebäder in Betracht.

In demselben Sinne wirken Bewegungen, und zwar sowohl Fortbewegungen als auch Gymnastik in Form von Freiübungen. Die Anforderungen sind nach dem Allgemeinzustand, der Beschaffenheit des Herzens und dem Grade der Arteriosklerose zu bemessen. Bergsteigen, leichter Sport kann herangezogen werden. An die nötigen Ruhepausen ist stets zu denken. Auch gelegentliche leichte Schwitzprozeduren scheinen günstig zu wirken.

Im allgemeinen bewährt sich bei schwereren Formen der Arteriosklerose sonniges, warmes Klima. Freundliche landschaftliche Eindrücke, Höhenluft wirken, wohl auch auf dem Wege der Stimmung, günstig. Die Furcht vor größeren Höhen ist unberechtigt, es sei denn, daß Hirnsklerose oder schwere Herzkomplikationen bestehen (vgl. S. 201).

Von Medikamenten kommt das Jod hauptsächlich in Betracht, auch bei den nicht auf Syphilis beruhenden Fällen (vgl. Hypertension). Von anderen antiarteriosklerotischen (?) Mitteln sind zu nennen: Telatuten, Arteriovaccin (Cilimbaris), Animasa, Proteinkörper, wie z. B. Vaccineurin. Ein Nutzen ist für alle diese Mittel nicht erwiesen.

Bei den arteriosklerotischen Reizzuständen (Schmerzen, Angiospasmen) ist vor allem die Ruhebehandlung einzuleiten, die durch Sedativa (Brom, Luminaletten) zu unterstützen ist. Ausreichender Schlaf spielt auch hier eine maßgebende Rolle.

Schlafstörungen bei Arteriosklerose. Bei Arteriosklerose sind Schlafstörungen sehr häufig. Sie sind teils mit Oppressions- und Angstgefühl verbunden, teils handelt es sich um Störungen, die ganz den nervösen gleichen: Unruhe, erschwertes Einschlafen, zuweilen mit Kopfschmerz, besonders Hinterkopfschmerz, gelegentlich Schwindel im Liegen; Wettstreit zwischen Ermüdung und Erregtheit. Sehr häufig sieht man abnorm frühes Erwachen mit Angstgefühl in der Herzgegend. Bei schwerer Sklerose der Hirnarterien findet sich übrigens auch eine abnorme Schläfrigkeit.

Die Diät ist bei Schlafstörungen besonders wichtig: Fleischarme oder fleischfreie Kost, Herabsetzung des Nahrungsquantums überhaupt, besonders aber der Abendmahlzeit; Sorge für abendliche Stuhlentleerung. Ferner bewähren sich leichte hydrotherapeutische Prozeduren, wie lauwarme oder warme Fußbäder (nicht heiße, welche oft gerade Kopfkongestionen erzeugen), Waden- und Bauchpackungen. Die pharmakologischen Mittel werden in üblicher Weise angewendet. Man scheue sich nicht, eine Zeitlang Schlafmittel zu verordnen — aber möglichst nicht Opiate. Sedativa wie Adalin, Brompräparate sind oft schon von recht gutem Erfolg. Bei starker Hypertonie (Schrumpfniere) und gleichzeitigen schweren Schlafstörungen denke man an Chloralhydrat in Klystierform (1,0—2,0 g mit Mucilago-Gummi). Im übrigen vgl. Kap. Schlaflosigkeit, S. 46).

Häufig wird die Nachtruhe der Arteriosklerotiker durch Gasauftreibung und Flatulenz gestört, die ja bekanntlich nicht selten die Hauptklage bilden und zuweilen anfallsweise mit Schmerz und Beklemmungsgefühl verbunden auftreten. Hier sind dann alle gegen den Meteorismus gerichteten Mittel zu versuchen, wie geeignete Diät, feuchte Unterleibspackungen, Vibration, Massage, Magnesiumpräparate, Karminativa, Darmentleerungen, Atmungsgymnastik. Die Diuretinbehandlung kann auch für die arteriosklerotischen Unterleibsbeschwerden mit Nutzen verwendet werden.

Bei der Schlaflosigkeit der Greise sind pharmakologische Mittel nicht zu entbehren.

Ohnmacht und Kollaps.

Ohnmacht kommt durch Anämie des Gehirns auf vasomotorischem Wege zustande. Selbst bei vorliegender allgemeiner Anämie ist es nicht diese allein, sondern ein hinzutretender nervöser Faktor (Gefäßverengerung), der die Ohnmacht auslöst. Den meisten Fällen von Ohnmacht liegen nervös-psychische Reize zugrunde. So körperlicher Schmerz, Gemütsbewegungen wie Furcht, Angst, Schreck, freudige Erregung, entsetzenerregende Vorstellungen wie z. B. Erzählung oder Anblick grauenhafter Vorgänge, schwer leidender Menschen. Ferner körperliche und geistige Überanstrengung, große Anspannung der

Willenskraft, Übermüdung und Erschöpfung, sexuelle Ausschweifungen. Die nervösen Einflüsse werden teils auf vasomotorischem Wege, teils durch direkte Wirkung auf die Herzinnervation erfolgreich. Die Ohnmachten der Herzkranken sind teils durch Herzschwäche, teils durch örtliche Hirnanämie bedingt, wie das z. B. unzweifelhaft für den Ohnmachtsanfall bei Aortenstenose und Adams-Stokes anzunehmen ist. Auch bei den Ohnmachten der Arteriosklerotiker dürften neben mangelhafter Anpassungsfähigkeit der entarteten Arterien an die vorkommenden Schwankungen des Blutgehaltes Angiospasmen mit beteiligt sein. Besondere Beachtung verdienen Ohnmachten durch Inanition, durch äußere und innere Blutungen (auch starke Menstrualblutungen), durch Magen-Darmerkrankungen (z. B. Durchfälle, Übelkeit), durch längeres Stehen (z. B. bei Enteroptose), Kopfkongestionen (heißer Raum, heißes Bad).

Die Beendigung des Ohnmachtsanfalls kommt teils dadurch zustande, daß die Reize, die ihn hervorgerufen haben, abklingen, teils durch reaktive Kompensationsvorgänge vasomotorischen Charakters. Von Interesse ist es, daß häufig die Ohnmacht selbst den ohnmachterzeugenden Reiz vernichtet; der Schmerz oder die psychische Erregung, die zur Ohnmacht geführt haben, werden durch das Schwinden des Bewußtseins aufgehoben und unwirksam; die körperliche Überanstrengung klingt durch die erzwungene Ruhe der Ohnmacht ab. Ja, es scheint fast, als ob die Ohnmacht zuweilen eine Reaktion des Organismus darstelle, durch den er sich gewaltsam der weiteren Wirksamkeit starker den Organismus schädigender Reize entzieht.

Die Ohnmacht kann jedes Individuum befallen; aber in der Mehrzahl werden die ohnmachterzeugenden Reize wirksam auf Grund einer individuell oder zeitlich vorhandenen Disposition, die in einer erhöhten nervösen, vasomotorischen oder emotionellen Reizbarkeit besteht.

Behandlung der Ohnmacht: Man öffnet beengende Kleider, sorgt für frische Luft, befeuchtet mit kaltem Wasser oder Essigwasser Gesicht und Brust, frottiert die Extremitäten, tapotiert die Herzgegend, verwendet Riech- und Reizstoffe, wie Salmiak, Eau de Cologne, lagert den Kopf tief, reibt und bürstet die Fußsohlen.

Bei längerdauernden Ohnmachten kommen die stärkeren Stimulantien, wie Senfpapier (auf die Waden gelegt), reizende Einreibungen, evtl. Coffein-, Äther- oder Campherinjektionen zur Anwendung. Man vermeide rüttelnde Bewegungen, da man nicht wissen kann, ob nicht etwa innere Blutungen im Spiel sind.

Nach Lösung der Bewußtseinspause werden Kaffee, Tee, Wein, Baldriantropfen u. dgl. eingeflößt und wird unter allen Umständen für ruhige Lagerung gesorgt. Weiterhin wird man bemüht sein, das der Ohnmacht zugrunde liegende Leiden festzustellen.

Beim Kollaps handelt es sich um eine plötzlich eintretende Kreislaufschwäche mit Sinken der Eigentemperatur des Körpers. Der Kollaps zeigt verschiedene Abstufungen. Bei seiner stärksten Ausprägung finden wir den Kranken in passiver Rückenlage, Rumpf und

Gliedmaßen erschlafft und regungslos, das Gesicht eingefallen, die Haut kalt, blaßbläulich, feucht oder stark mit Schweiß bedeckt, den Puls beschleunigt und kaum fühlbar. Der Kollaps kann von ziemlich langer Dauer sein und ist nicht notwendig mit einer eigentlichen Bewußtseinspause verbunden. Bei schweren Kollapsen pflegt Benommenheit stärkeren Grades zu bestehen, bei leichten braucht nur eine gewisse Mattigkeit der geistigen Funktionen vorhanden zu sein.

Kollapse kommen besonders bei fieberhaften Krankheiten vor; das ominöse Mißverhältnis zwischen sinkender Temperatur und steigender Pulszahl deutet, im Gegensatz zur Remission, den sich entwickelnden Kollaps schon zu einer Zeit an, wo der Kranke selbst noch kaum etwas davon verspürt. Es handelt sich dabei hauptsächlich um eine Vasomotorenlähmung, vorwiegend im Splanchnicusgebiet, in dessen erschlafften und erweiterten Gefäßen sich das Blut ansammelt; das Herz wird daher ungenügend gefüllt und verblutet sich gleichsam in die Unterleibsgefäße hinein.

Außer der Intensität der Infektion kommen als Ursachen des Kollapses Unterernährung, starke Durchfälle, starkes Erbrechen, profuse Blutungen, Perforationen ulceröser Prozesse in die Bauchhöhle, Platzen einer Bauch- oder Tubenschwangerschaft, schlechte Beschaffenheit des Herzmuskels, Intoxikationen in Betracht. Auch bei nichtfieberhaften und nicht-infektiösen Erkrankungen treten Kollapse auf, so z. B. bei Herzerkrankung, Magenektasien. Der Kollaps ist im Gegensatz zur Ohnmacht stets ein schwerer und meist ein dubiöser Zustand und geht nicht selten in Agone über.

Behandlung des Kollapses. Subcutane, intramuskuläre, intravenöse Injektionen der Exzitantien und Vasotonica: Ol. camphoratum, Cardiazol usw., Coffeinsalze, Strychn. nitr., intravenös Traubenzucker, Adrenalin ($^1/_2$ bis $^3/_4$ ccm [1 : 1000] intravenös oder subcutan oder auch intrakardial). Kohlensäureeinatmung. Näheres S. 100f.

Ferner die zentripetale Einwicklung der Gliedmaßen und Umschnürung des Abdomens, bei Erhebung der Beine (Autotransfusion), die subcutanen oder intravenösen Infusionen von physiol. NaCl-Lösung, evtl. mit Adrenalinzusatz, oder der rectale Dauereinlauf von physiologischer Kocksalzlösung. Die Campher- und Coffeininjektionen werden vielfach in zu geringer Dosierung angewendet. Künstliche Atmung kann indiziert sein. Bei starker Erniedrigung der Eigenwärme sorge man durch Einlegung von Wärmflaschen, Lichtbrücke, durch Applikation von Elektrothermkompressen u. dgl. für Erwärmung des Körpers. Die Herzgegend und der Hals sind sonderlich warm zu halten. Frottieren des Körpers, öfteres Tapotement der Herzgegend kann nützlich sein. Innerlich Kaffee, Champagner. Außerdem die kausale Therapie des Kollapses je nach der vorliegenden Ursache.

Der Ohnmacht ähnlich, aber durch das Erhaltensein des Bewußtseins von ihr unterschieden, sind Zustände von Übermüdung, Erschöpfung, Hinfälligkeit, „Angegriffenheit", wie man sie bei Kranken, auch bei Gesunden, nach starker körperlicher oder seelischer Beanspruchung sieht, und die man nicht gerade dem Kollaps zurechnen kann: Hochgradige Müdigkeit und Erschlaffung, blasses Aussehen, Gesicht eingefallen, Augen tiefliegend; matter Gesichtsausdruck. Der Ergriffene fühlt eine Leere oder Spannung im Kopf, Schwindel, Taumeln, eine brennende Trockenheit in den Augen, ist verstimmt, unlustig; die geistigen Funktionen sind herabgesetzt. Häufig finden sich bei diesem Symptomenkomplex auch Frostgefühl, ja, Schüttelfrost sowie allerlei Parästhesien, was, wie es scheint, manchen Ärzten ganz unbekannt ist. Durch Ruhe und Stimulantien kann schnelle Besserung erfolgen. Es handelt sich auch hierbei um vasomotorische Vorgänge, gestörte Blutverteilung, vielleicht zum Teil ungenügenden Sauerstoffverzehr mit Milchsäurebildung.

III. Harnorgane.

Erkrankungen der Blase.

Beim Blasenkatarrh sind zuvörderst die Ursachen zu ermitteln (Prostata, Harnröhrenstriktur, Gonorrhoe, Tuberkulose, Nieren- oder Blasenstein). Auch ist zu beachten, ob dem Harn Blut beigemengt, ob der Leukocytengehalt ein hoher ist, welche Bakterien in Frage kommen, ob lebhafte Reizzustände (Schmerzen, häufiger Urindrang, Blasenkrämpfe) vorhanden sind, ob Fieber besteht. Bei akuter Cystitis sind örtliche instrumentelle Untersuchungen der Blase möglichst zu unterlassen.

Die Behandlung besteht bei der akuten Cystitis zunächst in Ruhe, Wärme und zweckmäßiger Diät: reichlicher Flüssigkeitsdarreichung, fleisch- und fischfreier, salzarmer und gewürzloser Unterernährung (Milch, Obst, Gemüse, Ei, mildem Käse, Zucker, Amylaceen). Als Flüssigkeit kann man Wasser, Obstlimonaden, Mineralwässer (Fachinger, Wildunger, Wernarzer usw. Brunnen) neben Milch reichen. Kaffee, Tee, Alkohol sind zu vermeiden. Mäßig erhöhte Rückenlage, um der Anstauung des Urins in der Blase entgegenzuwirken. Häufige Entleerung der Blase.

Medikamente sind bei leichter Cystitis nicht nötig. Bei schwereren oder sich länger hinziehenden Fällen: Fol. uvae ursi, Urotropin (Hexal, Salol). Vom Urotropin und den übrigen Hexamethylentetraminverbindungen merke man, daß die desinfizierenden Eigenschaften (Abspaltung von Formaldehyd) in stärkerem Maße nur im sauren Harn auftreten. Ist derselbe nicht sauer, so verordne man neben Urotropin 3mal tägl. 0,5 Ammon. chloratum. Auch Leinsamentee, Pfefferminz- und Fliedertee sind besonders zum Zwecke der Reizmilderung zu empfehlen. Fast vergessen ist die Muskatnuß, die durch ihr Öl vortrefflich gegen Blasenkrampf und schmerzhaften Urindrang wirkt, der auch durch Belladonna bekämpft werden kann (ein Messerspitzchen geschabte Muskatnuß 2—3mal täglich). Bei Harnverhaltung greife man nicht sofort zum Katheterismus, der überhaupt möglichst zu vermeiden ist, sondern versuche warme Umschläge, warmes Sitzbad, Belladonna.

Postoperative Harnverhaltungen werden durch Urotropin, besonders bei intravenöser Darreichung, beseitigt.

Bei starker ammoniakalischer Gärung des Harns versagt Urotropin.

Längerer Gebrauch in großen Dosen kann Auftreten von roten Blutkörperchen im Harn (Nierenreizung) bewirken.

Sorge für täglich 2malige weiche Stuhlentleerung (durch Paraffin, Karlsbader Salz) ist besonders bei Coliinfektion wichtig.

Bei der chronischen Cystitis muß man, falls das soeben beschriebene Verfahren nicht zum Ziele führt, zu Blasenspülungen greifen. Da bei der horizontalen Lage des Patienten der Urin mit beigemengtem Eiter sich nach dem Fundus der Blase hin senkt, muß sich der Patient nach Einfüllung der Spülflüssigkeit erheben und vornüberbeugen. Zur Spülung nimmt man zunächst physiologische NaCl-Lösung (steril, körperwarm), weiterhin 1—3proz. Borlösung.

Diese Spülungen haben den Zweck, den Eiter und den infizierten Urin zu entfernen; eine direkt arzneiliche Wirkung auf die Blasenschleimhaut kommt ihnen nicht zu. Die Ausheilung ist nur von der Regenerationsfähigkeit der Epithelzellen zu erwarten, die durch scharfe Lösungen geschädigt werden. Die Erhaltung eines lebenskräftigen Epithels ist wichtiger als die Desinfektion, die, wenn sie durch übermäßig scharfe Mittel geschieht, auf der einen Seite zwar Bakterien vernichtet, auf der anderen aber durch Nekrotisierung der Epithelien neues Nährmaterial für die Bakterien schafft.

Es wird zweifellos durch unnötig starke Lösungen bei frischeren Prozessen viel geschadet. Man sollte stets Schritt für Schritt vorgehen, d. h. zunächst isotonische NaCl-Lösung, dann 1—3proz. Borlösungen, dann Eichenrindenabkochungen (Kamillenblüte 2,0, Wollblume 3,0, Eichenrinde 5,0, $^1/_4$ Stunde in $^1/_2$ l Wasser kochen, kolieren); zur Blasenspülung anwenden. Erst wenn dies nicht zum Ziele führt, kommen Spülungen mit Argent. nitr. (0,5—1$^0/_{00}$) an die Reihe, evtl. Sol. Hydrarg. oxycyan. 1:6000. Die Spülungen sind in Zwischenräumen von 2 Tagen bzw. von 1 Tag auszuführen. Das Nähere der Technik, die streng aseptisch sein muß, gehört nicht hierher. Der innere Gebrauch der Urotropinpräparate, auch die intravenöse Injektion von Cylotropin läuft stets nebenher. Ebenso Wildunger und andere Wässer. Die Diät kann bei chronischer Cystitis nicht so streng sein als bei der akuten, jedoch sollte sie stets fleischarm, salz- und gewürzarm und alkoholfrei sein. Für regelmäßige weiche Darmentleerung ist stets zu sorgen. Auf die spezialistische Behandlung der schwereren Fälle mit Verweilkatheter usw. kann hier nicht eingegangen werden.

Gegen die Reizzustände der Blase (Schmerzen usw.), die auch nach den Spülungen nicht selten auftreten, sind warme Sitzbäder und die üblichen Sedativa anzuwenden. Bei spastischer Harnentleerung bzw. Harnverhaltung empfiehlt sich die Miktion im warmen Sitzbade.

Die Prostata-Hypertrophie wird sehr oft übersehen, weil nicht an sie gedacht wird und die mannigfachen Symptome ein anderes Leiden vortäuschen: die Magensymptome lassen an Gastritis oder Magencarcinom denken, die reichliche Entleerung eines dünnen Urins mit großem Durst an Diabetes insipidus oder Nierenschrumpfung. Die gefüllte Blase kann als Neubildung, die sekundäre Urosepsis als irgendeine andere fieberhafte Infektionskrankheit gedeutet werden.

Die Behandlung geschieht nach den für die Cystitis gültigen Regeln, der von Anfang an peinlich sorgfältige Katheterismus ist von größter

Bedeutung; wichtig auch die Sorge für den Stuhlgang. Bei dauerndem Restharn ist die Operation erforderlich. Die Massage der Prostata bleibe Fachärzten überlassen.

Rezepte.

(Cystitis.)

Urotropin-Tabl. (0,5 g)
3—4mal tägl. 1 Tabl. in Wasser.

Billiger ist die Verordnung in Form von Tabl. Hexamethylentetramin.
Durch ihren Hexamethylentetramingehalt wirken auch die zahlreichen anderen inneren Harndesinfizientien wie Hexal, Helmitol usw.

Decoct. Fol. uvae ursi 10,0 : 100,0
2mal tägl. 1 Eßlöffel.

Salol 0,5
2—4mal tägl. 1 Tabl.

Leinsamentee, im Hause zu bereiten oder als Decoct. 20 : 300.

Extr. Belladonnae 0,02—0,05
auf 1 Suppos., 1—2mal tägl.

Lupulin 0,15
Morph. 0,01
Sacch. lact. F pulv.
1—3mal tägl. bei Blasenspasmen.

Cylotropin intravenös
(fertige Ampullen).

Camphersäure bei Bact. coli.

Autovaccine.

Pyelitis.

Bei der akuten Pyelitis, die ascendierend von der Blase oder descendierend von der Niere oder durch Überwanderung vom Darm her (Colibacillen) entstehen und eine katarrhalische oder eitrige sein kann, wird ebenso verfahren wie bei der Cystitis. Sie stellt im allgemeinen eine ernstere Erkrankung dar als diese und verlangt von den ersten Anfängen an eine sorgsame Behandlung. Man bringe die Patienten in erhöhte Rückenlage und lasse sie häufig urinieren.

Für die chronische Pyelitis gilt das gleiche wie für die chronische Cystitis. Blasenspülungen natürlich nur bei gleichzeitiger Cystitis. Die chronische Cystitis wie Pyelitis bedarf der Bettbehandlung nur bei den nicht seltenen akuten Exacerbationen.

In hartnäckigen Fällen von Coli-Pyelitis scheint sich der Wechsel von saurer und alkalischer Diät zu bewähren; 3 Tage lang: viel Fleisch, Fisch, Eier, Brot, Hafer, Kochsalz, Acid. phosphor., 3—6mal tägl. 20 Tropfen in Himbeer- oder Zuckerwasser oder Ammon. chlorat., 9 g pro die (3mal 3 g in Oblaten oder Geloduratkapseln), Gesamtflüssigkeit nicht über $^1/_2$ Liter; 3 Tage lang Obst, Milch, Gemüse, Kartoffeln, Natron bicarb, 10 g tägl., viel Flüssigkeit. Urotropin nur an den sauren Tagen. Die Kur kann durch Diaphorese (Lichtbrücke) unterstützt werden.

Bei Staphylokokken- und gonorrhoischer Pyelitis wird Salvarsan empfohlen. Von den Vaccinationsverfahren habe ich keinen Erfolg gesehen.

Nierenkonkremente.

Die Nierenkonkremente können lange Zeit latent bleiben. Sie manifestieren sich durch gewisse Folgeerscheinungen, hauptsächlich Nierenkoliken, Hämaturie, Pyelitis. Da bei diesen Vorkommnissen durch die

Röntgenuntersuchung, die Cystoskopie und Pyelographie ein sehr genaues Urteil über die Lage und Größe der Steine, die Ein- oder Doppelseitigkeit des Leidens, die etwaige Infektion des Nierenbeckens bzw. der Niere selbst gebildet werden kann, sehen wir bezüglich der Therapie ziemlich klar.

Zunächst ist zu entscheiden, ob Operationsbedürftigkeit vorliegt oder nicht.

Auf den Abgang auf natürlichem Wege ist nur bei sehr kleinen Steinen zu rechnen, bei denen er allerdings sehr häufig vorkommt. Eine Zerbröckelung größerer Steine oder eine Lösung selbst kleinerer Steine durch innere Mittel ist höchst zweifelhaft (s. S. 221).

Die Operation ist unbedingt erforderlich bei festsitzenden Uretersteinen, bei bereits eingetretener Infektion des Nierenbeckens, bei wiederholten starken schmerzhaften bzw. mit starken Blutungen verbundenen Nierensteinkoliken; in letzterem Fall jedoch dann nicht, wenn die Steine leicht auf natürlichem Wege entleert werden. Fehlen diese Ereignisse noch, stellt man nur das Vorhandensein von Nierenbeckensteinen fest, so erwäge man die drohenden Gefahren. Ein Stein, der zu groß ist, um den Ureter zu passieren, wird voraussichtlich zu irgendeiner Zeit doch einmal eine Operation notwendig machen, besonders wenn er schon einmal einen Kolikanfall ausgelöst hat. Die Operation ist prognostisch bedeutend günstiger, wenn noch keine Infektion des Nierenbeckens vorliegt, vor der man nie sicher ist, und je jünger der Steinträger ist. Die Aussichten, durch Diät und innere Mittel das Wachstum des Steines zu verhindern, sind sehr zweifelhaft, besonders wenn der Patient nicht in der Lage ist, dauernd nierensteingemäß sein Leben einzurichten. Die Notwendigkeit einer Operation kann evtl. unter ungünstigen Umständen (z. B. während einer Reise) eintreten. Im allgemeinen wird sich daher beim Vorhandensein größerer Steine (Einseitigkeit vorausgesetzt) die Operation empfehlen.

Innere Behandlung. Die diätetische und sonstige innere Behandlung kann nur das Ziel verfolgen, das Wachstum der Steine zu verhindern bzw. zu verlangsamen, die Auslösung von Steinkoliken zu verhindern und Infektionen des Nierenbeckens zu behandeln (oder zu verhindern).

Die Diät hängt von der chemischen Zusammensetzung der Steine ab. Die Phosphatsteine kann man vermuten, wenn der Steinbildung Pyelitis vorhergegangen ist und Phosphaturie besteht; die Uratsteine an dem Abgang von Harnsäurekrystallen, die Oxalatsteine an dem von oxalsaurem Kalk erkennen. Am sichersten ist die Diagnose, falls bereits Konkremente abgegangen und chemisch untersucht worden sind. Die Cystinsteine kommen praktisch nicht in Betracht.

Bei harnsauren Steinen soll die Diät arm an Harnsäurebildnern sein, wie bei der Gicht (s. dort). Die Ernährung soll ferner die Säure des Urins vermindern, welchem Zwecke gleichfalls die Herabsetzung der Fleischkost und die reichliche Zufuhr einer lactovegetabilen Ernährung dient. Endlich Zufuhr von Alkalien durch natronhaltige Wässer (Fachinger usw.), Natr. bicarb., Citronenkur, Uricedin.

Die harnsäurelösenden Mittel, wie Piperazin, Lithionsalze usw., haben auf die Lösung der Uratsteine im Nierenbecken keinen Einfluß. Trinkkuren in Karlsbad, Neuenahr, Wildungen sind erfahrungsmäßig von Vorteil.

Vielleicht kommt eine zerbröckelnde oder lösende Wirkung doch dem Harnstoff zu (10 g pro die), nach dessen längerem Gebrauch man gelegentlich einen Abgang von Konkrementen sieht. Jedenfalls möchte ich einen Versuch mit Harnstoff in Verbindung mit Natron stets empfehlen.

Oxalatsteine erfordern den Ausschluß oxalatreicher Nahrungs- und Genußmittel aus der Diät: Tee, Kakao (Schokolade), Sauerampfer, Spinat, Rhabarber, Kartoffeln, rote Rüben, grüne Bohnen. Der Oxalatgehalt der Tomaten ist sehr gering. Auch empfiehlt sich die Abstumpfung der Magensäure, um die Resorption des exogen zugeführten oxalsauren Kalkes zu erschweren; ferner die Zufuhr von Magnesia in Form von Magnesia usta oder Magnesia carbonica, etwa 2 g pro Tag nach der Mahlzeit, und von kalkarmer Nahrung (wenig Milch und Eier), weil die Oxalsäure bei Gegenwart von wenig Kalk und viel Magnesia sowie von viel sauren Phosphaten (daher reichliche Fleischkost) am besten löslich ist. Dieselbe Behandlung dient der auch ohne Steinbildung vorkommenden Oxalurie, die neben Brennen in der Harnröhre verschiedenartige nervöse Beschwerden zeitigt und deren Wesen in dem Ausfall der Kristalle von oxalsaurem Kalk besteht.

Bei der Phosphaturie spielt die Alkalescenz des Harns eine wichtige Rolle, weil sie den Ausfall der phosphorsauren Salze befördert. Schon die reichliche Abscheidung von Salzsäure im Magen (Superacidität) kann in dieser Richtung wirken.

Es ist weniger ein erhöhter Phosphorsäuregehalt des Harns, als der im Verhältnis zur Phosphorsäure zu hohe Gehalt an Kalk und anderen Basen, der zur Phosphaturie und Konkrementbildung führt. Die Diät soll daher kalk- und alkaliarm, dagegen reich an Säurebildnern sein: Fleisch, Käse, Eier, wenig Obst und Gemüse, keine Milch (Kalkgehalt!). Umber empfiehlt Atropin, das durch die Herabsetzung der sauren Magen-Supersekretion die Harnacidität steigert. Ferner wird Zufuhr von Mineralsäuren (nicht Salzsäure) empfohlen, vor allem Phosphorsäure: Sol. acid. phosph. 1,0:20,0; 3mal tägl. 20 Tr. in Wasser.

Auch Muskeltätigkeit, die bekanntlich die Gewebe und den Harn säuert, ist zweckmäßig.

Die Diätvorschriften bei der Phosphaturie sind zum Teil theoretischer Art und nicht frei von Widersprüchen.

Alle genannten Diätformen müssen nach den etwa sonst vorliegenden Krankheitszuständen wie Diabetes, Nierenerkrankungen, Hypertension modifiziert werden. Auch soll man sich vor einseitigen Übertreibungen hüten.

Gerade bei den Phosphatsteinen ist die Behandlung der Pyelitis von größter Bedeutung: Vermeidung aller die urinabführenden Wege reizenden Stoffe (Salz, scharfe Gewürze, Alkohol), Trinkkuren mit Wildunger, Karlsbader, Neuenahrer, Mergentheimer Wasser; häufige Harnentleerung.

Neben den gegen das Wachstum der Steine gerichteten Maßnahmen kommt es darauf an, das Nierenbecken selbst zu behandeln, und zwar der Pyelitis vorzubeugen, das Nierenbecken vor der Infektion zu schützen. Dies geschieht am besten dadurch, daß man den Harnabfluß aus demselben stets durch reichliche Flüssigkeitsdurchspülung im Gange erhält (Wasser, Limonade, Mineralquellen, Säuerlinge). Auftretende Trübungen des Urins erfordern sofort Beachtung. Speisen, die die Schleimhaut der abführenden Harnwege reizen, sollen vermieden werden (s. oben). Desgleichen Erkältungen, Durchnässungen, die Blasenkatarrh erzeugen können. Infektionsherde im Körper (kranke Tonsillen, Zahnerkrankungen) sollen behandelt bzw. entfernt werden.

Behandlung der Nierenkoliken. Bei Nierenkoliken wird der Schmerz, der von sehr verschiedener Heftigkeit sein kann, und der Ureterenkrampf durch die subcutane Morphiuminjektion, evtl. in Verbindung mit Atropin, auch Papaverin, Papavydrin, und durch äußere Wärme (Heizkissen, heiße, Sitz- oder Vollbäder) bekämpft. Ferner kommt die paravertebrale Anästhesierung (Dorsal XII, Lumbal I und II) in Betracht.

Das Hindurchtreten des Konkrements wird durch reichliche Flüssigkeitszufuhr (heißes Wasser, Pfefferminztee), bei Erbrechen durch warme Bleibeklystiere, Diathermie befördert. Hohe warme Einläufe können auch auf Schmerz und Krampf günstig wirken. Dem Glycerin wird eine den Durchtritt des Steins befördernde Wirkung nachgerühmt.

Hat der Anfall sein Ende gefunden, so muß der Patient darauf achten, ob er ein Konkrement entleert, was unter Umständen, wenn es in der Blase zurückgehalten wird, erst nach Tagen geschieht. Nicht selten werden die Steine nahezu oder ganz schmerzlos und ohne Blutverlust entleert.

Sehr wichtig ist es, darauf zu achten, ob sich an die Steinentleerung etwa eine Nierenbeckeninfektion oder Ureteritis oder Cystitis anschließt (s. Behandlung der akuten Cystitis).

Bei Anurie sind die krampfstillenden Maßnahmen (s. oben) energisch weiteranzuwenden. Dauert die Anurie über 48 Stunden an, so ist chirurgisch vorzugehen.

Rezepte.

(Nierenkonkremente.)

Glycerin.
3mal tägl. 1—2 Eßl. (50—80 g pro Tag) in Wasser.

Extr. Belladonnae, Atropin, Papaverin, Morphium, Bellafolin in den üblichen Verordnungen.

Atropin. methyl.-brom. 3mal tägl. 1 mg.

Nierenerkrankungen.

Unsere Kenntnisse von der Nierentätigkeit stecken noch in den Anfängen. Gesichert erscheint, daß es sich um eine höchst komplizierte Arbeitsleistung handelt, bei der eine aktive Sekretion neben Filtration mit teilweiser Rückresorption bestimmend ist und die auf die verschiedenen Abschnitte des renalen Röhrensystems verteilt ist.

Die Nierenentzündungen entstehen meist vom Blutwege aus, seltener ascendierend von der Blase. Wahrscheinlich können die infektiösen und toxischen Stoffe, die auf die Niere wirken, auch die sonstigen Gewebszellen schädigen. Daß dies tatsächlich vorkommt, geht daraus hervor, daß innerhalb von gruppenweisen Nephritiserkrankungen Fälle von akutem Ödem ohne Nierenbeteiligung vorkommen (z. B. bei der Kriegsnephritis beobachtet).

Die Nieren werden durch Blutgifte insofern besonders stark betroffen, als ihre Blutdurchströmung eine für ihre Größe außerordentlich starke ist: 10% des gesamten zirkulierenden Blutes. Dies allein kann immerhin nicht erklären, daß die Schädigung der Nierenzellen sehr viel bedeutender ist als die anderer drüsiger Organe, wenn solche auch keineswegs fehlt (Bronchien, Magen-Darmkanal). Beim nephritischen Ödem ist die Capillarschädigung des Gewebes sicherlich stark mitbeteiligt. Der Gesamtorganismus ist bei der akuten Nierenerkrankung nicht allein aus diesem Grunde mitbeteiligt, sondern auch durch die Folgen der Betriebsstörung dieses wichtigen Ausscheidungsorganes. Zur Ausscheidung bestimmte Abbauprodukte und Mineralstoffe werden im Blute und Gewebe zurückgehalten, der ganze Körper wird von einem in seiner Zusammensetzung krankhaft veränderten Blut durchströmt, auch die Nieren selbst. Dieser Zustand muß sich bis auf die Zellwände und Zellinhalte zurückerstrecken, die Abwanderung der Abbaustoffe aus den Zellen verhindern, ihren Stoffwechsel beeinträchtigen, kurz die Lebensvorgänge im ganzen Körper störend beeinträchtigen.

Da das Blut mit Stoffen überladen ist, denen eine irritierende Wirkung auf die Gewebszellen und speziell auf die Nieren zukommt, so ergibt sich ein Circulus vitiosus.

Das beste Mittel, diese Schädigungen abzuwenden, wäre die Wiederherstellung der Nierentätigkeit. Jedoch ist die Anwendung von diuretischen Mitteln bei akuter Nephritis durchaus verfehlt, wie die praktische Erfahrung beweist und auch die Überlegung ergibt, daß das geschädigte Organ durchaus der Fernhaltung aller Reize bedarf. Von einem „allopathischen“ Verfahren, die verminderte Urinabsonderung künstlich steigern zu wollen, kann somit keine Rede sein. Vielmehr müssen wir auch hier der Selbstregulierung freie Hand lassen und sie unter möglichst günstige Bedingungen bringen.

Die Regulierung stellt den Organismus vor eine schwierige Aufgabe, weil Kompensationen für die ausgefallene Nierenfunktion nur in sehr beschränktem Umfange möglich sind. Haut und Darm können wohl für die Wasserausscheidung herangezogen werden, jedoch ist die Salz- und Abbaustoffausscheidung so gering, daß sie kaum in Betracht kommt. Aber die Restitutionsfähigkeit von Nierenstörungen ist sehr groß, wie die erhebliche Zahl der Heilungen der akuten Nephritis beweist.

Es liegt auf der Hand, daß der Organismus um so besser mit der Betriebsstörung zustande kommen wird, je mehr Belastungen des Betriebes ferngehalten werden. Man wird somit möglichst wenig Stoffe in den Körper einführen und die Bildung von Stoffwechselprodukten durch Einschränkung der Muskeltätigkeit auf das äußerste herabsetzen.

Akute Nephritis. Die absolute Ruhe ist auch erfahrungsmäßig eines der wichtigsten Erfordernisse für die Behandlung der akuten Nierenentzündung. Sowohl Erschütterungen, gegen die die kranke Niere sehr empfindlich ist, z. B. durch Wagenfahrten, wie aktive Muskelbewegungen sind strengstens zu vermeiden. Es kommt hinzu, daß Anstrengungen der Herztätigkeit gleichfalls vermieden werden müssen (s. unten). Nichtbeachtung dieser Regel kann die Nierenschädigung erheblich verschlimmern.

Also sofort bequeme Bettlage und warme Bedeckung bis zum Halse hinauf in mäßig erwärmtem Zimmer. Abkühlung bzw. Erkältung verschlimmert die Nierenerkrankung, wie sie ja auch bei der Entstehung derselben oft die Infekt- bzw. Toxinwirkung unterstützt.

Die Ruhebehandlung trägt auch dem Umstande Rechnung, daß die Niere ein sehr reizbares Organ, der Glomerulusapparat in hohem Grade von Nerveneinflüssen abhängig ist und daß bei der Entzündung seine Reizbarkeit erhöht ist. Die nervösen Beziehungen der Nierentätigkeit werden immer noch zu sehr vernachlässigt. Die sekretorische Tätigkeit ist nicht nur von der anatomischen Erkrankung der Niere, sondern auch von extrarenalen Vorgängen (intermediärer Stoffwechsel) und von den Nerven abhängig. Zwischen Niere einerseits und Blase, Sexualapparat und Darm andrerseits bestehen nervös vermittelte funktionelle Beziehungen. Auch bei der Nephritis spielt die nervöse Reizbarkeit eine Rolle. Reize aller Art, nicht bloß die alimentären, sind daher bei der Nephritis fernzuhalten. Wir konnten im Kriege die Erfahrung machen, daß bei akut Nierenkranken schon der Marsch vom Schützengraben ins Ortsquartier oder ein längerer Bahntransport Urämie hervorrief, sogar Verlegungen von einem Lazarett in ein anderes, selbst in demselben Ort, noch mehr Bahnfahrten, auch wenn dieselbe nur einige Stunden dauerten, verschlimmerten nahezu regelmäßig die Nierensymptome, selbst bei solchen Kranken, bei denen die Erkrankung bereits stark in der Besserung befindlich war.

Die Hauttätigkeit soll durch Warmhalten angeregt werden; eine leichte Schweißabsonderung ist günstig, starkes Schwitzen aber im allgemeinen zu widerraten. Schweißtreibende Prozeduren können, da oft Herzschwäche besteht, Kollaps erzeugen, erfordern eine das Herz unnötig belastende Flüssigkeitszufuhr und entlasten die Niere keineswegs, bringen sogar die Gefahr der erhöhten Blutkonzentration. Die Warmhaltung der Haut fördert die Durchblutung der Nieren. Die Nahrungszufuhr soll in den ersten Tagen der akuten Nierenerkrankung eine sehr geringfügige sein. Das Erfordernis der Schonung der Niere und des gesamten Stoffwechsels ist viel dringender als das der Ernährung, die sehr wohl einige Tage lang unterbleiben oder auf ein Minimum beschränkt werden kann. Von Nährstoffen kommen zunächst ausschließlich Kohlehydrate und salzlose Butter in Betracht. Unglücklicherweise ist noch immer die Legende verbreitet, daß Milch das reizloseste Nahrungsmittel für die erkrankte Niere oder gar ein Heilmittel für sie sei; für die irritierende Wirkung der Milch spricht schon der Eiweißgehalt von 3% und der Salzgehalt von 0,16%. Eine für die Niere und noch dazu die entzündete Niere reizlose Diät gibt es überhaupt nicht. Durch ausschließlich mechanische Momente ohne die durchweg im Organismus wirksamen Beziehungen von Reiz und Reaktion kann die Nierentätigkeit nicht erklärt werden. Selbst der Vorgang der Filtration in organischen Geweben wird durch die veränderlichen Bedingungen der Reizung beeinflußt. Man kann also nur von einer möglichst wenig reizenden Ernährung sprechen. Das Optimum von Reizarmut in der entzündeten Niere wäre vorhanden, wenn es gelänge, die Durchblutung derselben ohne Veränderung der Blutzusammensetzung und des Blutdruckes fortzuführen. Dies ist aber unmöglich, denn selbst bei völligem Mangel an Nahrungszufuhr würde die Blutzusammensetzung sich nach der sauren Seite hin verschieben und mit Eiweißschlacken anreichern.

Auch die Beschränkung der Flüssigkeitszufuhr gehört zur reizvermindernden Behandlung. Die Anschauung von der Durchspülung der Niere ist an sich nicht unberechtigt; wenn auch die grobmechanische Vorstellung von dem Abspülen verstopfender Harnzylinder nicht zutreffen dürfte, so kann doch sehr wohl an die Entfernung von Bakterien und Toxinen wie auch an die Verdünnung des Urins gedacht werden. Eine große Flüssigkeitsdarreichung ist aber unzweckmäßig, weil sie die Nierentätigkeit in erhöhtem Maße beansprucht und weil die akute Nierenerkrankung häufig von einer muskulären Herzschwäche begleitet ist. Eine vollständige Flüssigkeitsentziehung kann aber im allgemeinen gleichfalls nicht empfohlen werden, weil sie mehr Nachteile als Vorteile bietet (vgl. aber Anurie, S. 226). Die Erhaltung der Blutkonzentration erfordert bei der beständigen Wasserabgabe des Körpers eine Wasserzufuhr. Bei längerem Fasten steigt auch der Harnsäuregehalt des Blutes. Die vollständige Flüssigkeitsentziehung ist in Wirklichkeit eine Belastung, weil sie den Körper unter ungewohnte Bedingungen bringt.

Hiernach soll die Diät im akuten Stadium folgende sein: Amylaceen (weißes Mehl, Reis), Zucker, ungesalzene Butter, rohes oder gekochtes Obst, etwa $^1/_2$—1 l Flüssigkeit (Wasser, Zuckerwasser, Limonade aus natürlichen Fruchtsäften). Kaffee und Tee müssen wegen ihrer diuretischen Wirkung vermieden werden, selbstverständlich auch Alkohol in jeder Form. Keine Fleischbrühe, jedoch stärkemehlhaltige Suppen. Eine Unterernährung für 1—2 Wochen ist unbedenklich. Alle Nahrungsmittel, insonderheit die Flüssigkeiten, sollen warm dargereicht werden, da der Kältereiz von der Speiseröhre und dem Magen aus wahrscheinlich starke vasomotorische Reflexe auslöst, die für Wasserhaushalt und Niere nicht gleichgültig sind.

Die Diät soll in der ersten Zeit unter allen Umständen streng salzfrei sein (etwa höchstens 2,5—3 g pro Tag). Der Ersatz des Kochsalzes durch Hosal scheint sich zu bewähren.

Um die fade Kost schmackhafter zu gestalten, kann man Citrone, Tomate (wenig), Schwarzwurzeln, Artischocken, Spargel, saure Sahne, pflanzliche Würzstoffe wie Lorbeer, Thymian, Dill geben. Die Scheu vor Essig ist unbegründet.

In der ersten Zeit muß die Diät sehr rigoros gestaltet werden, da gerade Fehler der Behandlung im Anfangsstadium oft nicht wieder gutzumachen sind.

Die Besserung der Betriebsstörung der Nieren zeigt sich in der Zunahme der Diurese. Ist dies der Fall, so kann man mit der Flüssigkeitszufuhr steigen, Gemüse, Kartoffeln zulegen. Erst bei entschiedener Besserung beginne man mit der Zufuhr von Milch in steigenden Mengen, gehe aber nicht über $^3/_4$—1 l.

Der Hautpflege kommt große Bedeutung zu. Die Haut muß mehrfach täglich unter dem Bett trocken gerieben, mit erwärmtem Franzbranntwein durchfeuchtet, häufig mit warmer trockener Leibwäsche bedeckt werden. Von der Haut gehen vasomotorische Reflexe auf die Nierengefäße aus, auch ist sie auf vasomotorischem Wege, durch die Schweißabsonderung und Perspiratio insensibilis sowie die in ihr enthaltenen histaminartigen Stoffe mit dem intermediären Wasserhaushalt des Körpers eng verbunden. Die Luft im Krankenzimmer soll trocken sein, um die Wasserabgabe von der Haut und den Lungen zu fördern (gute Lüftung bei Warmhaltung).

Bei Urämieverdächtigen ist vor starker Schweißerzeugung ganz besonders zu warnen.

Örtliche Wärmeanwendungen in der Nierengegend sind in folgender Art zu empfehlen: sie sollen warm, nicht heiß sein, keine allgemeine Schweißabsonderung hervorrufen, etwa 10—20 Minuten dauern, evtl. mehrfach täglich. Nach der Entfernung der Wärmequelle (Umschlag, elektrisches Heizkissen, Wärmflasche) soll die Haut gut abgetrocknet und mit Wollstoff bedeckt werden. Wahrscheinlich wirkt die örtliche Erwärmung gefäßerweiternd auf die Nieren. Durchaus verkehrt ist es, die Wärmequelle Tag und Nacht hindurch einwirken zu lassen.

Warme Bäder sind im akuten Stadium zu widerraten. Das Verbringen ins Bad, zumal wenn dieses sich nicht im Krankenzimmer befindet, und das wird selten der Fall sein, und die mit dem Bade verbundene Erkältungsgefahr kann stark schädigend wirken.

Anurie im akuten Stadium verschwindet meist, selbst nach tagelangem Bestehen. Es empfehlen sich Erwärmung der Nierengegend, Darreichung von Zucker, Milchzucker, Honig, im übrigen Nahrungsentziehung und strenge Einschränkung der Flüssigkeitszufuhr. Man versuche auch nach Volhard absolute Hunger- und Durstkur mehrere Tage lang. Ferner Aderlaß (400 ccm), Abführmittel (s. unten), Darreichung von Alkalien, intravenöse Traubenzuckerinjektion. Über die mehrfach empfohlene Dekapsulation der Niere lauten die Erfahrungen nicht sehr günstig. Es scheint, daß sie seit der strengeren Durchführung der Volhardschen diätetischen Grundsätze seltener zur Ausführung kommt.

Die abführende Behandlung ist von großer Bedeutung (Beseitigung der Darmfäulnis? Volhard). Sollte trotz der an sich häufig abführend wirkenden Nierendiät Verstopfung bestehen, so verabreiche man Einläufe (mit Seifenwasser, Öl, Ricinusöl) bzw. innerlich Honig, Malzextrakt, Milchzucker, Manna, Feigen, Pflaumen, Schwefel, Paraffin, Olivenöl, Ricinusöl, Magnesia usta, Curellasches Brustpulver, Cascara Sagrada. Keine salinischen und keine schärferen nierenreizenden vegetabilischen Mittel. Von manchen wird im Hinblick auf die Darmtätigkeit Rohkost empfohlen.

Eine arzneiliche Behandlung kommt im akuten Stadium nicht in Betracht. Diuretica aller Art sind streng zu meiden, auch bei Anurie (s. oben). Die Oligurie, Albuminurie, die Ödeme bilden als solche keine Behandlungsanzeige. Auch die Calciumbehandlung, die die Gefäße und Zellwände abdichten soll, ist von keinem Nutzen, kann sogar ungünstig wirken. Über die Alkalisierung s. später.

Wohl aber bedarf zuweilen eine gleichzeitige Herzschwäche, durch die zudem der Hydrops vermehrt werden kann, einer Behandlung mit Digitalis und Campher. Diuretin und andere Theobrominverbindungen sowie Coffein sind zu vermeiden.

Tritt Besserung ein, so besteht die weitere Behandlung in der Hauptsache in einer Erweiterung der Diät. Man fügt neben Gemüse und Salaten allmählich zunehmend Eiweiß hinzu, zunächst in Form von Milchzulagen, weißem Käse, Gervais und anderen salzarmen Käsearten, sodann gekochtes Ei und Fleisch, später gebratenes Fleisch, stets unter Ausschluß scharfer Gewürze und Speisen, wie Pfeffer, Senf, Rettich, Schnittlauch, Zwiebeln, Sellerie, Petersilie. Weiterhin vermehrt man grammweise (Briefwaage!) die Salzzufuhr, alles unter steter Kontrolle des Urins. Auch können leicht salzhaltige Speisewürzen (Maggiwürze 5—6 Tropfen = 0,05 g Kochsalz, Valentines Meatjuice = 1,2% Kochsalz (H. Strauß) gereicht werden.

Die örtlichen Erwärmungen der Nierengegend fallen weg; warme Bäder mit Vorsicht (sofortiges Verbringen in das vorgewärmte Bett!) können versucht werden.

Die Bettlage soll im allgemeinen (bei akuten erstmaligen Erkrankungen an Nephritis) bis zum Verschwinden des Eiweißes beibehalten werden. Auch dann soll das Bett nach den Vorschriften Senators, denen ich durchaus beipflichte, nur auf kurze Zeit und nicht während der Verdauung verlassen werden, wobei der Einfluß des Aufstehens auf den Urin jedesmal zu beachten ist. Erst wenn dieser auch beim Aufenthalt außerhalb des Bettes dauernd normal bleibt, der Blutdruck nicht gestiegen ist, soll man die Heilung als wahrscheinlich betrachten. Die Vernachlässigung dieser Vorsichtsmaßregeln ist nicht selten die Ursache für die Entwicklung einer chronischen Nephritis. Es ist von Wichtigkeit, den Eiweißgehalt auch nach längerem Stehen und Gehen zu prüfen, da das Symptom einer orthostatischen Albuminurie oft für längere Zeit zurückbleibt. Man begnüge sich auch nicht damit, den Urin nur in den ersten Wochen nach dem Aufstehen einige Male zu untersuchen. Es kann sich trotzdem eine Chronizität entwickeln. Man beobachte daher den Urin nach systematischen Belastungsproben und auch in späteren Zeiten noch öfter und versäume die mikroskopische Untersuchung nicht. Als Belastungen kommen in Betracht: Spaziergänge von bestimmter Dauer, Freiübungen, kalte Waschungen, Duschen. Die Niere ist erst dann als gesund zu betrachten, wenn sie den Anforderungen des täglichen und Berufslebens mit seinen körperlichen Anforderungen und Witterungseinflüssen dauernd gewachsen ist.

Es ist deshalb auch sehr wichtig, in der Rekonvaleszenz die so lange warm gehaltene Haut mittels kurzer kühler Waschungen (mit Wasser bzw. nachfolgend mit Franzbranntwein), denen eine trockene Frottierung und evtl. Bürstung und dann warme Bedeckung folgt, abzuhärten.

Bekanntlich geht zuweilen die akute Nephritis in ein Stadium der Latenz (d. h. scheinbarer Heilung) über, aus dem sich unter Umständen noch chronische Nephritis bzw. sekundäre Schrumpfniere entwickeln kann. Sehr gewöhnlich beruht die „Latenz“ nur darauf, daß in den Jahren nach Ablauf der Nephritis der Urin nicht genau und oft genug und ohne Belastungen untersucht, auch der Blutdruck nicht gemessen wird. Solange noch irgendwelche Zeichen von Residuen der Nierenerkrankung bestehen, ist der Patient noch behandlungsbedürftig; namentlich ist auf zweckmäßige Diät, Abhärtung und überhaupt hygienische Lebensführung zu halten. Große Körperanstrengungen, Sport sind zu unterlassen. Bei interkurrenten Erkrankungen jeder Art ist eine etwaige Einwirkung auf die Nieren zu beachten. Infektionsherde, wie Tonsillitis, Zahnerkrankungen, sind in geeigneter Weise zu behandeln.

Zu den häufig übersehenen Symptomen der unvollständig geheilten Nephritis gehört auch das latente Ödem, d. h. ein erhöhter Wassergehalt des Gewebes ohne teigige Schwellung. Zur Erkrankung desselben dient folgende von mir (unabhängig von Mc Clure und Aldrich in Amerika) angegebene, von Guggenheimer näher studierte Methode: Eine intracutane Normosalquaddel (0,2 ccm) hält sich in normaler Haut 1 Stunde und mehr, während sie bei latentem Ödem schneller zerfließt. Die Dauer des Bestehens der Quaddel erlaubt einen Schluß auf die Stärke des latenten Ödems.

Die Kauffmannsche Methode zum Nachweis latenten Ödems beim Herzkranken ist umständlicher und weniger genau: 6 Stunden lang je 150 ccm Flüssigkeit trinken, stündlich die Urinausscheidung feststellen. Während der 5. und 6. Stunde wird das untere Bettende erhöht. Übersteigen die jetzt gelassenen Urinmengen die früheren, so spricht dies für latentes Stauungsödem.

Bei ausbleibender Heilung sind 2 Fälle möglich:

1. Übergang in ein langsam fortschreitendes chronisches Stadium der Nierenentzündung (mit den Symptomen der funktionellen Schwäche, Blutdruckerhöhung, Hypertrophie der l. Herzkammer usw.).

2. Sanatio incompleta, Defektheilung, ein neuer Gleichgewichtszustand der Niere, der sich bei zweckmäßiger Lebensweise sehr lange Zeit ohne fortzuschreiten erhalten kann.

In beiden Fällen kann man die strenge Bett-Nierenkur nicht fortsetzen. Es handelt sich also darum, festzustellen, ob noch eine vollständige Heilung erreichbar ist oder nicht. Die Entscheidung ist nicht immer leicht zu treffen. Man wird berücksichtigen, ob trotz strenger

Behandlung längere Zeit hindurch keine Besserung mehr erzielt wird und den Ausfall der sog. Nierenfunktionsprüfungen heranziehen, auf die hier nicht einzugehen ist.

Die Krankheitsdauer von einigen Monaten berechtigt an sich noch nicht, eine Ausheilung als unmöglich zu bezeichnen. Nach meinen Erfahrungen über die akute Feldnephritis wurden im Durchschnitt $^4/_5$ der Fälle innerhalb 6 Monaten teils ganz hergestellt, teils für die stärkeren Belastungsproben (Bewegungen usw.) reif, $^1/_5$ brauchte mehr als 6 Monate, jedoch wurde auch von dieser Kategorie etwa die Hälfte hergestellt. Zur Entlassung in die sog. Genesungskompagnie gelangten innerhalb der ersten 9 Monate 91%. Man wird somit die strenge Behandlung bei einzelnen Patienten bis auf 9 Monate, im allgemeinen 3—6 Monate bemessen. Die Erfahrungen über die Endergebnisse lauten im übrigen verschieden. Zahlreiche Fälle der Friedenspraxis aber nehmen einen viel schnelleren und günstigeren Verlauf. Bei manchen Fällen zieht sich der Verlauf durch schubweise wieder abklingende Verschlimmerungen hin, deren Ursachen oft nicht erkennbar sind. Bei diesen muß man die strenge Behandlung so lange fortsetzen, bis die Schübe aufhören. Ich möchte darauf hinweisen, daß kleine Exacerbationen durch Pollutionen und Masturbation sowie durch die Menstruation bedingt sein können.

Der schleppende Verlauf kann ferner dadurch bedingt sein, daß die Ursachen der Erkrankung noch fortwirken, ferner daß hinter dem Rücken des Arztes Diätfehler gemacht werden, daß die Wartung nicht fehlerfrei ist usw. Man muß solchen Dingen nachspüren, ehe man die völlige Ausheilung aufgibt.

Die Behandlung kann bei schleppendem Verlauf nicht dieselbe sein wie in den ersten Wochen. Über die Diät ist schon gesprochen worden; sie kann mannigfaltiger und eiweißreicher gestaltet werden. Jedoch sind auch jetzt noch regelmäßig Obst- und Zuckertage einzuschieben. Man kann dieselben verschieden gestalten: $^1/_2$ kg Zucker in 1—1$^1/_2$ l Wasser als Tagesration oder 1—1$^1/_2$ kg Obst oder teils Obst, teils gebutterte Grieß-, Mehl-, Reisbreie. Nach den festen und breiigen Nahrungsmitteln muß Wasser gereicht werden, um die Konzentration des Blutes zu verringern. Alkohol ist in jeder Form dauernd zu vermeiden. Die Wichtigkeit des Liegens nach den Mahlzeiten wurde schon erwähnt.

Man lasse im allgemeinen 1—1$^1/_2$ l tropfbarer Flüssigkeit nehmen und mache den Patienten darauf aufmerksam, daß er es meldet, wenn die Urinmenge auffallend zurückgeht oder der Urin dunkel wird. Eine tägliche Messung der Urinmenge ist überflüssig. Diuretica wende man grundsätzlich nicht an. Ferner empfiehlt es sich durch Darreichung von Alkalien die Säure des Urins abzustumpfen. Vielleicht beruht die Verschlimmerung der Nephritis durch Muskelanstrengung zum Teil auf der Säurebildung. Man gebe so viel Natr. bicarb., bis der Urin neutral oder leicht alkalisch wird. Auch zur Nacht ist noch etwas Alkali zu reichen. Bei Bewegung ist die Flüssigkeits- und Alkalidosis zu erhöhen, weil bei derselben mehr Wasser abgegeben und Säure gebildet wird. Neben der örtlichen Nierenerwärmung sind feuchtwarme Ganzpackungen (vom Hals bis zu den Füßen einschließlich) von 1—2 stündiger Dauer mit folgender kräftiger Trockenfrottierung jeden zweiten Tag nützlich. Ferner muß die gesamte Haut ab und zu geseift werden. Nebenher ist sie bei längerer Dauer der Erkrankung wöchentlich mehrfach mittels kühler Teilwaschungen und gutem Trockenfrottieren abzuhärten. Den trockenen Reibungen der Haut mittels rauher Tücher oder Luffaschwamm oder kräftiger Bürsten kommt eine Bedeutung für den Gewebsstoffwechsel zu.

Den Ursachen der Erkrankung ist natürlich in jedem Falle nachzugehen. Bei Tonsillitis ist eine örtliche Behandlung angezeigt. Jedoch sind die Erfolge der Totalexstirpation, die übrigens zunächst von einer Steigerung der Nephritis gefolgt wird, meist enttäuschend. Völlig sinnlos ist sie, wenn die Nephritis bereits jahrelang besteht; auch habe ich unzweifelhafte Verschlechterung nach der Operation gesehen, vielleicht zum Teil infolge der Vernachlässigung der Diät, nicht ohne Schuld des Arztes. Das Ausquetschen und Absaugen der Mandeln ist nutzlos. Ebenso sind die desinfizierenden Mundwässer völlig nutzlos, vielleicht sogar schädlich. In einzelnen Fällen habe ich immerhin von der chirurgischen Beseitigung der tonsillären Krankheitsherde gute Erfolge gesehen. Man versuche auch die Behandlung der Tonsillen mit Dampfeinatmung. Die Nase mit Nebenhöhlen ist genau zu untersuchen; ferner ist auf Alveolarpyorrhöe und Zahngranulom zu achten.

Chronische Nephritis. Für die weitere Behandlung der nicht vollkommen geheilten oder der progressiven Fälle nach Abschluß der strengen Bettkur bzw. der von vornherein chronisch verlaufenden Fälle gelten folgende Regeln.

Genau wie bei den Geheilten ist der Übergang in das tägliche Leben allmählich unter fortlaufender Kontrolle des Urins zu gestalten: Aufstehen, Gehen im geschlossenen Raum, im Freien, Diätzulagen, Abhärtung. Treten Verschlimmerungen des Urinbefundes ein, so sind Ruhetage einzuschieben; man soll mit Geduld die allmähliche Anpassung abwarten oder im Falle erheblicher Verschlimmerungen wieder eine strengere Behandlungsperiode einschieben. Das Bestreben muß dahin gerichtet sein, einen Gleichgewichtszustand herbeizuführen, der sich im täglichen Leben als solcher erhält, und Exacerbationen zu vermeiden. Vor allem muß das Maß der zulässigen Bewegung und die Verträglichkeit der Diät festgestellt werden. Hierbei sind die diätetischen Funktionsprüfungen von großem Wert, sowohl die Verdünnungs- und Konzentrationsprobe, wie die Schlayersche Zweistundenprobe, wie die Bestimmung der N-Retention. Jedoch beachte man stets, daß das Ergebnis des Wasserversuchs nur bedingt auf die Niere zu beziehen ist und gar keine Bedeutung besitzt, wenn kein vollständiges Gleichgewicht im intermediären Wasserhaushalt besteht. Siebeck empfiehlt, um letzteres festzustellen, tägliche Wägungen des Kranken. Die Bestimmung latenten Ödems ist ebenso wichtig. Man überlege ferner, ob man den Konzentrationsversuch ohne Schaden für den Kranken machen kann. Man vermag durch den Zweistundenversuch hinreichend sicher das Konzentrationsvermögen zu beurteilen. Bei Starre des spezifischen Gewichts empfiehlt Siebeck mit Recht eine vermehrte Flüssigkeitszufuhr evtl. bis zu 3 l.

Wichtig ist die Feststellung des zulässigen Eiweißquantums. Manche vertragen Fleisch besser als Eier, die niemals roh genossen werden dürfen. Salzarmut (nicht Salzfreiheit) empfiehlt sich immer, ebenso die Zuführung von Alkalien.

Über die ab und zu einzuschiebenden strengen Diät- bzw. Obst- und Zuckertage s. oben.

Die Bekleidung soll warm, aber nicht so warm sein, daß der Kranke schwitzt. Das Tragen einer Leibbinde ist sehr empfehlenswert. Die Leibwäsche muß oft gewechselt werden. Besonders wichtig ist die Fußpflege (kühle Waschungen, Wechsel der Fußbekleidung, Trockenhaltung der Füße). Wöchentlich 1—2mal warmes Seifenbad mit kurzer kühler Waschung, während die Füße im warmen Wasser stehen, sodann kühle Fußwaschung und kräftige Trockenfrottierung und sofortige Bettlage. Die Einwirkung der Bäder ist in der ersten Zeit am Urin zu kontrollieren.

Langes Stehen wird oft schlechter vertragen als Gehen. Körperliche Anstrengungen, Sport usw. sind zu vermeiden. Man untersuche auch, wie Fahren vertragen wird. Der chronisch Nierenkranke sollte jeden Tag einige Stunden liegen; besonders nach den Mahlzeiten. Im Liegen werden Wasser und die gelösten Harnbestandteile besser ausgeschieden als beim Stehen.

Unbedingt muß auch bei geringfügigen Verschlimmerungen, ferner bei sog. Erkältungen (Angina) sofort eine strenge Behandlungsperiode im Bett eingeschoben werden. Nierenkranke Frauen sollen während der Periode liegen und strenge Diät halten.

Auf Reisen ist bezüglich der Diät und Warmhaltung besondere Vorsicht nötig. In den Hotelbetten und Schlafwagen kommen leicht Abkühlungen vor, die Nierenkranken gefährlich werden können.

Balneologische Kurorte für Nierenkranke gibt es nicht. Die für Nierensteinaffektionen und katarrhalische Erkrankungen der Harnwege verwendeten Heilquellen nützen Nierenkranken nichts. Die natronhaltigen Wässer (Fachinger usw.) können im Hause getrunken werden. Der Ruf der Stahlbäder für Nierenleiden ist unbegründet; sie kommen lediglich für die sekundäre Anämie der Nierenkranken in Betracht. Will man Nierenkranke in einen Kurort schicken, so wähle man gut geleitete Sanatorien oder Kurpensionen, in denen die erforderliche Diät geliefert wird und die in geschützten sonnigen und trockenen Orten gelegen sind. Die klimatischen Kuren im Süden sind bekannt; Ägypten, meist eine Enttäuschung, verbietet sich für vorgeschrittene Schrumpfnierenfälle. Die Riviera ist kaum zu empfehlen, eher Sizilien, Algier. Im übrigen auch Meran und Gries für die Übergangszeiten. Der klimatische Aufenthalt muß, um wirkungsvoll zu sein, eine Dauer von mindestens mehreren Monaten haben.

Sehr wesentlich für die Behandlung der chronischen Nephritis ist, daß der Kranke dauernd in ärztlicher Beobachtung bleibt, damit etwaige Verschlimmerungen rechtzeitig bemerkt werden. Nicht nur die Urinbeschaffenheit, sondern auch Herz und Blutdruck sind zu untersuchen;

es ist auf Ödem und Präödem (latentes Ödem) zu achten und gelegentlich eine Funktionsprüfung, besonders auf N-Retention, zu machen. Viel mehr, als es bisher noch in der Praxis geschieht, ist das spezifische Gewicht des Urins zu beachten.

Es muß unser Bestreben sein, ein möglichst langdauerndes stationäres Stadium (Heilung mit Defekt) zu erreichen.

Auch im chronischen Stadium sind Arzneien im allgemeinen entbehrlich. Bei blassem Aussehen ist nicht sofort Anämie anzunehmen, vielmehr das Blut zu untersuchen, um eine Pseudoanämie auszuschließen; besteht Anämie, so kann Eisen verordnet werden. Vor Arsen ist zu warnen. Jod oder Jodeisen ist nur bei arteriosklerotischer Schrumpfniere, und zwar in sehr geringen Mengen zu verwenden. Bei interkurrenten Erkrankungen beachte man, daß Salicylpräparate bei Nierenerkrankungen kontraindiziert sind.

Wassersucht höheren Grades findet sich bei reiner Glomerulonephritis nur, falls gleichzeitig Herzschwäche besteht; ferner bei der Verbindung mit Nephrose oder bei reiner Nephrose, endlich bei Schrumpfniere mit Herzschwäche. Bei diesen Zuständen sind neben Herzmitteln Diuretica nicht zu entbehren.

Die Psychotherapie findet in der Ermahnung zur Geduld und zu unentwegter Festhaltung der Vorschriften ihr wichtiges Anwendungsgebiet.

Entwickelt sich die chronische Glomerulonephritis fortschreitend zur Schrumpfniere, so sind die erwähnten Maßnahmen mit besonderer Strenge auszuführen. Bezüglich der Diät sind die Funktionsprüfungen, namentlich das Maß der N-Retention, zugrunde zu legen. Im ganzen gelten dieselben Grundsätze wie bei der Nephritis, welche man der Chronizität entsprechend mildern wird. Wegen der Urämiegefahr ist eine Flüssigkeitszufuhr von etwa $1^1/_2$—2 l, trotz des erhöhten Blutdrucks, zweckmäßig, und zwar in kleinen Einzelportionen. Nur bei Herzschwäche ist die Flüssigkeit zu beschränken. Salvarsan-, Quecksilber- und Wismutkuren verbieten sich auch dann, wenn die syphilitische Ätiologie sehr wahrscheinlich ist. Man begnüge sich mit Jod.

Solange die sekundäre Schrumpfniere gut kompensiert ist, kann sich der Patient ziemlich wohl fühlen. Es muß dahin gestrebt werden, die natürliche Kompensation möglichst lange und vollkommen zu erhalten. Dies geschieht durch Vermeidung von ungewohnten Körperanstrengungen, Erkältungen, diätetischen Exzessen. Aber auch bei Beobachtung aller Vorsichtsmaßregeln kann die Kompensation allmählich nachlassen. Die Gefahren, die dem Kranken drohen, sind Herzinsuffizienz, Urämie, Apoplexie, ferner Amaurose.

Das tägliche Nahrungseiweißquantum darf man nicht so beschränken wie bei der akuten Nephritis, denn es handelt sich hier um eine Krankheitsdauer von vielen Jahren; man kann auf eine so lange Zeit hinaus nicht unter 60—70 g Eiweiß pro Tag hinuntergehen (0,8—0,9 g Eiweiß pro Kilogramm Körpergewicht).

Ebenso ist, wie schon bemerkt, vor einer zu weitgehenden Reduktion der Flüssigkeitsmenge zu warnen, die in einem zweckmäßigen Verhältnis zur Aufnahme der festen Nahrungsmenge stehen muß. Dies ist besonders dann wichtig, wenn, wie so häufig, das Konzentrierungsvermögen der Niere beeinträchtigt ist, da sonst der Retention von Salzen und N-haltigen Stoffen Vorschub geleistet wird. Um der Retention entgegenzuwirken, empfiehlt sich die Einschaltung von Zucker- oder Obsttagen oder von Trinktagen, an denen bei der sonstigen Diät das Flüssigkeitsquantum auf $2\,{}^1/_2$ l erhöht wird. Eine ähnliche Wirkung scheint der Rohkost zuzukommen, die dementsprechend auch bei chronischer Urämie empfohlen wird.

Über die Abhärtung der Haut s. S. 228, 230. In sonnigem, warmem Klima können auch partielle oder totale Luftbäder (mit Vorsicht und allmählicher Steigerung) angewendet werden. Über Nierenkurorte und klimatische Kuren vgl. S. 231. Es ist wünschenswert, aber sehr selten ausführbar, daß der klimatische Aufenthalt mindestens einen Winter hindurch, am besten mehrere Winter dauert, bzw. daß der Patient dauernd seinen Wohnsitz in ein warmes, mildes, dabei aber trockenes Klima verlegt. Das „Wüstenklima“ darf nur Patienten mit einwandfreiem Zirkulationsapparat verordnet werden. Auch verlangt das trockene heiße Klima eine stärkere Flüssigkeitsaufnahme, da sonst die Urinmenge sinkt und die Gefahr der Salz- und N-Retention eintritt.

Sobald die Kompensation der Nephritis nachläßt, ist sofort mit Digitalis vorzugehen (vgl. Therapie der Herzinsuffizienz); zunächst mit kleinen Dosen; nur falls unbedingt erforderlich, auch Calcium-Diuretin usw.

Nephrose.

Die tubuläre Form der akuten Nierenerkrankung, die einen degenerativen Charakter hat und als Nephrose bezeichnet wird, betrifft das eigentliche Parenchym der Nieren (früher als parenchymatöse Nephritis bezeichnet). Die Nephrose begleitet häufig die Nephritis (sog. nephrotischer Einschlag). Reine Nephrosen finden sich sehr selten; auslösend wirken chronische Eiterungen, Lungen-, Drüsen-, Knochentuberkulose, Diphtherie, Hg-Intoxikation, Cholera, Diabetes, vor allem Syphilis; letztere erzeugt vorzugsweise subakute und chronische Formen, bei denen eine vorsichtige antisyphilitische Therapie am Platze ist: kleine Dosen Neosalvarsan, Jod, kleine Dosen Quecksilber (z. B. Hydrarg. oxycyan. pro die 0,01) bei beständiger Urinkontrolle. Die Schwangerschaftsnierenerkrankung ist eine Mischform von Nephrose und Nephritis.

Die Nephrose ist im übrigen nach den für die Nephritis gültigen Grundsätzen zu behandeln, nur daß die Diät nicht auf den Glomerulusapparat Rücksicht zu nehmen hat; so brauchen Eiweißstoffe nicht ängstlich gemieden zu werden, obwohl große Mengen von Eiweiß, namentlich von Fleischkost, sich auch hier verbieten, schon weil die Zubereitung des Fleisches des Kochsalzes benötigt. Man kann das ohne Kochsalz fade schmeckende Fleisch übrigens schmackhafter gestalten mittels Citrone, Dill, Kapern, Tomaten, rote Rüben; auch Hosal kommt, wie es scheint, in Betracht. Geräuchertes, gepökeltes Fleisch, Fleisch- und Fischkonserven sind verboten. Die nephrotische Niere ist außerordentlich empfindlich gegen Kochsalz. Im übrigen empfiehlt

Epstein wegen der Verarmung des Blutes an gewissen Eiweißfraktionen eine Eiweißüberernährung bis auf 2—3 g pro Kilo Körpergewicht.

Immerhin ist zu berücksichtigen, daß eine starke Eiweißzufuhr eine Kochsalzretention selbst bei streng kochsalzarmer Diät bedingen kann, freilich auf der anderen Seite die Harnstoffbildung, die diuretisch wirkt, steigert. Bezüglich der Fettkost sind noch weitere Studien nötig.

Die Nephrose zeigt sehr häufig eine starke Ödemtendenz; immerhin gibt es auch Nephrosen ohne Hydrops, auch kann der Hydrops im Laufe der Nephrose verschwinden, obwohl letztere noch fortbesteht.

Bei der Nephrose bestehen Heilaussichten durch Neubildung der erkrankten abgestoßenen Epithelien.

Man setzt die Bettbehandlung, die durch stundenweises Sitzen im Sessel unterbrochen wird, fort, solange noch stärkerer Hydrops besteht.

Die Behandlung des Hydrops s. unten.

Die reine Nephrose kann ganz abheilen oder mit dauernder Albuminurie zu einer Sanatio incompleta führen. Nephrotische Schrumpfniere ist ein äußerst seltener Ausgang.

Renaler Hydrops.

Die Glomerulonephritis macht an sich keinen oder nur geringen Hydrops, der aber, was in der Praxis immer noch nicht hinreichend gewürdigt wird, durch Herzschwäche gesteigert werden kann. Dieser renal-kardiale Hydrops ist nach den Grundsätzen des kardialen zu behandeln (s. Herzinsuffizienz). Jedoch sind nierenreizende Diuretica und Drastica zu vermeiden. So entfallen die Quecksilberverbindungen (Novasurol, Salyrgan), die wohl bei kardialer Stauungsniere, aber nicht bei Nephritis mit sekundärer Herzmuskelschwäche zulässig sind. Auch von den Theobrominkörpern ist nur vorsichtiger Gebrauch zu machen. Vor allem kommt die Digitalisierung in Betracht.

Der nephrotische Hydrops ist im wesentlichen extrarenal bedingt (abnorme Durchlässigkeit der Gefäße infolge von toxischer Schädigung der Gefäßwände, Festhalten der Flüssigkeit seitens des Gewebes). Außer Kochsalz- und Flüssigkeitsbeschränkung kommen hier Diuretica in Betracht, die am Glomerulusapparat bzw. den extrarenalen Geweben angreifen wie die Theobrominverbindungen. Empfehlenswert ist die Harnstoffbehandlung, die bei Nephritis kontraindiziert ist, weil hier die Harnstoffausscheidung unvollkommen ist. Man verordnet Urea in Tagesmengen von 40—80 g. Zuweilen stößt die Verordnung auf Widerwillen seitens des Patienten, während andere lange Zeit ohne zu klagen große Dosen verbrauchen. Die lange fortgesetzte Calciumbehandlung (Gewebsentquellung, Gefäßabdichtung) ist von geringer Bedeutung: Calc. chlorat. puriss. 15—20 g tägl. in Lösung (200 g Wasser), 1 Woche lang in Intervallen hinreichend oft zu wiederholen (unangenehmer Geschmack). Auch Scillapräparate (Nephrisan).

Herzmittel haben beim nephrotischen Hydrops keinen Einfluß. Unter Umständen kommt die mechanische Behandlung in Frage. Wie bei jeder Wassersucht ist die laufende Feststellung der Wasserbilanz (Flüssigkeitszufuhr und Gewichtsbestimmung) von Wichtigkeit. Die

Flüssigkeitszufuhr soll sich in mäßigen Grenzen halten, auch die Milch trotz ihrer diuretischen Wirkung nicht über $^1/_2$ l täglich (wegen des Kochsalzgehaltes) dargereicht werden. Rohkost, salzlos, ist des Versuches wert. Der nephrotische Hydrops kann jeder Behandlung trotzen. Bei der sehr häufig eintretenden sekundären Anämie empfiehlt sich Eisengebrauch.

Da nicht allein der Chlor-, sondern auch der Natronanteil des Kochsalzes Wasser im Körper zurückhält, so ist der Ersatz der Natrium- durch Kaliumsalze für die Diurese von Vorteil. Nach Magnus-Levy soll man mit 3mal täglich $^1/_2$ Teelöffel beginnen und bis 6mal 1 Teelöffel ansteigen. In meiner Klinik hat Guggenheimer mit Kalium chloratum (3—5 g täglich in Oblaten zu 1,0 g, mehrere Tage lang, dann in Intervallen zu wiederholen) eine gute Kochsalzausschwemmung erzielt.

Urämie.

Die echte azotämische Urämie beruht auf dem mangelhaften Vermögen des Glomerulusapparates, die Produkte des Eiweißabbaues auszuscheiden, und der Mitwirkung einer Acidose. Im übrigen bestehen noch viele Wissenslücken über den näheren Vorgang, so ob ein besonderer toxischer Stoff in Frage kommt, welche Rolle die Empfindlichkeit des Nervensystems spielt, inwieweit Regulationsvorgänge des Organismus in Betracht kommen.

Die Symptome der Urämie entwickeln sich oft allmählich und können im Anfang uncharakteristisch sein, indem sie sich nur in Form eines zunehmenden Schwächezustandes, geistiger Apathie und Stumpfheit, Schläfrigkeit, Kopfschmerz, Hautjucken darbieten. Ist dies bei einem an Glomerulonephritis Erkrankten der Fall, so muß es beim Arzt schon den Verdacht einer bevorstehenden Urämie erregen. Die Diagnose wird gesichert durch die Untersuchung des Nüchternblutes auf N-Retention bzw. noch genauer durch die Feststellung der Ambardschen Konstante (des hämorenalen Index der Harnstoffausscheidung). Von großer Bedeutung ist die Beachtung urämischen Ausatmungsgeruchs und des Herzens. Die Urämie wird durch Herzschwäche gesteigert, während andererseits die urämische Intoxikation das Herz schwächt (Circulus vitiosus). Es ist dann sofort eine energische Therapie einzuleiten, die wirksamer ist als nach Ausbruch des urämischen Anfalls.

Die weitere Entwicklung der Urämie gestaltet sich so, daß Übelkeit, Erbrechen, Appetitlosigkeit (auch Durchfälle), Dyspnöe, Kopfschmerz, Schwindel, Hautjucken, Parästhesien, Schlaflosigkeit, Unruhe, gesteigerte Erregbarkeit des motorischen und Reflexapparates (Muskelzuckungen usw.) auftreten.

Therapie. Vor allem ist die Eiweißzufuhr ziemlich stark zu beschränken: Obst-, Zucker-, Kohlehydrat-, Butter-Tage, 2—3 l Flüssigkeit in Form von Fruchtlimonade, Tee mit Zucker, Zuckerwasser, evtl. mit etwas Milch und Gemüse. Eine allzu starke Beschränkung der Eiweißzufuhr bietet die Gefahr, daß der Körper eigenes Eiweiß abspaltet. Die großen Flüssigkeitsmengen von 2—3 l sind nur vorübergehend anzuwenden.

Eine Beschränkung der Kochsalzzufuhr ist bei Urämie nicht nötig.

Die Ausfuhr von N-haltigen Stoffen soll durch Diuretica angeregt werden. Über Rohkost s. S. 233.

Blutentziehungen in der Menge von 400—500 ccm (Venae punctio) sind von vortrefflicher Wirkung beim urämischen Anfall oder bei drohender Urämie, können auch auf die Diurese günstig wirken. Man kann die Wirkung durch intravenöse Injektion einer 4—5proz. Traubenzuckerlösung (H. Strauß) bzw. durch entsprechend zusammengesetzte Dauerklysmen steigern. Die Wirkung ist beim ersten Aderlaß am auffälligsten; die folgenden Aderlässe stehen in der Wirkung nach oder lassen sie ganz vermissen. Schweißtreibende Prozeduren sind gefährlich. Reichlich Coffein und Campher zur Erhaltung des Vasotonus und der Herzkraft. Bei großer nervöser Unruhe sind Sedativa (Brom usw.) in mäßigen Dosen angebracht, evtl. auch Schlafmittel.

Bei Krämpfen ist Morphium, evtl. auch Scopolamin mittels Injektion zulässig.

Bei unstillbarem Erbrechen Nährklysmen; evtl. versuche man kleine Chloraldosen (1:150, stündlich 1 Eßl.).

Urämisches Asthma: Lobelin, Codein.

Von der azotämischen Urämie ist die eklamptische Form (Krampfurämie) zu trennen, da sie nicht mit N-Retention einhergeht; als ihr Substrat wird eine Hirnschwellung mit Erhöhung des Hirndrucks (Hirnödem) angenommen. Das Bild besteht in epileptiformen Krämpfen, Seh-, Hör-, Sprachstörungen, vorübergehenden Lähmungen, Babinski. Von dieser Form wird dann noch eine auf Sklerose der Hirnarterien bzw. Angiospasmen derselben beruhende „pseudo-urämische" Form des Anfalls unterschieden. Die eklamptische Form findet sich bei akuter hydropischer Nephritis und bei jugendlichen Personen häufiger als bei der chronischen Nephritis und bei älteren Personen, während die echte Urämie mehr der letzteren angehört und die Pseudourämie bei der angiosklerotischen Schrumpfniere auftritt. Nicht immer sind praktisch die Typen genau abgrenzbar.

Die eklamptische Form ist günstiger als die arteriosklerotische Pseudourämie, im übrigen bedeutet jede Urämie einen bedrohlichen Zustand. Auch bei ihr sind Traubenzucker-Dauereinläufe, falls technisch ausführbar, zu versuchen. Zuweilen zeitigt die Lumbalpunktion, die auch bei der azotämischen Form zu versuchen ist, Erfolge. Im übrigen Behandlung wie bei der azotämischen Form.

Nephrosklerose.

Die arteriosklerotischen Nierenerkrankungen, die zur Induration des Nierengewebes (Nephrosklerose, Nierenschrumpfung) führen, hat man je nach dem Grade der Schädigung der Nierentätigkeit in eine gutartige und bösartige Form geteilt. Erstere läßt bei ihrem langsamen Fortschritt, und weil sie den Nierenbetrieb lange Zeit nur wenig stört, eine jahrzehntelange Lebensdauer zu und kann in die maligne Form übergehen, die sich aber auch, wie es scheint, von vornherein als solche entwickeln kann. Der Unterschied beider Formen beruht nicht auf

Wesensungleichheit, sondern auf der Schnelligkeit und Ausbreitung der vaskulären Veränderungen in den Nieren.

Durch wiederholte Funktionsprüfungen der Nieren ist festzustellen, wie es mit der Ausscheidung der Salze und N-Substanzen steht. Nach dem Ausfalle richtet sich die Strenge der diätetischen Behandlung.

Beim Fehlen von Nierenstörungen ist eine Grenze zwischen „benigner Nierensklerose" und „essentieller Hypertonie" kaum zu ziehen.

Die Gefahr, die den Kranken droht, ist einmal die Herzinsuffizienz, ferner die Arteriosklerose des Hirnes (Apoplexie usw.) und endlich die Urämie.

Die Behandlung folgt den Grundsätzen, wie sie für die Hypertonie und Arteriosklerose einerseits, für die chronische Nephritis andererseits entwickelt worden sind.

Dem Auftreten einzelner hyaliner Zylinder, einzelner roter Blutkörperchen und selbst von Eiweißspuren im Urin bei älteren Leuten sollte an sich keine übertriebene Bedeutung beigelegt werden, besonders wenn der Blutdruck nicht sonderlich erhöht ist. Evtl. wäre eine renale Funktionsprüfung auszuführen. Man behandle den Patienten in solchen Fällen nicht als gefährdeten Nierenkranken und unterwerfe ihn nicht einer übertrieben strengen Diät (v. Koranyi).

Andere Nieren- und Blasenerkrankungen.

Bei Hydronephrose (dauernder oder intermittierender) ist die Ursache zu ermitteln und evtl. chirurgisch einzugreifen. Die verschiedenen Möglichkeiten der Entstehung gehören in die Diagnostik. Das gleiche gilt für die Pyonephrose.

Bei Tumoren der Niere (es handelt sich hauptsächlich um das Hypernephrom) kommt es auf die möglichst frühzeitige Exstirpation, d. h. auf die Frühdiagnose, an (s. Hämaturie).

Bei jeder chronischen Pyelitis bzw. Cystopyelitis ist an Tuberkulose zu denken. Ist die Diagnose gesichert, so ist, Einseitigkeit vorausgesetzt, die Entfernung der Niere geboten, die relativ günstige Aussichten gibt. Außerdem allgemein kräftigende Nachbehandlung (Klimatotherapie usw.).

Blasentuberkulose geht fast immer von der Niere oder dem Hoden bzw. Nebenhoden aus und erfordert die Exstirpation des primär erkrankten Organs.

Der paranephritische Absceß, der mit Nierentumor, Nierenerweiterung, Nierentuberkulose u. a. m. verwechselt werden kann, beruht meist auf Staphylokokkeninfektion (Furunkel); bei Bauchlage findet man zwischen 12. Rippe und Darmbeinkamm Dämpfung und teigige Beschaffenheit. Behandlung chirurgisch.

Hämaturie.

Hämaturie ist ein Symptom der verschiedenartigsten Erkrankungen der Blase, des Ureters oder der Niere und ist im allgemeinen nicht für sich zu behandeln. Vielmehr ist in jedem Falle die Ursache festzustellen, um so mehr, als die Hämaturie ein wichtiges Frühsymptom von bis dahin verborgenen Erkrankungen sein kann: Steinbildung in Blase oder Nierenbecken, Blasentumor, Hypernephrom und andere Nieren- oder Nierenbeckentumoren, Blasen- oder Nierentuberkulose. Falls eine Blasenerkrankung oder hämorrhagische Nephritis auszuschließen ist, soll, sobald es der Zustand des Kranken erlaubt, festgestellt werden, ob eine einseitige Hämaturie vorliegt, um eine einseitige Nierenerkrankung (Hypernephrom) möglichst früh zu erkennen und der chirurgischen Behandlung zuzuführen.

Die Hämaturie als solche wird mittels Ruhe, evtl. Flüssigkeitsherabsetzung, innerlicher Darreichung von Gelatine, Kalk usw. (nach den Grundsätzen der Behandlung anderer innerer Blutungen) zu behandeln sein.

Ren mobilis.

Die lose Niere bedarf nur dann der Behandlung, wenn sie Beschwerden verursacht, die meist auf einem nervösen Reizzustand beruhen. Zufällige Befunde von Ren mobilis teile man den Kranken (es handelt sich überwiegend um weibliche) am besten gar nicht mit und vermeide auf jeden Fall die unglückliche und ganz falsche Bezeichnung „Wanderniere", da man dadurch nur psychische Komplikationen schafft („Diagnosenkrankheit"). In jedem Einzelfall ist festzustellen, ob eine allgemeine Enteroptose bzw. Asthenie und ob Abmagerung besteht. Eine den Unterleib leicht komprimierende Bandage (ohne Pelotte!) vermindert oder beseitigt die Beschwerden sehr häufig, namentlich wenn allgemeine Enteroptose vorliegt. Bei Untergewicht ist eine in vernünftigen Grenzen gehaltene Ernährungskur für den gesamten Nervenzustand dienlich. Die grob-mechanische Vorstellung, durch Fettansammlung die Niere zu befestigen, ist abwegig. Im übrigen s. **Magensenkung**.

Nur falls durch die Dislokation und Beweglichkeit der Niere Knickungen des Ureter mit Hydronephrose zustande kommen (selten!), ist die Nephropexie angebracht.

Blasen-Nieren-Neurose.

Die Blasen- und Nierentätigkeit wird durch körperliche und seelische Reize beeinflußt. Psychische Erregungen können zu vermehrtem Urinlassen führen, wobei es sich nicht nur um eine gesteigerte Blasentätigkeit, sondern auch um eine vermehrte Urinsekretion handelt. Der Urin pflegt dabei hell und dünn zu sein. Auch körperliche Reizung des vegetativen Nervensystems kann diese Folge haben, so Angiospasmen, ja Angina pectoris, sexuelle Reizung, „Castus raro mingit", ferner starker Defäkationsreiz, der zur Zeit nicht befriedigt werden kann. Kältereize bewirken reflektorisch gesteigerten Urindrang und vermehrte Urinabsonderung. Hierher gehört auch die reflektorische Anurie bei Nierensteinen.

Urindrang aus Angst ist bekannt. Die Furcht, daß bei einer bestimmten Gelegenheit sich zur Unzeit der Urindrang melden könne, löst ihn aus. Wie die Blasenreizung von der wechselnden nervösen Erregbarkeit abhängt, geht daraus hervor, daß der Reiz, trotzdem die Blase nicht entleert wird, verschwinden und dann wieder auftreten kann.

Wenn infolge von Prostatahypertrophie, Urethritis posterior, Striktur, Konkrementbildung, Divertikel eine erhöhte Reizbarkeit der Blase besteht, so treten die Wirkungen nervöser und psychischer Reize verstärkt hervor. Wird das auslösende organische Leiden nicht entdeckt, so kann der Anschein einer reinen Neurose entstehen, deren Vorkommen übrigens nicht zu bestreiten ist. Die psychischen Beziehungen der Blase erklären sich vielleicht zum Teil durch ihre Verbindung mit dem Genitalapparat.

Wenn der Urin aus äußeren Gründen übermäßig angehalten werden muß, so entsteht bei empfindlichen Personen für einige Zeit, evtl. mehrere Tage eine Blasenhyperästhesie derart, daß schon auf ganz geringe Blasenfüllungen mit starkem Urinbedürfnis reagiert wird (Pollakiurie), ja eine vorübergehende geringe Sphincterschwäche (Urinträufeln) eintritt. Bei der Reaktion der Nierensekretion auf Abkühlung der Haut, z. B. der Füße, oder auf feuchte Luft kommen wohl noch besondere Momente (Blutverschiebung, Unterdrückung der Perspiration) in Betracht.

Die große Reaktionsbereitschaft der Blasenmuskulatur auf Reize ist beim Kaninchen experimentell erwiesen.

Die Behandlung hat die vorliegende Ursache festzustellen und nach Möglichkeit zu beseitigen. Es ist ferner darauf zu halten, daß der Harnapparat möglichst wenig gereizt wird, wobei an regelmäßige Entleerung, an warme Bekleidung, Fernhaltung reizender Diät, Einschränkung der Flüssigkeitsaufnahme, Vermeidung von Kaffeegenuß zu denken ist. Auf etwaige Erkrankungen (Prostatahypertrophie usw.) ist zu untersuchen. Der bei Frauen häufige Urinabgang durch Husten und Pressen ist rein mechanisch bedingt.

IV. Verdauungsorgane.

Krankheiten der Speiseröhre.

Vor der Sondeneinführung zu diagnostischen oder therapeutischen Zwecken ist auf etwaiges Vorhandensein eines sackförmigen Aortenaneurysmas zu untersuchen. Bei frischen Verätzungen durch Säuren oder Laugen ist die Speiseröhre auf das äußerste zu schonen, daher rectale Ernährung. Eisstückchen schlucken lassen, dünne Schleimsuppe. Narkotica. Erst im Heilungsstadium, aber immerhin frühzeitig, Sondenbehandlung, um Strikturbildung zu verhindern. Bei ausgebildeter Striktur Sondenbehandlung bzw. Operation. Näheres s. in Spezialwerken.

Als häufigste Verengerung der Speiseröhre kommt in der Praxis der Speiseröhrenkrebs vor. Operation ausgeschlossen. Röntgenbehandlung erfolglos. Mit Radium anscheinend vorübergehende Erfolge. Ernährung mit calorien- und eiweißreicher Brei- bzw. flüssiger Diät: Milch, Sahne, Yoghurt, Buttermilch, legierte gebutterte Suppen, Eier, Zucker, Nährpräparate in flüssig-breiiger Form (Plasmon, Tropon, Sanatogen usw.), Kakao, Schokolade, Obstsäfte, frisch ausgepreßter Saft von rohem Rindfleisch mit Fruchtsaft vermischt, Fleischgelee, geschabtes Fleisch in Suppe verteilt, ebenso Hirn, Kalbsmilch, Knochenmark, Malzextrakt. Zur Anregung Alkohol, Bouillon, Kaffee, Tee, Limonaden, Most usw. Flüssigkeit jedenfalls sehr reichlich.

Die Nahrung darf keine Bröckel enthalten. Zur Anregung der Magensekretion lasse man feste Speisen, z. B. Gebäck kauen und wieder ausspeien; auch Kautabletten, wobei der Speichel verschluckt werden soll. Die rectale Ernährung kommt auf die Dauer nicht in Betracht, sondern ist nur ein Notbehelf.

Die Stenosenerscheinungen wechseln, weil sich oberhalb der verengten Stelle Nahrungsmassen ansammeln, sich zersetzen können und schmerzhafte Spasmen auslösen. Man muß deshalb täglich mittels weichen Magenschlauches vorsichtige Spülungen des Oesophagus vornehmen, am besten mit abgekochtem warmen Wasser. Auch empfiehlt sich das Nachtrinken von Wasser oder Fachinger Brunnen nach jeder Nahrungsaufnahme.

Gegen die Spasmen Atropin, Eumydrin, Papaverin, Morphium. Auch Adrenalin, Papavydrin. Es hat keinen Sinn, bei diesen verlorenen Kranken Narkotica zu sparen.

Wenn selbst Flüssigkeit die Stenose nicht mehr oder unvollkommen passiert, so bleibt nur die Gastrostomie, mit der man möglichst lange warten soll, da sie für den Kranken völlige Hoffnungslosigkeit bedeutet.

Die Divertikel des Oesophagus bedürfen der operativen Hilfe.

Der Kardiospasmus, der zu einer sekundären Erweiterung der Speiseröhre führt, ist häufig mit einer allgemeinen funktionellen Neuropathie verbunden. Neben der Allgemeinbehandlung des Nervensystems (s. Neurosen) kommt die Behandlung der örtlichen Überempfindlichkeit in Betracht (Afenil, Calc. chlor. intravenös, Brom, Spasmotropin intravenös, Strontiuran peroral oder intravenös, Papaverin, Atropin, Eumydrin, Papavydrin, Ephetonin, Adrenalin). Ernährung reizarm, flüssig-breiig. Evtl. Auswaschungen des oft gewaltig dilatierten Oesophagus. Man versuche die Dehnung der Kardia, zu der mehrere Methoden angegeben sind. Evtl. operativer Eingriff.

Der Krampf des Oesophagus ist nach ähnlichen Methoden zu behandeln.

Magenerkrankungen.

Vorbemerkungen.

Magenstörungen stehen in vielfältigen ursächlichen Zusammenhängen mit dem gesamten Organismus: mit der Mundhöhle, der Speiseröhre, dem Darm, der Leber und Gallenblase, den Nieren, einer Prostatahypertrophie, dem weiblichen Genitalapparat, dem Nervensystem, dem Zirkulationsapparat, der Lunge, dem Blut, der Psyche. Sie können außerdem durch exogene örtliche Schädlichkeiten wie durch Allgemeininfektion bedingt sein. Endlich sind konstitutionelle Momente von Einfluß. Es gibt Magensymptome bei gesundem Magen, die nur dadurch bedingt sind, daß der Magen von anderer Stelle her beeinflußt wird. Die anatomischen Erkrankungen des Magens können wir nur zum Teil als solche direkt erkennen, wenn wir auch freilich in neuerer Zeit durch die Röntgenreliefbilder sowie durch die Vervollkommnung der Gastroskopie Fortschritte auf diesem Gebiet gemacht haben; wir konstruieren sie uns vielmehr vorwiegend aus den Betriebsstörungen (motorischen und sekretorischen). Bei den Krankheitsbezeichnungen stellen wir zum Teil das Anatomische, zum Teil das Funktionelle voran (Ulcus, Superacidität).

Das Funktionelle ist sehr häufig die Begleiterscheinung der anatomischen Erkrankung des Magens, kann aber auch für sich bestehen und von einer entfernt gelegenen anatomischen Erkrankung her ausgelöst sein. Es ist unrichtig, aus der Funktionsstörung ohne weiteres auf eine anatomische Erkrankung zu schließen, denn rein funktionelle Störungen existieren.

Aus diesem Tatbestand erhellt, daß wir bei der Diagnose einer Magenstörung die Zusammenhänge mit dem übrigen Organismus und die ursächlichen und konditionellen Bedingungen zu ermitteln suchen müssen. Dies ist für die Therapie von größter Bedeutung. Man darf sich nicht mit der Magenuntersuchung, auch bei vollendetster Technik, begnügen, sondern muß den ganzen Organismus untersuchen. Die Magendiagnostik hat sich im Laufe der Zeit so kompliziert, daß der praktische Arzt kaum in der Lage ist, alle erforderlichen Methoden durchzuführen, sondern Spezialinstitute in Anspruch nehmen muß.

Eine weiter zunehmende Verfeinerung der Diagnostik steht bevor. Dennoch vermag der Praktiker auf diesem Gebiete sehr viel zu leisten, wenn er nur die ihm zu Gebote stehenden Methoden hinreichend ausnutzt.

Allgemeines über Magendiätetik.

Die Ernährung bei Magen- und Darmkrankheiten hat die Aufgabe den Bedarf des Gesamtkörpers zu decken und dabei der Erkrankung des Verdauungsorgans angemessen zu sein. Eine sehr weitgehende Schonungsdiät würde zu einer unzureichenden Ernährung des Gesamtkörpers, damit übrigens auch des Magens selbst führen.

Die Magenfunktion kommt besonders für die Eiweißverdauung in Betracht. Bei Ausfall derselben steht noch die Eiweißverdauung im Dünndarm zur Verfügung, die den Ausfall zum großen Teil, bei großer Eiweißzufuhr aber nicht vollständig, kompensieren kann. Die Eiweißernährung ist somit bei Achylie auf das unbedingt notwendige Maß zu reduzieren. Bei akuten Magenerkrankungen ist die Schonungsdiät streng durchzuführen trotz Gewichtsverlustes, der nach Heilung der Erkrankung wieder eingebracht wird. Bei jeder Magenerkrankung ist die Vorverdauung: Kauen (Gebiß!), Einspeichelung, von besonderer Wichtigkeit.

Die Diät soll dem Zustande des Magensaftes und der Magenmuskulatur angemessen sein; d. h. dem Fehlen oder Überschuß der Salzsäure, dem Schwäche- bzw. Reizzustande der Magenmuskulatur, der Magenerweiterung. Neben dem Grundsatz der Schonung kommt auch derjenige der Übung in Betracht (Sekretions- bzw. Kontraktionsanregung). Die Diät bei chronischen Erkrankungen der Verdauungsorgane einschließlich Leber und Gallenblase soll auch die Psyche berücksichtigen. Sie soll nicht zu engherzig schematisch gehalten werden, um nicht durch Monotonie Widerwillen, Verdauungsstörungen und übermäßige Ängstlichkeit, ja hypochondrische Verstimmung zu erzeugen. Je nach der Persönlichkeit des Kranken wird man sehr strenge Vorschriften geben oder einen breiteren Spielraum lassen. Der Arzt soll nicht nur die Art der Diät, sondern auch die Einteilung der Mahlzeiten und die gesamte berufliche und außerberufliche Lebenshaltung regulieren. Da gibt es Patienten, die einen Teil ihrer Mahlzeiten außerhalb der Wohnung einnehmen oder überhaupt ganz auf Restaurationskost angewiesen sind, die viel reisen müssen, die viele gesellige Verpflichtungen haben oder zu haben glauben. Vielen dieser Patienten könnte durch Einrichtung von öffentlichen Krankenküchen, wie sie hier und da, wenn auch sehr vereinzelt, als private Unternehmungen schon existieren, geholfen werden.

Nicht nur Magenkranke, sondern auch Magengesunde geht folgendes an: Es ist falsch, morgens nichts oder nur sehr wenig zu genießen (üble Angewöhnung oder nervöse Verstimmung des Appetits; Circulus vitiosus: Tätigkeit in nüchternem Zustande greift die Nerven an und steigert daher die nervöse Depression des Appetits).

Die Pausen zwischen den Mahlzeiten sollen nicht zu lang sein; allerlei Beschwerden bei Blutarmen, Asthenikern, Nervösen, zu Superacidität Neigenden sind auf langdauernde Leerheit des Magens zurückzuführen. Ja es wäre zu diskutieren, ob nicht das Magengeschwür zum Teil hierauf beruhen kann.

Übermaß im Essen ist stets schädlich und rächt sich auf die Dauer. Besonders ist für Maßhalten bei der Abendmahlzeit zu sorgen. Es liegt auf der Hand, daß eine über Bedarf und Verbrauch hinausgehende Nahrungszufuhr den Stoffwechselbetrieb und die Organe allmählich schädigen muß. Die Meinung, daß man so lange essen soll, als es einem schmeckt, ist völlig irrig, da weder Appetit noch Hunger sichere Wegweiser sind, vielmehr unsere Triebe der Gewöhnung und oft übler Gewöhnung unterliegen. Als einfachstes Beispiel diene die Trunksucht und die sexuelle Ausschweifung. Die schlimmen Wirkungen der Überfütterung der Kinder sind bekannt. Ältere Leute sollen besonders vorsichtig mit dem Nahrungsquantum sein. Manche nehmen nur einmal täglich eine größere Mahlzeit zu sich, sonst nahezu nichts. Dies ist unhygienisch für den Magen wie für den gesamten Körper.

Ausnutzbarkeit der Nahrungsmittel. (Nach Rubner.)

Es wurden nicht resorbiert in Prozenten:	Von der Trockensubstanz	Vom Eiweiß	Von den Kohlehydraten
Gekochtes und gebratenes Fleisch .	4,9—5,3	2,0—2,6	—
Schellfisch	4,3	2,5	—
Harte Eier	5,2	2,6	—
Milch	8,8	7,8	—
Weizenbrot aus feinstem Mehl . . .	4,2	21,8	1,1
Semmel	5,6	22,2	2,9
Roggenbrot aus grobgemahlenem Korn	13,1	36,7	2,9
Roggenbrot aus ganzem Korn . . .	20,9	46,6	14,3
Pumpernickel	19,3	43,0	13,8
Reis	4,1	20,4	0,9
Erbsen	9,1	17,5	3,6
Grüne Bohnen	15,0	—	—
Bohnen	18,3	30,2	—
Kartoffeln als Brei	9,4	30,5	7,4
Wirsing	14,4	18,5	15,4
Gelbe Rüben	20,7	39,0	18,2

Hastiges Essen mit mangelhaftem Kauen und mangelhafter Einspeichelung führt nicht allein zu unvollkommener Ausnützung der Speisen, sondern ist auch schädlich für Magen und Darm. Treffend sagt Brillat-Savarin: „Man lebt nicht von dem, was man ißt, sondern von dem, was man verdaut.“ Der Kauakt wirkt nicht bloß auf die Zerkleinerung und die Vermischung der Speisen mit dem Mundsaft, die für die Amylaceenverdauung so wichtig ist, sondern auch auf die Magensaftabsonderung. Darauf gründet sich die Anwendung der Kautabletten. Um einen Brotbissen gut zu zerkauen, sind im allgemeinen 36—40 Kaubewegungen erforderlich; zähe Speisen erfordern mehr, weiche schlüpfrige weniger. Die Zahnpflege ist eine Vorbedingung hygienischer Nahrungsaufnahme.

Die schmackhafte Zubereitung ist wichtig für Appetit und Magensaftsekretion. Übermäßige Pikanterien freilich können zur Überernährung verleiten. Auch die ganze „Aufmachung“ des Essens soll stimmungsfreudig sein. Man soll nicht nur gut, sondern auch schön essen (vgl. Appetitlosigkeit S. 51).

Schädliche diätetische Gewohnheiten sind, abgesehen von zu reichlichem und zu schnellem Essen, übermäßiger Genuß von Salz und scharfen Gewürzen, übermäßiger Verbrauch von Flüssigkeiten bei und außerhalb der Mahlzeiten, so z. B. von Mineralwässern, ferner die Eßlaunen, die gewöhnlich Folgen mangelhafter Erziehung sind, wenn wir von den tatsächlich vorkommenden Idiosynkrasien absehen.

Zur Diätetik gehört auch die Hygiene der Mundhöhle: Bürstung und Spülung morgens und zur Nacht, Spülung nach jeder Nahrungsaufnahme mit Wasser oder Abkochungen von Salbei-, Kamillen- oder Pfefferminztee, Camillosan mit Wasser. Zu stark desinfizierende Zusätze sind überflüssig und können evtl. das Epithel schädigen.

Akuter Magenkatarrh, akute Gastritis.

Der akute Magenkatarrh beruht auf einem akuten geweblichen Reizzustand, der sich zum Teil nach akuten exogenen Schädigungen (ex ingestis) entwickelt, wobei es sich auch um eine Idiosynkrasie gegen bestimmte Speisen handeln kann, zum Teil auf dem Blutwege durch Infektionen und Intoxikationen ausgelöst wird. Ob immer eine wirkliche anatomische Entzündung vorliegt oder nur eine akute Betriebsstörung, ist für die Therapie von untergeordneter Bedeutung. Wie es nach neueren Forschungen scheint, ist doch die anatomische katarrhalische Entzündung häufiger, als man vordem annahm. Man forsche den Ursachen nach und ermittle, ob etwa eine Vergiftung, Migräne, Urämie, Gallenkolik, ein beginnender Typhus oder Paratyphus oder sonstige Infektion oder Erbrechen bei Herzkrankheit vorliegt. Bei fieberhaften Zuständen der verschiedensten Art kann eine begleitende Magenverstimmung bzw. eine Gastritis bestehen. Falls Erbrechen oder Durchfall oder beides vorliegt, so erblicken wir hierin heilsame Abwehrvorgänge, in die wir nicht eingreifen. Kann doch auch ein Brechmittel, wie es früher häufig verordnet wurde, sehr nützlich sein. Häufig lösen die Kranken bei ausgesprochener Übelkeit den Brechakt selbst durch Einführen des Fingers in die Mundhöhle und Berühren des Schlundes aus. Auch eine Magenausspülung mit lauwarmem Wasser kommt, falls die Erscheinungen nicht schnell abklingen, in Betracht. Man achte dabei auf den zutage geförderten Mageninhalt, speziell Schleim und Leukocyten.

Die Technik der Magenspülung muß der Mediziner, ehe er in die Praxis tritt, gründlich erlernen. Auch muß er die Kontraindikationen kennen: Aortenaneurysma, Herzinsuffizienz, Kollaps, Apoplexie, Arteriosclerosis cerebri, Magenblutungen. Eine vorzügliche Anleitung zur Technik findet man in Boas' Diagnostik und Therapie der Magenkrankheiten.

Die weitere Behandlung besteht in einer streng durchgeführten Schonung des kranken Organismus: Enthaltung von Speisen und Getränken für 1 bis mehrere Tage, bei gleichzeitiger Bettruhe. Ist die Schwäche zu groß oder besteht quälender Durst, so führe man in kleinen

Quantitäten kalten oder warmen Tee, Wasser, natürlichen Selterserbrunnen, Wernarzer oder Wildunger Wasser, Zitronenlimonade (ohne Zucker) zu, in kleinen Schlucken, die man, falls kühl, im Munde anwärmen läßt. Jedes gierige Trinken ist zu vermeiden. Weiterhin geht man zu Schleimsuppen, milder Fleischbrühe, Zwieback, Reisbrei, Butter über; sodann gekochtes Ei, zartes Fleisch, langsam gekaut, Gemüse in Breiform, Weißbrot, und so allmählich zur gewohnten Tageskost. Die Mucilaginosa: Salep, Carragen, Radix Althaeae, Gelatine, Lichen Istandicus, Sago- und Reisschleim, auch Radix Colombo sind sehr zu empfehlen. Bezüglich Milch richte man sich nach der individuellen Verträglichkeit; man gebe zunächst Milch in die Speisen (Kartoffelbrei, Suppen usw.), später reine Milch. Zur gewöhnlichen Kost gehe man erst über, wenn die Magenstörung vollkommen beseitigt ist. Die Hygiene des Essens ist nach Ablauf jeder Magenerkrankung besonders wichtig, da eine Anfälligkeit oft zurückbleibt: langsames Kauen, Mäßigkeit in der Nahrungsaufnahme, Vermeidung von stark gesalzenen und gewürzten Speisen, von großen Flüssigkeitsmengen, von starkem Alkohol, von eisgekühlten Speisen und Getränken. Zahnpflege!

Bei Magenschmerzen im ersten Stadium wirken warme bzw. hydropathische Umschläge in der Magengegend günstig ein. Ein beliebtes Mittel ist das Auflegen einer mit heißem Rum getränkten bedeckten Kompresse, die öfter gewechselt wird. Bei Verstopfung gehe man mit Eingießungen vor. Innere Abführmittel sind möglichst erst nach völliger Ausheilung der Magenstörung zu verabreichen.

Medikamente sind bei akutem Magenkatarrh im allgemeinen nicht angebracht.

Besteht jedoch ein übermäßiger Reizzustand, hört trotz entleerten Magens, strenger Diät, äußerer Wärmeanwendung Übelkeit und Schmerz nicht auf, so wende man Extr. Belladonnae und Codein in kleinen Dosen an, event. als Suppositorium von Codein. phosphor. 0,03 mit Extr. Belladonnae 0,02. Auch heißer Pfefferminztee, Ol. menthae, Aqu. menthae wirken günstig.

Die Strenge der Kur richtet sich nach der Stärke und Dauer der Krankheitserscheinungen. Sehr häufig drängen die Patienten bzw. ihre Umgebung zur „kräftigen Kost", um den Gewichtsverlust und das Schwächegefühl zu beseitigen oder auch aus Vorurteil gegen die „schwächende Diät". Hier kommt die psychische Behandlung zur Geltung. Man weise darauf hin, daß eine zu frühe Belastung des Magens Rückfälle auslöst, ja den Keim zu einer dauernden Magenschwäche legen kann und daß der Gewichtsverlust nach erfolgter Genesung schnell ausgeglichen wird, falls dies überhaupt wünschenswert ist — denn oft sind es gerade fette unvernünftige Esser und Trinker, die von akuten Magenverstimmungen heimgesucht werden.

Chronischer Magenkatarrh, chronische Gastritis, chronischer Gastricismus.

In der Praxis pflegt ein chronischer Magenkatarrh diagnostiziert zu werden, wenn chronische Dyspepsie besteht, mit Appetitmangel, fadem Geschmack, Aufstoßen, Völlegefühl, Empfindlichkeit der Magengegend, Übelkeit, Erbrechen. Der chronisch katarrhalische Magen ist zugleich ein anfälliger Magen, der zu akuten Exacerbationen des Katarrhs neigt.

Die anatomische Diagnose kann aus dem Gehalt des Erbrochenen oder des Ausgeheberten an Schleim gesichert werden (Schleim kann übrigens auch von Rachen- oder Speiseröhrenkatarrh stammen). Ferner durch die modernen Röntgen-Relief-Aufnahmen der Magenschleimhaut und evtl. durch die Gastroskopie, die vorläufig für die Praxis kaum in Betracht kommt. Die Herabsetzung der Salzsäure, die bei chronischer Gastritis häufig vorkommt, ist immerhin kein eindeutiges Symptom und erlaubt für sich keineswegs die Stellung der anatomischen Diagnose Magenkatarrh, zumal auch nicht allein normale, sondern sogar erhöhte Säurewerte bei demselben unzweifelhaft vorkommen (Gastritis superacida).

Dyspepsie deckt sich nicht mit Magenkatarrh, sondern kann sehr verschiedene Grundlagen haben, während andererseits der Katarrh nahezu immer mit irgendwelchen dyspeptischen Beschwerden einhergeht.

Die Diagnose des chronischen Magenkatarrhs ist somit vom anatomischen Standpunkt aus nicht sicher. Für die Praxis ist es aber viel wichtiger, in jedem Falle festzustellen, ob das Bild des chronischen Katarrhs oder der chronischen Dyspepsie durch irgendwelche anderen Erkrankungen, sei es des Magens oder anderer Organe oder Allgemeinerkrankungen bedingt ist. In Betracht kommen Ulcus, Carcinom, Pylorusstenose mit Magenerweiterung, Blutstauung durch Herzerkrankung, Cholelithiasis, Lebercirrhose mit Pfortaderstauung, Lungentuberkulose, perniciöse Anämie, chronische Nephritis, Gicht, ferner Magenneurose.

Die Therapie hat in jedem Falle sowohl der Betriebsstörung des Magens (sei es mit oder ohne Katarrh) wie den sonstigen sie bedingenden Erkrankungen Rechnung zu tragen.

Die chronische Gastritis kann aus einer ungeheilten akuten oder von vornherein chronisch entstehen, und zwar durch wiederholte oder dauernde exogene Schädigungen (Alkohol, übermäßige Nahrungsaufnahme, mangelhaftes Kauen, scharfe Gewürze, Tabak). Die Therapie hat daher in erster Linie diese Schädigungen auszuschalten. Es kommt hierbei wieder auf die psychische Beeinflußbarkeit des Patienten an.

Ferner ist für die allgemeine Hygiene des Magens (gutes Kauen, Gebiß!) vernünftige Diät (einschließlich Getränke) zu sorgen. Jede Reizung der Magenschleimhaut durch zu grobe, scharfe Kost ist zu vermeiden.

Da ein chronischer Reizzustand besteht, muß die Diät den Regeln einer Schonungsdiät entsprechen: geringe Einzelmengen, weich, gut zubereitet usw. Eine übermäßige Eiweißzufuhr ist zu vermeiden, sowohl bei den achylischen wie den superaciden Fällen; bei ersteren, weil die eiweißverdauende Kraft des Magens herabgesetzt ist, bei letzteren, weil Eiweiß ein starker Sekretionsreiz ist. Jedoch soll die Diät, da es sich um einen chronischen Zustand handelt, leicht irritierende, funktionsauslösende Eigenschaften haben (Übung). Sie soll abwechselnd, nicht zu ängstlich gehalten sein, hier und da von der strengen Regel abweichen, aber freilich alles in ziemlich engen Grenzen. Jede Extravaganz kann Schaden bringen.

Die Diät soll sich nicht allein nach dem Zustande des Magensaftes, sondern auch der Magenmotilität richten: bei motorischer Magenschwäche und daher langer Verweildauer ist besondere Vorsicht nötig.

Die subjektiven Erfahrungen des Magenkranken über die Bekömmlichkeit der einzelnen Speisen und Getränke sind zu verwerten.

Wie bei allen chronischen Krankheitszuständen, so kommt auch hier der Versuch einer reaktiven Umstimmung in Betracht, und zwar in Form von Reizen, die als natürliche Reize für die Magenfunktion anzusehen sind, wie es besonders die sekretorischen sind. Dieselben müssen sich aber diesseits einer schädlichen Stärke halten. So empfiehlt sich eine leicht reizende Kost. Schon der Kauakt gehört zu den Sekretionsreizen, daher nicht eine einseitig flüssig-breiige Kost!

Ferner leicht gesalzene, pikant zubereitete Speisen (aber nicht scharf gewürzte), kräftige Fleischbrühe. Die Kochsalzdarreichung ist auch wegen der nötigen Chlorzufuhr erforderlich. Auch die Amara aromatica und sonst appetitreizenden Stoffe finden hier Platz.

Alles dies ist nur bei den Fällen mit verminderter Drüsensekretion gerechtfertigt, nicht aber bei der Gastritis superacida (s. unten).

Demselben Zwecke dient der Gebrauch von kochsalzhaltigen Quellen (Kissinger, Wiesbadener, Homburger), die man beim Hausgebrauch auch durch die künstlichen Salze oder einfach durch Kochsalzlösungen (10—15 : 1000) ersetzen kann.

Man läßt die Wässer morgens nüchtern gut gewärmt in der Menge von $^1/_4$—$^1/_2$ Liter trinken, am besten liegend mit anschließenden Veränderungen der Körperlage, so daß der Patient zwischen Seitenlagen, Rücken-, Bauchlage, Sitzen wechselt, in der Absicht, möglichst alle Teile der Magenwand mit der Flüssigkeit in Berührung zu bringen.

Bei Gastritis acida empfehlen sich mehr die natronhaltigen (Fachinger, Biliner, Neuenahr) oder natron-glaubersalzhaltigen (Karlsbad, Marienbad, Franzensbad) Quellen bzw. Lösungen von Natr. bicarbon. Je nach Lage des Falles wird man auch eine 2—3malige Verabreichung pro Tag (vor den Mahlzeiten bzw. mehrere Stunden nach denselben) empfehlen. Übrigens haben auch die natronhaltigen Wässer eine sekretionsanregende Wirkung. Sie wirken auch sehr angenehm auf den pappigen, widerwärtigen Geschmack, über den die Dyspeptiker (z. B. beim Fieber) klagen.

Eine umstimmende Wirkung kommt auch der äußeren Wärmebehandlung zu (Heizkissen usw.), die man je nach Umständen dosiert. Das gleiche gilt von den allgemein hydriatischen Anwendungen (warmen Vollbädern mit folgenden kühlen Abreibungen, abgeschreckten Halbbäder, kühlen Stammpackungen); auch von trockenen Hautbürstungen sowie von Diathermie. Ferner von schweißtreibenden Prozeduren (Schwitzen im Bett bzw. römisch-irische Bäder).

Eine bei weitem nicht genügend bewertete Wirkung ist der Bewegung beizumessen. Man lasse die Patienten, besonders solche, denen es an Bewegung fehlt, ausgedehnte Spaziergänge, auch mit Anstrengung (schnelles Gehen, Bergsteigen) ausführen. Das Auftreten von Schweiß kann dabei nur nützlich sein. Nebenbei ist Bewegung nicht selten das beste Appetitmittel.

Die eigentlichen Arzneimittel spielen eine geringere Rolle. Die sekretionsanregenden Medikamente wurden schon erwähnt.

Die Salzsäurebehandlung dient weniger dazu, das Salzsäuredefizit des Magensaftes zu ersetzen, als mehr zur Anregung der Sekretion. Um den ersteren Zweck zu erfüllen, wären sehr viel größere Mengen erforderlich, als sie der Kranke ohne Beschwerden auf die Dauer zu sich nehmen könnte. Sehr zweckmäßig sind die Acidol-Pepsin-Tabletten (in 2 Stärken). Von der Pepsinwirkung ist im übrigen nicht viel zu erwarten. Da das Eiweiß noch im Dünndarm verdaut wird, so kann der Mangel des Pepsins im Magen zum Teil kompensiert werden; immerhin ist der Ausfall der Magenverdauung nicht ohne Belang.

Acid. muriat. pur. 10 Tropfen auf 1 Glas Wasser oder Limonade, teils vor, teils bei, teils nach dem Essen zu nehmen (evtl. durch ein Glasröhrchen).

Acidol-Pepsin-Tabletten I (entsprechend 4 Tropfen Salzsäure), 1 Tabl. vor, 1 nach dem Essen.

Liegt dem Magenkatarrh ein anderes Leiden zugrunde, so ist die Therapie auf dieses zu richten; die diätetische usw. Behandlung der Magenkrankheit vollzieht sich dabei nach den obigen Grundsätzen, falls diese nicht mit dem bedingenden Leiden kollidieren.

Rezepte.

(Chron. Magenkatarrh.)

Stomachica.

Die üblichen Amara und Aromatica, vor dem Essen zu nehmen:

Extr. Chinae fluidum, 10—20 Tr. in Wasser oder Wein.

Andere China-Mittel, z. B. Tinct. Chin. compos., 20 Tr., sowie die Handelspräparate.

Extr. Strychni 0,3
Rhiz. Rhei pulv. 3,0
Pil. 30
2mal tägl. 1 Pille.

Bismut. subnitr.
Rad. Rhei āā 5,0
Natr. bicarb. 20,0
Messerspitzenweise.

Pulv. stomachic. F. M. 30,0.
Ebenso.

Tinct. amar.
mehrfach tägl. 20 Tr.

Elixir Aurantii comp. 1,0
in Lösungen mehrfach täglich.

Extr. Condurango fluid.
20 Tr. in Wein, mehrfach täglich.

Vin. Condurango
Mehrfach tägl. 1 Likörglas.

Tinct. aromat.
20 Tr. mehrfach täglich.

Angostura-Bitter
einige Tropfen in Wein oder Likör.

Mixt. Pepsin.
Eßlöffelweise.

Bei Übelkeit und Brechneigung:

Chloralhydrat 1,0 : 150,0.
Stündlich 1 Eßl. (= 0,1).

Aqu. amygd. amar. 5,0
Tinct. Strychni 0,5
4—5mal tägl. 10 Tr.

Vgl. ferner S. 245.

Anacidität, Achylie.

Die Achylie ist nahezu regelmäßig der Folgezustand einer chronischen Gastritis. Vorübergehend kann sie gelegentlich als eine rein funktionelle Hemmungserscheinung auftreten; ob dauernd, ist zweifelhaft. Die Achylie umfaßt Zustände von mehr oder weniger stark herabgesetzter Salzsäurebildung (wobei ein Parallelgehen der Pepsinbildung angenommen wird) bis zu vollständigem Mangel derselben. Ob letzterer stets ein absoluter ist, steht dahin, weil es auf die Stärke des angewendeten „Säurelockers" ankommt. Die stärkste Wirkung hat das Histamin. Übrigens ist weniger die Menge der Säure von Bedeutung, als vielmehr der Umstand, ob überhaupt Säure abgesondert wird. Innerhalb der geweblichen Atrophie der Drüsen kann die Funktion, d. h. die Sekretion, einen Wechsel zeigen, da eine völlige Zerstörung der Drüsen nicht immer vorliegen dürfte (Histaminprobe).

Achylie findet sich ferner bei Magenkrebs, häufig bei chronischer Cholecystitis (Cholelithiasis); bei frischeren Fällen kann Superacidität bestehen. Das Wesen des Zusammenhanges zwischen Achylie und Carcinom bzw. Gallenleiden ist noch nicht ganz klargestellt.

Endlich findet man Achylie bei perniziöser Anämie, Lungentuberkulose, als Folgezustand von Ruhr, bei Diabetes, Basedow. Bei Achylie kommen „gastrogene" Durchfälle (infolge des Salzsäuremangels) vor.

Die Therapie fällt im wesentlichen mit derjenigen des chronischen Magenkatarrhs zusammen. Für die gastrogenen Durchfälle kommt die Salzsäuredarreichung (bzw. Acidol-Pepsin) in Betracht, ferner eine antidiarrhöische Diät, evtl. auch stopfende Medikamente. Boas empfiehlt besonders: Calcar. carbon., Calcar. phosphor. tribas. $\overline{aa}$ 25,0, Orphol (Bismut-β-Naphthol) 5,0, 3mal tägl. 1 Teelöffel mit Rot- oder Heidelbeerwein verrührt.

Superacidität, Hyperchlorhydrie.

Das Wesen der Superacidität besteht in einem Reizzustand des Magens, der sich in gesteigerter Sensibilität, gesteigerter Säure- bzw. vermehrter Saftabsonderung und motorischen Reizerscheinungen äußert (Krampf der Magenmuskulatur, speziell des Pylorus). Diese Störung kommt auf Grund von Überladung des Magens bzw. nach sehr reizenden Speisen oder Getränken wohl bei jedem Menschen gelegentlich vor. Viele neigen aber ganz besonders zu solchen Magenreizzuständen, zum Teil wegen Vorliegens von Ulcus, Gastritis, Cholelithiasis oder anderen visceralen chronischen Entzündungsherden wie Appendicitis, Adnexerkrankungen, zum Teil nach wiederholten Magenschädigungen, zum Teil anscheinend auch auf Grund einer Veranlagung. Das sog. Sodbrennen (Pyrosis) wird nicht einfach durch die vermehrte Magensäure bedingt, sondern beruht auf einer Hyperästhesie der Schleimhaut als Teilerscheinung des Reizzustandes.

Durch den Reizzustand wird der gesamte Betrieb des Magens gestört. Die drei genannten Faktoren können in verschiedenem Grade vom Reizzustand betroffen sein. Brennen und Schmerzen entstehen erst, wenn zur Superacidität die erhöhte Empfindlichkeit der sensiblen Nerven hinzutritt. Der Zustand wird bei vielen Personen durch ganz bestimmte Reize ausgelöst, z. B. unregelmäßiges, gehetztes Essen, ungenügendes Kauen, Überschlagen von Mahlzeiten, Erregungen, Stuhlverstopfung.

Fälle von Superacidität sind stets ulcusverdächtig, daher ist eine genaue Diagnose, die auch das Vorliegen von Cholecystitis oder der anderen genannten Entzündungsherde berücksichtigen muß, erforderlich. Dagegen kann keine Rede davon sein, daß Superacidität stets Ulcus bedeute. Ob es eine regulatorische Superacidität infolge einer Verschiebung der Blutreaktion nach der sauren Seite hin gibt, ist noch zweifelhaft.

Die Behandlung geschieht durch Reizausschaltung. Man muß in jedem Falle ermitteln, welche die schädlichen Reize sind.

Reichliche Nahrungs- und Getränk- (namentlich Alkohol-) Aufnahme, sowie schnelles Essen und ungenügendes Kauen sind zu verbieten.

Durch energisches und andauerndes Vorgehen wird nicht nur Anfällen vorgebeugt, sondern auch allmählich die Anfälligkeit herabgemindert.

Die Sorge für regelmäßigen Stuhl ist wichtig, da nicht selten Verstopfung die auslösende Ursache ist.

Andererseits kann aber der Magenreizzustand auch zur Verstopfung führen.

Reichliche Körperbewegung bewährt sich besonders bei solchen Patienten, denen es daran mangelt — es sei denn, daß der superacide Reizzustand durch Ulcus oder Cholecystitis hervorgerufen ist, da dann zuweilen die Schmerzen durch starke Bewegung verschlimmert werden.

Es gibt schwere und hartnäckige Fälle, die jeder Behandlung trotzen.

Da der Reizzustand des Magens vom gesamten Organismus beeinflußt wird, so ist dieser in die Ruhebehandlung einzubeziehen: psychische Erregungen, Magenängstlichkeit, hastige Lebensart, Übermaß von Arbeit bei mangelhafter Ruhe, etwaige Reizzustände anderer Organe sind zu bekämpfen. Bei der Verordnung der geeigneten Diät ist zu vermeiden, daß der Patient zum Magenhypochonder wird. Tätigkeit und geeignete Ablenkung wirken auf die Stimmung beruhigend. Man verbiete nicht zuviel! Unterbrechung der Tätigkeit durch hinreichende Ruhe, ausreichender Schlaf sind wichtig. Auch hydriatische Prozeduren, Luftbäder usw. können heilsam sein.

Nicht selten wirkt ein die Nerven und die Stimmung beruhigender klimatischer Aufenthalt günstiger als eine Kur in einem Magenkurort oder Sanatorium, obwohl auch diese, besonders wo es sich um Regelung der Diät und Lebensweise handelt, recht wirkungsvoll sein können. Vielgeschäftigkeit hinsichtlich örtlicher Magenbehandlung ist nicht angebracht.

Bezüglich der Diät bei Superacidität stellt Boas folgende Forderungen auf:

1. Armut an Kochsalz und Extraktivstoffen.
2. Reichlicher Gehalt an pflanzlichen Eiweißstoffen.
3. Reichlicher Gehalt an leicht schmelzbaren Neutralfetten.
4. Gute Kaubarkeit.
5. Geringe Verweildauer im Magen.

Diesen Forderungen wird entsprochen durch eine Diät, die im wesentlichen aus folgenden Stoffen besteht:

Milch und Milchprodukte, Eier (besonders rohe), Reis, Grieß, Leguminosenmehle, Hülsenfrüchte (in Breiform), Gelatine, Weizengebäck, Mehlspeisen, Zuckerarten (jedoch können Zucker und süße Mehlspeisen Beschwerden verursachen, wahrscheinlich weil sie kein Säurebindungsvermögen besitzen), Gemüse (in Breiform), Butter, Sahne, Olivenöl. Obst in Form von gekochten Früchten, Limonaden, Fruchtflammeris.

Diese lacto-vegetabilische Diät hat den Vorteil, auch auf die begleitende Verstopfung (s. oben) günstig zu wirken. Mucilaginosa (s. Magenkatarrh) sind reichlich zu verwenden. Häufige (etwa 3stündlich) kleine Mahlzeiten! Treten in der Nacht Superaciditätsbeschwerden auf, so stelle man Schleimsuppe (mit Butter) oder Weizengebäck bzw. Mehlspeise bereit.

Getränke: Tee mit Milch, Kakao, alkalische Mineralwässer (Fachinger usw.), Bier (in geringer Menge).

Fleisch, Fleischbrühe, Gewürze, Kaffee (und zwar nach Ehrmann nicht wegen des Gehaltes an Coffein, sondern an Röstprodukten), Alkohol, harte Speisen, starke Füllung des Magens erhöhen die Sekretion und sind daher ganz zu meiden.

Sollte es der Kranke nicht über sich gewinnen, diese Diät dauernd zu beobachten, so lasse man sie wenigstens einige Monate durchführen, um eine gewisse Herabsetzung des Reizzustandes zu erreichen, und gebe dann einige Zulagen in Form von gekochtem Fleisch oder Fisch, rohem Obst, Salat (mit Citrone), Graubrot u. a. m.; weiterhin auch ab und zu gebratenes Fleisch, aber ohne salzige oder gewürzte Zubereitung.

In den Grundzügen muß sich der Patient, falls das Leiden hartnäckig ist, an die obige Diät halten.

Die arzneiliche Behandlung soll einesteils die überschüssige Säure binden bzw. die Sekretion vermindern, was sekundär auch eine Öffnung des Pylorus und durch die Kohlensäureentwicklung einen peristaltischen Antrieb auf die Magenmuskulatur zur Folge hat (Ehrmann), andererseits den Zustand der Überempfindlichkeit als solchen herabsetzen. Dies geschieht durch Alkalien bzw. die Kombination solcher mit geeigneten narkotischen Mitteln. Die Alkalien werden teils bei leerem Magen, teils bei dem Auftreten von Säurebeschwerden bzw. nach den Mahlzeiten genommen.

Bei sehr heftigen Beschwerden versuche man Atropin (bzw. Eumydrin), Bellafolin.

Für etwaige Trinkkuren kommen in Betracht die Wässer von Karlsbad, Neuenahr, Bertrich, Mergentheim, Marienbad, Tarasp u. a. m.

Die Alkalibehandlung beseitigt die durch den Säureüberschuß bedingten Beschwerden, ohne das Leiden selbst zu beheben. Vielmehr kommt den Alkalien auch eine sekretionsanregende Wirkung zu. Man soll daher ein Übermaß von Alkali, in das die Leidenden dieser Art sehr leicht hineingeraten, vermeiden und nur so viel geben, als zur Säurebindung erforderlich ist — was natürlich nur tastend geschehen kann. Da die Einwirkung der Alkalien eine ziemlich komplizierte ist, läßt sich der Erfolg nicht sicher berechnen. Empfehlenswert ist eine intermittierende Alkalidarreichung.

Bei leichten gelegentlichen Beschwerden ist eine besondere Therapie nicht erforderlich. Das Brennen pflegt selbst ohne Natron bald zu verschwinden. Zuweilen meldet sich mit dem Brennen zugleich Stuhldrang, nach dessen Befriedigung es verschwindet. Auch Durchfall kommt hierbei vor.

Der Magensaftfluß in seinen verschiedenen Spielarten ist ein Reizzustand, dessen Behandlung sich derjenigen der Superacidität (bzw. des Ulcus) anschließt.

Rezepte.

(Superacidität.)

Natr. bicarb.
Magnes. ust. $\overline{aa}$ 15,0
Ol. menth. pip. 0,5
3mal tägl. 1 Teelöffel $^1/_2$ Stunde vor den Mahlzeiten.

Natr. bicarb.
Magnes. ust. aa 15,0
Extr. Belladonnae 0,3
3mal tägl. 1 Teelöffel vor den Mahlzeiten. (Bei Neigung zu Durchfällen anstatt Magnes. ust. Calc. carbon.).

Neutralon (ohne oder mit Extr. Belladonnae)
3mal tägl. $^1/_2$—1 Teelöffel mit $^1/_2$ Wasserglase Wasser $^1/_2$—1 Stunde vor den Hauptmahlzeiten.

Magnesiumperhydrol-Tabletten (0,5 g) 1—2 Tabl. vor den Mahlzeiten bzw. $^1/_2$—1 Stunde nach denselben.
Kann auch mit Natr. bicarb. kombiniert werden.

Peptozon (30proz. Magnesiumsuperoxyd mit Agar-Agar)
3mal tägl. 1 Teelöffel mit Wasser verrührt vor bzw. auch nach dem Essen.

Magnes. ust.
Natr. bicarb.
Cretae alb.
Bismuth. subnitr. $\overline{aa}$ 1,0
Codein. phosphor. 0,005
2mal tägl. oder öfter je 1 Pulver.

Cretae alb.
Talc. $\overline{aa}$ 30,0
Magnes. ust. 15,0
Teelöffelweise.

Gelonid. stomach. (Belladonn., Magnes, Wismut).

Magenkrampf:

Ol. Menth. pip.
1—3 Tr. mit Zucker, Hoffmannstropfen, Baldriantinktur.

Flor. Aurantii
Fol. Meliss.
Fol. Menth. pip. $\overline{aa}$ 20,0
Species.

Störungen des motorischen Betriebes.

Schwäche der peristolischen (tonischen) wie peristaltischen Muskeltätigkeit des Magens kommt teils den ganzen Magen, teils einen Bezirk desselben betreffend bei Gastritis, besonders aber bei Ulcus vor. Die peristaltische Schwäche führt zur verzögerten Entleerung des Magens (verlängerte Verweildauer des Mageninhaltes), während die tonische Schwäche (Atonie) sich in einer ungenügenden Kontraktion des Magens um seinen Inhalt äußert, aber auch zur Verzögerung der Austreibung beiträgt. Die Atonie kennen wir als Teilerscheinung der Asthenie und Enteroptose (Gastroptose), auch bei Tabes und infolge muskulärer Magenschwäche (Gastroparese, motorische Insuffizienz I. Grades). Diese kann durch allgemeine Schwächezustände nach schweren Krankheiten, auch auf den aboralen Teil des Magens beschränkt, durch Ulcus der kleinen Curvatur (Emmo Schlesinger) bedingt sein. Es ist von Wichtigkeit, sich diagnostisch nicht durch eine wenn auch leichte Stenose des Pylorus täuschen zu lassen.

Steigerungen der motorischen Funktion (Hyperkinesien) äußern sich in allgemeinen oder partiellen tonischen Spasmen oder in gesteigerter Peristaltik mit beschleunigter Austreibung des Mageninhaltes. Solche Betriebsstörungen finden sich aber auch ohne organische Erkrankung des Magens.

Die Therapie der motorischen Störungen besteht darin, die zugrunde liegende anatomische Erkrankung zu behandeln; in den Fällen, wo eine solche fehlt, die Regulierung der motorischen Insuffizienz teils durch Entlastung des Magens, teils durch Kräftigung der Magenmuskulatur anzustreben. Zur Entlastung dient eine flüssigkeitsarme, weiche bzw. breiige, aber zum Teil auch feste Kost von hinreichendem, bei geschwächten Personen großem Caloriengehalt in häufigen kleinen Portionen, etwa wie bei der Behandlung des in Besserung befindlichen Ulcus. Auf genügende Eiweißzufuhr ist zu achten. Die Besserung wird kenntlich durch die Verkürzung der Verweildauer des Mageninhaltes bis zur Norm.

Diese Entlastung führt häufig zum Ziele. Behufs Kräftigung der Magenmuskulatur wendet man Kaltwasserprozeduren (kalte Abreibungen mit Trockenreibungen) örtlich und allgemein an, ferner Leib- und allgemeine Massage, auch Faradisation und Galvanisation des Unterleibes, endlich Gymnastik. Die innere Elektrisierung des Magens bleibt Magenfachärzten überlassen. Alle diese Maßnahmen sind natürlich kontraindiziert bei Verdacht auf Ulcus. Über die Methoden der Gymnastik vgl. bei Magensenkung. Eine zweckmäßige Form der Bewegungsbehandlung besteht schon in dem rhythmisch vorgenommenen Lagewechsel (Rückenlage, Bauchlage, Seitenlage, Aufsitzen nach der Nahrungsaufnahme).

Pylorus-Stenose.

Eine andere viel häufigere und bedeutendere Störung des motorischen Betriebes beruht nicht auf funktionellen Veränderungen der Magenmuskulatur, sondern auf Pylorusstenose (gutartiger oder maligner). Dieselbe wird bis zu einem gewissen Grade durch vermehrte Arbeit der Magenmuskulatur, die auch hypertrophisch wird, reguliert (kompensierte Stenose). Die Dekompensation beruht entweder auf dem hohen Grade der Stenose oder auf unzureichender Arbeitsleistung der Magenmuskulatur oder auf beidem.

Die Unterscheidung der Kompensation und Dekompensation geschieht dadurch, daß bei letzterer die Verweildauer des Mageninhaltes verlängert ist und eine Stauungsdilatation des Magens vorliegt.

Bei nicht zu hochgradigen Stenosen kann man eine innere Therapie versuchen: Magenausspülungen und flüssigkeitsarme, breiige Diät. Man leite den Patienten an, sich selbst täglich den Magen durch den Schlauch zu entleeren und mit warmem Wasser ohne Zusätze auszuwaschen, was abends oder morgens oder auch zweimal täglich geschehen kann. Manche Patienten ziehen die Spülungen abends vor dem Zubettgehen wegen nächtlicher Beschwerden vor, ich möchte diese auch in erster Linie empfehlen. Boas empfiehlt die trockenen Expressionen des Magens. Bekommt man einen Krankheitsfall, der bis dahin nicht sachgemäß betreut worden ist, in Behandlung, so sind zunächst die stagnierenden Massen durch Spülungen zu entfernen. Darauf ist eine vorsichtige flüssig-breiige Diät zu wählen, an die sich dann eine breiige in etwas größeren Mengen anschließt, um die Durchgängigkeit des Pylorus zu prüfen. Zuweilen ist dieselbe nach der gründlichen Auswaschung bei rationeller Diät eine hinreichende. Ist dies nicht der Fall, so versuche man, wie weit man mit täglichen Spülungen kommt.

Die erste Aufgabe besteht in der Feststellung der Natur der Verengerung. Ist sie carcinomatöser Art, so ist die Möglichkeit der Radikaloperation zu prüfen.

Eine besondere Form der Stenose, die früher auf Pylorospasmus bezogen wurde, wahrscheinlich aber vorzugsweise durch submuköse Blutung oder entzündliche Schwellung infolge eines Ulcus ad pylorum oder einer Erosion bedingt ist, kann bei der Ulcusbehandlung sehr schnell zurückgehen.

Durch die diätetische und Spülbehandlung kann man bei Narbenstenose nicht hohen Grades ganz befriedigende Erfolge haben. Die Kranken fühlen sich wie neugeboren und nehmen gern die Unbequemlichkeit der Spülung in Kauf. In manchen Fällen kommt man auch so weit, die Spülungen immer mehr einschränken zu können. Entscheidend für den Erfolg der Behandlung ist außer dem Aufhören der Beschwerden und der Stauung die Gewichtszunahme. Vernunft, Ausdauer und Willensstärke des Patienten bzw. seiner Umgebung spielt auch hier wieder eine entscheidende Rolle für den Erfolg der Kur.

Es wird empfohlen, den Durchgang durch den Pylorus durch Einnehmen der rechten Seitenlage zu erleichtern. Die Obstipation, die eine Folge der Stenose ist, wird am besten durch die Besserung der Pyloruspassage beeinflußt. Ist die Stauung selbst bei rationeller innerer Behandlung nicht zu beseitigen oder ist die Spül- und Diätkur nicht durchzuführen, so warte man nicht mehr mit der Operation, um den Kranken nicht noch elender werden zu lassen.

Wie beim Ulcus handelt es sich um die Entscheidung zwischen Gastroenterostomie und Resektion, der prinzipiell unbedingt der Vorzug gegeben werden muß.

In jedem Falle muß der Operation eine diätetische Nachkur folgen. Auch der fibröse Sanduhrmagen kann die Operation erfordern.

Die seltene Tetanie bei Stauungsdilatation infolge von Pylorusstenose wird mittels Magenspülung bzw. operativ behandelt, bei gleichzeitiger Flüssigkeitszufuhr, sedativer Behandlung und intravenöser Calciumverabreichung (Afenil, Calc. chlorat.) (s. Tetanie in Kap. VII).

Ulcus ventriculi (duodeni).

Das Ulcus gehört zu den Krankheiten, die in ausgezeichneter Weise zeigen, wie die wissenschaftliche Forschung und die durch sie vervollkommnete Diagnose mittelbar von größtem Werte für die Therapie wird. Die jetzt gegebene Möglichkeit, das Ulcus aus der Fülle von Krankheiten, mit denen es früher verwechselt wurde, herauszuerkennen, und speziell die Möglichkeit der Frühdiagnose sichert uns eine frühzeitige Behandlung und wird uns mehr und mehr die verschleppten chronischen unheilbaren Fälle vermissen lassen. Die Diagnose, und zwar die möglichst frühzeitige, ist auch hier die Grundlage des therapeutischen Erfolges. Immerhin ist die Möglichkeit der Verschleierung des Ulcus durch Gastritis, Spasmen u. a. m. noch immer gegeben.

Wenn auch die Entstehung des Ulcus ventriculi bzw. duodeni zum Teil noch in Dunkel gehüllt ist, so ist doch sicher, daß die Selbstverdauung eine entscheidende Rolle spielt (Ulcus pepticum) und daß eine Schädigung der Schleimhaut und ihre mangelhafte Durchblutung ihr die Wege ebnen; wobei vielleicht auch mechanische Momente, wie z. B. Kyphoskoliosen, mit in Betracht kommen (Ehrmann). Ferner, daß eine „Diathese" wesentlich mitwirkend bei der Entstehung des Geschwürs ist. Es ist daher verständlich, daß die Heilung dieser Geschwüre auf großen Widerstand stößt und daß sehr leicht Rückfälle bzw. neue Geschwüre auftreten, im Gegensatz zu anderen Oberflächendefekten. Auch ist ein Circulus vitiosus vorhanden, insofern der durch den Reiz beförderte Vasospasmus die Schleimhaut anämisiert.

Andererseits besteht die Möglichkeit der Heilung trotz fortdauernder peptischer Kraft des Magensaftes, wie die immerhin nicht geringe Zahl der geheilten Fälle beweist. Es muß also gelingen, die Geschwüre zur Heilung zu bringen, wenn man die für die Selbstheilungstendenz günstigsten Bedingungen herstellt. Man kann dabei verschiedene Wege gehen:

1. Abschwächung der peptischen Kraft des Magensaftes. Angreifbar ist vor allem die Salzsäure. Man sucht die Säureabsonderung einzuschränken (chlorfreie, reizlose Ernährung) oder zu neutralisieren (Darreichung von Alkalien, Sippy-Kur). Es scheint, daß beim Ulcus das gesamte Körpergewebe übersäuert ist; es bedarf höherer Alkaligaben als sonst, um den Urin zu neutralisieren. Man muß demnach so viel Alkali geben, daß eine Verschiebung der Urinreaktion nach der alkalischen Seite hin erzielt wird. Auch Atropin, Röntgenbestrahlung und Proteinkörpertherapie sollen in dieser Richtung wirken.

2. Man sucht die Durchblutung zu steigern (äußere und innere Wärmebehandlung, warme Flüssigkeiten), Beseitigung der Angiospasmen.

Lenhartzsche Diät:

Behandlungstage:	1	2	3	4	5	6
Eier	1	2	3	4	5	6
Milch	200	200	300	400	500	600
Zucker	—	—	—	20	20	30
Hackfleisch	—	—	—	—	—	—
Milchreis	—	—	—	—	—	—
Zwieback	—	—	—	—	—	—
Rohschinken	—	—	—	—	—	—
Butter	—	—	—	—	—	—
Calorien (abgerundet)	220	280	420	460	780	950

3. Man sucht das Geschwür zu bedecken und dadurch der Wirkung des Magensaftes zu entziehen.

4. Man sucht die Regeneration anzuregen (durch Wärme, reichliche Ernährung, Proteinkörpertherapie ?).

5. Man sucht Reize aller Art, örtliche wie Fern- wie allgemeine Reize, einzuschränken, da alle solche auch das kranke Organ treffen und an ihm unerwünschte Reaktionen auslösen können.

Der pathologisch-anatomische Nachweis der Gastritis bei Ulcus wie bei Carcinom erlaubt keine Folgerungen für die Therapie, welche über die der Notwendigkeit der Magenschonung hinausgehen.

Die Diät bildet den wichtigsten Faktor. Der Magen hat einen Defekt, der die Gefahr der Vergrößerung und Vertiefung, ja des Durchbruchs darbietet; außerdem befindet sich das Organ im Reizzustande, und zwar im geweblichen wie im sekretorischen und motorischen. Beides erfordert Schonungsdiät. Andererseits darf die letztere nicht zu weit getrieben werden, um den Gesamtzustand und schließlich mittelbar auch die Ernährung des Magens selbst nicht zu schädigen. Es ergibt sich daraus ohne weiteres ein Mittelweg bezüglich der Nahrungsmenge und eine Darreichung in häufigen kleinen Mengen und in leicht assimilierbarer und schlackenarmer Form. Zugleich soll die Diät möglichst wenig Sekretionsreize enthalten bzw. sogar die Säureabsonderung dämpfen; Butter und Sahne haben diese Eigenschaft, ob direkt oder mittelbar dadurch, daß Galle und Pankreassaft in den Magen zurückströmt, steht dahin. Bezüglich der Zweckmäßigkeit der Diät besitzen wir einen brauchbaren Indicator in dem subjektiven Gefühl des Kranken, das man wohl beachten muß.

Es ergibt sich somit eine Diät, die in den Grundzügen so zusammengesetzt ist: Milch, Sahne, Butter, Ei (in rohem oder sehr weich gekochtem Zustande), Reis, Grieß, Mondamin, Kartoffelbrei (mit Milch zubereitet), legierte Suppen (keine Fleischbrühe), Zwieback, Keks, Weißbrot sehr gut gekaut, weiches Fleisch (Geflügel, Kalb, Süßwasserfisch, geschabter Lachsschinken, rohes geschabtes Rindfleisch), Gemüsepüree (Karotten, grüne Erbsen), Apfelmus, Quark, Gervaiskäse, Zucker. Alles salzarm, ohne Pfeffer, Senf u. dgl.; kein Rettich, Schnittlauch u. dgl. Keine Häute von Beeren, keine Geflügelhaut, keine harten oder zähen Speisen, kein Alkohol, Kaffee, starker Tee. Reichlich Mucilaginosa.

Nach Beendigung der Blutung.

7	8	9	10	11	12	13	14
7	8	8	8	8	8	8	8 St.
700	800	900	1000	1000	1000	1000	1000 ccm
30	40	40	50	50	50	80	80 g
35	2×25	2×35	2×35	2×35	2×35	70	70 g
—	100	100	200	200	300	300	300 g
—	—	20	40	40	60	80	80 g
—	—	—	—	50	50	50	50 g
—	—	—	—	20	40	40	40 g
1130	1590	1720	2140	2480	2940	3000	3000

Die Strenge der Diät hängt von dem Zustande der Reizung (siehe unten) und davon ab, ob eine manifeste Blutung besteht oder kurz vorher bestanden hat.

Während der Blutung soll man oral so gut wie keine Nahrung zuführen, allenfalls Gelatine, sich vielmehr auf Nährklysmen beschränken.

Ist die Blutung gestillt, so wird mit sehr geringen Mengen von Nahrung begonnen und allmählich aufgestiegen. Die Kost muß in diesem Stadium besonders streng sein, der Aufstieg vorsichtig geschehen. Lange Zeit hindurch herrschte hierbei die Leubesche Vorschrift: In den ersten Tagen keine orale Nahrungszufuhr, weiterhin eßlöffelweise Milch, evt. mit Kindermehl, Fleischbrühe, eingeweichte Keks und Zwiebäcke (sog. I. Kostform). Vom 10. Tage ab II. Kostform: Schleimsuppe, weichgekochter Reis, Grieß, weichgekochte Eier oder auch rohe, evtl. geschlagene Eier (die nach Ehrmann besonders stark Säure absättigen), Kalbshirn, Kalbsmilch, gekochte Taube, Huhn. Nach einer Woche III. Kostform: Hinzufügung von geschabtem Schinken, geschabtem rohen Rindfleisch, Kartoffelbrei. Nach einer weiteren Woche Zulassung von gebratenem Geflügel, Weißbrot. Die Diät war calorienmäßig ungenügend, als strenge Schonungskost gedacht.

Die revolutionär wirkende Lenhartzsche Diät (s. Tabelle) ging von dem Gedanken aus, durch starke Calorienzufuhr die Heilung des Geschwürs zu bessern.

Man kann mit den verschiedensten Ernährungsarten und -mengen zum Ziele kommen, wenn man sich an die oben skizzierten Grundregeln hält und die Wirkung auf den Patienten beobachtet. Man halte nie starr an einer Diätverordnung fest, die dem Patienten Widerwillen erregt, Übelkeit, Erbrechen auslöst (wie z. B. eine übertriebene Fettzufuhr). Bei starkem Reizzustand und nach Blutungen ist, wie gesagt, eine strenge, der Leubeschen sich nähernde Diät erforderlich, während die reichlichere Kost an sich günstigere Heilungsbedingungen enthält, schon durch die stärkere Durchblutung des Magens. Jedoch geht das Lenhartzsche Schema unnötig stürmisch vor.

Es gibt noch eine ganze Zahl von zweckmäßigen, eine mittlere Linie einhaltenden Diätschemen, jedoch wird der Arzt im Einzelfall das Richtige zu treffen wissen, wenn er sich zwischen den beiden Extremen von Leube und Lenhartz hält. Im Leubeschen Schema ist übrigens die Verabreichung der Fleischextraktivstoffe zu widerraten, weil sie Säurelocker darstellen.

Künstliche Nährpräparate sind bei der Ulcusbehandlung entbehrlich.

Die Vitamindarreichung, besonders Vitamin C, wird empfohlen.

In dem Ulcus-Krankheitsbilde macht sich ein auch für die Therapie sehr wichtiger Faktor geltend, nämlich das Vorhandensein bzw. die Intensität des Reizzustandes (vgl. S. 17f.). Fehlt er und fehlt auch eine manifeste Blutung, so fühlt der Patient keine Beschwerden und glaubt sich geheilt, obwohl das Geschwür latent weiter besteht. Die Besserungen bzw. Heilungen sind nur zum Teil anatomische Heilungen, zum Teil vielmehr nur Abklingen des Reizzustandes. Entsprechendes trifft bekanntlich auch für andere Organerkrankungen zu. Der Reizzustand äußert sich in örtlichen und allgemeinen Krankheitsgefühlen, Schmerzen, Muskelkrämpfen, Erbrechen und beruht entweder auf perifokalen Entzündungen oder einer begleitenden Gastritis oder nur auf Sensibilisierungen des nervösen Apparates. Der Ulcusschmerz ist wahrscheinlich auf verstärkte krampfartige Leerkontraktionen des Magens zurückzuführen. Inwieweit der Ulcusschmerz wie im weiteren Sinne der Reizzustand von der bei Ulcus sich findenden Gastritis abhängt, bleibt vorläufig dahingestellt. Die Reizzustände (geweblichen wie rein funktionellen) können durch die verschiedensten Momente hervorgerufen und beseitigt werden. Daraus erklären sich die sehr divergenten Empfehlungen von Ulcuskuren.

In der Einnahme von Salzsäure haben wir geradezu ein Reagens auf Reizzustand, bei dessen Vorhandensein Salzsäure Schmerzen erzeugt, die bei Reizfreiheit trotz vorhandenen Geschwürs fehlen.

Indem das Fehlen des Reizzustandes Heilung vortäuscht und den Patienten dazu verführt, keine Vorsicht mehr walten zu lassen, kann es zu Verschlimmerungen führen. So ist es verständlich, daß der Kranke aus dem Stadium der Latenz heraus von einer heftigen Magenblutung befallen wird.

Auch psychische Einflüsse können einen Reizzustand auslösen.

Es ist nicht so, daß außerhalb des überempfindlichen Zustandes der Magen gar keine Symptome von Reizung darbietet; es kann Superacidität wie erhöhte Muskelkontraktion bestehen; aber diese Reizungen sind zu gering, um bemerkbar zu werden; man kann latente und manifeste Reizzustände unterscheiden. Beim manifesten Reizzustand ist die gesamte Therapie besonders streng durchzuführen. Psychologisch bietet er dem Arzt den Vorteil, daß der Patient für die notwendigen Beschränkungen zugänglich wird und sie vom Schmerz geleitet getreu befolgt. Man beruhige ihn aber, suche ihm die Angst um seinen Zustand zu nehmen und ermahne ihn zum Durchhalten.

Örtliche äußere Wärmeanwendung, die neben ihrer regenerativen vor allem sedative Wirkungen auf Schmerzen und Erbrechen ausübt (Kälte ist nur bei Blutungen angezeigt), sowie innere Wärmezufuhr, z. B. in Form von Pfefferminztee, empfehlen sich. Bei wiederholtem Erbrechen führe man weder Nahrung noch Getränk zu; versuche Gegenreize (Senfpapier auf die Magengegend), auch Chloralhydrat in kleinen Dosen, Eispillen, seelische Beruhigung.

Bettruhe ist bei akuten Reizzuständen unbedingt erforderlich. Man kürze sie schon aus psychologischen Gründen möglichst ab, sobald die Reizung abklingt, gehe aber bei Verschlimmerungen sofort wieder zu ihr über. Diät in ihrer strengsten Form: Milch löffelweise, Schleimsuppen.

Mit Abklingen des Reizzustandes allmählich Zulagen (s. oben).

Die Methode der Säureabstumpfung kommt schon in der kochsalzarmen und reizlosen Diät zur Anwendung. Man kann diese aber ebenso wie bei den Nierenerkrankungen nicht dauernd durchführen. Immerhin empfiehlt es sich, sie auch nach Abklingen des Reizzustandes oder sogar nach anatomischer Heilung von Zeit zu Zeit wieder anwenden zu lassen.

Alkalizufuhr. Wie bei der Superacidität ausgeführt, liegt die Bedeutung derselben hauptsächlich darin, akute Reizsymptome (Schmerzen, Muskelspasmen usw.) zu stillen. Eine zu starke und andauernde Alkalizufuhr kann aber die Säuresekretion anregen, und so können die Ulcuskranken zu „Alkalifressern“ werden. Im übrigen verhält es sich damit sehr verschieden, je nach der sekretorischen Erregbarkeit des Magens und der gleichzeitig durchgeführten Chlorentziehung.

Von Medikamenten kommt hauptsächlich Atropin in Betracht; Morphium kann die Säureabsonderung steigern und Spasmen erzeugen; freilich tritt dies bei lange anhaltendem Gebrauch in großen Dosen stark zurück. Codein verdient vor Morphium den Vorzug.

Verordnungen s. bei Superacidität.

Besonderer Beliebtheit erfreut sich die moderne Sippy-Kur, deren Bedeutung in der streng durchgeführten Neutralisierung der Säure und der geregelten Diät besteht.

Sippy-Kur. Am 1. und 2. Tage jede Stunde 100 ccm Milch bzw. Milch-Sahnegemisch aa, im ganzen 1 Liter am Tage. In den halbstündlichen Zwischenpausen abwechselnd teelöffelweise Magnesia usta mit Natr. bicarb. ãã und Calcar. carbon. 0,5 mit Natr. bicarb. 1,5 [1].

Vom 3.—5. Tage an vormittags statt einer Milchportion ein weichgekochtes Ei mit Zwieback oder Weißbrot mit Butter, nachmittags statt einer Milchportion 100 g Reis oder Hafermehlbrei. In den halbstündlichen Zwischenzeiten wieder die beiden Pulver.

Vom 8.—10. Tage an 2 Eier und 2—3 mal 100 g Brei über den Tag verteilt statt bzw. neben den stündlichen Milchportionen und Pulvergaben.

Vom 12.—14. Tage wie bei leichter Magendiät: Kartoffeln, Reis, Grieß, Nudeln, gekochte Früchte, Gemüsepürees, später auch zartes Fleisch. Keine der stündlichen Mahlzeiten darf größer als 100 ccm bzw. 100 g sein; in den Zwischenpausen immer die Pulver.

Vom 20. Tage an darf Patient aufstehen.

[1] Also: 8 Uhr 100 ccm Milch, $^1/_2$9 Uhr Magn. usta, 9 Uhr 100 ccm Milch, $^1/_2$10 Uhr Calc. carbon., 10 Uhr 100 ccm Milch usw.

Bei Magn. usta und Calc. carbonic. die abführende und stopfende Wirkung beachten und danach dosieren.

Die Sippy-Kur ist für die Praxis im ganzen recht zu empfehlen. Auch sie bedarf einer individuellen Handhabung und Rücksichtnahme auf den allgemeinen Kräftezustand. Man wird die strenge, lange Zeit durchzuführende Nahrungsbeschränkung nach Umständen und Persönlichkeit mildern müssen. Die großen Mengen von Magnesia machen zuweilen Magenbeschwerden und Durchfälle, werden dann durch vermehrte Calciumgaben ersetzt.

Der Wismutbehandlung kommt in besonderem Maße eine günstige Wirkung auf Schmerz und Übelkeit zu (Bismutum subnitricum für sich oder in Verbindung mit Alkalien); bei großer Empfindlichkeit der Magenschleimhaut kann Wismut (durch seine spezifische Schwere ?) Schmerz auslösen. Wismut soll sich angeblich auf dem Geschwürsgrunde niederschlagen oder eine Schleimdecke erzeugen. Der Absicht, das Geschwür mit Schleim zu bedecken, dient auch die Schleimsuppendiät; jeder Nahrungsaufnahme wird eine Tasse Hafer- oder Gersten- oder Reisschleim vorausgeschickt (Boas). Die Gastritis bei Ulcus ist, wie neuere Beobachtungen ergaben, sehr häufig. Ob ihr eine Bedeutung für die Entstehung des Ulcus und seinen Verlauf zukommt, ob sie Träger des wechselnden Reizzustandes ist, ob der Schleimbildung eine schützende Wirkung auf das Geschwür beizumessen ist, steht dahin.

Gegen sie wie gegen die Schmerzen bewährt sich das schon von Frerichs und C. Gerhardt, neuerdings von v. Bergmann empfohlene Argentum nitricum. Arg. nitr. 0,1 auf 50,0 Aqu. dest., in vitro nigro, 2stündl. 1—2 Teelöffel. Oder: Pillen zu 0,003 evtl. mit 0,005 Extr. Belladonnae, 2—3mal tägl. 2—3 Pillen (mit Argilla als Pillengrundlage). Oder: Spülungen mit Lösung von $^1/_2$prom. bis $^1/_2$proz. Arg. nitr.

Die Proteinkörpertherapie (Novoproteininjektionen) kann einen reiz- bzw. schmerzmildernden Einfluß ausüben. Mehr als andere Verfahren leistet sie anscheinend nicht.

Bei starken Reizerscheinungen sind Arzneimittel nicht zu entbehren. Die Narkotica wirken übrigens auch im Sinne der Heilung, indem sie den schädlichen Zustand der Überempfindlichkeit mildern.

Die Heilung des Geschwürs hängt davon ab, ob die Regenerationskraft den örtlichen Einwirkungen gegenüber (peptische Kraft des Magensaftes, mechanische Wirkung des Mageninhaltes und der Muskelkontraktionen) sich durchsetzen kann. Die Intensität der Regeneration hängt von vitalen Faktoren (Konstitution, Funktion der Blutgefäße usw.) ab. Es ist zu erwarten, daß die Blutzufuhr von größter Bedeutung ist, daß Spasmen der Gefäße sehr störend wirken; ferner, daß reichliche Ernährung, örtliche äußere und innere Wärmezufuhr regenerativ wirken.

Die Erfolge und Mißerfolge der verschiedenartigsten Behandlungsarten zeigen wieder, daß alles davon abhängt, in welchem Sinne die Regulationen auf die Eingriffe reagieren. So ereignet es sich, daß es bei den verschiedensten, auch irrationalen Kostformen zu günstigen Ergebnissen kommt.

Wann ist ein Magen- oder Duodenalulcus als anatomisch geheilt anzusehen? Das Fehlen der Beschwerden beweist in dieser Hinsicht nichts (s. oben). Ja es können auch nach anatomischer Heilung Beschwerden bestehen, durch Narbenreizung, Stenose, Superacidität, Hyperästhesie, auch auf psychischer Basis.

Das sicherste Kennzeichen ist das dauernde Fehlen okkulter Blutungen (bei genauester, öfter wiederholter Untersuchung) sowie der Röntgenbefund.

Die Behandlung des Magengeschwürs außerhalb der Reizzustände besteht in der Hauptsache in einer streng durchgeführten Magenhygiene. Bettruhe ist nicht nötig. Für die Diät gelten die bekannten Grundsätze ohne zu große Beschränkungen. Ab und zu eingeschobene strengere Diätperioden sind aus prophylaktischen Gründen sehr zu empfehlen. Jedoch vermeide man grundsätzlich lange Pausen zwischen den Mahlzeiten und Unterernährung, da die Leerheit des Magens vielleicht der Geschwürsbildung Vorschub leistet. Am Tage sollten die Eßpausen nicht mehr als 3—4 Stunden betragen. Druck auf die Magengegend ist zu vermeiden; zweckmäßig eine schützende elastische Leibbinde.

Karlsbader, Mergentheimer, Neuenahrer usw. Trinkkuren sind in diesem Stadium beliebt und, wie es scheint, von Erfolg. Vielleicht wird die Drüsentätigkeit günstig umgestimmt, vielleicht die Ernährung und Durchblutung der Schleimhaut gebessert, die Regeneration angeregt. Die bei diesen Kuren üblichen Moor- bzw. Fangokompressen werden gleichfalls in diesem Sinne wirken. Auch häusliche Kuren mit diesen Mineralquellen (Karlsbader Mühlbrunnen, Originalbrunnensalz, Karlsbader Mineraltabletten von Schering) sind empfehlenswert. Man läßt sie am besten in der Form ausführen, daß der Kranke morgens nüchtern im Bett den Brunnen erwärmt schluckweise zu sich nimmt und mehrfach Wendungen vornimmt, um alle Teile des Magens mit dem Brunnen in Berührung zu bringen. Selbstverständlich passen solche Kuren nie bei Reizzuständen. Manifeste Blutungen müssen monatelang zurückliegen. Auch okkultes Blut schließt diese Kuren aus. Es dürfte sich zur Verhinderung von Rückfällen empfehlen, alljährlich ein- oder zweimal eine Kalkanreicherungskur von 2—3 Monaten Dauer zu verordnen.

Bei der Behandlung außerhalb der Reizzustände ist zu unterscheiden, ob das Ulcus als anatomisch geheilt anzusehen ist oder nicht. Im letzteren Fall wird die Behandlung vorsichtiger sein als im ersteren. Aber auch nach erfolgter Heilung ist dem Patienten Vorsicht anzuraten und sind periodische Untersuchungen auf okkultes Blut, auch beim Fehlen von Beschwerden, zu empfehlen. Auch die okkulte Blutung erfordert keine Bettlage, wohl aber strengere diätetische Maßnahmen.

Reizzustände, die nach anatomischer Heilung zurückbleiben, sind nach den für die Superacidität geltenden Grundsätzen zu behandeln.

Behandlung der Blutungen. Die Behandlung der manifesten Blutung erfordert strengste Bettruhe. Jede Bewegung, jedes Sprechen ist zu vermeiden. Um die allgemeine Ruhe zu verstärken und den

Magen ruhigzustellen sowie den Durst zu vermindern, dienen Injektionen von Morphium, Pantopon, Holopon, Dicodid, evtl. mit Zusatz von Atropin oder Hyoscyamin. Sind Spritzen unmöglich, so sind Suppositorien anzuwenden; auf keinen Fall sind Medikamente per os zu geben.

Da manche Menschen nach Morphium oder Opium Erbrechen bekommen, so suche man in Erfahrung zu bringen, ob eine solche Idiosynkrasie besteht und beschränke sich dann auf Atropin (1 mg subcutan). Die Eisblase in der Magengegend wirkt zum Teil gleichfalls im Sinne der Ruhe, zum Teil wohl auch reflektorisch oder direkt durchkühlend (?).

Bei sehr starker Blutung führe man dem Kranken zunächst gar keine Nahrung zu (für etwa 2—3 Tage); gegen den Durst Eisstückchen im Munde zergehen lassen (möglichst nicht schlucken!), Essigäther.

Die Blutung steht um so rascher, je weniger man Nahrung und Flüssigkeit zuführt. Man sei bezüglich einer mehrtägigen Nahrungsentziehung nicht zu ängstlich. Wahrscheinlich resorbiert der Kranke auch einen Teil des Blutkoagulums. Eine sorgfältige Beobachtung des Herzens und der Pulstätigkeit ist freilich erforderlich. Nährklistiere sind im allgemeinen nicht zu empfehlen, da ihr Nährwert gering und eine reflektorische Magenreizung nicht ausgeschlossen ist. Bei Kollaps gebe man ein Tropfklistier von 5% Traubenzuckerlösung, evtl. Adrenalinzusatz. Auch behufs Flüssigkeitszufuhr bei sehr starkem Blutverlust und quälendem Durste verwende man diese.

Bei weniger starken Blutungen führe man in den ersten Tagen eisgekühlte Milch löffelweise (etwa stündlich 1—2 Eßlöffel) sowie Gelatine per os (Gelatine 10—20proz. Lösung, mit Elaeosaccharum citri) zu. (Über die weitere Steigerung der Diät s. oben.) Falls Widerwillen gegen Milch besteht, dünnes Zuckerwasser. Ebenso ist zu verfahren, wenn nach den Fasttagen mit der Ernährung begonnen wird.

Arzneilich: Intravenös 5—10proz. NaCl-Lösung 10 ccm oder 10proz. Calcium chloratum-Lösung 5—10 ccm oder Afenil. Subcutan Serum, Aolan, Milch (2—4 ccm intramusculär, am besten Kindermilch, 10 Minuten lang im Reagenzglase auf dem Wasserbade gekocht, wo sie etwa 80° C annimmt). Die intravenöse Clauden-Injektion wirkt örtlich auf innere Blutungen, ohne im intakten Gefäßsystem Thromben zu erzeugen (vg. S. 126). Die subcutane Injektion von Gelatina sterilisat. Merck (30—50 ccm) ist weniger wirksam. Die Injektionen müssen evtl. mehrfach wiederholt werden.

Von physikalischen Mitteln kommt noch in Betracht: das Abbinden der Extremitäten, um den venösen Rückfluß zu hemmen (für 20 bis 30 Minuten), als sog. unblutiger Aderlaß. Ferner das heroische Mittel der Eiswasserspülung des Magens. Die blutungsstillende Wirkung der Röntgenbestrahlung der Milz ist für die Praxis noch nicht hinreichend erforscht.

Man verzichte auch bei großer Schwäche des Patienten im allgemeinen auf die Anwendung analeptischer Mittel, da sie die Blutung steigern können. Gerade bei der Vita minima stehen die Blutungen zuweilen überraschend. Das Stehen von Blutungen bei Ohnmacht ist bekannt.

Über den Wert der chirurgischen Behandlung (Resektion der blutenden Stelle) gehen die Ansichten und Erfahrungen sehr auseinander, im ganzen dürften die Erfolge der inneren Behandlung günstiger sein.

Ist die Blutung gestillt, so erweitere man ganz allmählich die Ernährung (s. oben).

Das Sistieren der Blutung erkennt man an der Besserung des Allgemeinbefindens, der Herztätigkeit, dem Aufhören des Durstes, während sich erneutes Auftreten der Blutung an Kollaps bzw. Pulsschwäche, Kühle der Extremitäten usw. geltend macht.

Örtliche Untersuchungen des Magens durch Beklopfung und Betastung unterbleiben am besten ganz. Zuweilen kann man schon bei der Besichtigung die Blutfüllung des Magens durch die Bauchdecken hindurch erkennen.

Um die Stuhlentleerung kümmere man sich zunächst gar nicht, auch wenn dieselbe 1 Woche lang nicht erfolgt.

Die psychische Einwirkung auf den Kranken und seine Umgebung ist von großer Bedeutung. Auf Ruhe kommt alles an, auch beim Arzt selbst, der sich nicht zu einer Vielgeschäftigkeit hinreißen lasse und sich immer vergegenwärtige, daß selbst große Blutungen meist zum Stehen kommen, oft erst beim äußersten Schwächezustand. Das gefährlichste ist das Erbrechen, das auch psychisch beeinflußt werden kann. Man beruhige die Umgebung bezüglich der Inanition des Kranken, auch bezüglich des ausbleibenden Stuhles.

Magenblutungen aus anderer Ursache (Lebercirrhose, Carcinom, Arteriosklerose) sind entsprechend zu behandeln.

Eine dringende Indikation zum operativen Vorgehen bildet das Vorkommen von wiederholten starken Ulcusblutungen; ja, eine einzige lebensbedrohende Blutung wird es nach erreichter Genesung nahelegen, einer Wiederkehr operativ vorzubeugen, wenn man auch nicht sicher sagen kann, daß sich eine solche wiederholen müßte und Verblutungstod immerhin selten ist.

Hierzu kommt als absolute Indikation die Perforation eines Ulcus. Die zur Anwendung kommenden Operationen sind die Gastroenterostomie und die radikale Beseitigung des Geschwürs durch Resektion, beide mit zahlreichen Modifikationen. Zweifellos verdient die letztere Methode, wo sie ausführbar ist, den Vorzug. Näheres gehört nicht hierher.

Die innere Behandlung muß auch bei den operierten Patienten ihren Fortgang nehmen. Versäumnisse in dieser Hinsicht können sich bitter rächen.

Der operierte Magen, der die Disposition zur Geschwürsbildung noch in sich trägt, oft superacid und entschieden nicht so regulationstüchtig wie ein normaler Magen ist, bedarf einer magenhygienischen Behandlung, einer reizarmen Schonungsdiät. Der Magen soll auch vor mechanischen Insulten geschützt, schwere körperliche Arbeit soll vermieden werden.

Nach der Gastroenterostomie stürzt der Mageninhalt in das Jejunum, und die oft noch fortdauernde überschießende Salzsäurebildung gefährdet das der Säure schutzlos preisgegebene Geschwür. Ferner kann durch die Einwirkung des sauren Magensaftes auf die Schleimhaut des Jejunums ein peptisches Jejunalulcus mit schlechter Prognose entstehen. Freilich scheint das peptische Darmgeschwür auch nach den Resektionen, wenn auch in leichterer Weise, vorzukommen.

Jedenfalls ist eine diätetische Nachbehandlung auf längere Zeit hinaus sehr wichtig.

Daß auch im übrigen nach geglückten Ulcusoperationen nicht selten Magenbeschwerden fortbestehen, liegt wahrscheinlich daran, daß das umschriebene Ulcus nur einen Teil der Krankheit darstellt, bei welcher außerdem die Regulierungen und Reaktionen des Magens überhaupt gestört sind, speziell eine Neigung zum Reizzustand (Überempfindlichkeit) besteht („Ulcuskrankheit"), wieder ein Beweis für die Wichtigkeit funktioneller Zustände bei morphologischen Erkrankungen.

Ein Teil der postoperativen Beschwerden ist vielleicht auf Verwachsungen oder auf die bei der Operation erlittenen Schädigungen des Organs zu beziehen. Jedoch wird von der Diagnose „Verwachsungsbeschwerden" entschieden ein zu häufiger Gebrauch gemacht.

Die Operation kommt endlich in Frage für Geschwüre, die trotz korrekter und hinreichend zeitlich ausgedehnter innerer Behandlung keine Heiltendenz zeigen, vielmehr durch dauernde oder häufig wiederkehrende Reizzustände große Beschwerden bereiten und so die Arbeitsfähigkeit und das Lebensgefühl beeinträchtigen. Hierbei wird die Persönlichkeit des Kranken und seine Umwelt, Geduld bzw. Ungeduld, das Arbeitenwollen oder das Arbeitenmüssen, die Möglichkeit, ausgedehnte kostspielige Kuren machen zu können, die Geneigtheit und materielle Möglichkeit, sich dauernden diätetischen Beschränkungen und Verordnungen zu unterwerfen, mitsprechen.

Magencarcinom.

Beim Magencarcinom ist die erste therapeutische Aufgabe die Prüfung der Operationsfrage. Daher auch hier wieder die Wichtigkeit der Frühdiagnose, deren Voraussetzung aber darin besteht, daß der Arzt überhaupt an die Möglichkeit eines Krebses denkt und die erforderliche eingehende Untersuchung einleitet. Immerhin sind die Merkmale des beginnenden Magencarcinoms noch sehr unsicher und bedürfen dringend der methodischen Verbesserung.

Ist ein Carcinom festgestellt, so soll die Operation folgen, falls nicht Kontraindikationen bestehen, die allgemeiner Art: hohes Alter, Kachexie, begleitende schwere Erkrankungen — und örtlicher Art sind: Übergreifen der Geschwulst auf benachbarte Organe, Metastasen. Infiltration einiger kleiner Drüsen bildet keine Gegenanzeige.

Das nachgewiesene lange Bestehen der Geschwulst bzw. der Beschwerden bildet keine Kontraindikation, da es sich in diesem Falle gerade um günstig liegende, langsam wachsende Tumoren handeln kann, die gute Operationsaussichten bieten (Boas).

Ist ein Carcinom nicht sicher, aber wahrscheinlich, so sollte wenigstens die Probelaparotomie ausgeführt werden. Auch die Laparoskopie kann in solchen Fällen eine Entscheidung bringen, aber doch nicht mit der Präzision der Laparotomie. Auf die Differentialdiagnose zwischen altem Ulcus bzw. Gastritis anacida und Carcinom kann hier nicht eingegangen werden.

Die Röntgen- bzw. Radiumbestrahlung tritt gegenüber der Operation in ihrer Bedeutung stark zurück und wird hauptsächlich zur Nachbehandlung verwendet. Das Nähere gehört nicht hierher.

Ist die chirurgische Hilfe unmöglich, so bleibt die Aufgabe, den Kranken für den Rest seines Lebens zweckmäßig zu ernähren und zu pflegen, von seinen Beschwerden möglichst zu befreien und psychisch zu behandeln.

Es wäre brutal, dem Leidenden die Diagnose zu verraten; das Wort „Krebs“ enthält eine besonders furchtbare Enthüllung; man wähle jedenfalls andere Bezeichnungen.

Bestehen große Schmerzen, so verordne man narkotische Mittel, da kein Grund vorliegt, dem Verlorenen diese Wohltat nicht zukommen zu lassen, und die Gewöhnung nicht zu fürchten ist. Je nach Umständen ist es erforderlich, das Morphium unter einem Decknamen in Anwendung zu bringen (Arsenikspritzen zu Heilzwecken u. dgl.).

Was die Diät betrifft, so gebe man dem Kranken, was er gerne möchte, vorausgesetzt, daß er es verträgt. Es ist zwecklos, ihm seine Wünsche zu versagen, falls sie nicht unvernünftig und für ihn schädlich sind. Eine zu weit getriebene Liberalität kann freilich bei ihm den Verdacht erregen, daß der Arzt sein Magenleiden nicht ernst nimmt oder für hoffnungslos hält.

Im übrigen soll die Diät möglichst nahrhaft und zugleich schlackenarm und leicht assimilierbar sein: Milch, Sahne, Yoghurt u. dgl., Butter, Zucker, Mehlspeisen, Gelees, Kuchen, Eier, weiche Käsearten, Fleisch, Weißbrot, Zwieback, Kompott, Suppen. Harte und grobe Kost soll vermieden werden. Kleine, häufige Mahlzeiten.

Große Schwierigkeiten bereitet oft die unüberwindliche Appetitlosigkeit. Schon aus diesem Grunde ist die Erhaltung einer hoffnungsvollen Stimmung wichtig. Die Speisen sollen pikant und würzig zubereitet, das Fleisch gebraten sein. Man sorge für Abwechslung und berücksichtige die Eß- und Trinkgewohnheiten des Leidenden. Fleischbrühe, Fleischextrakt und andere Säurewecker, Alkohol nach Neigung, auch Bier, Kakao, Schokolade, Speiseeis, künstliche Nährpräparate nach Wahl.

Man kann unter Umständen sogar Gewichtszunahme erzielen (ohne Wasserretention), was die Stimmung sehr erhöht.

Bei Pylorusstenose muß die Diät und sonstige Behandlung auf diese eingestellt werden (s. dort).

Bei großen Schmerzen und Brechneigung ist die Ernährung mittels hinreichender Morphiumgaben zu ermöglichen.

Von arzneilichen Mitteln kommen außer den narkotischen noch die appetitanregenden und Salzsäure in Betracht. Letztere ist nur dann nicht angebracht, wenn sie Schmerzen erzeugt (z. B. bei Ulcerationen); ihr Nutzen für die Eiweißverdauung ist freilich bei Krebs sehr fraglich.

Zur Förderung der Eiweißverdauung im Darm kann man von Pankreaspräparaten Gebrauch machen.

Ferner kann man allgemein roborierende Mittel, wie Arsen, Phosphor, anwenden, per os, wenn sie den Magen nicht belästigen; per injectionem, falls die Einspritzungen den Patienten nicht quälen. Bekommt derselbe Morphiumspritzen, so kann man sie mit diesen kombinieren.

Die Behandlung der Blutungen geschieht wie beim Ulcus.

Man suche die gesamte Lebenshaltung so einzurichten, daß der Körper gekräftigt und erfrischt, der Geist hoffnungs- und stimmungsvoll erhalten wird. Der Kranke soll nicht unnötig im Bett gehalten oder an das Krankenzimmer gefesselt werden. Also viel frische Luft, Hygiene in Form von Bädern und Abwaschungen, Unterhaltung, Ablenkung, Zerstreuung.

Es sollen keine Kuren gemacht werden, die den Patienten quälen oder unnötige größere Kosten verursachen. Dies gilt z. B. auch für Röntgen- und Radiumkuren (es sei denn nach Operation), Aufsuchen von Kurorten.

Die zu psychologischen Zwecken erforderlichen Scheinbehandlungen sollen gleichfalls diesen Gesichtspunkt berücksichtigen. Man kann z. B. durch unschädliche Bestrahlungen (blau, rot), Diathermie u. dgl. und andere einfache Mittel (Umschläge, Einreibungen) günstig suggestiv wirken, so auch schmerzlindernd.

Magensenkung, Gastroptose, Magenatonie.

Bei der Magensenkung ist meist auch eine Atonie vorhanden, die aber auch für sich, ohne Senkung, vorkommt. Magensenkung ist eine Teilerscheinung der allgemeinen Enteroptose bzw. findet sich unter den gleichen Bedingungen wie diese.

Die Therapie der Magensenkung hat eine Befestigung des abnorm beweglichen Magens und evtl. auch eine Korrektur der Lage des Magens (mechanische Therapie) und ferner eine Tonisierung der Magenmuskulatur und zugleich eine allgemeine Kräftigung des gesamten Organismus (der sehr oft, aber nicht immer die Merkmale des Typus asthenicus Stiller darbietet), anzustreben. Auch dort, wo eine konstitutionelle Asthenie nicht besteht, findet sich Abmagerung und Muskelschlaffheit (erworbene Enteroptose). Die mechanische Aufgabe wird durch Tragen einer zweckmäßig gearbeiteten elastischen Leibbinde erfüllt.

Die Wirkung der Binde ist nicht lediglich darin zu erblicken, daß der Magen nach oben verschoben wird, sondern hauptsächlich in der

Straffung, die den erschlafften und gedehnten Bauchwandungen verliehen wird. Die Kranken — es sind überwiegend weibliche — empfinden die Wirkung der Binde als eine sehr angenehme; einzelnen freilich ist der Druck lästig, besonders in der heißen Jahreszeit.

Bei bestehender Magerkeit ist eine auf Fettansatz hinzielende Ernährung (Butter, Sahne, Amylaceen, Zucker usw.), evtl. mit Ruhekur, am Platze. Für die Hebung des Allgemeinzustandes dient kräftige Ernährung überhaupt, wobei an hinreichende Eiweißzufuhr, Salze (Gemüse), Vitamine zu denken ist. Wichtige Diätregeln sind noch: Flüssigkeitseinschränkung, häufige kleine Mahlzeiten, nach denen der Patient je $^1/_2$ Stunde lang liegen soll. Ferner kalte Abreibungen, Duschen, Güsse, trockene Frottierungen, Solbäder, Seebäder, kohlensaure Bäder, Höhenluft, Sonne, Höhensonnebestrahlungen, allgemeine Gymnastik und Massage.

Der Kräftigung der Bauchwandungen, vielleicht auch der Tonisierung der Magenmuskulatur selbst dienen örtliche physikalische Maßnahmen: Massage und Vibration des Unterleibes, kalte Waschungen desselben mit folgenden trockenen Frottierungen und Bürstungen, evtl. auch elektrische Reizungen, Frigomassage (S. 280). Vor allem gewisse gymnastische Übungen, die im folgenden aufgezählt werden:

Liegend Kniee anziehen,
liegend beide gestreckte Beine emporheben,
liegend den Oberkörper aufsetzen, ohne sich mit den Händen abzustoßen,
stehend Kniebeugen ausführen,
,, Beine heben,
,, Rumpfbeugen vorwärts,
,, Rumpf seitwärts, nach hinten biegen,
,, Rumpfkreisen,
,, tiefe In- und Exspirationen.

Watschelgang (in Kniebeuge breitbeinig gehen, indem man bei jedem Schritt den Oberkörper etwas anhebt).

Ferner sind gewisse sportmäßige Leibesübungen empfehlenswert, speziell Rudern, Schwimmen, Radfahren.

Vor Einleitung dieser Bewegungsbehandlung ist aber darauf zu achten, ob etwa eine starke Diastase der Mm. recti bzw. ob Bauchhernien bestehen. Bei den Übungen ist selbstverständlich eine planmäßige Dosierung und Steigerung der Anforderungen durchzuführen. Man kann durch dieses Vorgehen die Beschwerden in vielen Fällen nicht nur bessern, sondern beseitigen, auch dann, wenn es nicht gelingt, die Senkung selbst zu beheben oder zu verringern; eine vollständige Beseitigung derselben dürfte überhaupt kaum gelingen, wohl aber eine Besserung. Die chirurgische Inangriffnahme (Gastropexie) kann nicht empfohlen werden.

Ganz gewöhnlich verbinden sich mit der Gastroptose und Enteroptose nervöse Überempfindlichkeitsbeschwerden allgemeiner und örtlicher Art. Fehlen dieselben, so werden sich die Patienten ihres Leidens kaum bewußt, zumal die Entleerung des Magens bei reiner Ptose nicht verzögert zu sein pflegt. Sicherlich wirken die Behandlungsmaßnahmen zum Teil auf die psycho-sensorische Sphäre günstig ein.

Das Verschweigen der Diagnose ist an sich aus psychischen Gründen berechtigt. Aber vielen Patienten ist es doch lieber, eine mechanische plausible Ursache ihrer Beschwerden zu erfahren, der man abhelfen kann, als mit „nur nervös" abgespeist zu werden. Man individualisiere je nach der Persönlichkeit.

Rezepte.

(Magenatonie.)

		Rad. Gentian.	10,0
		Rhiz. Calami	
Ol. menth. pip.	0,5	Cort. Cinnamomi	aa 2,5
Aether. acet.	5,0	F. inf. colat.	200,0
10—15 Tr.		Spir. aether.	2,5
Vor den Mahlzeiten		Sir. cort. Aurantii	50,0
		2stündl. 1 Eßl.	

Magenneurosen.

Die Bedeutung des funktionell-nervösen Moments bei Magenkrankheiten geht schon daraus hervor, daß bei der gleichen anatomischen Erkrankung die Symptome nicht nur individuell, sondern bei derselben Person zeitlich außerordentlich wechseln (Auftreten und Verschwinden von Reizzuständen des gesamten Magens oder einzelner seiner Funktionen).

Eine andere Beziehung erkennen wir daraus, daß Magensymptome als Ausdrucksbewegungen seelischer Vorgänge auftreten (Übelkeit, Erbrechen), auch daß bei bestehender organischer Magenkrankheit seelische Erregungen Reizsymptome auslösen können, wie sie sonst dieser Erkrankung eigen sind (z. B. Schmerzen bei Ulcus).

Man muß wie bei jeder Organkrankheit die rein nervösen Störungen und die durch eine substantielle Erkrankung bedingten voneinander scheiden. Diese sind teils einfach begleitende, teils reflektorisch ausgelöste (viscero-visceraler Reflex bzw. Irradiationserscheinung).

Praktisch ergibt sich, daß man im Einzelfalle feststellen muß, ob überhaupt eine anatomische Erkrankung (man denke auch an epigastrische Hernien, abdominale Arteriosklerose, Bandwurm) oder ob eine reine Neurose vorliegt. Ist letzteres der Fall, so muß den Bedingungen der Neurose nachgegangen werden: Teilerscheinung einer allgemeinen Neurose? Psychoneurose?

Die Behandlung der nervösen begleitenden oder Irradiationssymptome fällt mit der des zugrunde liegenden organischen Leidens zusammen bzw. ist auf Beseitigung der auslösenden Bedingungen gerichtet.

Sehr oft aber bedarf die funktionelle Störung noch einer gesonderten Behandlung, da die Ursache nicht immer zu beseitigen ist oder nicht immer erkannt werden kann. Auch bleibt selbst bei Beseitigung der Ursache oft noch die funktionelle Störung zurück.

Die Scheidung in begleitende und rein nervöse Störungen ist nicht immer möglich, weil eine substantielle Erkrankung vorliegen kann, die sich der Erkenntnis entzieht.

Schon aus diesem Grunde ist es falsch, ohne weiteres eine Neurose anzunehmen, wenn sich ein organischer Befund nicht erheben läßt. Auch kann neben einer substantiellen Erkrankung eine Psychoneurose bestehen, die besondere Reaktionsformen des organischen Leidens bedingt.

Die psycho-neurotische Komponente wird dabei heraus erkannt durch die Würdigung der Beschaffenheit und Reaktionsart des gesamten Nervensystems und der Psyche, mit einem Wort der gesamten Persönlichkeit. Es kann nun wieder diese psycho-neurotische Umstimmung durch das örtliche Magenleiden selbst oder ein anderes Organleiden, z. B. des Sexualapparates, — auf Grund einer individuellen Veranlagung — herangezüchtet sein (psycho-neurotische Überlagerung des Organleidens).

Die Diagnose des nervös-psychischen Anteils am Krankheitsbilde vollzieht sich somit nicht nach Art eines Subtraktionsverfahrens, sondern mittels Erkennens der kranken „Persönlichkeit" mit ihrem krankhaft umgestimmten, seelisch überempfindlichen autoplastischen Bilde.

Die Therapie muß das „Gesamtbild" erfassen und angreifen, d. h. den Komplex sowohl von dem somatischen Ende her wie vom psychischen aufzurollen versuchen. Aus diesem Grunde soll man sich nicht auf eine reine und primäre psychische Behandlung beschränken, sondern auch die körperlichen Funktionsstörungen in Angriff nehmen, durch beruhigende oder reizende Mittel bzw. Maßnahmen (z. B. appetitanregende, krampfstillende), wobei daran zu denken ist, daß die Wirkungen dieser Behandlung gleichfalls sekundär psychisch bedingt oder mitbedingt sein können. Eine gründliche Ruhekur mit viel Schlaf, Bewegung in frischer Luft, Kaltwasserprozeduren kann auch auf die „nervöse Dyspepsie" vorzüglich wirken.

Näheres s. bei Neurosen (Kap. X).

Die psychische Auslösung eines organischen Vorganges wirkt ebenso bahnend auf denselben wie die körperliche Auslösung. Man wird daher ein psychoreflektorisches Erbrechen nicht allein durch seelische Beruhigung und Appell an die willensmäßige Hemmung, sondern auch mittels körperlicher Einwirkung auf den Brechreflex behandeln, für rein nervöse Appetitstörung auch Stomachica heranziehen.

Das Luftschlucken, das oft in der Praxis nicht erkannt wird, geschieht teils mit der Nahrung, teils bei neurasthenischem Leerschlucken. Hier kommen Übergänge von Angewöhnung zur Neurose vor, wie gewohnheitsmäßiges Hüsteln und Räuspern zum nervösen Hustenparoxysmus und vom Aufstoßen des schlecht Erzogenen zur Ructusneurose. In diesen Fällen besteht die Therapie in der Hinlenkung der Aufmerksamkeit und Erziehung zu willensmäßiger Hemmung. Einer etwaigen Krankheitsflucht kann wirksam durch den belehrenden Hinweis begegnet werden, daß solche Symptome weniger Mitleid und Hilfsbereitschaft als Abscheu und Abwendung der Umgebung erzeugen. Der grobe Doktor kann hier unter Umständen siegen!

Das Luftschlucken kann zu einem Meteorismus des Magens führen, der Beklemmung und Herzschmerzen (gastro-kardialer Komplex) zur Folge hat. Massage, Vibration, Kompression der Magengegend in Verbindung mit Tiefatmungen, willkürliche Erzeugung von Ructus und Brechbewegungen sind hierbei anzuwenden.

Nervöse Reizzustände des Magens, gleichgültig aus welcher Ursache, können gleichzeitig die Sekretion und Motilität betreffen und vermehrte Säurewerte bei vermehrter Saftmenge und trotzdem beschleunigte Magenentleerung bedingen.

Singultus, klonischer Zwerchfellkrampf, kann durch direkte oder reflektorische Reizung des N. phrenicus unter sehr verschiedenen Umständen ausgelöst werden. So zentral von Herderkrankungen des Gehirns, verlängerten Marks, Rückenmarks aus, ferner bei Peritonitis, Perikarditis, Pleuritis, Herzinsuffizienz, Aortenaneurysma, Mediastinaltumoren, bei Magen-, Leber-, gynäkologischen Erkrankungen, abdominalen Geschwülsten, bei Urämie. Besonders häufig ist die reflektorische Auslösung vom Magen her durch kalte Getränke, reichliche Nahrungs- oder Flüssigkeitsaufnahme, Alkohol. Außerdem tritt oft Singultus ohne nachweisbare Ursache auf, auch im Anschluß an Erregungen und in einer Form, die an einen hysterischen Charakter der Erscheinung denken läßt, so auf dem Wege einer „psychischen Infektion", wie andere abnorme Zwerchfellbewegungen: Schluchzkrämpfe, Luftschlucken, Gähnkrämpfe, die bekanntlich gleichfalls imitatorisch bedingt sein können. In solchen Fällen kann man von einer Zwerchfellneurose sprechen.

Eine konstitutionelle, auch hereditäre Veranlagung zum Singultus kommt unstreitig vor und ist schon bei Kindern erkennbar. Während der reflektorische bzw. neurotische Singultus im allgemeinen schnell vorübergeht, kommt er zuweilen auch in wochen-, ja monatelanger Dauer, und zwar teils kontinuierlich, teils mit Unterbrechungen vor und kann dann für den Patienten und seine Umgebung zur Qual werden. Es ist bekannt, daß ein selbst lange bestehender Singultus plötzlich, zum Teil unter dem Einfluß einer manifesten oder unbewußten Erregung, z. B. durch die Erwartung der ärztlichen Konsultation verschwinden kann.

Wie es scheint, können auch Infektionen (z. B. Grippe) und Allergien zu Singultus führen.

Die leichten Anfälle werden durch die bekannten Volksmittel: Anhalten des Atmens, plötzliches Erschrecken, plötzliche Ablenkung, Kitzeln der hinteren Rachenwand oder der Nasenschleimhaut u. a. m. beseitigt. Sogar bei länger bestehendem Singultus können sich diese Eingriffe vereinzelt nützlich erweisen. Der schwere Singultus trotzt oft allen Mitteln und kann trotzdem plötzlich verschwinden. Man wendet Atropin, Bellafolin, Morphium, kleine Dosen Chloralhydrat, warme oder heiße Getränke, örtliche Wärmeapplikationen, Validol, Coryfin, Menthol-Dragees, Tinct. valer. compos. (F. m. B.) an. Auch versuche man kleine Chinindosen. Gurrende, rollende, weithin hörbare Magengeräusche, die besonders bei neurasthenischen und asthenischen Frauen neben anderen spastischen Erscheinungen, vorzugsweise unter dem Einfluß von Erregungen, bei der Atmungsbewegung auftreten, beruhen nach Ganter auf einer Pneumatose des Magens, verbunden mit Magenspasmen. Die Pneumatose entsteht durch Luftschlucken. Umstellung der übertriebenen Zwerchfellatmung in die costale Atmung beseitigt nach Ganter diese für den Patienten höchst unangenehmen Magen-Borborygmen.

Darmerkrankungen.

Darmkatarrh.

Diarrhöe, zu Unrecht mit Darmkatarrh identifiziert, ist ein Reizzustand des Darmes, bei dem die Peristaltik beschleunigt ist, oft auch eine Neigung zu Spasmen besteht, Absonderung von eiweißhaltiger Flüssigkeit und Schleim in die Darmlichtung vorliegt. Dieser Reizzustand ist die Reaktion auf mechanisch-chemische abnorme Reize, die den Darm vom Darminhalt bzw. vom Blut her treffen. Es kann sich um abnorme Zusammensetzung des Darminhaltes oder um örtliche oder allgemeine Infektionen handeln. Die Reaktion hängt wie bei allen Organen von der Empfindlichkeit des Darmes ab, so daß die gleiche Schädlichkeit bei dem einen Diarrhöe erzeugt, bei dem anderen nicht. Die Diarrhöe findet sich daher bei Darminfektion und als Teilerscheinung bei allgemeinen Infektionen (z. B. Typhus). Ferner bei alimentären Schädigungen durch übermäßige oder qualitativ reizende Nahrung — wobei auch Idiosynkrasien bzw. mangelnde Anpassung an ungewohnte Speisen und Getränke eine Rolle spielen. Der akute Darmkatarrh kann mit einem gastrischen Reizzustand verbunden sein (Übelkeit, Erbrechen, Singultus, Schmerzen). Der Begriff der alimentären Schädigung ist auch auf die Fälle auszudehnen, wo infolge von mangelhafter Magen- oder Darmfunktion (in motorischer, sekretorischer, fermentativer Hinsicht) die Ausnutzung der Nahrung unvollkommen ist und dadurch die Zusammensetzung des Darminhaltes abnorm wird (Gärungsdyspepsie, gastrogene Durchfälle).

Der Durchfall ist bei einem Teile dieser Fälle eine Schutzreaktion, die den Darm in der einfachsten Weise von dem abnormen Inhalt befreit, indem dieser durch abgesonderte Flüssigkeit verdünnt und hinausbefördert wird. Es wäre sehr verkehrt, den Durchfall allgemein mittels stopfender bzw. den Darm lähmender Mittel zu behandeln. Vielmehr ist seine Natur und Ursache festzustellen. Falls die Umstände auf eine exogene alimentäre Schädigung deuten, so ist die Ausscheidung sogar noch durch Abführmittel (am besten Ricinusöl) zu unterstützen.

Außerdem ist eine strenge Schonungsdiät am Platze: Tee, Schleimsuppen; erst bei eingetretener Besserung Breikost und allmähliches Aufsteigen zur gewohnten Ernährungsweise. Bei stärkeren Darmerscheinungen sind ein bis zwei Hungertage zu empfehlen, an welchen nur Flüssigkeit in kleinsten Einzelmengen (am besten Tee) beigebracht wird. Feuchtwarme Umschläge auf den Leib, besonders bei gleichzeitigen Darmschmerzen.

Bei Durchfällen, die darauf beruhen, daß die Nahrungsmittel im Magen (gastrogene Durchfälle durch Salzsäuremangel) oder Dünndarm (Erkrankung desselben mit Störung der fermentativen Vorgänge) ungenügend abgebaut werden, ist durch Kotuntersuchung festzustellen, welche Bestandteile der Kost betroffen sind: Eiweiß, Bindegewebe, Fett, Stärkemehl. Diese sind dann auf längere Zeit hin von der Nahrung auszuschließen. Auch ist auf Fäulnis- bzw. Gärungsvorgänge zu untersuchen. In jedem Falle ist durch ein Abführmittel zunächst der Dickdarm zu reinigen und sodann mit einer allgemeinen strengen Schonungsdiät, evtl. noch 1 bis 2 bis 3 Hungertagen einzusetzen (mit Bettruhe). Dann dünne Schleimsuppe usw. nach den Grundsätzen der schlackenarmen Diät. Bei Fäulnis mit mangelhafter Ausnutzung des Fleisches ist dieses durch Milcheiweiß (weniger zweckmäßig durch Eier) zu ersetzen. Entsprechend bei mangelhafter Fettverdauung Ausschluß oder starke Reduktion der Fette (am zuträglichsten ist noch frische Butter). Von Medikamenten versucht man mit fraglichem Erfolg Pancreatin, Pankreon, Pankreasdisperttabletten, 3mal täglich je 1—2 vor dem und nach dem Essen.

Eine Desinfektion des Darmes durch innere antiseptische Mittel gibt es nicht.

Die mangelhafte Verwertung der Kohlehydrate führt zur Gärungsdyspepsie. Die Behandlung besteht in der Hauptsache in der Ausschaltung der Kohlehydrate aus der Kost. Nach einiger Zeit ist dann vorsichtig tastend durch Zufuhr von Kohlehydraten zu ermitteln, ob die Verträglichkeit des Darms für dieselben zugenommen hat, was vorkommt, und dann eine Art von Übungsbehandlung durch Steigerung der Dosierung auszuführen. Es empfiehlt sich dabei cellulosearme Kohlehydrate zu wählen, also Zucker, Weißgebäck, Breie von Mondamin, Reismehl, Grieß, Weizenmehl, weiterhin Kartoffelbrei, Kartoffeln, Graubrot, Gemüse, Obst. Die Verträglichkeit der Milch muß in jedem Einzelfall besonders geprüft werden.

Die Unterdrückung der Gärung durch Eliminierung des Stärkemehls hat nicht lediglich symptomatische, sondern auch heilende Wirkung, denn es wird 1. durch die Schonung der diastatischen Fermente eine Vermehrung derselben erzielt, 2. die durch die Gärungssäure überempfindlich gewordene Darmwand normalisiert. Um Rückfällen vorzubeugen, ist in dem Genuß von Amylaceen und cellulosereichen Nahrungsmitteln stets Maß zu halten. Den vorbesprochenen Diarrhöen schließen sich die durch organische Darmkrankheiten bedingten Formen an. In erster Linie kommt der Darmkatarrh in Betracht.

Die Behandlung des akuten Darmkatarrhs geschieht nach den Grundsätzen derjenigen des akuten Durchfalls: Hungern bzw. strenge Schonungsdiät, evtl. zu Beginn Ricinusöl, falls schädliche Ingesta nachgewiesen. Daneben Warmhalten des Unterleibes, trocken oder feucht (Prießnitzscher Umschlag, der noch mit einem Heizkissen oder heißem Gummibeutel oder Thermophor oder Karlsbader Blechwärmflasche erwärmt werden kann).

Der Darmkatarrh überdauert im Gegensatz zu dem rein funktionellen Durchfall die Eliminierung der schädlichen Substanz aus dem Darm. Er braucht auch nicht notwendig durch Schädlichkeiten des Darminhaltes verursacht zu sein, sondern kann auch von Erkältung oder einer Allgemeininfektion herrühren. Es ist daher auch der Reizzustand des Darms als solcher zu behandeln. Das Aufhören des Durchfalls bedeutet nicht, daß der Katarrh beseitigt ist. Ja, beim Freibleiben des Dickdarms braucht überhaupt kein Durchfall zu bestehen. Daß der Katarrh noch da ist, gibt sich durch Darmschmerzen, Allgemeingefühl, Schleimausscheidung kund. In diesen Fällen ist die Behandlung der Darmüberempfindlichkeit durch Opium angebracht; es sollen aber nur ganz geringe Dosen angewendet werden, die die Überempfindlichkeit beseitigen, ohne stark zu stopfen, zumal nach dem Durchfall an und für sich eine Neigung zu Verstopfung zurückbleibt. Eine mehrtägige Verstopfung kann aber durch Retention des Darminhaltes, der nicht nur von den Nahrungsmitteln, sondern auch von den Drüsen und den entzündlichen Absonderungen stammt und zu Fäulnis- und Gärungsvorgängen führt, schädlich wirken. Auch können leicht adstringierende Mittel, aber nur für den Fall, daß sich der Reizzustand länger hinzieht, angewendet werden.

Sehr empfehlenswert ist die Schwitzbehandlung.

Man unterlasse jede Therapie, die die entzündete überempfindliche Schleimhaut inadäquaten Reizungen aussetzt, wie Calomel, Bolus alba, Tierkohle. Wenn der Katarrh trotz solcher Malträtierungen ausheilt, so zeigt dies nur, was ein sonst gesundes Organ aushalten kann.

In der Diät gehe man trotz Drängens des Patienten und trotz Schwächezustandes desselben infolge der Inanition langsam voran, unter immer wiederholten Stuhluntersuchungen und Berücksichtigung von Schmerzen, Spasmen, Spannungen des Darms.

Es gilt auch hier, daß eine ungenügende Ausheilung Chronizität bedeutet. Auch nach geheiltem Katarrh kann eine funktionelle Anfälligkeit des Darmes gegen gewisse Speisen und Getränke, Kälteeinflüsse, nervöse Erregungen zurückbleiben, die berücksichtigt werden muß.

Ich habe zahlreiche Fälle, die durch mangelhafte oder sog. stärkende Diät und allerlei Medikamente sich hinschleppten, lediglich durch rationelle Diät, Wärme, evtl. Schwitzen heilen sehen.

Bei hartnäckigen Fällen ist Bettbehandlung angezeigt.

Der chronische Darmkatarrh stammt von einem ungeheilten akuten Katarrh oder beruht auf dauernden bzw. wiederholten Schädigungen. In jedem Falle ist Schonungsdiät erforderlich. Man soll zu ermitteln versuchen, welche Nahrungsmittel im gegebenen Fall nicht vertragen, d. h. mangelhaft abgebaut werden und gegen welche eine Unempfindlichkeit besteht (vgl. oben). Es gilt alles, was über die Magenhygiene gesagt worden ist (s. bei Magen). Auch die reiz- und schlackenarme Kost darf nicht in großen Einzelquantitäten zugeführt werden. Der Patient muß „diszipliniert" werden und soll auch nach eingetretener Besserung Darmhygiene beobachten. Opiate sollen so gut wie ganz vermieden werden. Bei starken Reizerscheinungen (Schmerzen, Spasmen, Tenesmus) sind einzelne Hunger-Tee-Tage sehr zu empfehlen. Die örtliche Wärmebehandlung ist gerade bei chronischem Darmkatarrh sehr heilsam, besonders in der intensiveren Form der Lichtbrücke. Ferner allgemein schweißtreibende Prozeduren.

Der adstringierenden Behandlung kommt ein entschiedener Heilwert zu: Tannin, Wismut usw. Jedoch müssen die Dosen so gewählt werden, daß die Diarrhöe nicht in das Gegenteil umschlägt. Sollte dies der Fall sein, so darf man nun nicht etwa die Verstopfung wieder durch Abführmittel beseitigen wollen. Vielmehr setzt man das Adstringens ab und überläßt die Regulierung dem Automatismus des Darmes (allenfalls warmer Einlauf).

Wie so oft bei chronischen Prozessen kann es zu einem stationären Reizzustand kommen, gleichsam zu einem neuen Gleichgewichtszustand. Hier ist eine Umstimmung wünschenswert, die man nicht einfach mittels Schonung erzielt. Diaphoretisches Verfahren, energische örtliche Wärmeanwendungen, Moorbäder, Moorpackungen mögen versucht werden. Auch Kaltwasserabreibungen, Trockenreibungen, Bürstungen. Ferner Trinkkuren im Kurort oder zu Hause: Karlsbad, Kissingen, Homburg, Mergentheim, Neuenahr, Bertrich.

Da eine Trinkkur ohne rationelle Diät nicht nur zwecklos, sondern vom Übel ist, so muß sich der Arzt darüber vergewissern, daß beim Kurortbesuch diese Bedingung erfüllt ist (Sanatorium, Kurpension).

Bei sehr hartnäckigen Dickdarmkatarrhen führen zuweilen Darmspülungen (mit Kamillentee oder Kochsalzlösung 9:1000), auch Tanninlösung (0,25—0,5%), warm, $^3/_4$—1 l, am besten in Knieellenbogenlage, nach einiger Zeit wieder ablaufen lassen, zum Ziele. Strasburger empfiehlt Bleibeklystiere von 2,0 Dermatol auf 250,0 dünner Lösung von Gummi arabicum. Subaqualbad (vgl. S. 281).

Zuweilen findet sich bei chronischem Dickdarmkatarrh vorwiegend Verstopfung, evtl. mit Durchfall abwechselnd. Hierbei eignen sich besonders Trinkkuren mit den obengenannten (auch Marienbader) Wässern. Evtl. Spülungen des Dickdarms, um durch milde Reizung eine Umstimmung zu erzielen. Ferner ist ein Versuch mit kleinen Joddosen zu machen. Im übrigen die gleiche Behandlung wie oben. Schlacken- und reizlose Diät muß auch bei dieser Form angewendet werden. Man kann die Stuhlentleerung durch Paraffin per os oder Öleinläufe fördern.

Die pathologischen Bestandteile des Dickdarmkatarrhs erkennt man am besten in dem durch ein Klysma erzielten Darminhalt.

Für Überempfindlichkeiten des Darmes, wie sie nach akuten bzw. chronischen Darmkatarrhen zurückbleiben können und sich in Neigung zu Spasmen und anderen schmerzhaften motorischen Reizzuständen ausdrücken, empfiehlt sich neben der üblichen diätetisch-physikalischen Behandlung die Anwendung von Calciumsalzen.

Rezepte.

(Durchfälle.)

Extr. Opii 0,05
Extr. Belladonn. 0,03
f. suppos.

Tinct. Opii croc. 6,0
Tinct. Ipecac. 4,0
Tinct. Valer. aeth. 12,0
Ol. menth. p. 1,0
15-25 Tr. (Lorenzsche Cholera-Tropfen.)

Tinct. Strychn. 2,0
Tinct. Opii simpl. 3,0
Tinct. Cascarillae 10,0
3mal tägl. 15 Tr.
Tinct. antidiarrh. F. m. B.

Decoct. lign. Campech. 5—10,0 : 100.
Tee- bis eßlöffelweise mehrfach tägl.

Tannalbin-Tabl.
3—6 Tabl. tägl. vor der Nahrungsaufnahme.

Orphol. (Bismut. β-Naphthol) 5,0
Calcar. carbon.
Calcar. phosphor. āa 25,0
M. 3mal tägl. 1 Teel. vor dem Essen.

Verstopfung.

Dem Darm kommt wie dem Magen eine peristaltische und eine tonische Funktion zu. Vielleicht wird die Peristaltik begleitet von einem Tonusnachlaß des aboralen, der anrückenden Darmfüllungsmasse vorliegenden Darmabschnittes. Eine Störung des Vorrückens kommt zustande durch peristaltische Schwäche oder durch Steigerung des Tonus am aboralen Darmteil oder durch beides. Auch eine starke Herabsetzung des Tonus macht Verstopfung, da die Darmwand den Inhalt dann nicht fest umschließt. Jedenfalls spielen Tonusschwankungen des Darms physiologisch und pathologisch eine bedeutende Rolle, beim Fleischfresser vielleicht mehr als beim Pflanzenfresser. Wir haben also wieder die Momente der Schwäche, der Reizung und der Disharmonie der Funktionen vor uns. Diese funktionellen Störungen können in einer Anlage des Darmes begründet oder die Folge von Schädigungen desselben sein: Unhygienische oder ungenügende Ernährung, Magenkrankheiten (Pylorusstenose), unhygienische Lebensweise überhaupt (Bewegungsmangel), Einflüsse des Nervensystems (erhöhte verbreitete Neigung zu Spasmen der glatten Muskulatur), psychische Einflüsse (Depression).

Ob es eine rein atonische und rein spastische Verstopfung gibt, ist zweifelhaft. Wahrscheinlich finden sich beide Zustände meist vereinigt. Der Begriff der atonischen Verstopfung umfaßt dabei auch die peristaltische Schwäche; man sollte eigentlich von hypoperistaltischer, hypotonischer und hypertonischer Verstopfung sprechen (zusammen hypokinetisch). Wahrscheinlich vermag die Hypoperistaltik durch die folgweise Stauung Spasmen auszulösen. Es ist ferner bei dem Bilde der Verstopfung zu unterscheiden die Störung des Defäkationsaktes, d. h. der Entleerung des Rectums und die Störung der Fortbewegung des Darminhaltes.

Die Peristaltik wird mechanisch dadurch ausgelöst, daß der Darminhalt die Darmwand mechanisch dehnt. Durch die Dehnung kommt es zu einer Tonuszunahme in dem stomachalwärts gelegenen Teil der Ringmuskulatur. Wie P. Trendelenburg am Meerschweinchendünndarm feststellte, tritt die Peristaltik um so eher auf, je größer der tonische Muskelwiderstand ist und je rascher die Dehnung erfolgt.

Der Tonus ist parasympathisch abhängig. Auch chemische Beeinflussungen der Peristaltik muß man annehmen. Außerdem kann auch eine allgemeinere verbreitetere Peristaltik durch gleichzeitige Reizung des Darms in weiterer Ausdehnung stattfinden: z. B. bei nervösen Erregungen, durch Abführmittel, die vom Blut aus wirken. Endlich kann die durch den Darminhalt erzeugte peristaltische Welle dem Darminhalt weit voraneilen und somit in kurzer Zeit auf den ganzen Darm oder einen großen Teil desselben wirken (bei gewissen stark abführenden Nahrungsmitteln). Bleibt infolge einer Störung der Darmbewegung der Darminhalt liegen, so kann er seine Reizwirkung verlieren: Circulus vitiosus. Die Reizbarkeit der Darmwand wird abgestumpft und verlangt stärkere Reize. Die regelmäßige Entleerung ist selbst ein Mittel, um die Reizbarkeit der Darmwand zu erhalten. Dies ist für die Therapie der chronischen Verstopfung wichtig. Sehr oft ist eine chronische Verstopfung darauf zurückzuführen, daß die Betroffenen sich von Jugend auf nicht an regelmäßige Stuhlentleerung gewöhnt haben, häufig dem physiologischen Defäkationsreiz nicht gefolgt sind (besonders findet man dies beim weiblichen Geschlecht). Außer von der Innervation ist die Regelung der Peristaltik von dem in der Darmwand gebildeten Cholin abhängig. Die im leeren Darm fast beständig vorhandene pendelnde Eigenbewegung ist an den Auerbachschen Plexus geknüpft, während die Reizbarkeit auch ohne Plexus erhalten, aber immerhin nervös bedingt ist.

Die normale Darmentleerung ist nicht nur für die Gesunderhaltung des Darmes selbst, sondern des gesamten Organismus von größter Wichtigkeit. Wenn auch die Entleerung des Stuhles bei den meisten nur einmal täglich stattfindet, so halte ich doch die zweimalige Entleerung, morgens und abends, für zuträglicher. Ich habe vielfältig gesehen, daß sich Menschen viel wohler fühlten, besser schliefen, besseren Appetit bekamen, weniger nervös waren, nachdem sie sich an eine zweimalige Defäkation gewöhnt hatten. Bei allgemeiner Nervenschwäche (Neurasthenie) sieht man häufig eine Mischform von atonischer und spastischer Verstopfung, wie auch die sonstigen Innervationen dabei Schwäche- und Reizsymptome aufweisen. Da andererseits Verstopfung störend auf das Nervensystem wirkt (Schmerzen, Schwindel, psychische Verstimmung usw.), so tritt uns hier wieder ein Circulus vitiosus entgegen. Die innige Beziehung der Darminnervation zum gesamten vegetativen und auch cerebrospinalen Nervensystem (Headsche Zonen) erklärt uns die erfahrungsgemäße Beeinflußbarkeit der Darmtätigkeit durch die verschiedensten Nervenreize.

Das häufige Zusammenvorkommen von Verstopfung und Kolikschmerzen erhellt aus der obigen Betrachtung.

Der Sitz der Verstopfung ist der Dickdarm. Zustände des Magens und Dünndarms haben nur die Bedeutung auslösender Faktoren.

Bei der gelegentlichen, nicht chronischen Verstopfung ist nicht sofort ein arzneiliches Abführmittel zu geben, da auf diese Weise der Grund zu einer chronischen Verstopfung gelegt werden kann, sondern die Ursache der Verstopfung festzustellen. Diese kann bedingt sein:

durch einen vorangegangenen Durchfall, in welchem Falle von selbst beim Zuwarten eine Regulierung eintritt; durch ein zu anderem Zweck eingenommenes Medikament; durch Bewegungsmangel, einen Schmerz, der die Wirkung der Bauchpresse hemmt (z. B. Ischias), durch Genuß stark kalkhaltigen Wassers, irgendwelche ungewohnte Beköstigung (z. B. auf Reisen). Man suche demnach eine ursächliche Behandlung durchzuführen. Ist der Grund in einem einmaligen bestimmten Diätfehler gelegen, z. B. übermäßiger Nahrungsaufnahme etwa von Amylaceen, auf die der Darm nicht spontan peristaltisch oder auf die er spastisch reagiert, so ist ein Abführmittel (am besten Ricinusöl oder Curella oder Bitterwasser) anzuwenden, dem für einige Zeit eine strenge Schonungsdiät zu folgen hat.

Ebenso ist bei der chronischen Verstopfung zunächst festzustellen, auf welchen Bedingungen sie beruht. Auch hier ist nichts verkehrter, als ohne weiteres ein arzneiliches Abführmittel zu verordnen. Gerade durch dieses leider allgemein übliche Verfahren werden erst die hartnäckigen Fälle geschaffen.

Die Bedingungen der chronischen Verstopfung sind sehr vielfältige: Die schon erwähnte gewohnheitsmäßige Unregelmäßigkeit der Defäkation betrifft besonders den Defäkationsreiz, der übrigens auch durch unvernünftigen Gebrauch von Klysmen abgestumpft werden kann. Unzweckmäßige Ernährung, z. B. vorwiegende Fleischkost, eine zu schlackenarme und daher den Darm zu wenig füllende Kost (andererseits kann auch gerade schwere Kost Verstopfung, nämlich spastische, erzeugen), zu trockene Diät (Verhärtung des Kotes). Mangel an Bewegung. Mißbrauch von Abführmitteln, durch welche die Reizbarkeit des Darms herabgesetzt wird. Bildungs- und Lageanomalien des Darmes. Die Verstopfung kann ferner Begleiterscheinung eines chronischen Dickdarmkatarrhs sein, der andererseits durch die Obstipation gesteigert wird. Allgemeine Neurasthenie, oft in Verbindung mit Asthenie (vorwiegend spastische Form, bei der auch häufig eine Störung der normalen Synergie von Peristaltik und Tonus besteht, Dyskinesis). Reizzustände im Rectum, die die Defäkation erschweren. Mechanische Bedingungen: Stenosen, Kompression, Verwachsungen, schwache Bauchpresse, Hernien, Diastase der Mm. recti. Es kommt vor, daß auf psychosensorischer Basis über Verstopfung geklagt wird, obwohl eine solche gar nicht vorhanden ist; hier besteht eine Hyperästhesie und erhöhte Psychifizierung der vom Darm ausgehenden Empfindungen.

Oft wird sich anamnestisch ein Anhaltspunkt ergeben, derart, daß unter bestimmten Bedingungen die Verstopfung eingesetzt hat, z. B. nach Entbindungen, Operationen, längerem Krankenlager, nach Gebrauch scharfer Abführmittel. Man untersuche den gesamten Körper, den Magen (Superacidität!), den ganzen Unterleib, den Stuhl (auf Schleimbeimengungen, Nahrungsreste, spastische Beschaffenheit, Trockenheit), denke an Tumoren, Stenosen, bei Frauen an Retroflexio, Adnexerkrankungen, Gravidität; evtl. ist die Recto- und Romanoscopie und die Röntgenuntersuchung des Darmes auszuführen. Man beachte das Nervensystem: Neurasthenie, Tabes, Paralyse, Allergie, spastische

Diathese. Darmspasmen kann man oft am schmerzhaften Spasmus des Sphincter recti bei Digitaluntersuchung, an der tonischen Kontraktion der Flexura sigmoides bei äußerer Palpation, am Röntgenbilde erkennen.

Die Behandlung der chronischen Verstopfung hat zunächst an den aufgedeckten Bedingungen anzugreifen. Zuweilen ist besonders bei jüngeren Personen die Gewöhnung an Regelmäßigkeit und der Rat, den Versuch zur Defäkation nicht zu früh abzubrechen, sondern geduldig auszuharren, von Erfolg.

Falls nicht mechanische Hindernisse vorliegen, die in geeigneter Weise evtl. operativ zu beseitigen sind, muß die Behandlung dahin zielen, die gestörten Reizbarkeitsverhältnisse wieder normal zu gestalten. Dies geschieht einmal dadurch, daß man den physiologischen Reiz, d. h. die Ernährung, möglichst zweckmäßig gestaltet, andererseits durch Beeinflussung der Reizbarkeit der Darmwand selbst.

Es gibt zahlreiche Menschen, die, sie mögen essen und trinken, was, wieviel und wie wenig sie wollen, stets eine geregelte Darmtätigkeit aufweisen. Bei ihnen besteht ein unbegrenztes Regulations- und Anpassungsvermögen der Automatie des Darmes. Bei anderen reichen die Regulierungen nicht aus, und so kommt es bei einmaligen, vorwiegend aber bei chronischen Schädigungen zu den erwähnten Störungen der Erregbarkeit. Die Diät muß dem Reizbarkeitszustande des Darmes angepaßt sein: bei Überempfindlichkeit (Hypertonus, Spasmus) eine Schonungskost, bei peristaltischer Schwäche bzw. Hypotonie dagegen eine die Motilität reizende mechanische Belastungskost. Erstere ist die bekannte flüssig-breiige Diät in kleinen Mengen, letztere die schlackenreiche grobe cellulosereiche Kost (Gemüse, grobes Brot).

Die Verstopfung durch zu geringe Ernährung tritt besonders dann ein, wenn man von reichlicher Kost zu geringer übergeht. Bei Hypertonie soll die Kost nicht nur mechanisch, sondern auch chemisch reizarm sein (fleischlos, gewürzarm). Auch schlackenreiche Kost kann stopfend wirken, z. B. Kartoffeln. Gerade Überernährung kann zur Verstopfung führen durch Überreizung und daher Abstumpfung der Peristaltik, namentlich bei Bewegungsmangel. Die Anregung der Peristaltik durch den physiologischen Reiz soll und kann auf dem Wege der Bahnung und Übung die abgestumpfte kinetische Erregbarkeit steigern. Voraussetzung ist jedoch, daß nicht nebenher abnorme unphysiologische, zu starke Reize (durch starke Abführmittel) einwirken, die die bahnende Wirkung durchkreuzen.

Als physiologisches Reizmittel sind noch zu nennen: Zucker, Obst (durch den Gehalt an organischen Säuren, Zucker und Flüssigkeit), süße Milch (wirkt bei manchen verstopfend), saure Milch, Buttermilch, Fettsubstanzen (Fettsäuren, Gleitmittel), kalte Getränke.

Nahrungsmittel, die auf die Peristaltik hemmend wirken, wie z. B. die Amylaceen (Weißbrot, Brei von Kartoffeln, Reis usw., Mehlsuppe), Heidelbeeren, Rotwein, starker Tee, Kakao, Fleisch müssen ausgeschaltet werden.

Die schlackenreiche Kost muß bei Personen, die sich bis dahin entgegengesetzt ernährt haben, allmählich eingeführt werden, da sonst allerlei Beschwerden, wie Aufstoßen, Magendruck, Flatulenz auftreten können. Gutes Kauen ist gerade bei der schlackenreichen Kost sehr wichtig. Überhaupt muß tastend vorgegangen und die Reaktionsweise des Darmes beobachtet werden. Der Individualismus des Darms ist ja besonders groß. Zudem ist auch der hypokinetischen Verstopfung oft ein Hypertonus beigesellt (s. oben), der die Wirkung der Schlackenkost in ihr Gegenteil verwandeln kann. Zuweilen kommt man auch bei der hypokinetischen Form mittels ganz schlackenarmer Kost am besten vorwärts, wenn der Patient sich vorher anders ernährt hat. Überhaupt ist die Umstellung der Diät an sich schon oft wirksam, weil der Darm unter ganz andere als die gewohnten Reizbedingungen kommt. Bei allgemeinem neurasthenischem Reiz- und Erschöpfungszustand ist oft eine Ruhekur das beste Unterstützungsmittel zur Regulierung der Darmträgheit. Wie bekannt, wirken gewisse physiologische Reize besonders günstig, wenn sie morgens in den noch leeren Magen eingeführt werden; so Obst, süße oder säuerliche Substanzen, der thermische Reiz des Genusses von kaltem Wasser. Man kann diese Einwirkungen mehrfach am Tage *vor* den Mahlzeiten wiederholen.

Eine in hohem Maße stuhlbefördernde Wirkung kommt der Rohkost zu, die aber auch Spasmen erzeugen kann.

Physikalische Maßnahmen wirken teils mechanisch, teils reflektorisch auf die Darmtätigkeit:

Bauchmassage, die besondere Übung verlangt und im Verlaufe des Dickdarms ausgeführt wird; sie hinterläßt zuweilen eine Dauerwirkung. Fehlt es an der Möglichkeit, eine sachverständige Massage in Anwendung zu bringen, so kommt Vibrationsmassage oder Faradomassage in Betracht. Auch die Selbstmassage mit der großen Kugel kann versucht werden. Es empfiehlt sich, neben der Bauch- eine allgemeine Massage auszuführen (besonders bei Fettleibigkeit, Muskelschwäche, Neurasthenie).

Von mindestens gleicher Bedeutung ist die *aktive Gymnastik*. Man läßt die bei Gastroptose beschriebenen Übungen, außerdem allgemeine Freiübungen und geeigneten Sport ausführen, wie Rudern, Radfahren, Bergsteigen, Zimmerrad, Ruderapparat. Reichliche Bewegung nützt besonders bei Fetten und an sitzende Lebensweise Gewöhnten. Sie ist freilich wie alle auf Obstipation bezüglichen Mittel von unberechenbarer Wirkung, kann Hypertonie auslösen und durch Wasserverlust den Stuhl eindicken.

Hydriatische Maßnahmen sind oft von günstiger Wirkung auf die Regulierung der Reizbarkeitsstörungen des Darms, besonders wenn eine allgemeine Nervosität besteht. Hierher gehören allgemeine bzw. örtliche Kaltwasserabreibungen, Bauch-, Rücken-, Kniegüsse, kühle oder kalt-warme Wechselduschen, feuchter Bauchwickel, Halbbad mit kühlem Abschrecken. Zuweilen hat das kurze, kühle Fußtauchbad (Zimmertemperatur, 2—3 Minuten, kräftiges Trockenfrottieren) oder das wechselwarme Fußbad, beides vor dem Zubettgehen eine günstige Wirkung.

Auch die Frigomassage des Unterleibes (Massage mit in kaltes Wasser getauchten Händen) gehört hier. Anstatt der kühlen Fußtauchbäder kann auch ein fließendes, kühles Fußbad (leicht in der Wanne herzustellen) oder Barfußlaufen auf angefeuchtetem Laken oder am Strande oder auf feuchter Wiese (wie bei der Kneipp-Kur) verwendet werden. Desgleichen Luftbäder und Nacktturnen. Von elektrischen Prozeduren werden außer der Faradomassage der faradischen Mastdarmelektrode (das Rectum wird zu diesem Behuf mit Wasser gefüllt) Erfolge nachgerühmt. Von allen diesen Anwendungen gilt es, daß weder bezüglich einer Wirkung noch bezüglich der Dauer derselben etwas sicheres vorhergesagt werden kann. Aber daß sie nicht selten aus gezeichnet wirken, steht außer Zweifel.

Bei vorwiegend spastischen Fällen ist auch an warme Sitz- oder Vollbäder zu denken.

Psychotherapie. Außer dem Obenerwähnten ist noch von Wichtigkeit, den Patienten dahin zu disziplinieren, daß er sich an die vorgeschriebene Diät hält und geduldig auf Abführmittel, die oft alles wieder verderben, verzichtet; daß er nicht sofort eine Umstimmung des Darmes erwartet und die Unbequemlichkeiten der Behandlung in Kauf nimmt. Es sind freilich nicht viele, die sich hierzu verstehen, denn Abführmittel zu nehmen ist bequemer; auch ist es aus äußeren Gründen schwierig, andauernd die vorgeschriebene Diät zu halten bzw. die physikalischen Maßnahmen durchzuführen. Am empfänglichsten für die natürliche Behandlung sind diejenigen, die bereits zahlreiche Abführmittel ohne nachhaltigen Erfolg genommen haben oder solche, die von vornherein nicht auf Arzneimittel eingestellt sind.

Hat tatsächlich die hygienische diätetisch-physikalische Behandlung keinen oder keinen genügenden Erfolg, so breche man sie keinesfalls sofort ab, sondern suche sie in Verbindung mit anderen Hilfsmitteln solange wie möglich durchzuführen; die Umstimmung des Darmes kommt oft erst nach längerer Zeit.

Diese Hilfsmittel sollen in Klystieren und evtl. milden Abführmitteln, wie Rhabarber, Sennapräparaten oder noch besser in Gleitmitteln, wie Paraffin usw. bestehen. Man soll dann immer wieder versuchen, ohne diese Hilfsmittel auszukommen.

Abführmittel. Es gibt zahlreiche Personen, die viele Jahre lang mit einem schwachen, ja, sehr schwachen täglich regelmäßig genommenen Abführmittel auskommen, ohne mit der Dosis zu steigen oder mit dem Mittel zu wechseln. Zuweilen hat man den Eindruck, daß die Autosuggestion (bedingter Reflex) stark mitspielt. In solchen Fällen hat es keinen Zweck, ärztlich einzugreifen. Das gleiche gilt von den Fällen, wo der Patient nur ab und zu eines milden Laxans bedarf.

Bei den schwereren Fällen von chronischer funktioneller Obstipation, bei denen das natürliche Heilverfahren nicht oder nur unvollkommen ausführbar oder nicht von dauerndem Erfolg ist, wo Rückfälle eintreten und der Patient schließlich doch wieder zu Abführmitteln greifen muß, gelten folgende Regeln:

Der Patient soll nicht in den Schlendrian verfallen, ohne Not täglich Mittel zu nehmen, sondern immer wieder unterbrechen und versuchen, wenigstens tagelang ohne Mittel auszukommen. Der Arzt empfehle einige milde und den Darm möglichst wenig reizende Mittel, mit denen der Patient wechseln soll. Der Arzt belehre den Patienten, daß scharfe Mittel oft die begleitende Hypertonie des Darms verstärken und dadurch der Abführung entgegenwirken. Mittel, die Schmerzen auslösen, gehören sicher hierher und sind abzusetzen. Für längeren Gebrauch sind im allgemeinen pflanzliche Mittel den salinischen vorzuziehen. Innere Mittel sind, um dem Darm Ruhe zu gönnen, periodisch durch Klysmen zu ersetzen. Man versuche möglichst mit Gleitmitteln oder Quellmitteln auszukommen. Der Patient soll auch beim Gebrauch von Arzneimitteln nebenher stets diätetisch-physikalische Mittel nach Möglichkeit verwenden.

Die Klysmen haben den Vorteil, eine chemische Reizung der Darmperistaltik zu vermeiden. Sie erzeugen im allgemeinen nur die Entleerung des Rectums, können aber reflektorisch auch auf die Darmmotilität, ja, sogar auf die Magenmuskulatur wirken. Bei schmerzhaften Hämorrhoiden ist ihre Anwendung schwierig. Man gehe nicht über $^1/_2$ l, um das Rectum nicht zu dehnen und zu erschlaffen, und mache mehrtägige Zwischenpausen. Auf die Technik kann hier nicht eingegangen werden. Als Material kommt lauwarmes oder kühles Wasser, Seifenwasser (Sapo medicatus), Wasser mit 1—2 Eßlöffeln Öl, reines lauwarmes Öl (Oliven-, Sesamöl) in Betracht. Glycerinklysmen werden zu 10—20 ccm mittels einer kleinen Spritze appliziert. Auch die Einführung von Glycerinstäbchen kann versucht werden.

Ein gegen chronische Verstopfung und chronischen Dickdarmkatarrh neuerdings verschiedentlich empfohlenes Verfahren besteht in einem Dickdarmbad („Subaqualbad“), das zugleich eine Dickdarmgymnastik bewirken soll („Gymnakolon“); weitere Erfahrungen sind abzuwarten.

Gleitmittel: Paraffin. liquidum, Paraffinol, Cristolax, Frux, Olivenöl (spanisches). Unangenehm ist zuweilen das Abtropfen des Fettstoffes aus dem Rectum.

Quellmittel: Regulin (enthält Agar-Agar und Cascaraextrakt), Normacol, Agarol, (Quell- und Gleitmittel: Paraffin, Agar-Agar, Phenol-Phthalein) u. a. m.

Chemisch wirkende Mittel: Rhabarber, Cascara Sagrada, Purgen und purgenhaltige Mittel, Faulbaumrinde, Sennapräparate (Pulv. Liquir. compos.); Karlsbader, Marienbader, Kissinger, Homburger, Mergentheimer Salz, Kissinger Pillen. Cremor tartari, Fruchtsalze.

Trinkkuren wegen chronischer Verstopfung in Karlsbad, Marienbad, Kissingen usw. sind nur dann angebracht, wenn eine gleichzeitige Fettleibigkeit, Leberleiden, Plethora, Gicht die Trinkkur erforderlich machen. Die Darmträgheit als solche wird durch diese Kuren meistens nur vorübergehend günstig beeinflußt, zuweilen sogar verschlimmert. In einzelnen Fällen freilich bleibt eine Besserung zurück (Wirkung des Wassers oder der Disziplinierung des Patienten?).

Bei Hypertonie und Spasmen Belladonnapräparate: Extr. Belladonnae, Bellafolin, Atropin, Eumydrin u. a.

Man kann Belladonna mit Laxantien verbinden.

Karlsbader, Mergentheimer Salz usw. bzw. die Originaltrinkwässer kann man auch bei Hauskuren abwechselnd mit pflanzlichen Mitteln anwenden, z. B. 2mal wöchentlich morgens $^1/_2$ Stunde vor dem Frühstück 1 Teelöffel Salz oder 1—2 Gläser Brunnen. An den Zwischentagen evtl. Rhabarber usw.

Rezepte.

(Verstopfung.)

Magnes. citr. effervescens.
Teelöffelweise.
(Stomachicum. Mildes Abführmittel.)

Fol. Senn. pulv.
Magnes. ust.
Sacch. alb.
Sulfur. depur.
Tartar. depur. āā 10
3mal tägl. 1 Teel.
Pulv. haemorrh. F. m. B.

Inf. fol. Sennae 15,0:155,0
Magn. sulfur. 45,0
2stündl. 1 Eßl.

Infus. laxans F. m. B.
Rad. Rhei pulv. 20,0
Natr. sulf. 10,0
Natr. bicarb. 5,0
Elaeos. Calami 3,0
Messerspitzen- bis teelöffelweise.
Mildes Abführmittel.

Istizin in Tabl. Abends 1—2 Tabl.

Laxativ. vegetabile, abends 1—2 Tabl. bzw. Pillen.

Meteorismus.

Meteorismus entsteht durch vermehrte Bildung oder verminderte Entfernung von Darmgasen. Physiologisch verschwinden dieselben teils durch Absorption vom Blut aus, teils durch Abstoßung aus dem Anus. Das Aufstoßen betrifft fast ausschließlich die Magengase. Die höchsten Grade von Meteorismus sieht man bei Darmverschluß bzw. Darmlähmung. Die Gase bestehen aus Kohlensäure, Stickstoff, Schwefelwasserstoff, Grubengas u. a. m. und entstehen hauptsächlich aus der Vergärung von Kohlehydraten, Cellulose, der Fäulnis von Eiweiß. Grobes Brot, cellulosereiche Gemüse, Hülsenfrüchte, ferner die Schwefelwasserstoff und Methylmercaptan abspaltenden: Rettich, Zwiebel, Knoblauch sind besonders starke Gasbildner.

Der Stickstoff stammt von verschluckter Luft. Beim pathologischen Luftschlucken kann Meteorismus entstehen.

Der Meteorismus der Herzkranken kommt durch mangelhafte Gasabsorption infolge Kreislaufschwäche zustande. Häufig ist Meteorismus in Verbindung mit Darmbeschwerden durch Sklerose der Unterleibsarterien bedingt.

Der Meteorismus führt zur Flatulenz; jedoch verhalten sich die Menschen darin sehr verschieden. Andererseits kommt Flatulenz ohne Meteorismus vor. Bei Bettlägerigen bzw. sich sehr wenig Bewegenden besteht eine vermehrte Gasanhäufung und Flatulenz. Oft werden die Kranken dabei von einem lästigen Hitzegefühl geplagt.

Das Blähungsgefühl entsteht durch die Ausdehnung bzw. Spannung der Darmwand. Offenbar wird es in der atonischen, dem Drucke nachgebenden Darmwand weniger leicht hierzu kommen als in der tonischen gespannten Darmwand. Kontraktionen einzelner Darmteile werden zur Folge haben, daß die Gase in den zwischen ihnen gelegenen Darmteilen sich fangen und in besonderem Maße Blähungsgefühle auslösen. Jedenfalls wirkt wahrscheinlich eine über das gewöhnliche Maß hinausgehende Gasfüllung des Darmes kontraktions- bzw. tonusauslösend auf die Darmwand; andererseits kommt bei erhöht erregbarem Darm leichter als sonst Darmspannung und Blähungsgefühl zustande. Dies erklärt uns, daß manche Menschen besonders an Blähungen leiden, noch dazu ohne objektiv auffälligen Meteorismus zu haben, während viele Menschen fast niemals von diesem Übel geplagt werden. Zu den Bedingungen der Flatulenz gehört somit außer der Anhäufung von Gasen noch eine besondere Empfindlichkeit des Darms. Sehr beweisend hierfür ist es, daß manche Personen mit starkem chronischen „Gasbauch" kaum Empfindungen davon haben.

Der Erfolg der ätherischen Öle (Carminativa) beruht darauf, daß sie krampflösend wirken.

In den meisten Fällen von objektiver Gasauftreibung ist Verstopfung vorhanden, jedoch nicht immer. Freilich können auch bei regelmäßigem Stuhl Restmassen im Dickdarm stagnieren, die zersetzt werden. Andrerseits gibt es Verstopfungen ohne objektive Gasauftreibung und starke chronische Gasfüllungen ohne Verstopfung, die jedenfalls auf Darmatonie beruhen.

Die Flatulenz, d. h. die Abstoßung von Winden, hängt nicht allein von dem Maße der objektiven Gasansammlung, sondern auch von dem lästigen Gefühl der Auftreibung und folglich von der motorischen (Spasmen) und sensiblen Reizbarkeit des Darmes ab (s. oben). Hierauf beruht die nervöse Flatulenz. Bei Absorption übelriechender Gase im Darm kann die Atmungsluft, ja, sogar die Haut der Betreffenden einen an Fäkalien erinnernden Geruch erkennen lassen.

Der Meteorismus, besonders der einzelner Darmschlingen kann Schmerzen erzeugen, die vom Kranken oft falsch gedeutet und auch vom Arzt auf den Magen, das Herz, die Pleura oder Lunge, das Bauchfell, die Nerven bezogen werden können. Die Prädilektionsstellen für die Gasabklemmungen sind die Flexuren des Dickdarms.

Für die Behandlung des Meteorismus ist es wichtig, die Ursache festzustellen: Kreislaufschwäche, Art der Ernährung, Darmträgheit. Das gleiche gilt für die Flatulenz, bei der zu unterscheiden ist, ob ein objektiver Meteorismus besteht oder nicht. Auf jeden Fall ist die Ernährung und der Stuhl zu regeln. Im übrigen ergibt sich die Behandlung aus den obigen Bemerkungen. Die physikalische Behandlung ist besonders wichtig: Leibmassage, auch Selbstmassage, Bewegung, Freiübungen, Bauchgymnastik, wobei die Atmungsgymnastik nicht vergessen werden darf, Kaltwasserprozeduren. Kamillentee- oder Kamillosanwassereinläufe.

Vielfach bewährt sich folgendes Verfahren: Bleibeklystier von Olivenöl (100—250 g) abends bzw. mittags, am nächsten Morgen bzw. Abend Kamillenteeinlauf zur Entleerung.

Starker akuter Meteorismus kann die Einführung des Darmrohres erforderlich machen.

Arzneimittel. Carminativa: Semen Foeniculi, Fruct. anisi, Fruct. carvi, Fol. menth. pip. āā 25,0 M. f. spec. 1 Eßl. auf 1 Tasse Wasser aufbrühen 2mal tägl. Dazu evtl. Baldrian oder Tinct. Belladonn. 10 Tropfen pro Tasse. (Strasburger). Magn. ust., Magnes-Perhydrol-Tabl., Allisatin.

Enzypan (Diastase, Trypsin, Lipase des Pankreas, Pepsin, Galle) 3mal tägl. 2 Tabl. bei oder nach dem Essen.

Intestinol (Pancreatin, Tierkohle, Secretin, gallensaure Salze), 3mal tägl. 1—2 Tabl. nach dem Essen.

Zur Adsorption dient Adsorgan (mehrmals tägl. 1—2 Teelöffel).

Rezepte.

(Carminativa.)

Ol. carvi 1—5 Tr. per os.

Fol. menth. crispae Inf. 5—20:100.
Teelöffel- bis eßlöffelweise.

Fol. Meliss.
Fol. Menth. pip.
Flor. Chamomill. āā 25,0. Species.
Tassenweise.

Fruct. Foenic. pulv.
Cort. fruct. aurantii āā 5,0
Magnes. carb. 40,0
Sacch. 10,0
Teelöffelweise.

Kamillosan-Liquidum zu Einläufen.

Epityphlitis, Appendicitis, Blinddarmentzündung.

Akute Form. Frühdiagnose bei vorsichtiger Untersuchung! Nicht aufsetzen oder umlegen! Leiseste Perkussion und Palpation. Psychische Beruhigung mit Bezug auf die Blinddarmfurcht!

Der natürliche Heilvorgang ist auch bei der Blinddarmentzündung vorhanden. Es handelt sich um einen Infekt der Schleimhaut der Appendix, der, wenn er gering ist, in vielen Fällen ausheilt. Das Schleimhautgeschwür kann sich auf die Schleimhaut beschränken und zur Heilung kommen. Wenn es in die Tiefe bis auf den serösen Überzug greift, so reagiert dieser zunächst mit einer örtlichen sero-fibrinösen Ausschwitzung, die einen schützenden Charakter hat. Es bilden sich Verklebungen, weiterhin Verwachsungen, die die freie Bauchhöhle vor Druchbruch des Eiters schützen. Kleine Mengen verkapselten Eiters können zerfallen und zur Resorption gelangen. Es können sich Obliterationen des Wurmfortsatzes und fibröse Verwachsungen mit der Umgebung bilden. Es kommt vor, daß der Vorgang ganz oder nahezu latent verläuft, denn man findet bei Sektionen verödete geschrumpfte Wurmfortsätze bei Leuten, die keine manifeste klinische Appendicitis gehabt haben. Wahrscheinlich wird die Erkrankung der Appendix erst dann merklich, wenn die Serosa ergriffen wird. Der natürliche Heilungsvorgang kann zu unzweckmäßigen Folgen führen, wenn er z. B. an der Wurzel der Appendix diese zur Verödung bringt, so daß sich Absonderungsprodukte in dem Blindsack anhäufen, die nicht in den Darm abfließen können und eine chronische Reizung des Fortsatzes bedingen, oder wenn er zu starken Knickungen der Appendix führt. Hierdurch kann es zu sekundären Erkrankungen kommen, die trotz der Naturheilung noch ein operatives Vorgehen erfordern; so auch bei abgekapselten peri- oder paratyphlitischen Abscessen. Den Begriff der Appendicitis catarrhalis sollte man definitiv fallenlassen. Auch ist die Bezeichnung Appendicitis simplex irreführend, da eine scharfe Abgrenzung von der Appendicitis gravis nicht möglich ist, sie vielmehr sehr schnell in eine solche übergehen kann.

Der zu einer akuten Appendicitis gerufene Arzt hat sich die Frage zu stellen, ob eine Naturheilung wahrscheinlich ist oder nicht. In letzterem Falle ist sofort zu operieren. Im ersteren kann die innere Behandlung versucht werden, die bei dieser Erkrankung lediglich darin besteht, alles fernzuhalten, was dem natürlichen Heilvorgang hinderlich oder schädlich ist. Es hängt also alles von der Milde des Falles ab. Die bei innerer Behandlung heilenden Fälle sind eben diejenigen, die für den Erfolg der Naturheilung günstig liegen, und eine Statistik der Appendicitis bei innerer Therapie ist in Wirklichkeit eine Statistik der Schwere bzw. Leichtigkeit der Fälle.

Die Symptome der Appendicitis sind in der Hauptsache abhängig von der Beteiligung der Serosa: stärkerer Schmerz, Übelkeit, Schwellung, Abwehrspannung. Je ausgeprägter diese Erscheinungen, je höher das Fieber, um so mehr muß man daran denken, daß der Überzug der Appendix mit ergriffen ist. Das zeigt aber die Gefahr an, denn die Beteiligung der Serosa ist von der Intensität der Entzündung der Schleimhaut und der Wand, von der Eiterbildung, von dem Tiefergreifen des Geschwürs abhängig. Inwieweit die Begrenzung der Geschwürsbildung und Eiterung zustande kommen, ob Perforation oder gar Gangrän eintreten, ob rechtzeitig Verklebungen sich entwickeln, ob die Peritonitis sich lokalisieren wird, alles das ist nicht sicher vorauszusehen.

Die Zählung der Leukocyten und Bestimmung der Linksverschiebung weist nur bei hohen Werten mit einiger Sicherheit auf Eiterung (Operation!) hin. Empfehlenswert ist auch die Messung der Blutsenkungsgeschwindigkeit. Unbedingt entscheidend für sofortige Operation ist Schüttelfrost. Geringes, ja fehlendes Fieber und subjektiv relatives Wohlbefinden schließen einen schweren Fall nicht aus (Gangrän!). In den ersten Tagen der Erkrankung ist behufs genauer Beobachtung des Verlaufes ein täglich dreimaliger ärztlicher Besuch notwendig. Sehr wichtig ist die Beschaffenheit des Pulses und des Allgemeinbefindens. Guter Puls, dem Fieber entsprechend, geringes oder auch mittleres Fieber, geringe Schmerzen legen es nahe, daß der Fall zu den günstigeren gehört und daß eine natürliche Heilung zu erhoffen ist. Bei stärkeren Reizsymptomen sowie beim Sinken des Blutdruckes und Anwachsen der Differenz zwischen Rectal- und Axillartemperatur aber ist es nicht sicher vorauszusehen, wie der Verlauf sich gestaltet. Da nun die Erfolge der Frühoperation am besten sind, die Gefahren auch sehr akut auftreten können, so ist die Operation zu empfehlen, falls die Reizerscheinungen sofort ziemlich ausgeprägt auftreten oder sich schnell steigernd entwickeln.

Auch ist die Frühoperation dann notwendig, wenn die Möglichkeit einer sofortigen operativen Hilfe für den Fall einer akuten Gefahr nach Lage der Verhältnisse nicht gegeben ist. Ferner ist sofortige Operation nötig bei plötzlichem Schmerz mit heftigem Erbrechen oder plötzlichem Kollaps: Erscheinungen, die auf Perforation deuten.

Nach der operativen Heilung ist der Diät und der regelmäßigen Stuhlentleerung Beachtung zu schenken und Vorsicht bei Körperbewegungen zu üben.

Innere Behandlung. Die Vorgänge der Begrenzung und Heilung der Infektion können wir unmittelbar nicht meistern. Günstig ist die Ruhigstellung des Darmes: absolut ruhige Bettlage des Kranken, Sorge für größte Ruhe seitens der Umgebung, evtl. bei großen Schmerzen kleine Morphium- oder Opiumgaben, aber nicht mehr als zur Schmerzstillung nötig ist (um das Bild nicht zu verschleiern). Nahrungsenthaltung bis auf kleine Mengen warmen gesüßten Tees. Eisblase, die, um den Druck zu vermeiden, an einer Reifenbahre aufgehängt wird, oder Prießnitz- oder warmer Breiumschlag je nach der Wirkung auf den Schmerz. Auf keinen Fall Abführmittel. Ricinusöl ist nur dann angebracht, wenn eine akute Erkrankung der Appendix auszuschließen ist, die Palpation eine örtliche Resistenz mit Klebegefühl ergibt, die auf Kotstauung deutet, auch Obstipation besteht und die Entleerung zum Zwecke genauerer Untersuchung erforderlich ist, um nämlich festzustellen, ob chronische Veränderungen an der Appendix bestehen oder lediglich Koprostase bzw. Verwachsung vorliegt. Im weiteren Verlauf, wenn die Erscheinungen abklingen, geht man zu kleinen Mengen flüssig-breiiger Diät, fleischlos und schlackenlos, über. Die Sorge für den Stuhl schiebe man bis zum Abklingen der entzündlichen Erscheinungen auf (Klystier, Ricinus, Emulsio ricinosa). Selbstverständlich keine Antipyretica, schon um das Krankheitsbild nicht zu verschleiern. Auch keine sog. antiphlogistische Behandlung wie örtliche Blutentziehung.

Kommt es bei innerer Behandlung zur Heilung, so rate man zur Intervalloperation (nach etwa frühestens 10—12 Wochen) und ordne bis dahin vorsichtiges Verhalten bezüglich der Diät, Bewegung, Stuhlregelung an. Man wird besonders dann schon nach dem ersten Anfall zur Intervalloperation raten, wenn der Patient unter Bedingungen lebt, die bei einem etwaigen akuten Rezidiv, wie sie bekanntlich bei dieser Krankheit sehr häufig auftreten, nicht eine sofortige sachverständige Operation gewährleisten.

Chronische Appendicitis. Die chronische Appendicitis ist wohl stets durch einen akuten, wenn auch unter Umständen sehr schwachen Anfall bedingt. Es kommt die für Verwachsungen übliche Behandlung mit Wärme in Betracht. Sorge für regelmäßige Stuhlentleerung. Schlakkenarme Diät. Bei hartnäckigen Beschwerden Operation. Auf die in diesen Fällen oft schwierige Differentialdiagnose kann hier nicht eingegangen werden. Ich möchte nur darauf hinweisen, daß bei Gesunden, noch mehr bei Nervösen, häufig ein schmerzhafter Psoasdruckpunkt gefunden wird, der fälschlich auf eine chronische Appendicitis bezogen werden kann. Er findet sich dort, wo der N. lumboinguinalis und genitocruralis über den Psoas hinwegzieht bzw. ihn durchbohrt, ist meist beiderseitig, aber oft auf der einen Seite stärker als auf der anderen vorhanden. Man prüft ihn, indem man die Knie aufstellen läßt, wobei der Ileopsoas deutlich palpabel wird; besonders deutlich wird er, sobald der Untersuchte das Bein langsam ausstreckt.

Von einem seitens des Preußischen Ministeriums für Volkswohlfahrt herausgegebenen Merkblatt (verfaßt von Martens) ist im folgenden ein Auszug abgedruckt:

Merkblatt zur Information der Ärzte über die Blinddarmentzündung.

,,An Blinddarmentzündung sterben in Deutschland jährlich über 4000 Menschen!

Die wichtigste und verhängnisvollste Ursache kann nur darin bestehen, daß jetzt mehr Kranke als früher zu spät chirurgische Behandlung aufsuchen.

Das Eindringen von Entzündungserregern in den Kreislauf kündigt in der Regel ein Schüttelfrost und starke Temperatursteigerung auf 39° und mehr an.

Diese Fälle sind besonders gefährlich und ohne sofortige Operation fast stets verloren.

Wenn auch die Blinddarmentzündung unter innerer Behandlung in vielen Fällen — soweit es sich nicht um brandige und durchgebrochene Wurmfortsätze handelt — ohne Operation abklingen kann, so ist in keinem Falle der Verlauf, namentlich das Auftreten einer Perforation, vorauszusehen. Denn der Verlauf ist oft von anatomischen, nicht diagnostizierbaren Zufälligkeiten abhängig. Liegt der Wurmfortsatz retrocoecal oder zwischen Coecum und Bauchwand, so kann es zu einem abgekapselten Absceß kommen; liegt er aber zwischen den Dünndarmschlingen, so kann eine schnell tödliche Peritonitis entstehen, die häufigste Todesursache bei der Blinddarmentzündung.

Auch nach Heilung des ersten Anfalls kann es zu lebensgefährlichen Rückfällen kommen.

Mit Sicherheit vermag dagegen eine frühzeitige Operation und Fortnahme des Wurmfortsatzes innerhalb der ersten Stunden, selbst nach einem oder mehreren Schüttelfrösten, das Leiden endgültig und schnell zu heilen.

Werden die Kranken am ersten Tage der Entzündung operiert, so kann die Bauchhöhle ohne Drain und Tamponade geschlossen werden, und die Patienten können am 7. Tage das Bett, am 10. das Krankenhaus verlassen, während das Krankenlager bei späterer Operation oft Wochen oder Monate dauert.

Besonders gefährlich und oft in 2—3 Tagen zum Tode führend ist die Erkrankung bei kleinen Kindern.

Deswegen ist das Publikum immer wieder zu belehren, daß bei Leibschmerzen unbedingt Bettruhe, Diät, Temperaturmessung und vor allem sofortige Zuziehung eines Arztes erforderlich ist. Bei Feststellung einer Blinddarmentzündung ist die schleunige Operation notwendig, wenn möglich schon am 1. Tage.“

Die Komplikationen der Appendicitis kommen namentlich durch Verschleppung des rechtzeitigen operativen Eingreifens zustande: Peritonitis, paralytischer Ileus, subphrenischer Absceß, Thrombophlebitis usw., die nach den für sie geltenden Regeln zu behandeln sind.

Geschwürige Prozesse im Darm.

Im allgemeinen verlangen Darmgeschwüre die gleiche Behandlung wie der Katarrh: Schonungsdiät, Hydrotherapie usw. Evtl. Adstringentien und Opiate, ohne Verstopfung zu erzeugen.

Bei Geschwürsblutungen die für innere Blutungen übliche Therapie: Absolute Ruhe. Flüssigkeitseinschränkung. Ruhigstellung des Darms durch Opiate, Morphium; ferner Gelatine, intravenös NaCl oder Calc. chlor. (vgl. Magengeschwür). Im übrigen kommt die dem zugrunde liegenden Leiden entsprechende Allgemeinbehandlung in Betracht (Typhus, Lues usw.).

Die **Darmtuberkulose** ist von katastrophaler Bedeutung, da die herabgesetzte Verdauungsfunktion und die meist unstillbaren Durchfälle die gerade für Tuberkulose so entscheidende Ernährung in Frage stellen. Die natürliche Heilkraft ist für die Darmtuberkulose fast Null. Unter Umständen empfiehlt sich die Resektion des tuberkulösen Darmabschnittes, die auch auf die Lungentuberkulose von günstiger Rückwirkung sein kann. Die Diät muß so gut wie ganz schlackenfrei und dabei möglichst calorien- und eiweißreich sein: Eier, gewiegtes Fleisch, Fleischgelee, frisch ausgepreßter Fleischsaft, Kalbsmilch, Gehirn, Leber, weicher Käse, Weißgebäck, Mehlbrei, Zucker, Malzextrakt, Milch, Yoghurt, Gemüsebrühe. Opiate in reichlicher Menge, Adstringentien: Colombo, Wismut, Tannin, Tannalbin. Calciumsalze, Heidelbeerextrakt, Rotwein, Heidelbeerwein. Feuchte Umschläge.

Colitis ulcerosa. Bei dieser schweren Erkrankung ist die natürliche Reparationsneigung minimal. Die gewöhnlichen Schonungsmaßnahmen genügen bei den schwereren Fällen nicht. Vielmehr ist nur von der absoluten Schonung durch die Ausschaltung des geschwürig zerfressenen Darmteils etwas zu erwarten. Daher Anlegung des Anus praeternaturalis, ehe die Entkräftung des Patienten zu weit vorgeschritten ist! Neuerdings haben sich 0,5- bis 1 prom. Rivanoleinlaufe bewährt. Von H. Strauß wurde die Bluttransfusion mit Erfolg angewendet.

Darmverschluß, Ileus.

Der Darmverschluß gehört zu den Störungen, bei denen eine Selbsthilfe des Organismus fast stets unmöglich ist, es sei denn, daß die Ursache des Verschlusses in einer Kotanhäufung oder einem Spasmus besteht. Die natürliche Reaktion auf den Verschluß besteht in einer verstärkten motorischen Tätigkeit und Anspannung der Darmmuskulatur oberhalb der Verschlußstelle (Darmsteifungen). Diese Hypertonie kann über das Ziel hinausschießen und zu Spasmen führen, die die Störung noch vergrößern. Die natürliche Regulierung kann bei Kotanhäufung durch Abführmittel, bei Spasmus durch Betäubungsmittel erfolgen.

Aber die Feststellung, daß lediglich die Kotanhäufung die Ursache des Verschlusses sei, ist unsicher (es kann z. B. eine Verengerung bestehen, zu der nur eine Kotanhäufung hinzugekommen ist); das gleiche gilt für die Diagnose des spastischen Ileus. Auch läuft man Gefahr, durch Opiate oder Atropin nicht nur den Spasmus zu lösen, sondern darüber hinaus die Motilität des Darmes zu lähmen; namentlich die teils lähmenden, teils erregenden Wirkungen des Atropins sind unsicher vorherzusagen. Ein Versuch mit Hypophysin (1—3 Ampullen im Laufe des Tages intramuskulär) ist zu empfehlen; die wesentliche Indikation für dieses Mittel ist der paralytische Ileus.

So ist es das gegebene, bei Darmverschluß jeder Art die operative Therapie einzuleiten, es sei denn, daß die Möglichkeit einer Regulierung auf unblutigem Wege klar auf der Hand liegt.

Hauptgrundsatz muß sein, bei gesicherter Diagnose (Verwechslung mit Peritonitis!) aber Unsicherheit bezüglich der Natur des Verschlusses keine Zeit zu verlieren mit Abwarten auf Klärung der Diagnose der Art des Verschlusses oder auf Selbsthilfe, da die Prognose des operativen Eingriffes sich mit jedem Tage verschlechtert.

Entscheidend ist die Frühdiagnose und die Frühoperation.

Man hüte sich vor Verwechslungen mit Darmlähmung, z. B. nach Bauchkontusion, bei Nierensteinkolik, bei Hysteropsychosen, ferner mit Peritonitis, akuter Pankreatitis oder Pankreasapoplexie. Auch die Örtlichkeit der Darmokklusion ist möglichst früh zu bestimmen, was am leichtesten bei Einklemmung äußerer Hernien möglich ist. Die Röntgendurchleuchtung ohne Kontrastbreifüllung (Kleiber, Hintze, Martens) kann die Diagnose auf Ort und Art des inneren Verschlusses sehr erleichtern.

Auf jeden Fall gehört ein Fall von Ileus sofort auf eine chirurgische Station. Abführmittel sind durchaus kontraindiziert, falls nicht Kotverschluß über jeden Zweifel sicher ist. Von einer Ernährung kann nicht die Rede sein; für die Flüssigkeitszufuhr kann man, besonders bei Kollaps, durch subcutane oder intravenöse Infusionen von Traubenzucker- oder Kochsalzlösungen oder Wasserklystiere sorgen. Wenn der Fall nicht ganz dringend liegt, kann man einen Versuch mit Magenspülungen machen, die den Erfolg haben, den Darmteil oberhalb des Verschlusses zu entlasten. Die Magenspülung erfüllt auch einen frühdiagnostischen Zweck, da sie gelegentlich schon vor dem Koterbrechen das Vorhandensein von fäkulenten Massen im Magen nachweisen kann. Entscheidend für den Erfolg der Therapie ist nur das Hindurchgehen von Winden oder Stuhl, nicht die subjektive Besserung. Auf die Art der chirurgischen Eingriffe ist hier nicht einzugehen.

Bei Darmlähmung kommt es auf die Feststellung und Beseitigung der Ursache an. Zur Anregung der Peristaltik ist bei diesen Fällen zu empfehlen:

Physostigmin ($^1/_2$—1 mg), Hypophysin intravenös, auch subcutan (2—3 ccm), besonders bei postoperativer Darmlähmung angewendet.

Auch das Zülzersche Peristaltik-Neohormonal (Milzextrakt) wird empfohlen.

Bei chronischen Darmerkrankungen ist behufs Sicherung der Diagnose die Röntgenuntersuchung mittels der modernen vervollkommneten Methoden (Reliefbilder) anzuwenden. Manche Erkrankungen (z. B. Diverticulitis der Flexura sigmoides) sind ohne diese nicht zu erkennen. Bei keiner Darmerkrankung versäume man die digitale bzw. Spiegeluntersuchung des Rectums.

Darmstenosen sind im allgemeinen operativ anzufassen. Bei Koprostase ist die abführende Behandlung gegeben. An Retroflexio uteri ist evtl. zu denken. Bis zum operativen Eingriff schlackenarme Diät.

Peritonitis.

Die **akute eitrige allgemeine Peritonitis** ist sofort chirurgisch anzugreifen. Die Frühdiagnose ist auch hier von entscheidender Bedeutung. Die Untersuchung muß in schonendster Weise geschehen; Veränderungen der Körperlage zwecks Untersuchung sind streng zu vermeiden. Man suche die Entstehungsart der Erkrankung festzustellen (äußere Verletzung, Perforation eines Hohlorgans, eitrig-septische Erkrankung eines benachbarten Organs, des weiblichen Genitalapparates).

Bis zur Operation bei starken Schmerzen und Erbrechen, bzw. zur Ruhigstellung des Darms, ferner behufs Transportes in die chirurgische Station Morphium, evtl. auch Campher usw. Keine Nahrungszufuhr; bei dem häufigen großen Durst Befeuchten der Zunge, Eisstückchen im Munde zergehen lassen. Bei hochgradigem Kollaps versuche man mittels intravenöser Campher-, Coffein-, Adrenalin- (vgl. S. 215), subcutaner oder intravenöser Strychnininjektionen den Patienten so weit zu bringen, daß die Operation möglich ist.

Bei der Nachbehandlung einer glücklich operierten Peritonitis ist es wichtig, den Gefäßtonus und die Herzkraft zu heben, zu welchem Zweck rectaler Dauereinlauf, evtl. intravenöse Zufuhr von Normosallösung, ferner intravenöse Infusion von Caloroselösung mit Insulin empfohlen wird (O. Zeller). (60—150 ccm 30—50 proz. Traubenzuckerlösung mit 40—100 Einheiten Insulin.)

Umschriebene Peritonitis ist im allgemeinen zunächst mittels allgemeiner Ruhe, Ruhigstellung des Darms (durch Morphium), flüssig-breiiger schlackenarmer Ernährung zu behandeln. Stellt sich ein eitriger Charakter heraus, so ist das operative Verfahren am Platze.

Der subphrenische Absceß ist stets operativ anzugreifen.

Chronische tuberkulöse Peritonitis. Das Vorkommen von Spontanheilungen der tuberkulösen Peritonitis beweist, daß eine natürliche Heiltendenz wie auch sonst bei der Tuberkulose vorliegt. Die exsudative, mit serösem Flüssigkeitserguß einhergehende Form ist günstiger als die knotige. Die Heilung wird unterstützt durch allgemeinhygienische Behandlung: Freiluftliegekur mit guter vitaminreicher Ernährung (Lebertran) und Sonneneinwirkung. Gute Erfolge hat die Laparotomie, besonders bei der exsudativ-serösen Form. Die vollständige Entleerung der Flüssigkeit übt offenbar einen starken Reiz auf das Gewebe aus, der eine günstige Reaktion im Sinne der Heilung auslöst, wie dies die unvollständige Entleerung durch die Punktion nicht vermag (Umstimmung; die „Hyperämie" erschöpft den reaktiven Vorgang nicht, sondern ist nur ein Teil desselben). Wie so oft bei chronischen Erkrankungen ist bei der tuberkulösen Peritonitis die Heilreaktion auf den toten Punkt gelangt, ein neuer Gleichgewichtszustand herbeigeführt. Es bedarf eines neuen Gewebsreizes, um die schlummernden Energien zu wecken. Daß die Serosa einer besonders erfolgreichen Abwehr der Tuberkulose fähig ist, zeigt der günstige Verlauf der Pleuritis tuberculosa. Immerhin bietet die an sich höchst bactericide Bauchfellserosa durch ihre ungleich größere Oberfläche, die räumlich komplizierte, weitschichtige und der Verbreitung der Bacillen günstige Struktur schwierigere Verhältnisse.

Der operative Reiz ist mehr und mehr durch andere ersetzt worden, die gleichfalls gute Heilresultate durch Umstimmung gewähren; so:

1. die Anlegung eines Pneumoperitoneums, im allgemeinen nur bei Vorhandensein von Ascites zu empfehlen.

2. Röntgentiefentherapie, nach Ablassen der Flüssigkeit bzw. bei der trocknen adhäsiven oder knotigen Form der Bauchfelltuberkulose. Kontraindiziert ist die Röntgentherapie bei ulcerös-eitrigen Formen. Bei Kombination mit schwerer Phthise, Genital- oder Darmtuberkulose ist das Heilresultat zweifelhaft.

Auch die operierten Fälle sollen nachbestrahlt werden.

Die Dosierung muß je nach Lage des Falles bestimmt werden. Besondere Vorsicht ist bei gleichzeitiger Lungen- oder Darmtuberkulose erforderlich. Die Heilung erfolgt meist sehr allmählich (3—6 Monate bis 2 Jahre). Kombination mit Tuberkulinkur bietet keine Vorteile; dagegen unterstützt eine klimatische Behandlung die Bestrahlung.

3. Sonnenlichtbehandlung, am besten mit natürlicher Höhensonne. Die Sonnenlichtbestrahlung zeitigt auch im Tieflande sehr gute Erfolge. Es wird Bauch und Brust, einschleichend und nach Gewöhnung bis zu 4 Stunden bestrahlt. Behandlungsdauer viele Monate.

4. Als Ersatz ultraviolette Bestrahlung (künstliche Höhensonne, Quecksilberquarzlicht), Zeisssche Lampe. Auch Kombinationen der verschiedenen Bestrahlungsarten, gute Erfolge.

Peritonitische Verwachsungen. Die infolge örtlicher chronischer Entzündungsprozesse entstehenden bald mehr bald weniger umfangreichen Verwachsungen innerhalb der Bauch- und Beckenhöhle können latent sein oder Adhäsionsbeschwerden bereiten. Vor Operation ist im allgemeinen zu warnen, da diese wieder neue Verwachsungen erzeugen kann; nur bei besonderem Sitz und besonderer Art der Verwachsungen (strangartig, leicht zugänglich) ist operativ vorzugehen.

Deuten die Beschwerden auf Beteiligung des Darms (Verstopfung, Meteorismus, Kolikschmerzen), so ist regelmäßig Stuhlentleerung anzustreben (evtl. durch Schlackenkost, Vollkornbrot). Allgemein kommt örtliche Wärmebehandlung in Betracht: Moorbäder, Fango, Schwefelschlamm, Bestrahlung, Diathermie, Bauch- bzw. Beckenmassage. Tragen einer elastischen Leibbinde.

Darmneurosen.

Von den Darmneurosen gilt dasselbe wie von den Magenneurosen. An der Existenz reiner Darmneurosen ist nicht zu zweifeln; jedoch soll diese Diagnose erst nach eingehender Untersuchung gestellt werden. Für die Erkennung des neurotischen Charakters der Störung ist eine sehr eingehende auch die Erlebnisse und die seelischen Umstände betreffende Anamnese von Wichtigkeit.

Kausal kommen für die reinen Darmneurosen in Betracht: Psychische Erschütterungen der verschiedensten Art, die sich in nervösen Darmsymptomen entladen, auf der Basis einer neurasthenischen Veranlagung, Krankheitsfurcht auf Grund irgendwelcher Erlebnisse. Wie es scheint, kommen auch Ausstrahlungen vom sexuell-nervösen Gebiet her vor. Abgelaufene organische Darmerkrankungen können eine Sensibilisierung der funktionellen Reaktionsbereitschaft des Darmes in motorisch-sensibel-sekretorischer Hinsicht hinterlassen.

Es ist experimentell am Kaninchen durch die Bauchfenstermethode erwiesen, daß die Darmbewegungen lebhafter werden, wenn man dem Tier eine Mohrrübe vorzeigt (Katsch). Reizungen des vegetativen Nervensystems durch die verschiedensten körperlichen und psychischen Erregungen müssen, da sie nach allen Richtungen irradiieren, auch den Darmschlauch treffen. Eine besondere Organveranlagung zur Überempfindlichkeit kommt dabei in Betracht; es gibt Personen mit sehr reaktionsbereitem Darm. Dies zeigt sich sowohl gegenüber Speisen und Getränken wie gegenüber psycho-nervösen Reizen; ist angeboren (z. B. bei Enteroptose, Asthenie) oder erworben, so auch durch organische Darmerkrankungen.

Die funktionelle Überempfindlichkeit äußert sich in erhöhter oder gehemmter Peristaltik, motorischer Unruhe, Meteorismus, Spasmen, Borborygmen, allgemein gesagt einer Störung des gegenseitigen Zusammenspiels der verschiedenen Bewegungsformen und des Tonus der Darmmuskulatur, auch Enteritis membranacea.

Im gegebenen Fall forsche man anamnestisch und durch die Mittel der Diagnostik nach organischen Störungen (chron. Appendicitis, Cholecystitis, gynäkologischen Erkrankungen, Magenkrankheiten, Darmparasiten). Bei dem Darm ist es besonders schwer, eine rein psychogene Neurose von einer Überlagerungsneurose zu unterscheiden, da selbst die genaueste körperliche Untersuchung die Abwesenheit einer morphologischen Abweichung von der Norm nicht immer ausschließen läßt. Eine jahrelang als Darmneurose behandelte Erkrankung kann sich schließlich als eine Oxyuriasis enthüllen, die längst diagnostizierbar war. Man sei nicht allzu leicht bereit, „Triebnot, Konflikt, Minderwertigkeitsgefühl, Geltungsbedürfnis, Krankheitsgewinn usw." anzunehmen. Vielfach kommt es auf Reizzustände hinaus, die durch organische Ursachen ausgelöst sind. Auch falsche oder unzweckmäßige Diät spielt eine nicht geringe Rolle.

Der Schwerpunkt der diagnostischen Frage ist darin gelegen, ob der organische Befund, falls ein solcher auffindbar ist, den Komplex der Beschwerden hinreichend erklärt oder ob dieser trotz alledem überwiegend neurotischer Natur und die Persönlichkeit eine neurotische ist.

Die seelische Behandlung der Psychoneurose schließt die gleichzeitige somatische der Funktionsstörungen keineswegs aus, wie wir gegenteilig bei körperlichen Erkrankungen ja auch die seelische Therapie mit heranziehen. So ist die Diät entsprechend der Reizbarkeit des Darmes zu bestimmen. Regelmäßige Darmentleerungen sind immer wichtig, auch bei Neurosen. Unnötige diätetische Verbote vermeide man. Die körperliche Einwirkung auf die Funktionsstörungen mittels physikalischer, diätetischer, pharmakologischer Behandlung wirkt ebenso gleichzeitig auf die Psyche zurück, wie diese auf die körperlichen Funktionen wirkt und Störungen derselben auslöst.

Daß die körperliche Behandlung das autoplastische Bild des Neurotikers ungünstig in dem Sinne beeinflussen sollte, daß die Krankheitsvorstellung bei ihm fixiert werde, trifft, wie auch Boas sagt, beim Darmneurotiker nicht zu, vielmehr erweckt das Unterlassen solcher Hilfen bei ihm die schädliche Vorstellung, daß der Arzt seine Leiden für eingebildet halte oder außer dem guten Zureden keine Mittel für ihn habe, zumal gerade bei den Darmneurosen auch objektive Symptome, wie Darmkrämpfe, Meteorismus, Durchfall, motorische Darmunruhe, hörbare Borborygmen, vorhanden sind. Wie soll dem Leidenden die Hoffnung, diese wichtige Heilpotenz, gegeben werden, wenn man keine Mittel für ihn hat? Selbstverständlich wird der Arzt die körperliche Behandlung in geeigneter Weise zum Hebel der psychologischen benutzen. Im allgemeinen wird es für den Leidenden viel tröstlicher sein, zu erfahren, daß körperliche Störungen geringfügiger Art, denen man sehr gut beikommen könne, von ihm infolge seiner „schwachen" Nerven lawinenartig empfunden werden, als daß man lediglich die kranke Psyche anschuldigt; vermutet er doch, daß die ärztliche Kunst gegen Seelenkrankheiten machtlos ist! Damit soll nicht etwa gesagt sein, daß nicht auch die rein psychische Behandlung Erfolge zeitigen könne, z. B. durch Lösung von seelischen Spannungen und Konflikten (etwa mittels Wechsel der Umwelt).

Bezüglich der Differentialdiagnose zwischen Neurose und organischer Erkrankung denke man an folgende Vorkommnisse:

Epigastrischer bzw. abdominaler Schmerz durch epigastrische bzw. Bauchhernien, Arteriosklerose der Baucharterien, Hypertonie, Kreislaufschwäche, Asthenie, Enteroptose, hämolytischer Icterus, Darmspasmen bei Diabetes, schwer nachweisbare Magen- und Darmerkrankungen, wie Stenosen, Sanduhrmagen, Divertikelbildung, Residuen von Appendicitis, Verwachsungen nach Peritonitis oder Operationen, schwer nachweisbare Erkrankungen der Leber, des Gallensystems, des Pankreas, gynäkologische Erkrankungen, endlich auch Darmparasiten.

Viel häufiger noch als es geschieht, sollte auf Darmparasiten geachtet werden: Untersuchung des durch ein Abführmittel gewonnenen Stuhles auf Parasiteneier, des Blutes auf Eosinophilie.

Die bekannten Methoden der Wurmabtreibung sollen hier nicht aufgezählt werden.

Auf die psychoanalytische Methode und -therapie gehe ich als auf eine spezialärztliche hier nicht ein.

V. Leber und Bauchspeicheldrüse.

Lebererkrankungen.

Die Leber ist Schädigungen in hohem Maße ausgesetzt, da einerseits von allen aufgenommenen Nahrungsmitteln und Getränken die zur Resorption kommenden Stoffe bzw. Umsetzungs- oder Abbaustoffe ihren Weg durch die Leber nehmen, andererseits dieselbe bei Herzschwäche ziemlich unmittelbar von Blutstauungen betroffen wird (Klappenmangel der Lebervenen). Da der Mensch nicht nur das zu sich nimmt, was er zur Bestreitung seiner Stoffwechselbedürfnisse haben muß, sondern meist viel mehr und oft sehr unzweckmäßige Dinge, so wird die Leber ein Opfer der Gefräßigkeit und Trunksucht und so weit malträtiert, als es ihrem Besitzer gefällig ist.

Die unter diesem Gesichtspunkt erstaunliche Tatsache, daß die Leber verhältnismäßig selten ernstlich erkrankt, ist wohl durch ein außerordentliches Regulierungsvermögen derselben zu erklären. Dies tritt uns auch bei wirklichen Erkrankungen der Leber entgegen, vermag sie doch zerstörte Parenchymzellen in umfangreicher Weise zu ersetzen. Wahrscheinlich laufen zahlreiche Leberstörungen rein funktionell, d. h. betriebsmäßig ab, ohne zu organischen Erkrankungen zu führen.

Anatomische Veränderungen leichterer und reduzierbarer Art finden wir freilich sehr häufig in der Form von Leberanschwellungen, die teils auf vermehrtem Blutgehalt, teils auf Fettinfiltration beruhen. Die obigen Bemerkungen legen den Schluß nahe, daß bei der Therapie der Leberstörungen die Quelle derselben ganz besondere Beachtung finden muß, nämlich die Diät und die Störung des Blutumlaufes. Ganz allgemein wird dem Grundsatze der Schonung entsprechend bei Leberstörungen die Quantität der Nahrung auf das unbedingt notwendige Erhaltungsmaß zu beschränken und werden alle allgemein schädlichen Stoffe (Alkohol), alle besonders reizenden Stoffe (scharfe Gewürze) und endlich diejenigen Substanzen, für deren Verarbeitung die kranke Leber speziell insuffizient ist, auszuschalten sein. Die Schonung hat die doppelte Bedeutung: die durch Überleistung bedingte Schädigung auszuschalten und durch Ausruhe mittelbar eine Leistungssteigerung des Organs anzubahnen.

Ob eine unmittelbare Leistungssteigerung möglich ist, steht wenigstens für die Leber dahin; abschließend kann die Frage noch nicht beantwortet werden.

Über die funktionellen Störungen des vielgestaltigen Leberchemismus wissen wir noch wenig.

Leberschwellung bei Fettleibigkeit und Plethora abdominalis.

Ob die Fettinfiltration der Leber bei allgemeiner Fettleibigkeit sowie die Leberschwellung (Leberhyperämie) bei übermäßiger Blutfülle im Unterleib (Plethora abdominalis) für sich Krankheitssymptome bedingen, ist nicht sicher. Immerhin ist daran zu denken, daß mannigfache Beschwerden dieser Patienten (Schwäche, Müdigkeit, Schlafsucht, Unlust zu Bewegungen, Übelkeit, Blähsucht, Depression) mit gestörter Leberfunktion zusammenhängen. Die Schwellung der Leber wird zur Stauung im Pfortadergebiet führen. Die Bewegungsunlust eröffnet einen Circulus vitiosus, insofern nicht allein die Fettleibigkeit, sondern auch die Leberanschoppung durch Bewegungsmangel vergrößert wird.

Jedenfalls bietet der Nachweis der Leberschwellung für die Therapie einen Hinweis, denn erfahrungsgemäß übt die Beseitigung der Leberschwellung günstige Rückwirkungen aus. Die Therapie derselben fällt mit der Allgemeinbehandlung der betreffenden Zustände: Fettleibigkeit und Plethora abdominalis zusammen.

Die Leber hat Beziehungen zum Eiweiß-, speziell Purinstoffwechsel. Bei Gicht, typischer wie atypischer, findet sich relativ häufig Leberschwellung. Ferner kommt bei Leberschwellung, auch ohne Fettleibigkeit, auffallend oft Nierensand und Nierensteinbildung vor.

Die plethorische Leberschwellung (Leberhyperämie) ist auch bei fehlender Fettleibigkeit häufig bei Personen anzutreffen, die ungenügende Bewegung haben, eine sitzende Lebensweise bei gleichzeitig guter, reichlicher Ernährung führen. Sie ist oft mit verschiedenartigen nervösen Störungen, Herz- und Gefäßsymptomen, Blutdrucksteigerung verbunden, ferner mit Obstipation und Flatulenz. Sie ist in der Hauptsache durch Überernährung und Bewegungsmangel und folglich ungenügendem Abbau der Nahrung bedingt; zum Teil auch unter Mitwirkung von Alkohol-, speziell Biergenuß. Die Leberschwellung dürfte hierbei teils auf übermäßige funktionelle, teils auf toxische Reizung des Leberparenchyms zurückzuführen sein.

Die Behandlung ist eine allgemeine diätetisch-physikalische. Reduktion der Ernährung auf das absolut notwendige Maß, Einschränkung der Flüssigkeitsmenge auf $^3/_4$—1 l, Verbot des Alkohols, Verordnung von Bewegung, Gymnastik (mit Einschluß von Atmungsgymnastik), Bergsteigen, Rudern, Massage, Schwitzprozeduren. Eventuell abführende Behandlung, Trinkkuren (Karlsbad, Marienbad, Franzensbad, Kissingen, Homburg, Mergentheim u. a.) am besten im Kurort selbst oder zu Hause.

Die Leber ist toxischen (z. B. durch Alkohol) und infektiösen Schädigungen ausgesetzt, welche letzteren teils auf dem Blutwege (hämatogen), teils vom Duodenum her durch Eindringen von Bakterien in die Gallenwege (enterogen) erfolgt. Die individuelle Widerstandsfähigkeit der Leber gegen diese exogenen Schädigungen ist verschieden, so werden zahlreiche Potatoren von Lebercirrhose verschont. Auch wird die Widerstandsfähigkeit durch vorangegangene Erkrankungen der Leber (Cholangie) oder allgemeine Infektionskrankheiten (z. B. Typhus, Paratyphus) geschwächt, ebenso scheinen Ernährungsstörungen (so die

Hungerblockade im großen Kriege) diese Wirkungen zu haben. Nach Umber bedingt Glykogenverarmung der Leber eine Herabsetzung der Widerstandskraft der Leber.

Infektion der Gallenwege (Cholangie).

Als Cholangie bezeichnete Naunyn krankhafte Vorgänge in den Gallenwegen ganz allgemein, die nicht notwendig entzündlicher Natur zu sein brauchen, aber auch entzündlich, d. h. cholangitisch sein können; neuerdings wird diese Anschauung besonders von Umber vertreten. Die Infektion erfolgt nicht nur enterogen, sondern auch hämatogen und wird durch mangelhaften Abfluß der Galle begünstigt, da der Gallenstrom ein Abwehrmittel ist, um die Infektionserreger auszuschwemmen. Da die Infektion der Gallenwege zu einer zunächst wohl defensiven reaktiven Schwellung der Gallenwegswandungen führt, so liegt wieder ein Circulus vitiosus vor. Die Therapie muß daher darauf bedacht sein, den Gallenfluß anzuregen (cholagoge Mittel). Beim Icterus catarrhalis (simplex) handelt es sich um eine Cholangitis (unter Mitbeteiligung der Leberzellen ?), die vorzugsweise die großen Gallenwege betrifft und durch die entzündliche Schwellung der Wände das Lumen derselben verlegt, so daß eine mechanische Absperrung der Galle vom Duodenum stattfindet (mechanischer oder Obstruktionsicterus). Es ist anzunehmen, daß hierbei die Infektion allein oder vorwiegend enterogen erfolgt ist.

Die Infektion der kleineren und kleinsten Gallengänge führt zu einem viel ernsteren Krankheitsbilde und kann auch das Leberparenchym selbst in Mitleidenschaft ziehen (Hepatitis parenchymatosa), auch das Bindegewebe der Leber (Hepatitis interstitialis), evtl. zu Eiterungen führen (Cholangitis suppurativa, Leberabscesse). Auch der sog. Icterus catarrhalis zeigt nach Intensität und Dauer sehr verschiedene Abstufungen, die davon abhängen dürften, in welchem Maße der Infekt zu den mittleren und kleinen Gallengängen aufgestiegen ist. Die Gallenstauung öffnet ja selbst wie erörtert die Tür zur Verbreitung der Infektion. Bei der Erkrankung der kleinen und kleinsten Gallengänge kommt wahrscheinlich auch die hämatogene Infektion in Betracht. Die Cholangie kann somit Krankheitsbilder von sehr verschiedener Schwere ergeben, je nach Intensität der Infektion und je nachdem dieselbe eine rein enterogene oder auch hämatogene bzw. ausschließlich hämatogene ist.

Die Therapie besteht darin, die Bedingungen zur Ausheilung der katarrhalischen Entzündung möglichst günstig zu gestalten und bis zur Abschwellung der Schleimhäute den Gallenfluß anzuregen, der beim Nachlassen der Entzündung ja von selbst in Gang kommt. Je früher die Behandlung beginnt, desto schneller und günstiger ist der Verlauf. Jeder an akutem Ikterus Erkrankte gehört sofort ins Bett. Alle Reizungen des Magens und Dünndarms und damit der Gallengänge sind fernzuhalten. Der Schwerpunkt liegt in der diätetisch-physikalischen Behandlung. Zunächst 1—3 Hungertage, an denen nur warme Flüssigkeit: Tee mit oder ohne Zucker, Zuckerwasser,

Citronen- oder sonstige Fruchtlimonade gereicht wird. Weiterhin legierte dünne Suppen, Fleischbrühe, Zwieback. Dann Breikost mit Apfelmus. Fleisch, Ei, Käse sollen, solange der Ikterus noch im Zunehmen begriffen ist, nicht gegeben, Milch und alle fetthaltigen Speisen so lange ausgeschlossen werden, als die Galle noch vom Eintritt in den Darm abgeschlossen ist. Bei beginnender Besserung des Ikterus lasse man die emulgierten Fette (Milch, Butter im Naturzustande) allmählich und vorsichtig wieder zu. Alkohol und kalte Getränke müssen ferngehalten werden. Fleisch und Fleischbrühe wirken cholagog, andererseits stellt Fleisch durch seinen Eiweißgehalt eine funktionelle Belastung der Leber dar.

Der Kranke muß eine Zeitlang in einem gewissen Hungerzustande erhalten werden. Die Gewichtsabnahme wird nach der Genesung schnell eingebracht. Die für die kranke Leber reizloseste Kost sind die Kohlehydrate, von denen man dem Ikteruskranken relativ am meisten anbieten kann. Warme Flüssigkeiten sollen in großer Menge gegeben werden, da man von ihnen eine Durchspülung des Pfortadersystems und damit der Leber und folglich einen Antrieb für den Gallenfluß erwarten kann. Demselben Zweck dienen Warmwasser-Bleibeklystiere, die sehr zu empfehlen sind.

Physikalisch kommt außer der Ruhe Wärme zur Anwendung: örtlich feucht-warme Umschläge (Prießnitz, Heizkissen, feucht-warme Packung um den ganzen Unterleib), Lichtbrücke, warme Vollbäder.

Auch Diaphorese, die durch die warmen bzw. heißen Getränke befördert wird. Erfahrungsgemäß wirkt der Gebrauch von Karlsbader Mühlbrunnen oder Mergentheimer Karlsbrunnen bzw. die betreffenden Salze in warmem Wasser gelöst (1 Teelöffel auf $^1/_4$ l) als Bettkur günstig; 1 Wasserglas = $^1/_5$—$^1/_4$ l morgens nüchtern warm (auch 2 Gläser), schluckweise langsam trinken. Evtl. noch 1 Glas mittags vor der Nahrungsaufnahme oder spätnachmittags. Nahrungsaufnahme stets erst eine halbe Stunde nach dem Brunnen. Die Wirkung ist eine leicht abführende und cholagoge.

Als gallentreibende Mittel sind auch Rhabarber und Salicylsäure zu empfehlen.

Durch Verwendung des Insulins (5—10—15 Einheiten täglich) wird der Ikterus günstig beeinflußt, seine Dauer abgekürzt, die subjektiven Beschwerden werden verringert. Bezüglich der Technik vgl. Kap. VI.

Rezepte.

(Leberschwellung.)

Inf. rad. Rhei 6,0:180,0
Natr. bicarb. 8,0
M. D. S. 2stündl. 1 Eßl.

Sal. Carolin. artefic.
1 Teelöffel auf 1 Wasserglas warmen Wassers, 2mal morgens nüchtern und $^1/_2$ Stunde vor dem Mittagessen.

Natr. salicyl. 3,0:200,0
2stündl. 1 Eßl.

Der Pruritus bei Ikterus beruht auf der Reizung der Hautnerven durch die Gallensäuren. Behandlung: Bromural, 2—3% Mentholspiritus, Tumenol, Ungt. Obermeieri, Atropin oder Eumydrin per os oder per inj. (subcut.), Heliobrom, Calomel (Eppinger), Calc. chlorat.,

Afenil intravenös, trockene Kälte, Vasenolpuder. Man vermeide jede Hautreizung durch Reiben. Neuerdings wird die Behandlung mit Grenzstrahlen empfohlen. Ferner:

Bromostrontiuran in Amp. zu 5 ccm intraven.

Zinc. oxyd. alb.	15,0
Talc.	20,0
Glycerin.	5,0
Aqu. dest. ad	100,0

(Flüssiger Puder)
Mit weichem Borstenpinsel aufzutragen.

Die Gelbfärbung der Haut überdauert die Heilung, da es einiger Zeit bedarf, bis der in den Geweben abgelagerte Farbstoff abgebaut bzw. resorbiert wird. Maßgebend ist neben dem Verschwinden der subjektiven Beschwerden — die oft sehr geringfügig sind — die Beschaffenheit von Stuhl und Urin sowie das Verschwinden der Schwellung der Leber und ihrer Druckempfindlichkeit und der nicht selten vorhandenen Milzschwellung.

Bei hartnäckigeren Fällen des einfachen Ikterus empfiehlt sich das cholagog wirkende Natr. salicylicum, evtl. in Form von Bleibeklystieren, ferner das gleichfalls cholagoge Calomel.

Auch Urotropin, dessen Abspaltungsprodukt Formaldehyd wie durch den Urin so auch durch die Galle ausgeschieden wird, kann versucht werden, ohne daß man viel Hoffnung auf das Mittel setzen darf.

Neuerdings hat man die gallentreibende Wirkung gewisser Duodenalreize mit Erfolg ausgenutzt. So des Eidotters, der Magnesiumsulfatlösung (10—15%), die in der Menge von 20—40,0 ccm mittels der Duodenalsonde eingeführt wird.

Ferner ist Atophanyl bzw. Icterosan (intravenös) zu versuchen (cholagoge Wirkung inkonstant). Die cholagoge Wirkung der Gallensäuren sollte erfolgversprechend sein, enttäuscht aber klinisch bei Ikterus, ist jedenfalls nicht konstant. Der Abfluß der Galle wird eben durch die Gallengangsschwellung verhindert, auf welche die Cholagoga wahrscheinlich keinen Einfluß haben.

Die Entzündung der kleinen und kleinsten Gallenwege kann ein dem Choledochusverschluß ähnliches Krankheitsbild erzeugen, jedoch ist sie gewöhnlich mit Fieber verbunden. Reichliche Flüssigkeitszufuhr und Bleibeklystiere bzw. Tropfeinlauf behufs Leberdurchspülung, Insulin, Urotropin, Leukotropin, Atophanyl, Calomel; evtl. die Hepaticusdrainage.

Akute und subakute Leberatrophie.

Bei der akuten Leberatrophie ist eine Therapie unmöglich.

Ob man durch energische Behandlung einer tiefgreifenden Cholangie eine subakute Leberatrophie, die, wie es scheint, als Folgezustand auftreten kann, abzuwehren vermag, müssen künftige Erfahrungen lehren.

Man versäume nicht die Insulinbehandlung bei gleichzeitiger reichlicher Kohlehydraternährung und intravenöser Traubenzuckerzufuhr behufs Glykogenanreicherung der Leber (Umber, P. F. Richter). Über syphilitische Leberatrophie s. bei Lebersyphilis S. 307.

Lebercirrhose.

Wir wissen, daß toxische Schädigung des Leberparenchyms durch Regeneration von Lebersubstanz ausgeglichen werden kann. Erst wenn die Schädigung eine dauernde oder oft wiederkehrende wird, kommt es zu dem dauernden und fortschreitenden Schwund des Parenchyms, der im Verein mit der reaktiven Bindegewebswucherung das Bild der Lebercirrhose ergibt. Hier sind offenbar die Mittel der natürlichen Regulierung erschöpft. Man sollte nun meinen, daß, wenn in einem gewissen Stadium die chronische Schädigung (z. B. Alkohol) abgesetzt wird, ein Stillstand oder sogar eine gewisse Regeneration möglich sei. Es scheint aber, daß dann anatomische Veränderungen eingetreten sind, die ein weiteres Fortschreiten zwangsläufig nach sich ziehen. Immerhin kommt es bei rechtzeitigem Eingreifen scheinbar vor, daß die Entwicklung des Leidens einen langsameren Verlauf nimmt, ja, daß ein stationärer Zustand für eine gewisse Zeit erreicht wird. Man soll daher in den Fällen, bei denen die alkoholische Ätiologie vorliegt, mit aller Energie auf die vollständige Ausschaltung des Alkoholgenusses dringen und sich auf keine Konzessionen bezüglich der Menge und der Qualität einlassen. Die Diät soll eine reizlose und fleischarme, kohlehydrat-, gemüse-, obstreiche, milchenthaltende (lakto-vegetabilische) sein. Das Quantum der Milch, die nur in gekochtem Zustande zu reichen ist, richtet sich nach der individuellen Verträglichkeit. Gegen Butter, milde Käsearten, Ei bestehen keine Bedenken. Die Eiweißzufuhr ist auf das zulässige Minimum zu beschränken. Eine leicht abführende Behandlung ist am Platze, um Fäulnisvorgänge im Darm möglichst zu vermeiden und dadurch das Pfortaderblut möglichst frei von toxischen Substanzen zu halten.

Die bekannten Kurorte (Mergentheim, Homburg, Neuenahr, Karlsbad, Kissingen usw.) bzw. der häusliche Gebrauch der betreffenden Wasser sind daher zweckmäßig. Selbstverständlich passen vorgeschrittenere Fälle, z. B. solche mit bereits vorhandenem Ascites, hämorrhagischer Diathese, nicht mehr in Kurorte.

Wärmebehandlung der Leber kann immerhin versucht werden. Von der Jodbehandlung habe ich keinen Vorteil gesehen. Insulindarreichung würde auch hier in Betracht kommen.

Die Behandlung des Ascites mit diuretischen Mitteln ist zwecklos. Die Punktion soll erfolgen, wenn die Flüssigkeitsansammlung dem Kranken lästig zu werden beginnt. Es kommt vereinzelt vor, daß nach häufiger ausgeführten Punktionen der Ascites infolge von Ausbildung von kollateralen Blutbahnen, die den Pfortaderkreislauf umgehen, verschwindet; öfter, daß er sich langsamer ersetzt und daher die Punktionen seltener erforderlich werden.

Die chirurgischen Methoden zur dauernden Beseitigung des Ascites (Talma usw.) haben sich nicht bewährt.

Die Behandlung der sog. hypertrophischen Lebercirrhose (Hanot) mit Ikterus und ohne Ascites geschieht nach den Grundsätzen der Behandlung des Ikterus.

Cholelithiasis.

Daß die Gallenblase so oft Sitz von Konkrementen wird, hängt neben anderen Umständen nicht zum wenigsten damit zusammen, daß in ihr die Galle eingedickt wird und vielleicht längere Zeit Aufenthalt findet. Es wird angenommen, daß die Gallenblase durch ihre Kontraktion den Druck, unter dem die Galle in den Dünndarm abfließt, verstärkt. Immerhin weiß man nicht, wie oft sie sich entleert und neu füllt. Wenn sich Steine in ihr bilden, so wird jedenfalls die Entleerung und Neufüllung sehr herabgesetzt und somit eine zunehmende Stauung der Galle in ihr die Folge sein: wieder ein Circulus vitiosus, der zu einem progressiven Ausfall von Konkrementen führen muß. Entbehrlich ist die Gallenblase jedenfalls: bei Steinbildung in derselben tritt kaum eine Störung in dem Abfluß der Galle aus der Leber in den Darm ein; die operative Ausschaltung der Blase führt gleichfalls nicht zu Störungen, und manche Tiere besitzen gar keine Gallenblase.

Eine erbliche Anlage zur Bildung von Gallensteinen wird man annehmen müssen.

Es ist betrüblich, daß ein nicht absolut nötiges Organ so häufig zu Erkrankungen, die zum Teil tödlich sind, Anlaß gibt — ähnlich wie der Wurmfortsatz — und zwar offenbar wie dieser hauptsächlich deshalb, weil es zu wenig funktioniert, weil es einen zum Teil stagnierenden Inhalt hat. Wahrscheinlich würde es viel weniger zur Steinbildung kommen wenn die Gallenblase sich öfter entleerte und überhaupt einen regeren Gallenfluß besäße. Hiermit stimmt die Erfahrung überein, daß Einflüsse, die zu Stauung der Galle in der Blase führen, die Steinbildung befördern bzw. auslösen (beengende Kleidungsstücke, Schwangerschaft, Fettleibigkeit).

Die Lage der Gallenblase und des Ductus cysticus ist an und für sich dem Gallenabfluß wenig günstig; es sieht fast so aus, als ob sie von der Natur stiefmütterlich behandelt worden ist. Die Stauung ebnet weiter den Weg für den Infekt. Diese beiden Faktoren, Stauung und Infekt, bestimmen die Bildung der Gallensteine und der durch sie hervorgerufenen Krankheiten. Der Organismus könnte regulieren, indem er durch kräftige Kontraktionen der Gallenblase die Stauung und damit den Infekt beseitigte und die Konkremente in statu nascendi hinausschaffte. Aber hier scheint eine Insuffizienz der natürlichen Regulierung vorzuliegen, die vielleicht gerade dadurch bedingt ist, daß die Stauung und Konkrementbildung in der Gallenblase an sich keine biologischen Störungen verursacht. Der Bedarf des Darmes an Galle wird ja dadurch nicht beeinträchtigt. Wir werden daher bei der Gallensteinkrankheit auf einen natürlichen Heilvorgang wenig rechnen dürfen. Von je größerer biologischer Wichtigkeit ein Vorgang im Organismus ist, desto mehr ist für Ausgleich und Anpassung gesorgt.

Eine Behandlung der Gallensteinkrankheit in dem Sinne, daß man die Gallensteine im Körper auflösen könnte, existiert nicht. Ob es gelingt, dieselben in kleinere Bröckel zu zerteilen, die dann einen natürlichen Ausweg durch die Gallengänge finden, ist sehr zweifelhaft. Dagegen kann man auf die Bedingungen einwirken, die für die Steinbildung wichtig sind und vielleicht dadurch eine Neubildung von Steinen oder das Wachsen derselben günstig beeinflussen.

Hierher gehört das Weglassen von einschnürenden Gürteln, Leibriemen, Korsetts. Fettleibigkeit muß in geeigneter Weise behandelt werden. Die Anregung des Gallenabflusses geschieht durch Atmungsgymnastik, insonderheit tiefe Inspirationen, durch reichliche Bewegung und Freiübungen, namentlich diejenigen, die für die Förderung des Stuhlganges in Betracht kommen. Vielfach werden die Gallensteinkranken ärztlicherseits vor Bewegung gewarnt, was nicht zu billigen und nur für die Zeit eines bestehenden Reizzustandes richtig ist.

Der chronische Gebrauch cholagoger Mittel zur Vorbeugung von Gallensteinbildung ist natürlich nicht angängig, wohl aber empfiehlt sich, besonders bei gleichzeitiger Fettleibigkeit und Verstopfung, der wiederholte Gebrauch von Kissinger, Karlsbader, Mergentheimer usw. Kuren, teils im Kurort, teils zu Hause (etwa 2mal im Jahre).

Durch die Anregung des Gallenabflusses wird am besten der Infektion vorgebeugt; desgleichen durch regelmäßige Darmperistaltik, da der Bakteriengehalt des Duodenums im wesentlichen aus tieferen Darmteilen stammt.

Die Diät ist von großer Bedeutung. Zunächst das Quantum derselben. Es kann kein Zweifel darüber sein, daß eine gewohnheitsmäßige Überernährung auch für die Gallensteinbildung förderlich ist, wenn sie auch nicht den einzigen Faktor bildet. Bemerkenswert ist das häufige Zusammenvorkommen von Gallensteinen, Gicht, Nierensteinen. Vor allem spielt die übermäßige Fettnahrung eine Rolle.

Da die Gallensteine aus Cholesterin (neben Kalk und Gallenfarbstoff) bestehen, lag es nahe, an einen Zusammenhang der Gallensteinbildung mit dem Cholesteringehalt der Nahrung zu denken. Jedoch ist es bisher nicht erwiesen, daß in Wirklichkeit ein solcher Zusammenhang besteht. Besonders cholesterinreich sind die Fette (auch Butter), Hirn, Eigelb, weniger die inneren drüsigen Organe (Nieren, Leber usw.). Die Ernährung soll in jedem Falle eine fettarme, gemüse- und obstreiche (schon der Peristaltik wegen), Fleisch, Fisch, Käse und Kohlehydrate enthaltende und nur gerade den Calorienbedarf deckende sein. Eine übermäßig kohlehydratreiche Diät ist wegen der stopfenden und fettmachenden Wirkung zu vermeiden. Der Gallensteinkranke beachte die Vorschrift, langsam zu kauen, sich nicht ganz satt zu essen, für regelmäßige Darmentleerung zu sorgen, sich hinreichend zu bewegen.

Der Kalkgehalt der Gallensteine stammt von Entzündungen der Gallenblase, bei denen sich Kalk aus den entzündlichen Absonderungen um den Stein niederschlägt. Eine kalkarme Ernährung hat keinen Sinn.

Die Gallensteindiagnose wurde bisher im allgemeinen erst auf Grund von Folgeerscheinungen (Koliken, Cholecystitis usw.) gestellt. Jetzt kann man durch die Röntgendarstellung, auch bevor solche Folgeerscheinungen auftreten, die Gegenwart von Steinen in der Blase nachweisen. Jedoch ist es überflüssig, bei jedem Falle von Cholecystitis, auch wo eine Operation nicht in Frage kommt, eine Gallenblasendurchleuchtung vorzunehmen.

Die Kolikanfälle beruhen zum Teil auf Spasmen, die mit dem Eintritt eines Steines in den Ductus cysticus oder Durchtritt durch denselben verbunden sind, zum Teil auf akuter Entzündung der Gallenblase infolge Infektes. Fieber spricht für Cholecystitis, Frost ohne Fieber kommt als nervöse Reizerscheinung auch bei reinem Spasmus vor.

Differentialdiagnostisch ist beachtenswert, daß der Gallensteinschmerz nicht immer in der rechten Rückenhälfte, der Schulter und dem rechten Hypochondrium, sondern zuweilen auch im Scrobiculus cordis sowie im linken Hypochondrium gefühlt wird (vgl. unten Pankreas-Erkrankung).

Behandlung des Gallensteinkolikanfalls bzw. der akuten Cholecystitis. Ist der Schmerz sehr heftig, so zögere man nicht, Morphium mit Atropin subcutan zu injizieren. Es wird hierdurch nicht allein der Schmerz, sondern der Spasmus selbst beseitigt.

Bei leichteren Krampfanfällen oder sich länger hinziehenden Nachschmerzen kommt man mit Papaverin bzw. Papaverin mit Atropin, Papavydrin aus, per os oder in Zäpfchen. Ferner örtliche feuchte Wärme (Heizkissen mit Kompresse, Leinsamenbrei). Enthaltung von Nahrung, die der Leidende meist von selbst ablehnt, reichlicher Genuß von heißen Getränken (Pfefferminztee, chinesischer Tee, Limonaden). Endlich ein Abführmittel (Ricinus, Karlsbader Salz).

Zieht sich der Anfall hin, so versuche man eine akute Ölkur: Olivenöl täglich 2mal 50 g, 2 Tage lang, mit Kognak oder heißem Tee; oder anstatt Öl eines der Paraffinpräparate 3—4 Eßlöffel täglich.

Ist der Anfall abgeklungen, so lasse man den Patienten im Bett liegen, bei rein flüssiger reizloser Unterernährung, Wärme- und abführender Behandlung, und gehe nur allmählich zu stärkerer Kost über. Sodann leite man, auch wenn keine Schmerzen mehr bestehen, die für akute Cholecystitis angemessene Behandlung ein.

Am besten ist eine mehrwöchige Ruhekur (Bett bzw. Divan) oder wenigstens Enthaltung von stärkeren Bewegungen. Die Strenge der Kur wird sich nach dem Vorhandensein von Fieber, Ikterus (selten), Urobilinogenurie, subjektiven Beschwerden, objektivem Befund (Schmerzhaftigkeit, Schwellung der Leber oder Gallenblase) richten. Man lasse sich nicht durch eine Schmerzlosigkeit der Gallenblasengegend selbst auf Druck, die oft sehr schnell eintritt, täuschen. Es kann trotzdem ein reflektierter Schmerz am Rücken, in der Schultergegend, der Oberschlüsselbeingrube, am linken Oberbauch vorhanden sein. Zuweilen ist der rechte Rippenbogen druckschmerzhafter als die Gallenblasengegend selbst; zuweilen entsteht der Schmerz in der Gallenblasengegend nicht beim Eindrücken der Hand, wohl aber beim Abheben derselben, ähnlich wie es bei Appendicitis vorkommt. Auch vollständige Schmerzlosigkeit kommt vor, und zwar auch bei stark zerstörenden Prozessen; Fieber kann selbst bei schweren Vereiterungen der Gallenblase fehlen. Die Behandlung richtet sich einerseits gegen das Gallensteinleiden als solches, andererseits gegen den spastischen und cholecystitischen Reizzustand und findet in gleicher Art statt, falls ein Anfall vorgekommen und anscheinend ohne Folgen abgelaufen ist oder falls ein Reizzustand für kürzere oder längere Zeit zurückbleibt.

Die Diät und Regelung des Stuhles ist nach den für die Steinkrankheit gültigen Grundsätzen einzurichten. Die Bewegungs- und Übungsbehandlung beginne man erst nach völligem Abklingen von Schmerzen und Spasmen nach dem Grundsatz: im Reizstadium Ruhe; weiterhin systematisch sich steigernde Bewegung. Zunächst Gehen, weiterhin Übungen. Mit der Atmungsgymnastik, die unmittelbar auf den Gallenabfluß wirkt, kann man schon früh, im Reizstadium, beginnen. Sobald der Patient anfängt sich zu bewegen, soll er eine elastische Bauchbinde tragen, die die Leber von unten her hebt (Teuffelsche, Martinsche Binde). Diese Bandage muß je nach Lage des Falles wochen-, monate-, jahrelang getragen werden. Die Wärmebehandlung ist wochenlang und länger, je nach Lage des Falles, durchzuführen, etwa morgens und abends 1—2 Stunden lang, evtl. auch mittags. Sie wirkt auf den spastischen wie cholecystitischen Reizzustand. Auch hohe Warmwassereinläufe sind nützlich. Der Reizzustand betrifft wahrscheinlich das ganze extrahepatische Gallengangssystem: Gallenblase mit Ausführungsgängen und auch den Oddischen Ringmuskel in der Vaterschen Papille, und wird ausgelöst durch den Reiz der Steine und der Entzündung. Die Kolik als solche hinterläßt für eine gewisse Zeit eine Krampfbereitschaft. Die verschiedensten äußeren und inneren Reize, so z. B. eine starke Karlsbader Trinkkur, ferner seelische Erregung, können die spastische Bereitschaft zum Kolikanfall steigern. Bei der Bewegung, die an sich für Gallensteinträger nützlich ist, soll das Gallensystem selbst vor stärkeren Reizen geschützt bleiben, daher die Binde; Vermeidung von schüttelnden und rüttelnden passiven Bewegungen (Autofahrten!), von Stößen und Drücken auf den Bauch, von tiefem Vornüberneigen, von Springen, Tanzen, Turnen, Sport (auch evtl. von Geschlechtsverkehr).

Zur Förderung des Gallenflusses kann man sich verschiedener Mittel bedienen. Besonderes Ansehen hat die Karlsbader Kur, die in Karlsbad selbst in einer Trinkkur mit täglichen Moorpackungen auf den Unterleib besteht (in manchen Kurorten, wie z. B. Mergentheim wird anstatt Moor Fango benutzt). In den nächsten Wochen nach einem Anfall wird man aber solche Trinkkuren besser im Hause durchführen lassen, schon um die Reise zu vermeiden, die einen neuen Anfall auslösen kann. Der Kranke trinkt morgens im Bett nüchtern 2 Wassergläser (zu je $^1/_4$ l) warmen oder heißen Karlsbader Mühlbrunnen oder Mergentheimer Karlsquelle bzw. die entsprechenden Salze in Wasser aufgelöst, langsam schluckweise innerhalb von 20—30 Minuten. Bei starkem Reizzustand, Übelkeit usw. empfiehlt es sich zunächst, etwa 1 Woche lang nur 1 Glas nehmen und dann auf 2 Gläser steigen zu lassen. Der heiße Brunnen erregt mehr als der warme, der lauwarme führt mehr ab. Die erste Nahrung soll erst mindestens $^1/_2$ Stunde nach dem Brunnen genommen werden. Evtl. kann man noch ein drittes Glas spät nachmittags (bei relativ leerem Magen) folgen lassen.

Die Wärmeapplikation wird zweckmäßig während des Brunnentrinkens (1—2 Stunden lang) ausgeführt. Es empfiehlt sich, die Haut in der betreffenden Gegend leicht einzufetten.

Sollte der Brunnen stopfen oder nicht hinreichend abführen (es sollen täglich 2—3 dünnbreiige [nicht wässerige!] Stühle erzielt werden), so füge man ihm 1 Teelöffel Karlsbader bzw. Mergentheimer Salz hinzu. Sollte während der Kur, die 3—4 Wochen fortgesetzt wird, die abführende Wirkung nachlassen, so mache man eine mehrtägige Pause. Diese empfiehlt sich auch, evtl. wiederholt, bei empfindlichen Patienten. Man kann bei letzteren auch einen Wechsel des Brunnens (Neuenahrer, Homburger usw.) eintreten lassen.

Für die häusliche Praxis zweckmäßig sind auch die Scheringschen Karlsbader Mineraltabletten, die in warmem Wasser gelöst werden (Gebrauchsanweisung ist beigelegt). Die Diät bei der Karlsbader Hauskur entspricht der oben beschriebenen Gallensteindiät.

Gallentreibende Medikamente. Von solchen besitzen wir jetzt eine große Anzahl, die sich für längeren Gebrauch eignen. Besonders empfehlenswert ist das ölsaure Natron (Eunatrol), dessen Verwendung auf der Erfahrung beruht, daß ölsaure und gallensaure Salze cholagog wirken.

Man kann einzelne dieser Mittel auch mit Karlsbader Kuren kombinieren — aber erst, wenn schon öfter solche Trinkkuren angewendet worden sind.

Die cholagoge bzw. therapeutische Wirkung dieser Mittel beim kranken Menschen ist nicht ganz gesichert. Immerhin sieht man bald von diesen, bald von jenen anscheinend günstige Wirkungen, von denen es freilich zweifelhaft ist, ob sie der Diät und der gesamten Lebensordnung oder dem Mittel selbst anzurechnen sind.

Sicherlich kommt den ersteren Faktoren die größere Bedeutung zu und es wäre ein Irrtum, wenn Arzt oder Patient sich dem Glauben hingäben, daß Diät usw. beim Gebrauch dieser Mittel überflüssig seien. Im Gegenteil wird der geschickte Arzt dieselben zum Teil zu dem Zwecke verwenden, den Patienten dadurch zur Befolgung der übrigen Vorschriften bereitwilliger zu machen (psychologische Verwendung von Medikamenten!). Außer den genannten Mitteln kommt noch Salicyl, Urotropin, Atophan (s. Cholangie) zur Verwendung. Ob wir imstande sind, abgesehen vom Gallenfluß, auf den Infekt zu wirken, ist zweifelhaft.

Bei oft sich wiederholenden oder länger andauernden schmerzhaften Reizzuständen ist die paravertebrale Ausschaltung (Laewen) empfehlenswert, der zugleich eine differentialdiagnostische Bedeutung zukommt. Ausschaltung des Schmerzes durch Injektion in Höhe des X. rechten Dorsalsegments spricht für Erkrankung des Gallensystems. Ausschaltung des Schmerzes durch Injektion in Höhe des ersten und zweiten Lumbalsegmentes spricht für akute oder chronische Appendicitis.

Lösung: 20—30 ccm 0,1proz. Tutocainlösung mit 0,4proz. Kalium sulfuricum und 4 Tropfen einer Suprareninlösung 1 : 1000. Als Lösungsmittel dient 0,9proz. Kochsalzlösung. Die Flüssigkeit wird neben dem Wirbelkörper in die Tiefe injiziert.

Durch die beschriebene Behandlung gelingt es vielfach, die Reizzustände dauernd oder für eine Reihe von Jahren zu beseitigen, so daß der Kranke der Zahl der Gallensteinträger angehört, die von ihren Steinen nicht belästigt werden, was bekanntlich überhaupt für die Mehrzahl der Gallensteinfälle zutrifft. Andere werden dagegen mehr oder weniger oft von Reizzuständen heftigerer oder milderer Art wieder heimgesucht, so daß die Kuren wiederholt und evtl. strenger durchgeführt werden müssen.

Endlich gibt es eine Kategorie von Steinträgern, die nur ab und zu durch leichte Beschwerden, wie Druck oder leichte Schmerzen, an ihr Leiden erinnert werden, Beschwerden, die häufig, wenn nämlich noch kein Anfall stattgefunden hat, gar nicht auf Gallensteine bezogen werden. Meist treten diese Empfindungen nur bei besonderen Gelegenheiten, wie z. B. nach einer reichlichen Mahlzeit, bei Stuhlverstopfung, nach einer Körperanstrengung hervor. Selbst bei diesen leichtesten Mahnungen empfiehlt es sich, die Lebensweise für einige Zeit nach den entwickelten Grundsätzen einzurichten: Abführung, Diät, Tragen einer Leibbinde usw.

Auch dann, wenn der Gallensteinleidende wirklich gar nicht „leidet", soll er die Grundsätze der Diät, Abführung usw. dauernd beachten und wenigstens einige Jahre lang, nachdem er schwere Attacken durchgemacht hat, wirkliche Kuren, z. B. Brunnenkuren, von Zeit zu Zeit durchführen.

Die Reizzustände können so zurücktreten, daß selbst bei körperlichen Strapazen, Bergwanderungen, unzweckmäßiger Ernährung keine Beschwerden auftreten — und dennoch sichert dieser Zustand nicht vor Rückfällen. Deshalb die Wichtigkeit der Lehre, jede Mahnung zu beachten.

Dessenungeachtet braucht der Gallensteinträger nicht zum Hypochonder zu werden, denn schließlich ist das, was er zu beachten hat und was er bei Mahnungen tun soll, nichts weiter als eine etwas streng durchgeführte Magenhygiene.

Die psychische Beeinflussung spielt daher auch bei diesem Leiden wieder ihre wichtige Rolle: den Patienten zur richtigen und konsequent durchgeführten Lebenshaltung zu bringen, ohne ihm sein Lebensgefühl zu beeinträchtigen.

Chronische Cholecystitis. Die sich lange hinziehenden oder häufig wiederholenden Reizzustände, deren Behandlung erörtert wurde, beruhen auf dem chronischen, zeitweise aufflackernden Entzündungszustand der Gallenblase. Ob das Auftreten von Schmerz, der zuweilen nur Tage oder Stunden andauert, immer auf einer Steigerung der Entzündung oder auch hin und wieder nur auf einer Sensibilisierung des Krankheitsherdes beruht, ist fraglich. Letzteres muß man wohl annehmen, wenn eine reichliche Mahlzeit, Stuhlverstopfung, kalter Trunk, psychische Erregung den Schmerz auslöst. Die Behandlung geschieht wie bei der akuten Form. Das aus intra- und extrahepatischen Gallenwegen gewonnene Organpräparat Cholotonon erfordert noch weiteres Studium.

Hydrops der Gallenblase. Die Behandlung geschieht wie bei der akuten Cholecystitis. Warme Umschläge wirken wohltätig. Die Geschwulst ist vor äußerem Druck zu bewahren. Bettlage unbedingt nötig.

Zuweilen ist der Hydrops das erste Symptom der Gallensteinkrankheit. Auch nach einem Hydropsanfall und mehrfachen cholecystitischen Attacken kann jahrelang ein beschwerdefreier Zustand bestehen.

Rezepte.

(Cholecystitis.)

Cholagoga.

Eunatrol (Natr. oleinic.)
Morgens nüchtern und abends vor dem Zubettgehen je 1 Pille zu 0,25.

Agobilin in Tabl.
2mal tägl. 2 Tabl.

Bilival in Pillen
3mal tägl. 1—4 Pillen vor den Mahlzeiten.

Sol. natr. salicyl. 2,0 : 100,0
als Bleibeklystier täglich einmal.

Chologen in Tabl. nach besonderer Gebrauchsanweisung.

Cholaktol
3—4mal tägl. 2—3 Dragées.

Gallenkoliken und Cholecystitis.

Extr. Belladonnae 0,015
Papaverini hydrochl. 0,04
F. suppos. 1—2mal tägl.

Extr. Belladonnae
Atropin. sulfur.
in den üblichen Verschreibungen.

Morph. muriat. mit Atropin
(fertige Ampullen, enthaltend 0,01 M. mit 0,0002 bzw. 0,0005 A.).

Bellafolin in Tabl. zu 0,00025
1—3 Tabl. pro dos.,
3—6 Tabl. pro die.
Auch in Ampullen.

Podophyllin. 0,5
Morph. hydrochl. 0,1
Pulv. rhiz. Calami 2,0
Extr. Gent. qu. s. f. pil. 20
2—3mal tägl. 1 Pille.

Extr. Belladonn. 0,15
Podophyll. 0,3
Pil. 30
3mal tägl. 2 Pillen.

Extr. hyoscyami 0,2
Magnes. ust.
Magnes. phosph. āā 10,0
3mal tägl. 1 Messerspitze.

Methylatrop. bromat. 0,03
Papaverin. 0,3
Pil. 30
3mal tägl. 1—2 Pillen.

Podophyll. 0,3
Extr. hyoscyami 0,3
Methylatrop. bromat. 0,01
Extr. Rhei 3,0
Pil. 30
2—3mal tägl. 1—2 Pillen.

Papavydrin. Tabl. u. Supp.
(Amp. zur Injektion.
Papaverin und Eumydrin.)

Operative Behandlung. Dieselbe ist unbedingt erforderlich bei eitriger Erkrankung der Gallenblase (Empyem, eitriger Entzündung der Gallenblasenwand, der Gallenwege). Ferner bei länger dauerndem Choledochusverschluß durch einen eingeklemmten Stein. Wie lange man warten darf, ist grundsätzlich schwer zu sagen, vielmehr im Einzelfall zu entscheiden. Die Diagnose wird oft erst nach längerem Bestand der Verstopfung ganz sicher, zuweilen ist der Verschluß ein wechselnder, indem Galle am Stein vorbeifließt, um dann wieder von neuem abgesperrt zu werden. Wenn alle inneren Mittel vergeblich sind, der Ikterus wächst, Urobilinogen im Urin beständig fehlt, der Kranke in der Ernährung und im Kräftezustand mehr und mehr zurückgeht, vor allem wenn Fieber auftritt, so soll mit der Operation nicht mehr gewartet werden, da dieselbe immerhin eine Hoffnung, das Abwarten gar keine gewährt.

Bei chronischer Cholecystitis ohne jene unmittelbar drohenden Komplikationen kommt in Betracht: die trotz korrekter Behandlung häufige Wiederkehr der Schmerzanfälle, die die Arbeitsfähigkeit in Frage stellen und das Leben verkümmern, zumal wenn es sich um nachweislich große Steine handelt, und die Aussicht, den Reizzustand zu beseitigen, nach den bisherigen Erfahrungen immer geringer wird. Dringend wird ferner die operative Anzeige, wenn sich Fieber oder gar Schüttelfrost einstellen.

Nach der Operation, die in der Exstirpation der Gallenblase oder in der bloßen Entfernung der Gallensteine besteht, ist noch längere Zeit hindurch vorsichtige Diät und die gesamte für Gallensteinträger gültige Lebensordnung einzuhalten.

In einer nicht geringen Zahl von Fällen bilden sich neue Konkremente in den Gallenwegen selbst oder bleibt ein cholangitischer Infekt zurück, Vorkommnisse, die mit großen Beschwerden verbunden und nach den erörterten Grundsätzen zu behandeln sind.

Außerdem können Verwachsungsbeschwerden auftreten (Behandlung s. bei Peritonitis). Im ganzen scheinen 60—80% der Operierten dauernd beschwerdefrei zu bleiben. Wenn somit auch die Operation für viele nicht das Ende ihrer Leiden bedeutet, so kann diese Erwägung beim Entschluß zur Operation kaum in Betracht kommen, denn die oben aufgeführten Anzeigen beziehen sich meist auf Zustände, die, wenn auch nicht immer im Augenblick, so doch bei weiterem Zuwarten lebensbedrohend werden, während dies von den postoperativen Beschwerden nicht gilt und diese außerdem immerhin der Behandlung zugänglich sind.

Gegenanzeige gegen operatives Eingreifen, außer bei eitrigen, das Leben unmittelbar bedrohenden Gallenblasenentzündungen sind: hohes Alter und schwere anderweitige Erkrankungen, die eine hohe Gefahr für die Operation bedeuten. Die Prognose der Gallenblasenoperationen wird jenseits der 40—50er Jahre durchschnittlich ungünstiger. Von chirurgischer Seite wird zum Teil auf eine bedeutende Erweiterung der operativen Indikation gedrängt; jedoch kann man über diese Frage zur Zeit noch nicht abschließend urteilen.

Die Tatsache, daß die Operationsmortalität vor dem 40. Lebensjahre viel geringer ist als später, könnte zu dem Schluß führen, daß man bei jedem Gallensteinleiden so früh wie möglich operieren solle, gleichgültig, wie der Fall liegt. Allein die Mortalität beträgt auch vor dem 40. Jahre immerhin 4%. Man wird sich daher doch nur dann zur Operation entschließen, wenn eine der oben genannten Indikationen vorliegt.

Lebersyphilis.

Die Lebersyphilis in ihren verschiedenen Formen ist antisyphilitisch anzugreifen. Über die Verwendung des Salvarsans sind die Meinungen geteilt. Nach meinen Erfahrungen kommt man gewöhnlich mit Quecksilber, Wismut, Jod gut aus. Die Leberdiätetik ist dabei nicht zu vergessen. Die Diagnose kann bei diesen zuweilen unklaren Fällen oft ex adjuvantibus gestützt werden.

Der Salvarsanikterus wird in üblicher Weise diätetisch-physikalisch und mit Jod behandelt.

Pankreaserkrankungen.

Die Störung der inneren Sekretion: Diabetes mellitus s. dort.

Die Frage des Vorhandenseins anderer Pankreas-Inkrete und ihrer Störungen liegt noch nicht klar.

Als Störungen der äußeren Sekretion des Pankreas treten uns teils solche entgegen, bei denen das Ferment zwar gebildet wird, aber wegen Verlegung des Ausführungsganges nicht in den Darm eintritt; der Zustand ist analog dem Ikterus durch Verschluß des Ausführungsganges der Leber; teils als durch Pankreaserkrankung selbst bedingte Störungen. Die Folge ist mangelhafte Eiweißverdauung (Trypsinmangel) und mangelhafte Fettverdauung (Lipasemangel), während die Resorption der Amylaceen wenig oder gar nicht gestört ist, da Speichel und Darmsaft den Ausfall der Pankreasdiastase kompensieren können. Die Eiweißverdauung im Magen und Darm (Erepsin), die Fettverdauung durch die Galle reichen dagegen nicht aus, besonders wenn auch die Gallenzufuhr zum Darm gestört ist (Pankreaserkrankung kann mit mechanischem Ikterus, mit Cholangitis kombiniert sein, auch mit Lebercirrhose).

Auf das Vorliegen einer Pankreaserkrankung kann ein linksseitiger Leibschmerz und eine hyperalgetische Zone am unteren Teil der linken Rückenhälfte hinweisen. Tritt bei Cholecystitis zum rechtsseitigen oder an seine Stelle ein linksseitiger Schmerz, so läßt dies an Pankreas denken, wenn auch immerhin Ausstrahlung des Gallenblasenschmerzes nach links ohne Pankreaserkrankung vorkommt.

Die Diät muß dem Ausfall der Fermente angepaßt werden. Die Eiweißmenge ist auf das zulässige Minimum einzuschränken und in verdaulichster Form, d. h. breiartig, darzureichen. Das Fleisch soll sehr zart sein (Geflügel, Fisch usw.); Eier und weiche Käsesorten sind vorzuziehen. Frisch ausgepreßter Fleischsaft mit Fruchtsäften, gewisse künstliche Nährpräparate, wie Nutrose, Plasmon, Somatose, Sanatogen, sind hier am Platze.

Fett ist möglichst durch Kohlehydrate zu ersetzen; Speck, Schmalz, fettes Fleisch sind ganz zu meiden; eher ist Milch, Butter (emulgiertes Fett) zu verwenden.

Man kann ferner durch Zufuhr von Pankreaspräparaten eine Substitutionstherapie versuchen: Pancreon Rhenania, Pancreatin Merck, Pankreasdispert Krause-Medico, Pancrophorin Kahlbaum; die betreffenden Präparate werden vor und nach den Mahlzeiten gegeben. Von der Wirkung überzeugt man sich durch die Untersuchung der Stühle auf Fette und evtl. Fleischreste. Von der Wirkung dargereichter Salzsäure auf die Besserung der Pankreassekretion, die physiologisch vorhanden ist, in bezüglichen Krankheitsfällen habe ich mich nicht überzeugen können. Bei jeder Pankreasstörung ist die Frage operativer Eingriffe, evtl. zunächst einer Probelaparotomie, in Erwägung zu ziehen.

Pankreascysten und -carcinome sind chirurgisch anzugreifen, soweit dies nach Lage des Falles möglich ist. Die akute Pankreasnekrose ist häufiger, als man früher annahm, und verdient daher in hohem Maße auch das Interesse des praktischen Arztes. Die Diagnose ist nicht schwierig, wenn nur überhaupt an sie gedacht wird. Jeder derartige Krankheitsfall ist sofort einem Krankenhause oder einer chirurgischen Klinik zuzuführen. Die frühzeitige Erkennung ist besonders durch die Wohlgemuthsche Diastasebestimmung im Urin und Kot und die Blutzuckerbestimmung erleichtert worden. Bei leichteren Fällen kann innere Therapie (Nahrungsentziehung usw.) zur Heilung führen (Ehrmann). Von chirurgischer Seite wird die Operation bevorzugt. Martens meint, daß, abgesehen von wenigen von vornherein aussichtslosen oder von ganz leichten Fällen, so früh wie möglich operiert werden soll (Kapselspaltung, Stichelungen, Tamponade, Drainage, evtl. Revision der Gallenblase und des Choledochus). Während des Shocks ist die Operation kontraindiziert; jedoch besteht auch hierüber noch eine Meinungsverschiedenheit. E. Unger rät, wenn die Shockbehandlung (neben Herz-Gefäßmitteln intravenöse Dauerinfusion mit Calorose) keinen entschiedenen Erfolg hat, sofort zu operieren.

Auf „Pankrealgien“ bei zu Koma neigenden Diabetikern bzw. im Präkoma hat Ehrmann hingewiesen; er deutet sie als Ausdruck von Zerfallserscheinungen des Pankreasgewebes. Die Unkenntnis dieses Vorkommens kann zu überflüssigen und bedenklichen operativen Eingriffen verleiten.

VI. Stoffwechselkrankheiten.

Diabetes mellitus.

Bei der Behandlung des Diabetikers ist der gesamte Organismus zu berücksichtigen. Wenn wir auch die Erkrankung an dem Symptom der Zuckerausscheidung und des erhöhten Blutzuckergehaltes erkennen, wenn auch die Bekämpfung dieses Merkmals die hauptsächliche Aufgabe der Therapie bildet und der Erfolg derselben an diesem Symptom bzw. an der Acidose und ihrer Beeinflussung erkannt wird, so muß man sich doch darüber klar sein, daß diese Störung des Kohlehydratstoffwechsels von dem komplizierten Ineinandergreifen aller für den gesamten Stoffwechsel maßgebenden Faktoren (Darm, Bauchspeicheldrüse, Leber, Nervensystem, Zirkulationssystem, Niere, des Körpergewebes ganz allgemein sowie von dem gesamten Nahrungsangebot [nicht allein von den Kohlehydraten]) abhängig ist. Hierzu kommt der hier besonders wichtige konstitutionelle Faktor, der sich in der außerordentlich großen Bedeutung der Heredität ausspricht. Die Beziehungen des Diabetes zur Fettleibigkeit und Gicht lassen gleichfalls erkennen, daß die Zuckerausscheidung den Störungen des Gesamtstoffwechsels unterzuordnen ist.

Die Folgen der Störung des Kohlehydratstoffwechsels beschränken sich nicht darauf, daß Kohlehydrate ungenutzt den Körper wie durch ein Sieb verlassen und für die Ernährung verloren gehen; sie betreffen den Gesamtorganismus, der von einem abnorm zusammengesetzten, an Zucker überreichen Blut durchströmt wird. Der Circulus vitiosus ist auch hier wieder deutlich erkennbar. Der Zucker des Blutes reizt wahrscheinlich den Inselapparat des Pankreas zur Insulinabsonderung; die dauernde Erhöhung des Blutzuckers muß den schon defekten Inselapparat überreizen und erschöpfen. Dem Körper wird abnorm viel Wasser entzogen, das Gewebe wird ausgetrocknet. Die Vitalität und die Widerstandsfähigkeit gegen Infektionen wird herabgesetzt.

Tritt Acidose auf, so steigert sich die verderbliche Wirkung des abnormen Blutes auf den gesamten Körper.

Die Störung in der Ernährung und inneren Atmung der Gewebszellen muß die regulatorischen Kräfte des Organismus in zunehmender Weise brach legen. Kein Organ, das nicht durch den Diabetes in Mitleidenschaft gezogen wird. Der vorgeschrittene Diabetiker beherbergt in sich schließlich eine ganze Reihe von „Krankheiten".

Die Behandlung eines Diabetikers erfordert, daß der Arzt den ganzen Menschen, nicht lediglich die Zuckerausscheidung betrachtet: Alter, Konstitution, Erblichkeit, Fettreichtum oder Magerkeit, Vorhandensein von Gicht (atypische Gicht!), kardiovasculärer Apparat, etwaige Tuberkulose, Niere, Nervensystem, Auge, etwaige Folgen an der Haut (Pruritus, Furunkel, Karbunkel, Gangrän) sind zu würdigen. Daß schon bei der ersten Untersuchung auf Acidose zu achten ist, bedarf kaum der Erwähnung.

Höhere Werte der Zuckerausscheidung machen eine Bestimmung des Nüchternwertes des Blutzuckers erforderlich; dies gilt auch für geringe und sogar fehlende Zuckerausscheidungen, falls die klinischen Symptome einen hohen Blutzukerspiegel vermuten lassen. Man erlebt zuweilen erstaunliche Unterschiede zwischen Harn- und Blutzucker, die sofort bestimmend für die einzuschlagende Therapie sind und deren Nichtbeachtung dem Patienten das Leben kosten kann! Die Höhe des Blutzuckerspiegels, bei der der Zucker in den Nieren zur Ausscheidung zu kommen beginnt, wird als Schwellenwert des Blutzuckers bezeichnet. Derselbe ist bei schweren Formen des Diabetes, auch bei Schrumpfnieren, höher als bei leichteren. Auf die Bedingungen, von denen die veränderte Regulierung des Schwellenwertes abhängig ist, kann hier nicht eingegangen werden. Gerade bei schwerem Diabetes darf man sich während der Behandlung nicht mit der Bestimmung des Harnzuckers begnügen, sondern muß den Schwellenwert berücksichtigen, dessen Senkung selbst mit Insulin oft nur um einen geringen Betrag möglich ist.

Der Diabetes ist ein Leiden, das im eigentlichen Sinne einer Heilung nicht teilhaftig wird. Es liegt eben eine Stoffwechselinsuffizienz vor, die durch die Behandlung zeitweise ausgeglichen (Insulin), durch Anpassung der Ernährung in ihrem Effekt verringert, auch etwas gebessert werden kann (Toleranzerhöhung), die aber der dauernden Behandlung bedarf, wie viele andere chronische Erkrankungen.

Nach der Feststellung des Zuckergehaltes muß der Arzt sofort eine Toleranzprüfung vornehmen (Probediät mit abgewogenen Mengen von Kohlehydraten, etwa 100 g Brot und 200 g Kartoffeln, entsprechend 100 g KH. für 3 Tage, Bestimmung der Urinmenge vom 3. Tage und des Prozentgehaltes von Zucker, Bilanzberechnung). Oder auch Absetzen der gesamten Kohlehydratzufuhr und allmähliches Zulegen bis zur Toleranzgrenze, aber nur bei ganz leichten Fällen, vgl. S. 313. In einem gut geordneten Haushalt ist beides durchführbar, sonst empfiehlt sich die Behandlung in einer geeigneten Krankenanstalt. Die sich hierauf gründende Einteilung der Diabetesfälle in leichte und schwere bzw. mittelschwere ist schematisch und nicht erschöpfend, aber doch für die Praxis wertvoll. Man muß freilich bedenken, daß diese Gruppierung zunächst nur den Kohlehydratstoffwechsel, aber nicht den Menschen betrifft, der schwer krank bei einem leichten Diabetes sein kann. Bei der Beurteilung der Schwere des Diabetes ist auch der Blutzucker, die Acidose, die Abmagerung, der Blutdruck, die bisherige Diät und Behandlung zu berücksichtigen. Es gibt zahlreiche Fälle, die zunächst als schwere erscheinen, aber nur „verbummelte“ leichte sind. Acidose kommt auch gelegentlich vorübergehend bei leichtem Diabetes vor, infolge von interkurrenten Erkrankungen, besonders Magendarmstörungen, fieberhaften Erkrankungen, Inanition.

Kein, auch der leichteste, Diabetes soll als unbedeutend und nicht der Behandlung bedürfend angesehen werden. Das Blatt kann sich schnell wenden! Aus dem leichten wird bei Nichtbeachtung oft ein schwerer Fall.

Bei vorhandener Heredität, die sehr häufig ist, ist besonders sorgfältige Behandlung erforderlich. Plethorische fettleibige Personen, die oft aus Familien stammen, in denen Diabetes, Gicht, Fettleibigkeit zu Hause ist, behandle man schon vorbeugend mittels vernünftiger Regelung der Diät, untersuche auch wiederholt den Urin, um intermittierende Zuckerausscheidungen nicht zu übersehen. Grundsätzlich sollte man in jedem fraglichen Falle wenigstens eine Blutzuckerbestimmung machen. Menschen, die aus diabetischen Familien stammen, sollen besonders mäßig leben und Leibesübungen nicht vernachlässigen.

Eine kausale Behandlung kann versucht werden, wenn eine syphilitische Ätiologie hinreichend wahrscheinlich ist und der Allgemeinzustand eine spezifische Behandlung gestattet. Bei bestehender Arteriosklerose, besonders gleichzeitigem Syphilisverdacht, kann Jod versucht werden, selbstverständlich nur bei gleichzeitiger diätetischer Behandlung. Liegt ursächlich eine Cholangie bzw. Cholelithiasis mit Infekt vor, der auf die Bauchspeicheldrüse übergegangen ist (ein nach der v. Bergmannschen Lehre häufiges Zusammentreffen), so kommt die Bekämpfung der Gallenwegserkrankung, evtl. auf chirurgischem Wege, in Betracht.

Der besonders oft hereditäre, fettleibige Typ des Diabetikers stellt im allgemeinen ein dankbares Behandlungsobjekt dar, während der magere Typ meist einem prognostisch ernsteren Diabetes entspricht.

Bei den fetten Diabetikern kommt es darauf an, die oft überschüssige Nahrungszufuhr nach jeder Richtung hin zu beschränken, um den Stoffwechselapparat ganz allgemein zu entlasten. Man wird dabei auch auf eine allmähliche Entfettung bedacht sein. Brüskes Vorgehen und Verwendung von Drüsenpräparaten ist zu widerraten. Man denke an zeitweilige Rohkostperioden. Verstärkte Muskeltätigkeit kommt auch dem Diabetes zugute, da unter Muskelarbeit das verfügbare Insulin besser ausgenutzt zu werden scheint.

Ganz anders ist natürlich der magere Diabetiker anzufassen — und diese Gegenüberstellung zeigt, wie sehr es bei der Behandlung des Diabetes auf den Diabetiker ankommt.

Bei jedem Diabetiker, dem leichten wie dem schweren, dem fetten wie dem mageren soll nicht allein der Kohlehydratstoffwechsel, sondern die gesamte Ernährung berücksichtigt werden. Mäßigkeit in der Nahrungszufuhr ist in jedem Falle erforderlich. Schon die Inanition als solche ist ein Heilfaktor für den Diabetiker, wie die allerdings nicht anzuratenden übertriebenen Hungerkuren der Amerikaner und die Kriegsernährung hinreichend gezeigt haben. Der Patient soll auf das eben zureichende Calorienmaß (25—30 Calorien pro Kilogramm Körpergewicht, bei stärkerer Muskeltätigkeit 35 Calorien), die eben zureichende

Eiweißmenge (s. unten) eingestellt werden. Beim Mageren wird man Fett reichlicher, Kohlehydrate und Eiweiß nach den gleichen Gesichtspunkten geben.

Die Behandlung des leichten Diabetes gestaltet sich einfach. Es kommt darauf an, den Harn zuckerfrei zu machen und die Toleranz für Kohlehydrate zu heben. Beides geht oft parallel, indem der Stoffwechselapparat infolge der alimentären Entlastung eine höhere Leistungsfähigkeit gewinnt. Man streicht den Zucker ganz, setzt allmählich die Kohlehydratzufuhr herab, bis die Zuckerfreiheit des Harns erreicht ist. Bei verschleppten Fällen wird es sich empfehlen, unter allen Umständen auch den Blutzuckerwert festzustellen.

Man kann auch so vorgehen, daß man annähernd die gesamte Kohlehydratzufuhr absetzt und dann allmählich Kohlehydrate zulegt — immerhin kann bei diesem Verfahren Acidose entstehen, die freilich schnell zu beseitigen ist. Bei bereits vorhandener Acidose ist jedenfalls dies Verfahren kontraindiziert.

Bei der Reduktion der Kohlehydrate muß der Gesamtzustand berücksichtigt werden. Einem fetten und bis dahin reichlich ernährten Diabetiker kann man unbedenklich große Mengen von Kohlehydraten streichen, ohne eine Ersatznahrung zu reichen. Auch die Eiweißkost muß auf höchstens 1 g pro Kilogramm Körpergewicht reduziert werden (vgl. den Eiweißgehalt der Nahrungsmittel bei Gicht). War die Ernährung nicht überschießend, besteht keine Fettleibigkeit, so sind die abgezogenen Kohlehydrate zum Teil durch Fette zu ersetzen (s. unten).

Die Herabsetzung der Eiweißzufuhr ist von großer Bedeutung, da entgegen früheren Anschauungen die Belastung des Eiweißstoffwechsels auch den Kohlehydratstoffwechsel beeinträchtigt. Die Eiweißherabsetzung kommt daher auch der Kohlehydratverwertung zugute, die überhaupt von dem Gesamtbetrage der Stoffwechselbeanspruchung abhängt. Die Toleranzprüfung gilt daher immer nur unter Berücksichtigung des gesamten Stoffwechselangebotes und übrigens auch der jeweiligen Muskeltätigkeit. Es kommt auf das gegenseitige Verhältnis von Eiweiß-, Fett- und Kohlehydratangebot an. So bilden auch große Fettzulagen keine Fettsäuren (Oxybuttersäure usw.), wenn das Eiweißangebot sehr eingeschränkt wird. Mit diesen Tatsachen muß der Arzt vertraut sein. Reichliche Gemüsekost ist für alle Formen von Diabetes angebracht. Auch psychisch-nervöse Reize können bei sensiblen Personen die Glykosurie steigern, was bei der Behandlung zu beachten ist.

Der aglykosurische Grenzwert wird gewöhnlich schon bei der diagnostischen Toleranzprüfung gefunden. Man kann ihn zum Ausgangspunkt für die diätetische Therapie nehmen.

Um durch Entlastung die Toleranz zu erhöhen, bleibe man bei der Kohlehydratzufuhr möglichst unter dem Grenzwert, erforderlichenfalls einen Teil des Defizits durch Fett ersetzend.

Außerdem empfiehlt sich die Einlegung „strenger“ Tage, an denen Kohlehydrate ganz oder nahezu ganz gestrichen werden (Gemüse-Butter-Eier-Tage).

Insulin ist im allgemeinen bei den leichten Fällen nicht nötig, vorausgesetzt, daß es wirklich leichte Fälle sind (Blutzuckerbestimmung!) und daß nicht ein lange verschleppter Fall vorliegt, der schon zu irgendwelchen Folgeerscheinungen geführt hat, deren schnelle Beseitigung erwünscht ist (Furunkel, Neuritis, Herzbeschwerden usw.). Beim mageren bzw. im Laufe des Diabetes abgemagerten Diabetikern ist Ansatz von Körpergewicht zu erstreben, was nur durch Zulagen von Fettstoffen möglich ist: Butter, Schmalz, Speck, Öl, Margarine, fettreichen Nahrungsmitteln, wie Sahne, fettem Fleisch, Fettkäse, fetten Saucen. Am bekömmlichsten, aber auch am teuersten ist im allgemeinen frische Butter.

Eine praktisch verwertbare Übungstherapie des Inselapparates durch Darbietung von Kohlehydraten scheint es nicht zu geben. Wahrscheinlich liegt bei der diabetischen Insuffizienz das Stadium der Übungsfähigkeit schon zurück.

In den letzten Jahren haben allerdings Adlersberg und Porges die Hypothese aufgestellt, daß alle zur Toleranzsteigerung führenden antidiabetischen Maßnahmen durch Glykogenansatz der Leber wirkten, durch Fettansatz der Leber beeinträchtigt würden. Im Gegensatz zu den besprochenen Diätvorschriften verabreichen sie dem Diabetiker eine Diät, die an Kohlehydraten extrem reich, an Fettkörpern extrem arm gehalten wird. Tatsächlich gelingt es auf diese Weise, Diabetikern auch ohne Zuhilfenahme großer Insulindosen erstaunliche Kohlehydratmengen sogar lange Zeiten hindurch zuzuführen, wie sie in nur zweitägigen Perioden bei den v. Noordenschen Hafertagen gereicht werden. Harn- und Blutzucker steigen in der ersten Woche zwar steil an, können aber dann sogar bis unter die bei kalorisch gleichwertiger kohlehydratarmer Ausgangsdiät beobachteten Werte heruntersinken. Bei dieser Beobachtung könnte vielleicht doch ein Übungserfolg des Inselapparates durch seine extreme Beanspruchung mit im Spiele sein. Ob das Vorgehen sich praktisch bewähren wird, läßt sich noch nicht übersehen. Man sei aber in der ambulanten Praxis vorsichtig, haben wir doch nach zunächst günstiger Beeinflussung der Toleranz nach 4 Wochen und später eine erneute Toleranzverschlechterung gesehen, die sich beim Zurückgehen auf die kohlehydratarme Ausgangsdiät vereinzelt als eine tatsächliche Beeinträchtigung der Stoffwechsellage erwies. Ich würde das Verfahren vorläufig besonders für diejenigen Fälle empfehlen, bei denen die Acidose schwer weichen will, ferner etwa bei interkurrenten Lebererkrankungen im Verlaufe eines Diabetes.

Schwerer Diabetes ohne Acidose. Die Absetzung oder Reduktion der Kohlehydrate genügt hier nicht, weil hierdurch die Zuckerausfuhr nicht verschwindet, der Blutzucker nicht zur Norm gebracht, die Körpersubstanz angegriffen wird und die Gefahr der Acidose und der erhöhten Infektbereitschaft entsteht. Jedoch müssen die Kohlehydrate vermindert werden, um wenigstens nach Möglichkeit den Kohlehydratstoffwechsel zu schonen. Um die für die Erhaltung des Körpers nötigen Calorien zu beschaffen, muß also eine Ersatznahrung gegeben werden, entweder in Form von Fett oder von Eiweiß. Jedoch ist, wie schon bemerkt, die Eiweißzufuhr so niedrig wie möglich zu halten, sie soll (Umber) bei schwerem Diabetes 0,9—1,0 g pro Kilogramm Körpergewicht nicht überschreiten, vorübergehend evtl. bis auf 0,6 g reduziert werden. Zugleich geht das Bestreben dahin, die Toleranz zu erhöhen, um den Organismus zu befähigen, doch eine größere Menge von Kohlehydraten zu bewältigen. Dies geschieht durch eine vorübergehende Schonung entweder des Kohlehydrat- oder des Kohlehydrat-Eiweiß- oder des gesamten Stoffwechsels. Der letzte Fall wird verwirklicht durch absolute Hungertage, der erste durch Kohlehydratkarenztage (Gemüse-Fett-Eiweiß-Tage), der zweite durch Kohlehydrat-Eiweiß-Karenztage (Gemüse-Butter-Tage).

So ergeben sich verschiedenartige Diätformen, die mannigfaltig variiert und wechselweise angewendet werden können. Der Arzt halte sich nicht schematisch an streng vorgeschriebene Standarddiäten. Er wird sich durch die verwirrende Mannigfaltigkeit der Diätformen mit Leichtigkeit hindurchwinden, wenn er sich über das Prinzip klar ist.

Außer diesen Ernährungsmöglichkeiten steht jetzt das Insulin zur Verfügung, das die diätetische Behandlung keineswegs überflüssig macht, aber in wirksamer Weise ergänzt, indem es dem Organismus die Verwertung der Kohlehydrate ermöglicht, auch die wirksamste Bekämpfung der Acidose gewährleistet.

Das Insulin macht die diätetische Behandlung nicht einfacher, sondern eher schwieriger. Wer die Grundsätze der Diätbehandlung sich nicht zu eigen gemacht hat, kann auch keine Insulinbehandlung treiben. Wir wollen daher die diätetische Behandlung des schweren Diabetes näher betrachten, als ob kein Insulin existierte. Dies ist schon deshalb nötig, weil das Insulin immerhin von manchen Patienten abgelehnt wird oder aus äußeren Gründen nicht angewendet werden kann.

Hungertage wurden früher umfangreich besonders in Amerika verwendet; jetzt ist diese heroische Kur durch Insulin verdrängt. Jedoch wird von einzelnen Hungertagen noch Verwendung gemacht: Bettruhe, schwarzer Kaffee, Tee, Wasser mit Citronensaft, evtl. Kognak.

Kohlehydratfreie, eiweißfreie bzw. eiweißarme Gemüse-Butter-Tage: Gemüse, Salate, Tomaten, Gurken usw. mit Butter, Kaffee, Tee, Fleischbrühe.

Fettreiche, kohlehydrat- und eiweißarme Diät (Petrén). Dieselbe besteht aus Gemüsen und Obst in großen Mengen, Butter und Speck (200—250 g), Sahne, Fleischbrühe, Kaffee, Tee, evtl. Bordeauxwein; dazu wöchentlich 1 Hungertag. Sie stößt allerdings durch den Fettreichtum oft auf Widerwillen.

Kohlehydratarme Eiweiß-Fett-Diät, aber ohne Fleisch: Eier, Butter, Speck, Schmalz, gute Margarine, Palmin, Gemüse, kleine Mengen Brot.

Es werden also Gemüse, Eiweiß-, Fettstoffe in verschiedenartiger Kombination verwendet.

Was die Eiweiße betrifft, so soll Fleisch am wenigsten Verwendung finden, weil es unter den verschiedenen Eiweißarten den stärksten Stoffwechselreiz darstellt. Eier, Käse (Milcheiweiß), Pflanzeneiweiß verdienen den Vorzug. Das soll nicht bedeuten, daß der Diabetiker ganz auf Fleisch verzichten soll; nur soll er die Menge von etwa 125 g Rohgewicht nicht überschreiten. Die Wahl der Fleisch- oder Fischart und die Zubereitung spielt keine Rolle.

Von Gemüsen kommen in Betracht: Spargel, Spinat, Grünkohl, Rotkohl, Weißkohl, Blumenkohl, Rosenkohl, Sauerkraut, Mangold, Gurken, Kürbis, Salate.

Es empfiehlt sich, das Kochwasser abzugießen, um Spuren von Zucker zu entfernen; bei diesem Vorgehen kann man auch Schoten und Karotten gestatten.

Von Obst, das für Diabetiker durchaus zu empfehlen ist, soll das an Zucker ärmste gewählt werden.

Über den Zuckergehalt einiger Früchte sind in der Äquivalenttabelle Angaben gemacht. Näheres geht aus folgender, Umber entnommenen Anordnung hervor:

KH 1—3%: Citrone, Preißelbeeren, Haselnuß.
,, 3—5%: Walnuß, Himbeeren, Heidelbeeren, Brombeeren, Äpfel, Apfelsinen.
,, 5—10%: Äpfel, Apfelsinen, Melonen, Erdbeeren, Zwetschgen, Johannisbeeren, Mandeln, Stachelbeeren, Pfirsiche, Mirabellen, Ananas, Birnen, Kirschen.
,, 10—15%: Birnen, Reineclauden.
,, 15—20%: Feigen, Weintrauben, Bananen, Datteln.

Getrocknete Früchte sind relativ zuckerreicher. Gekochte Früchte, Apfelmus usw. dürfen nicht mit Zuckerzusatz versehen werden (Saccharin).

Milch kann bei leichtem Diabetes innerhalb der Toleranzgrenze gegeben werden: sie hat insbesondere im Hinblick auf die häufig bestehende gichtische Diathese den Vorteil einer purinfreien Eiweißnahrung.

Gute Sahne empfiehlt sich wegen ihres Fettgehaltes jedenfalls, aber nicht über 100—150 g.

Von Kohlehydraten sind Brot und Kartoffeln auf die Dauer nicht zu entbehren, haben auch den Vorteil, als Träger von Fettstoffen verwendet werden zu können. Die Menge richtet sich nach der jeweiligen Diätform und der Toleranz. Es ist widersinnig, Kartoffeln zu verbieten und Brot zu gestatten, wie das gelegentlich in der Praxis vorkommt, da der Kohlehydratgehalt der Kartoffeln geringer ist als der des Brotes.

Die verschiedenen Diabetikergebäcke sind praktisch von so gut wie keinem Wert, da sie nur wenig kohlehydratärmer sind als das gewöhnliche Roggen- und Weizengebäck und zudem den Diabetiker verleiten, unbeschränkte Mengen davon zu genießen. Von Brotsurrogaten kommt zu dauerndem Gebrauch eigentlich nur das Grahambrot in Betracht, Weizenschrotbrot, das gern genommen wird, aber nicht viel weniger Kohlehydrate enthält als Roggenbrot (s. Tabelle); ferner noch Schrotbrot, Vollkornbrot.

Wer durchaus am süßen Geschmack hängt, muß zum Saccharin greifen, das im übrigen unschädlich ist, aber häufig wegen seines etwas bitteren Beigeschmackes Widerwillen erregt.

Als Getränke kommen in Betracht: Kaffee (keine Kaffee-Surrogate!), Tee (evtl. mit Sahne), Säuerlinge, Citronenlimonade ohne Zucker, Apfelwein. Bezüglich der Verwendung des Alkohols als Calorienspender (1 g Alkohol = 7 Calorien) kann man einen verschiedenen Standpunkt einnehmen.

Bezüglich der Alkoholfrage ist zu sagen, daß größere Mengen entschieden zu widerraten sind, da sie die Leber, dies für den Kohlehydratstoffwechsel so entscheidende Organ, schädigen können. Die einzelnen Individuen verhalten sich natürlich verschieden, denn es kommt auf die Konstitution der Leber an, die wir aber leider erst sehr wenig beurteilen können. Gegen die Zulassung kleinerer Mengen aus psychologischen Gründen dürfte sich nichts sagen lassen. Den Nährwert des Alkohols als Ersatz für Kohlehydrate heranzuziehen, würde ich nicht empfehlen. Selbstverständlich müssen zuckerhaltige oder kohlehydratreiche alkoholische Getränke (Bier, Südweine, Sekt, süße Liköre) vermieden werden. Der Zuckergehalt der Weine hängt davon ab, ob sie auf Faß völlig vergoren sind. Rotweine scheinen durchweg zuckerfrei zu sein. Weißweine werden oft zu früh auf Flaschen gefüllt und können dann 1% und mehr Zucker enthalten (v. Noorden und Isaac).

An kohlehydratarmen Tagen soll Natron bicarbonicum gegeben werden, um der Gefahr der Acidosis zu begegnen (s. unten), am besten so viel, daß der Urin leicht alkalisch wird (Lackmuspapier!), im allgemeinen 2—3 Teelöffel pro Tag in Wasser.

Zur bequemen und übersichtlichen Gestaltung der Kohlehydratzufuhr geht man am besten so vor, daß man von einer annähernd kohlehydratfreien Grundkost ausgeht, die Fleisch, Ei, Käse, Butter, Speck, Gemüse, Salate, Bouillon enthält, und die gewünschten, dem Toleranzwert entsprechenden Kohlehydrate nach der Äquivalenttabelle hinzufügt.

Äquivalenttabelle[1].

1 KH-Zulage = 20 g Weißbrot = 12 g KH =

Mehl von Weizen, Reis, Tapioka, Mondamin	14 g	Kirschen, sauer	120 g
Mehl von Mais, Buchweizen, Gerste	15 g	Äpfel, Birnen, Apfelsinen säuerlich	120 g
Reis	17 g	Erdbeeren, Himbeeren, Brombeeren, Stachelbeeren reif, Johannisbeeren, Zwetschgen, Mirabellen, Pflaumen, Aprikosen, Pfirsich, Ananas	150 g
Hafermehl	18 g	Stachelbeeren unreif	500 g
Weißbrot	20 g	Vollmilch	275 g
Schwarzbrot	25 g	Saure Milch	300 g
Erbsen, Linsen, Bohnen, trocken	28 g	Pilsener, echtes	340 g
Grahambrot	30 g	Kefir	480 g
Kakao	40 g	Rahm	500 g
Kartoffeln im Winter	60 g	Preißelbeeren	600—1000 g
Kartoffeln im Sommer	70 g		
Kirschen, süß	100 g		

[1] Nach v. Noorden und Umber.

KH-Gehalt stärkemehlhaltiger Nahrungsmittel[1].

Feine Mehlsorten (Arrowroot, Sago, Tapioka, Maizena u. dgl.)	83%	Keks	72%
Kartoffelmehl	81%	Roggenmehl	70%
Biskuit-Kindermehle	77%	Grobes Weizenmehl	65%
Nudeln, Makkaroni	77%	Hafergrütze	67%
Reis	78%	Semmel	63%
Grieß	76%	Grobes Weizenbrot	53%
Feines Weizenmehl	75%	Roggenbrot	49%
Zwieback	77%	Kommißbrot	49%
		Pumpernickel	47%
		Grahambrot	40%

Schwerer Diabetes mit Acidose. Bei Acidose kommen die kohlehydratreichen Diätformen in Betracht; am zweckmäßigsten ist die v. Noordensche Haferkur: 250 g Hafermehl (Knorrsches Hafermehl oder Hohenlohe-Haferflocken) mit 200—250 g Butter, etwas Salz und Wasser zur Suppe verkocht, als Tagesmenge in 4—5 Einzelportionen. Dazu 5—8 gekochte Eier, schwarzer Kaffee oder Tee, Kognak oder Rotwein, 3—4 Tage lang.

Man schaltet evtl. vor und nach den Hafertagen je 1 Gemüsetag, evtl. auch außerdem je 1 Hungertag ein.

Man wird sich nicht immer an dies starre Schema halten, sondern auch geringere Mengen von Hafermehl (100—150 g), 2—3 oder überhaupt keine Eier nehmen lassen; auch muß man mit dem Widerwillen der Patienten rechnen.

Die Haferkur erweist sich günstig gegen die Acidose und läßt eine auffallend gute Verwertung der Kohlehydrate erkennen. Dies erklärt sich wahrscheinlich dadurch, daß nur eine einzige Art von Kohlehydraten und außerdem wenig Eiweiß angeboten wird.

Während der Haferkur wie überhaupt bei Acidose ist Natron zu geben, da es nach Ehrmann die Säuren beschleunigt austreibt.

Anstatt der Hafer-Butter-Eier-Tage können auch Reistage verordnet werden: 150—250 g Reis in verschiedener Zubereitung und 150—200 g Butter, im übrigen nach der Technik der v. Noordenschen Haferkur (Umber); die Reistage wirken, wie ich bestätigen kann, zuweilen besser als Hafertage.

Faltasche Mehlfrüchtekur, etwa 1 Woche lang, evtl. durch 1 Hunger- und 1 Gemüsetag eingeleitet und beschlossen. Sie enthält reichlich Gemüse und Butter und verschiedene Arten von Kohlehydraten (Schrotbrot, Reis, Kartoffeln, Leguminosenmehl u. a. m.). Eiweiß nur in Form des in der vegetabilischen Nahrung enthaltenen Pflanzeneiweißes, das nur zum Teil zur Resorption kommt.

Sie vermeidet die Monotonie der Haferkur, bewährt sich gut gegen die Acidose, enthält aber für die Dauer doch zu wenig Eiweiß und ist für den Haushalt zu kompliziert. Auch bewährt sie sich bezüglich der Toleranzerhöhung weniger als die Haferkur.

Seitdem wir im Insulin ein souveränes Mittel gegen die Acidose und für die Toleranzerhöhung besitzen, ist die Bedeutung der kohle-

[1] Nach F. Umber: Ernährung und Stoffwechselkrankheiten. 3. Aufl. 1925.

hydratreichen Diätformen zurückgegangen. Jedoch sind die Hafer- und Reistage immer noch sehr zu empfehlen, besonders zur Vorbereitung des Organismus für die Insulinkur und während der in dieselbe einzuschaltenden insulinfreien Pausen. Wo sie Widerwillen oder Durchfälle erregen, empfehlen sich die Faltaschen Diätformen.

Von Kohlehydratersatzstoffen kommen in Betracht: Milchzucker, der in der Milch enthalten ist. Vollmilch enthält 4,5—4,8% davon. Fette Sahne 2%, die daher bei ihrem hohen Fettgehalt für die Ernährung des Diabetikers sehr wertvoll ist. Buttermilch 4,3%, daher bei ihrem geringen Fettgehalt ungeeignet. In der sauren Milch ist nur ein kleiner Teil der Kohlehydrate vergoren, sie hat daher keine Vorzüge als Diabetikernahrung.

Sehr beachtenswerte Kohlehydrate stellen die durch Austritt von Wasser aus dem Zuckermolekül gewonnenen Anhydro-Kohlehydrate dar. Sie werden durch den Röstvorgang gewonnen (Karamelsubstanzen, sog. Glucosane).

Karamose (ein im Vakuum gewonnenes Karamel) steigert die Glykosurie wenig, jedenfalls weniger als Zucker, kann aber Durchfälle erzeugen.

Diasana ist ein anhydrierter Zucker, der durch Polymerisation des Rohrzuckers gewonnen wird; von sirupöser Konsistenz und rein süßem Geschmack.

Praktisch verwertbar ist besonders Salabrose (Tetra-α-Glucosan). Nach den von anderen bestätigten Untersuchungen von Grafe steigert dieselbe den Harn- und Blutzucker gar nicht oder sehr wenig, wirkt aber günstig auf die Acidose, spart Eiweiß und wird kalorisch verwertet. Man kann 50—100 g pro die verabreichen; jedoch ist der unverhältnismäßig hohe Preis zu berücksichtigen. Über Sionon (Bayer) bedarf es noch weiterer Erfahrungen.

Insulinkur. Bei jedem schweren Diabetes, besonders mit Acidose, ist eine Insulinkur indiziert. Dieselbe heilt die diabetische Stoffwechselstörung nicht, sondern wirkt durch Ersatz des fehlenden Pankreashormons (substitutiv), analog der Schilddrüsenbehandlung des Myxödems, also im allgemeinen nur so lange, als das Insulin verabreicht wird, kann aber die Toleranz erhöhen und gewisse Nachwirkungen entfalten.

Die Anwendung des Insulins stellt eine echt naturgemäße Behandlung dar. Der natürliche wirksame Stoff, den der Organismus nicht mehr in hinreichender Menge aufbringen kann, wird von außen zugeführt.

Bezüglich der Frage, ob auch bei leichtem Diabetes Insulin angewendet werden soll, lauten die Ansichten verschieden. Sicherlich empfiehlt sich eine vorübergehende Insulinkur für solche leichten Fälle, bei denen infolge von Verschleppung dauernd trotz alimentärer Behandlung eine Hyperglykämie besteht. Ferner beim Vorhandensein von gewissen Folgeerscheinungen (Furunkulose, Neuralgie, Neuritis usw.), die auf Diätbehandlung nicht sofort zurückgehen, ferner bei anscheinend leichten Fällen, die aber bei der erforderlichen Kohlehydratbeschränkung sofort mit Acidose reagieren. Überhaupt vergegenwärtige man sich immer, daß unsere Einteilung in leichte und schwere Diabetesfälle schematisch ist und gewissen tieferen Verhältnissen der Stoffwechsellage nicht gerecht wird.

Die Dosierung des Insulins ist dem jeweiligen Bedürfnis, d. h. der Toleranz, der Höhe des Blutzuckers und der eventuellen Acidose anzupassen. Das erstrebenswerte Ziel ist, die Hyperglykämie und den Zuckergehalt des Urins sowie die Acidose zu beseitigen. Freilich läßt sich dies nicht immer erreichen, aber man soll es wenigstens versuchen und nicht ohne zwingende Gründe auf halbem Wege stehenbleiben, z. B. sich nicht mit einer Verminderung des Harnzuckers begnügen, wenn es gelingen würde, denselben ganz zum Verschwinden zu bringen.

Es gibt insulin-refraktäre Fälle, die aber im ganzen recht selten sind. Hierzu gehört der sog. Nierendiabetes (Diabetes innocens); andere refraktäre sowie gewisse Fälle, die eine im Verhältnis zum Blutzuckergehalt ungewöhnliche Menge von Insulin beanspruchen, sind in ihrem Wesen noch nicht aufgeklärt.

Während der Einstellung des Diabetikers sind daher am besten Toleranz und Acidose fortlaufend zu prüfen, woraus sich ergibt, daß der Diabetiker für die Einstellungsperiode möglichst in stationäre Beobachtung verbracht wird, was sich auch wegen der etwaigen hypoglykämischen Reaktion empfiehlt. Ist die Einstellung geschehen, so kann die Insulinkur unter häuslichen Verhältnissen fortgesetzt werden, wobei aber gleichfalls ab und zu Stichproben erforderlich sind. Das Insulin wird nach „Einheiten" dosiert. Es wird subcutan oder intramuskulär, in dringlichen Fällen (Koma) intravenös verabreicht.

Unter hypoglykämischer Reaktion werden gewisse Zufälle verstanden, die sich an die Injektionen anschließen können und darauf beruhen, daß der Zuckergehalt des Blutes (normalerweise nüchtern 0,07—0,11 g pro 100 ccm) akut herabgesetzt wird, ohne daß er vielleicht immer subnormale Werte erreicht. Die Reaktion tritt 1—3 Stunden, ausnahmsweise noch später nach der Injektion ein: Schwäche, Müdigkeit, Hinfälligkeit, Unruhe, Muskelzittern, Heißhunger, Beklemmung, Blässe, Schwitzen, Krämpfe, Verwirrtheit, Blutdrucksenkung, Koma (auch vereinzelt bei Kindern Tod). Man vermeidet diese Vorkommnisse folgendermaßen:

1. Man bestimmt vor der ersten Spritze den Blutzuckergehalt. Je höher derselbe ist, um so weniger ist Hypoglykämie zu befürchten.
2. Man beginnt mit kleinen Dosen (etwa 10—15 Einheiten).
3. Man verabreicht vor den ersten Spritzen etwas Kohlehydrat (Brot, Apfelsinensaft), besonders wenn der Blutzuckerwert nicht sehr erhöht ist.
4. Man soll etwas Zucker oder Apfelsinensaft zur Hand haben, um für den Fall, daß hypoglykämische Symptome sich einstellen, dem Patienten schnell-resorbierbare Kohlehydrate verabreichen zu können.

Die Symptome verschwinden dann sehr schnell. Muß man sehr große Mengen von Insulin einspritzen, so empfiehlt es sich, eine sterilisierte, mindestens 20proz., Traubenzuckerlösung behufs Injektion zur Hand zu haben bzw. 10 ccm 60proz. Caloroselösung oder die vorrätigen Traubenzuckerampullen. Ferner ist an Ephetonin in Tabletten per os zu denken (Blutzuckererhöhung). Auch etwas Kognak bewährt sich.

Bei den ersten Spritzen soll die Möglichkeit bestehen, daß in den nächstfolgenden Stunden ein Arzt leicht erreichbar ist.

5. Man soll Insulininjektionen nicht an „strengen", d. h. Kohlehydratentziehungstagen machen.

Besondere Vorsicht ist bei diabetischen Kindern nötig.

Die Gefahr der Hypoglykämie ist sehr gering, wenn man die Kautelen beachtet. Die Neigung zur hypoglykämischen Reaktion ist individuell verschieden, wahrscheinlich von den vegetativen Nerven abhängig.

Man injiziert am besten etwa $^1/_4$—$^1/_2$ Stunde vor den Mahlzeiten, bei denen die Kohlehydratzulagen gegeben werden, und nicht spät abends, damit die etwaige hypoglykämische R. nicht in die Nachtstunden fällt. Um die günstigste Zeit für die Insulininjektion festzustellen, die nämlich individuell verschieden liegt, kann man bei einer der endgültigen Diät angenäherten Kostform zweistündig den Blutzuckergehalt bestimmen und die Insulindarreichung vor die höchsten Tageswerte verlegen. Als Ersatz für dieses ambulant nicht durchführbare Verfahren empfiehlt sich während einer noch reichlich bestehenden Zuckerausscheidung den Urinzucker eines Tages in zweistündigen Portionen zu messen und danach den Insulinbedarf zeitlich einzuteilen. Um den zunächst erforderlichen Insulinbedarf einigermaßen abzuschätzen, beachte man, daß bei mittelschweren Fällen auf 2 g Zucker etwa 1 Insulineinheit zu rechnen ist; bei schweren Fällen gleicht eine Insulineinheit weniger, bei leichten Fällen mehr Zucker aus.

Wie schon bemerkt, erfordert die Insulinbehandlung eine gleichzeitige bzw. bereits vorhergegangene und weiter fortzuführende diätetische Behandlung, d. h. eine relativ kohlehydratarme Schonungskost, etwa wie sie bei der Toleranzprüfung üblich ist. Man steigert nun tastend die Dosis des Insulins bei gleicher Diät, das man je nach Schwere und Hartnäckigkeit des Falles 1—2mal täglich, unter Umständen 3mal (bei Koma noch öfter) injiziert, bis man Zuckerfreiheit des Urins oder wenigstens eine starke Senkung des Zuckergehaltes, ferner Verschwinden oder starke Reduktion der Acidose (möglichst völliges Verschwinden wenigstens der Acetessigsäure) erreicht hat. Sollte eine weitere Steigerung des Insulins das Resultat nicht bessern, so muß man sich damit begnügen und für die dauernde Anwendung zu der Dosis zurückgreifen, die ein optimales oder nahezu optimales Ergebnis zeitigt. Man soll möglichst sparsam mit Insulin vorgehen, unnötig große Dosen vermeiden. Überhaupt enthält die Insulindauerbehandlung des Diabetikers manches Mißliche, allein schon infolge der an sich zwar geringen Injektionsschmerzen, die aber auch für weniger nervenschwache Personen auf die Dauer eine Tortur bilden. Ferner untergräbt der Gedanke an die jederzeit verfügbare Insulinhilfe das Gesundheitsgewissen der Patienten, das sie vor jedem Exzeß behüten soll. Für die breiten Bevölkerungsschichten der Minderbemittelten ist es am besten, das Insulin für die Dauerbehandlung möglichst wenig heranzuziehen; haben doch Versicherungsstatistiken bisher keine überwältigende Besserung der Diabetikerprognose seit der Insulinära feststellen können, trotz des lebensrettenden Erfolges in verzweifelten Situationen.

Bei der Insulinkur ist eine Alkalizufuhr nicht nötig, außer bei starker Acidose und Komagefahr.

Die Wirkung des Insulins äußert sich nicht nur im Kohlehydratstoffwechsel, sondern auch im Allgemeinbefinden und der Gewichtszunahme. Besonders erfreulich ist der regelmäßig zu beobachtende Stimmungsumschlag des hypochondrischen Diabetikers schon nach der ersten Spritze.

Ist ein befriedigendes Resultat erreicht, so erhöht man die Diät, besonders die Eiweiß- und Kohlehydratzufuhr. Zuweilen findet man dann eine Toleranzerhöhung.

Es ist schon aus Rücksicht auf den Patienten notwendig, wenn irgend möglich, Pausen in der Insulinbehandlung eintreten zu lassen. Würde man nun sofort zu der alten Diät zurückkehren, so würde der Inselapparat aus dem Zustande der relativen Ruhe heraus einer brüsken Belastung unterworfen, was durchaus vermieden werden muß. Man soll daher das Insulin allmählich innerhalb mehrerer Tage reduzieren, evtl. gleichzeitig die Kohlehydrate, und dann nach Absetzung des Insulins allmählich die Kohlehydrate zulegen.

Die Insulintherapie hinterläßt eine Nachwirkung auch für das insulinfreie Intervall. Toleranzerhöhungen kommen sicher vor. Vor allem wird der von den schädlichen Wirkungen der Hyperglykämie und der Acidose für einige Zeit befreite Organismus anatomisch-funktionell restituiert und in seiner Widerstandsfähigkeit gekräftigt.

Nach welcher Zeit die unterbrochene Insulinbehandlung wieder aufzunehmen, ob sie — bei leichteren Fällen — überhaupt wieder aufzunehmen ist, hängt von der Stoffwechsellage in jedem einzelnen Fall ab. Während des insulinfreien Intervalls bedarf der Patient daher der genauen Beobachtung seiner Toleranz bzw. des Blutzuckerspiegels.

Bei Natron-, Hafersuppen- wie Insulinbehandlung kann es zu Wasserretention (Ödem) kommen (infolge stärkerer Alkalisierung der Körpersäfte). Man muß das an und für sich nicht sehr bedeutungsvolle Symptom kennen, um nicht auf falsche Diagnosen und therapeutische Abwege gelenkt zu werden. Man verordne vorübergehend salzlose Kost sowie Calciumdiuretin oder Euphyllin-Suppositorien.

Viele Diabetiker werden, nachdem sie eingestellt sind, ambulant oder von einem Hausangehörigen gespritzt oder spritzen sich selbst. In diesen Fällen muß der Patient wissen, daß er stets Zucker oder süßen Fruchtsaft zur Hand haben muß.

Insulin wirkt sehr günstig auf alle die Folgeerscheinungen der Hyperglykämie, so auf Pruritus, Neuralgien, Myalgien, Neuritis, sowie auf die Infekte, die sich im diabetischen Organismus festgesetzt haben, wie Furunkulose und Tuberkulose. Bei Gangrän sind die Erfolge, wie sich denken läßt, unerfreulich, da die Beschaffenheit des zuführenden

Gefäßrohres mitspricht; immerhin versuche man in jedem Falle, durch große Dosen günstigere Verhältnisse für die Demarkierung oder die Amputation zu erzielen. Beachtung verdient, daß Gangrän oft nicht so sehr das Ergebnis eines schweren, als eines lange bestehenden leichteren und vernachlässigten Diabetes ist.

Behandlung des Koma und Präkoma. Es ist wichtig, die Frühsymptome des Koma zu erkennen: Müdigkeit, vertiefte Atmung, Herabsetzung des Augapfeldruckes, Senkung des Blutdruckes bis zu 90 und 80 mm Hg (Ehrmann). Schon Wochen und Monate vor dem Koma kann nach diesem Autor die Blutdrucksenkung vorhanden sein. Das Bild des entwickelten Komas ist bekannt. Bezüglich Pankrealgie s. S. 309. Die Zuführung von Natron per os oder rectal, nicht intravenös, ist auch bei Insulinbehandlung nicht überflüssig (teelöffelweise mit Wasser oder Zuckerwasser, Tropfeinlauf von 5—10proz. Lösungen); jedoch besteht hierüber keine Einheitlichkeit der Ansichten.

Im Mittelpunkt steht aber die Insulindarreichung in großen Dosen, evtl. intravenös; im Präkoma 50, bei ausgesprochenem Koma 100 Einheiten, evtl. bis zu 300 Einheiten in 24 Stunden unter Kontrolle von Blut- und Urinzucker. Ist die intravenöse Injektion von Erfolg, so können die weiteren Injektionen subcutan gegeben werden. Die im Anfang der Insulinära empfohlenen Traubenzuckerinjektionen erscheinen nicht nötig, da ein hypoglykämischer Shock nicht zu befürchten ist. Auch ist die Kreislaufschwäche zu bekämpfen: Coffein-, Strychnin-, Campherinjektionen in großen Dosen, auch Digipurat evtl. intravenös oder Strophantin, Lobelin, Kaffee, Alkohol.

Die Kreislaufschwäche ist von entscheidender Bedeutung und kann zum Tode führen, obwohl die Acidose mit Erfolg behandelt wurde. Vielleicht wird die Kreislaufschwäche sogar durch das Insulin verstärkt (Ödeme!), so daß um ihretwillen zu brüske Insulindosen nicht anzuraten sind.

Übrigens scheinen auch urämische Zustände (Erhöhung des Reststickstoffes im Blut!) eine Rolle zu spielen.

Das Präkoma ist entsprechend, nur mit geringeren Dosen zu behandeln. Je früher die Säureintoxikation behandelt wird, um so günstiger sind die Erfolge. Besteht das ausgebildete Koma bereits etwa 6 Stunden, so ist der Patient mit Insulin kaum mehr zu retten. Nach Abklingen des Koma soll die Alkalizufuhr weiter fortgesetzt werden. Ferner reichliche Flüssigkeitszufuhr: Kaffee, Milch, Haferschleim.

Die Behandlung mit Synthalin (einer Guanidinverbindung) hat den Vorteil der peroralen Aufnahme. Das Anwendungsgebiet ist gering. Synthalin kommt in Frage bei leichteren Fällen, bei denen man aber meist mit diätetischer Behandlung auskommt.

Der Gebrauch des Mittels wird durch die häufigen gastrischen Beschwerden, die es erzeugt, erschwert und nicht selten unmöglich gemacht. 2—3mal tägl. 0,1 mg, am je 4. Tage eine Pause. Die Nebenwirkung ist um so beachtlicher, als der Magen des Diabetikers für die diätetische Behandlung in gutem Zustande erhalten werden muß.

Die Wirkung gewisser Mineralquellen, die im Rufe einer Heilwirkung gegen den Diabetes stehen, wie Karlsbad, Neuenahr, Mergentheim, Homburg, Marienbad, dürfte kaum eine spezifische sein. Sie findet sich vorzugsweise bei leichten Diabetikern, die überernährt, plethorisch sind, an Leberhyperämie oder Fettleber leiden, sich wenig bewegen. Neben der günstigen Einwirkung auf die abdominelle Blutzirkulation und den Unterleibsdrüsenapparat kommt die Bewegung und Regulierung der Diät als Heilfaktor in Betracht. Der magere, schwere, azidotische oder mit schweren kardio-vaskulären Komplikationen belastete Diabetiker gehört besser in klinische oder Sanatoriumsbehandlung.

Die hygienische Gestaltung der gesamten Lebensweise des Diabetikers ist von größter Wichtigkeit, aus den eingangs erörterten Gründen. Hierzu gehört auch die Bewegung wie überhaupt die Muskeltätigkeit. Ohne auf das hierüber vorliegende experimentelle Material näher einzugehen, möchte ich nach der Erfahrung an Kranken bei leichtdiabetischen und zugleich gut genährten Patienten reichliche Bewegung und sonstige Muskeltätigkeit empfehlen, während bei schwerdiabetischen und zur Acidose Neigenden anstrengende Muskeltätigkeit sich verbietet. Bei reduziertem Ernährungszustand und starker Acidose ist viel Ruhe erforderlich.

Die häusliche diätetische Behandlung des Diabetikers ist mit nicht geringen Schwierigkeiten verbunden, die teils in materiellen, teils in psychologischen Verhältnissen begründet sind. Vielfach ist es gar nicht möglich, die kostspielige und schwierige Ernährung auf die Dauer herzustellen. Die billigste Volksernährung (Brot, Kartoffeln) soll ja gerade stark eingeschränkt werden. Gemüse ist teuer, seine Herstellung erfordert relativ viel Arbeit. Am billigsten ist der Genuß von gröberen Kohlarten. Auch Obst ist kostspielig; Nüsse werden im Hinblick auf ihren Calorienreichtum noch nicht genügend gewertet. Freilich erzeugt Nußdiät bei manchen Personen Magenbeschwerden.

Oft wird es den Patienten wie ihren Angehörigen überdrüssig, auf die Dauer die Diätregeln zu beachten, besonders wenn sie nicht in der Lage sind, sich die nötige Abwechslung zu gestatten, und wenn die erforderliche Einsicht fehlt. Auch materiell günstig gestellte Patienten bringen häufig nicht die Willenskraft auf, sich dauernd die zahlreichen diätetischen Entsagungen aufzuerlegen. Dazu kommen die geselligen Beanspruchungen, besonders da oft das Leiden geheim gehalten werden soll. Auf die Schwierigkeiten bei Reisen sei nur kurz hingewiesen. Die psychologischen Schwierigkeiten bei langdauernden oder ununterbrochenen Insulinkuren sind leicht verständlich. Die psychologische Behandlung seitens des Arztes spielt auch beim Diabetes eine sehr bedeutende Rolle!

Diabetes der Jugendlichen. Der so übel verlaufende Diabetes der Jugendlichen und Kinder erfordert eine ganz besonders sorgfältige Diätbehandlung. Er reagiert auf Insulin günstig.

Diabetes und chirurgische Erkrankungen. Wird bei einem Diabetiker eine Operation erforderlich, so ist er zu entzuckern, was am besten, namentlich bei dringenden Fällen, mittels Insulin geschieht. Hier ist die Blutzuckerbestimmung besonders wichtig. Ist der chirurgische Eingriff so eilig, daß eine Entzuckerung nicht mehr möglich ist, so verabreiche man jedenfalls vor der Operation hinreichend Insulin, bei Acidose gleichzeitig Kohlehydrate (Hafersuppe, Reis) und setze, unter Kontrolle des Urins bzw. des Blutzuckergehaltes, die Behandlung während der Wundheilung fort. Diese wird bei gleichzeitiger Insulinbehandlung bedeutend günstiger gestaltet.

Diabetes und akute Infektionen. Bei solchen (Pneumonie usw.) ist die Insulindosis zu erhöhen, weil Infektionen die Toleranz erniedrigen.

Gicht.

Für die typische, reguläre Gicht sind die akuten schmerzhaften Gichtanfälle charakteristisch, welche bei der atypischen, irregulären Gicht fehlen. Beide Formen unterscheiden sich im übrigen nicht voneinander. Die atypische Form kann in die typische übergehen, indem noch nach vieljährigem Bestehen der Krankheit ein Anfall auftreten kann. Der Gichtanfall ist daher kein wesentliches, sondern nur ein akzidentelles Merkmal der Gicht. Auch bei der atypischen Form kommt es zu örtlichen Harnsäureablagerungen, nur daß diese nicht mit akuten heftigen schmerzhaften Entzündungen verlaufen. Immerhin können leichte, dem Kranken kaum bemerkbar werdende Anfälle auch bei ihr seltenerweise vorkommen. Man erkennt die atypische Gicht in der Hauptsache an den uratischen Ablagerungen, die sich besonders in den Schleimbeuteln des Olecranon und der Kniescheibe (präpatellar), in der Umgebung des Kniegelenks, am Trochanter major und Acromion, den Malleolen, der Kreuzbeingegend, den Ohrmuscheln finden, ferner am feinen Gelenkknirschen (Sandknirschen) besonders am Kniegelenk.

Die Gicht besteht ganz allgemein gefaßt in einer Störung des Purinhaushaltes. Auf die zahlreichen theoretischen Fragen der Pathogenese gehe ich hier nicht ein. Auf der einen Seite ist das Nahrungsangebot (Menge, Zusammensetzung der Ernährung, ihr Gehalt an Purinkörpern und Stoffwechselreizen), auf der anderen Seite die Betriebsarbeit des Darms, der Leber, der Nieren und des Nervensystems von Bedeutung. Die Verdauungsdrüsen und die Darmflora ist wichtig für den Abbau der Nucleinkörper, es kommen zu viel Purinkörper in das Blut, wenn sie im Darm nicht hinreichend zerstört werden (Steudel). Eine Beeinflussung der Harnsäureausscheidung vom Zwischenhirn aus ist sehr wahrscheinlich. Leberschwellungen sind bei Gicht häufig.

Es liegt somit bei der gichtischen Stoffwechselstörung ein Zusammenspiel sehr verschiedener Organfunktionen vor, woraus sich ergibt, daß die lediglich alimentäre Behandlung der Gicht unzureichend ist. Vielmehr ist auch Darm, Leber, Niere, das Gewebe im allgemeinen, das Nervensystem und die Psyche (Willenssphäre) zu behandeln. Immerhin ist die Diät von großer Bedeutung, wie schon die Einschränkung der Gicht während der Hungerblockade im Weltkriege beweist. Der

Purinstoffwechsel soll möglichst wenig belastet werden. Am meisten purinhaltig sind die drüsigen Organe, wie Kalbsmilch (Bries, Thymus), Leber, Nieren, Hirn. Sodann kommt Fleisch; gekochtes Fleisch enthält etwas weniger Purine als gebratenes. Purinfreies Eiweiß ist enthalten in der Milch, dem Käse, dem Pflanzeneiweiß und den Eiern. Der Puringehalt der Kartoffeln und Zerealien kommt praktisch kaum in Betracht.

Puringehalt der Nahrungsmittel.

Nach Burian-Hall und Burian-Schur enthalten:

100 g frische Thymus	0,429 —0,482 g	Purin-N
100 g frisches Pankreas	0,123 —0,183 g	„
100 g frisches Ochsenfleisch	0,055 —0 071 g	„
100 g frische Milch	0,0004—0,0006 g	„
100 g Schwarzbrot	0,010 mg	„
100 g Kartoffeln	0,0005—0,0006 g	„
Weißbrot, Reis, Eier, Salat, Kohl	0 bis Spuren	„

Nach Bessau und Schmidt:

100 g	Purinbasen N in g	100 g	Purinbasen N in g
Rindfleisch	0,037	Spinat	0,024
Leber	0,093	Steinpilze	0,018
Niere	0,080	Pfifferlinge	0,018
Thymus	0,330	Champignons	0,005
Lungen	0,052	Morcheln	0,011
Taube	0,058	Rapunzel	0,011
Gans	0,033	Kohlrabi	0,011
Huhn	0,029	Frische Schoten	0,027
Reh	0,039	Erbsen	0,018
Bouillon (Rind)	0,015	Linsen	0,054
Schellfisch	0,039	Bohnen	0,017
Zander	0,045	Grieß, Reis, Hafermehl, Hirse usw.	0
Sprotten	0,182	Semmel, Brot	0
Ölsardinen	0,118	Kommißbrot	Spuren
Sardellen	0,078	Pumpernickel	0,003
Anchovis	0,145		

Die Gemüse bilden hiernach zum Teil eine nicht zu vernachlässigende Purinquelle. In demselben Sinne sprechen die Untersuchungen von v. Fellenberg. Von den Gemüsen enthalten die Salat- und Spinatkräuter am meisten Purinbasen. Auch die Kohlarten sind ziemlich reich daran. Ähnliche Werte liefern die Blattgemüse, Pilze, einige Knollen- und Wurzelgewächse, wie Bierrettig, Radieschen, Rübkohl, während andere Rüben und vor allem Kartoffeln recht arm daran sind. Es ist jedoch noch zweifelhaft, ob der Puringehalt der Vegetabilien praktisch in Betracht kommt.

Wichtig ist die Feststellung von v. Fellenberg, daß durch das Kochen nicht viel mehr als die Hälfte der Purinbasen des Rindfleisches ausgezogen werden und daß ungefähr dasselbe für die purinreichen Gemüse, wie Spinat und Blumenkohl, zutrifft. Es darf daher auch abgekochtes Fleisch nur in mäßigen bzw. geringen Mengen genossen werden.

Nach Schittenhelm bilden Kaffee und Tee zu einem kleinen Teil Harnsäure, so daß sie bei strenger Gichtdiät, z. B. beim akuten Anfall, aus der Kost zu streichen sind.

Der Puringehalt des roten und weißen Fleisches ist kein unterschiedlicher, des Fischfleisches ein schwankender, aber im ganzen ziemlich hoher. Die kleinen Fische, bei denen die Eingeweide zum Teil mitverzehrt werden (Sardinen, Sprotten, Anchovis), zeigen einen relativ größeren Puringehalt als die größeren. Kaviar ist purinfrei.

Die Diät soll kurz zusammengefaßt eine vorzugsweise lakto-vegetabilische sein, wobei, um Widerwillen und damit Magenstörungen zu vermeiden, für möglichste Abwechslung zu sorgen ist. Auch die purinfreien Eiweißarten sollen nur mit Maß dargereicht werden. Die Zufuhr jeglichen Eiweißes scheint die endogene Harnsäure, die in der Hauptsache aus den abgesonderten Verdauungssäften stammt, zu vermehren. Die Erfahrung spricht jedenfalls für eine ganz allgemein eiweißarme Diät bei Gicht, d. h. 0,8—0,9 g Eiweiß pro Kilogramm Körpergewicht bei im übrigen ausreichender Calorienzufuhr, die zur Erhaltung des Körperbestandes genügen, also bei einem Gewicht von 60 kg 48—54 g Eiweiß pro Tag. Vorübergehend, z. B. beim Anfall, kann man unter diesen Betrag bedeutend hinuntergehen.

Als ungefährer Anhalt zur Zusammenstellung einer Eiweißkost dienen folgende Angaben:

10 g Eiweiß sind enthalten in:

50 g frischen Fleisches,
33 g gekochten Fleisches,
$^1/_3$ Liter Milch,
62 g Quark,
30—72 g anderen Käses (je nach Fettgehalt),
$1^3/_4$ Ei (1 Ei = 45 g Gewicht),
140 g feinen Weizenbrotes (Brötchen).

Eine noch größere Reduktion der Eiweißzufuhr, etwa bis auf 20 g, wie sie manche „Proteinphobisten" (Rubner) auch für den Stoffwechselgesunden verlangen, ist unnötig und bedenklich, wenigstens als Dauerkost.

Bezüglich der Kohlehydrate und Fette halte man sich an das für die Erhaltung des Körperbestandes Erforderliche. Jeder Überschuß an Nahrungsstoffen ist zu vermeiden. Man beachte auch das Maß der Muskeltätigkeit. Öftere Bestimmungen des Körpergewichts lassen erkennen, ob die Ernährung eine hinreichende oder überschüssige ist. Im übrigen wird man sich nach der Konstitution und dem gesamten Habitus: Vollblütigkeit, Fettreichtum, Entkräftung richten. Im allgemeinen ist die Beschränkung der gesamten Nahrungszufuhr von nicht viel geringerer Wichtigkeit als die der Purinkörper. Reichliche Obstzufuhr ist fast in allen Fällen günstig. Ebenso Milch und Milchderivate als purinfreie Ernährung.

Die Flüssigkeitszufuhr soll $1^1/_2$—$1^3/_4$ l betragen (Durchspülung der Gewebe), auch bei fettleibigen Gichtikern, jedoch ist bei gleichzeitiger Herzinsuffizienz eine Beschränkung notwendig. Gelegentliche Wasserstöße (Trinktage) sind zu empfehlen.

Alkohol ist ganz zu verbieten oder nur in mäßiger Menge zu gestatten.

Schema eines purinfreien Speisezettels.

1. Frühstück: Dünner Tee, coffeinfreier Kaffee, Malzkaffee, mit Milch oder Sahne, Weißbrot[1], Zwieback usw., Butter, Obst (roh oder Kompott), Marmelade, Fruchtgelee, Honig, Kakao[2].

2. Frühstück: Weißbrot, Butter, Käse, Ei, Obst, Milch (auch saure oder Buttermilch).

Mittagmahlzeit: Suppe (keine Fleischbrühe), Eierspeisen, Kartoffeln, Reis, Nudeln, Grieß, Graupen, Mondamin, evtl. mit Milch zubereitet. Gemüse. Die purinreichen (Spinat usw.) in nicht zu großer Menge (s. oben Analyse). (Zubereitung mit Butter oder Mehlzusatz erlaubt.) Salate (mit Essig oder Citrone). Mehlspeisen, Obstspeisen, Käsespeisen, Obst, Kompott, Käse, Käsegebäck.

Nachmittagkaffee (Vesper, Jause). Coffeinfreier Kaffee, dünner Tee, Kakao mit Milch, Weißbrot, Kuchen, Butter, Marmelade.

Abendmahlzeit: Eierspeisen, Käse, Mehlspeisen, Kartoffeln, Reis, Grieß usw., Käsespeisen, Milch, Gebäck, Butter, Gemüse, Salate, Obst, Kompott.

Zu diesem purinfreien Speisezettel kann man je nach der Schwere des Falles Zulagen von Fleisch, Geflügel, Fisch geben. Es empfiehlt sich jedenfalls, wöchentlich mindestens 1—2 ganz purinfreie Tage halten zu lassen.

Bei mageren geschwächten Gichtikern kann man die purinfreie Eiweißkost durch Hinzufügung von Eiern, Käse, Milch, Butter usw. verstärken, oder auch Fleisch in etwas größerer Menge nehmen lassen. — Bei fetten Gichtikern muß die Zucker-, Amylaceen- und Butterzufuhr beschränkt werden.

Grundsätzlich soll die Abendmahlzeit nicht zu reichlich sein, die Hauptmahlzeit mittags eingenommen werden; namentlich soll die Abendkost wenig Eiweißstoffe und keine Purinzulagen enthalten. Soll irgend etwas getrunken werden, so empfehlen sich Säuerlinge, Fachinger usw., Limonaden. Auch bei leicht Gichtkranken sollen öfters strenge Diätperioden eingeschaltet werden. Obst- oder Milchkarenztage empfehlen sich bei schwerer Gicht und bei gleichzeitigen kardiovaskulären Veränderungen, bei Fettleibigkeit, Leberanschoppung.

Bei hartnäckigen Fällen schrecke man vor periodischen Rohkostkuren nicht zurück.

Neben der Diät bildet die erhöhte Muskeltätigkeit ein wichtiges Behandlungsprinzip, sowohl in der Form der allgemeinen Fortbewegung wie der Gymnastik und des Sports. Bei gleichzeitiger Fettleibigkeit

[1] Schwarzbrot enthält Purin in sehr geringer Menge, aber es ist fraglich, ob es zur Resorption kommt.

[2] Kakao enthält nach v. Fellenberg 0,04 g Purin auf 100 g; für die Tasse werden 8—10 g Kakao verwendet. Bei schweren Fällen wird man Kakao verbieten.

oder Leberschwellung ist die Bewegungsbehandlung besonders indiziert. Jedoch muß bei kardio-vaskulären Veränderungen die Leistungsfähigkeit des Herzens berücksichtigt werden; das gleiche gilt für etwaige Nierenkomplikationen. Sehr häufig scheuen die Patienten die Bewegungen, weil sie bei denselben Schmerzen verspüren, die sich aber gewöhnlich gerade durch die Bewegung bessern. Etwas anderes ist es, falls akute entzündliche Veränderungen bestehen. In der Hauptsache sollen außer Fortbewegung Freiübungen gemacht werden, in allmählicher Steigerung der Anforderungen. Auf Kraftleistungen kommt es nicht an. Nicht nur die befallenen, sondern alle Gelenke sollen geübt werden. Die Atmungsgymnastik ist, besonders bei Fettleibigkeit und Leberschwellung nicht zu vernachlässigen. Anleitungen zur Gymnastik: Schreber, Ärztliche Zimmergymnastik. — Karl Möller, Atmung und Haltung. Zehnminutenturnen in Schule und Haus. B. G. Teubner. — K. Hasebroek, Die Zandersche mechanische Heilgymnastik und ihre Anwendung bei inneren Krankheiten. J. Bergmann. — H. Hughes, Atemkuren Kabitzsch. — Ferner Müller, Mein System. — Angerstein u. a. m.

Die Bewegungstherapie muß mit großer Ausdauer durchgeführt werden. Massage (allgemeine) kann sie ergänzen; ebenso die Anwendung trockener Bürstungen. Dagegen ist von Massage der Tophi abzuraten.

Auch sonst kommt die physikalische Therapie bei der Gicht mit Erfolg zur Verwendung, wahrscheinlich durch Einwirkung auf den Gewebsstoffwechsel, die Leber, Darmtätigkeit. Erfahrungsgemäß bewähren sich:

Allgemeine kalte Abreibungen, kurze Duschen, Schwimmbäder, kurzdauernde kühle Wannenbäder, alles mit nachfolgender kräftiger Trockenfrottierung. Abhärtung der Füße durch kalte Waschungen, kurze kühle Fußtauchbäder, wechselwarme Fußbäder. Warme Vollbäder mit kurzer kühler Abwaschung und kräftiger Frottierung. Ferner schweißtreibende Maßnahmen, wie Heißluft- oder Dampfbäder, Sool-, See-, kohlensaure Bäder. Auch Luft- und Sonnenbäder. Die Frottierung der Haut im oder nach dem Bade wird mittels rauher Bürsten (Schrubber, Wurzelbürste), Luffa- oder Gummischwämme ausgeführt.

Für Gichtiker empfiehlt sich ein trockenes, warmes, sonniges Klima. Der Darm- und Leberbehandlung bzw. der Anregung der Nierentätigkeit und schließlich der Beeinflussung des gesamten intermediären Stoffwechsels dienen die verschiedenartigen Brunnenkuren, die bei Gicht üblich und zum Teil von sicherem Vorteil sind: die erdigen Säuerlinge (Marienbader Rudolfsquelle, Wildunger u. a.), die alkalischen Säuerlinge (Obersalzbrunn, Neuenahr, Bilin, u. a.), die alkalisch muriatischen Quellen (Aßmannshausen, Ems u. a.), die alkalisch-salinischen Glaubersalzquellen: Karlsbad, Franzensbad, Elster, Marienbad, Mergentheim, Bertrich, Tarasp-Schuls, die Kochsalzquellen (Kissingen, Kreuznach, Salzschlirf u. a.). Ob den Trinkkuren eine lösende Wirkung auf die Harnsäure oder eine erhöhte Ausfuhr derselben wirklich zukommt, steht noch dahin. Die Erfahrung spricht besonders für den Nutzen der abführenden (alkalisch-salinischen bzw. Sulfat-) Quellen und Kochsalzwässer, der wahrscheinlich durch die Einwirkung auf die Darmtätigkeit, Plethora abdominalis, Leberanschoppung, Fettleibigkeit vermittelt wird. Die Sulfatwässer (Glaubersalz, Bittersalz), regen auch die Gallen- und Bauchspeicheldrüsenabsonderung an. Über die Einwirkung auf den Gewebsstoffwechsel selbst fehlt es noch an genaueren Einblicken. Dem Lithiumgehalt kommt keine Bedeutung zu.

In den Kurorten kommt zur eigentlichen Brunnenkur noch die Regelung der Diät, die Bewegung, die gleichzeitige Anwendung von Bädern und anderen physikalischen Maßnahmen hinzu.

Auch im Hause können solche Kuren nachgeahmt werden.

Medikamentöse Behandlung. Daß die Darreichung von Alkalien die Löslichkeit der Harnsäure und ihre Ausscheidung wirklich günstig beeinflußt, ist noch nicht sichergestellt, aber wenig wahrscheinlich. Wohl aber kommt die Gewebsdurchspülung und die diuretische Wirkung und damit bessere Lösungsmöglichkeit in Betracht. In diesem Sinne sind die Citronenkuren usw. zu verstehen.

Die Piperazin-, Lysidin-, Harnstofftherapie, die Behandlung mit Formaldehyd- (Urotropin, Citarin, Fonabisit) und Chinasäurepräparaten (Urosin, Sidonal, Chinotropin, Ural) ist ohne Nutzen. Dagegen hat Atophan tatsächlich die Eigenschaft, die U-Ausfuhr zu steigern. Es wird besonders beim Gichtanfall angewendet, jedoch ist auch in der anfallsfreien Zeit eine periodische Atophanbehandlung von Nutzen, besonders bei Fällen von dauernden oder oft wiederkehrenden Schmerzen oder kleineren Anfällen. Das Atophan hat auch eine antiphlogistische und schmerzstillende Wirkung.

Um das Ausfallen der Urate in den Harnwegen zu verhindern, verordnet man das Atophan mit Natr. bicarb. und einer reichlichen Menge von Wasser (3mal tägl. 1—2 Tabl. zu 0,5 nach dem Essen).

Das Novatophan (Äthylester des p-Methyl-Atophan), im Gegensatz zum Atophan geschmacklos und den Magen weniger belästigend, wirkt, wie es scheint, zuweilen weniger intensiv (dieselbe Dosierung). Ähnlich, aber noch schwächer, wirkt Lytophan.

Leukotropin (Lösung von Atophan in Urotropin, Bruno Mendel) intravenös angewendet, entfaltet die Atophanwirkungen schneller und stärker als das per os gereichte Atophan. Ähnlich wirkt Atophanyl.

Die Heilwirkung des Radiums auf Gicht ist noch strittig. Der Einfluß der Bäder dürfte sich auf die Inhalation der Emanation beschränken, deren Dosis aber zu gering ist. Eher kämen die Emanatorien in Betracht, denen eine Heilkraft aber nur zugesprochen werden könnte, wenn in 1 l Luft mindestens 25 Mache-Einheiten enthalten sind. Die bei Gicht, Ischias, Tabes, chronischem Gelenkrheumatismus, Erschöpfungszuständen von einzelnen Patienten angegebenen Besserungen dürften vorzugsweise das Krankheitsgefühl betreffen. Besser sind die Emanations- oder Thorium X-(Doramad-)Trinkkuren (täglich 40 es. E. 4 Wochen lang, zugleich wöchentlich eine intramuskuläre Injektion von 40 es. E. Doramad). Während dieser Kur treten zuweilen reaktive

Schmerzen auf, die man durch Novatophangaben bekämpfen kann. Doramad wird geliefert von der Auergesellschaft, Berlin O 17. Radiumpräparate können ferner auch periartikulär und intravenös injiziert werden. Wenig wirksam scheinen die Radiumkompressen und Radiumschlammumschläge zu sein. Radiothor (Vaterelement des Thorium X) soll eine gesteigerte Harnsäureausfuhr bedingen (P. Lazarus) und wird subcutan oder intramuskulär verwendet. Gegen die Depotbehandlung ist immerhin das Bedenken zu erheben, daß eventuell eine übermäßig lange und zu intensive, das Blut schädigende Wirkung eintreten könnte.

Im ganzen hat Radium bei der Gicht enttäuscht. Neuerdings wird ein Kombinationspräparat von Radiumsalzen und Atophan (Radiophan) empfohlen, das in Form von intravenösen Injektionen und Pillen verordnet wird. Erstere verdienen den Vorzug. Sie bewähren sich beim akuten Gichtanfall wie auch im weiteren Verlauf der Gicht. Das Radiophan fällt kalt leicht aus.

Die chronischen Gichtablagerungen (Tophi) müssen vor mechanischen Insulten und erheblichen Kälteeinwirkungen durch warme Umhüllungen geschützt werden. Außerdem Abhärtung durch tägliche kühle Waschungen. Vor der Eröffnung der Tophi ist zu warnen.

Chronische Gelenkversteifungen werden wie andere Arthritiden mit Wärme, Bewegungsübungen und vorsichtiger Massage, reizenden Einreibungen, trockenen Frottierungen behandelt; Umhüllungen mit Gicht-Charpiebaumwolle (Capsicum), Menthol-Charpiebaumwolle, Salicyl-Charpiebaumwolle, Empl. capsicum. Die täglich mehrfach wiederholten Bewegungsübungen, in der Praxis noch immer vernachlässigt, sollen nur bis zur Schmerzgrenze gehen, aber sehr häufig ausgeführt werden. Thermotherapie in ihren verschiedenen Formen (Moor, Schwefelschlamm, Fango, Antiphlogistin usw.). Radiumbehandlung s. oben.

Bei sehr torpiden Formen Versuch mit Proteinkörpertherapie. Zur chronischen Gichtbehandlung gehört die Abhärtung und die Tonisierung der Hautfunktionen. Wärmestauung durch zu warme und beengende Kleidung vermeiden, Hautpflege durch häufige Bäder, kühle Abreibungen mit trockenen Frottierungen. Gewöhnung an Temperaturwechsel. Sorge für trockene Haut.

Der Psychotherapie fällt die Disziplinierung des Gichtikers zu: in der Diät, der Lebenshaltung, der Bewegung. Es ist keine leichte Aufgabe für den Kranken, sich zum Herrn seines Stoffwechsels zu machen. Der Arzt muß ihm seinen Willen aufzudrängen verstehen.

Beim akuten Gichtanfall, der möglichst schon bei den Vorboten in Behandlung zu nehmen ist, soll der befallene Gliedteil wie ein frisch entzündeter angefaßt werden, ruhige, fest-weiche Lagerung, trockene oder feuchtwarme Umhüllung. Kein Eis. Evtl. Stauungsbinde. Heiße Umschläge werden von einzelnen nicht vertragen, können versucht werden. Einreibung mit Salit, Spirosal, Mesotan, Pain Expeller. Strengste Diät: Keine Purinkörper, Eiweiß überhaupt in sehr geringer Menge. Amylaceen, Gemüse, Obst, Butter, Milch ($^1/_2$—$^3/_4$ l), Butter-, saure Milch, etwas Ei oder Käse. Flüssigkeit in sehr großen Mengen (Wasser, Limonade, Säuerlinge). Kein Alkohol. Bei schweren Anfällen am besten reine Obstdiät. Abführmittel. Medikamentös: Salicylpräparate, Atophan, Novatophan; Leukotropin bewährt sich besonders, so daß oft schon die erste intravenöse Injektion von 10 ccm ein sofortiges Nachlassen der Schmerzen und der Entzündung bewirkt. Auch Radiophan intravenös ist zu empfehlen (s. oben). Leukotropin kann wie Atophan Urticaria auslösen, die aber unbedenklich ist.

Eines alten Rufes erfreuen sich die Colchicumpräparate. Man verordnet am besten Colchicin Merck in Pillen zu $^1/_2$ mg (Colchicin M. 0,01 auf 20 Pillen, ein- bis zweistündlich 1 Pille bis zu 6—8 Pillen täglich). Länger als 3 Tage soll das Mittel nicht gebraucht werden. Meist, aber nicht immer, entstehen Durchfälle. Nierenerkrankung bildet eine Kontraindikation. Die vielfach von Gichtikern gebrauchten Geheimmittel Likör Laville, Alberts Remedy u. a. enthalten neben anderen Substanzen Colchicum und sind von unzweifelhafter Wirkung, aber überflüssig und wegen ihrer unsicheren Dosierung nicht zu empfehlen. Eine wissenschaftliche Begründung der Colchicumtherapie steht noch aus. Daß die Wirkung sich in der abführenden Eigenschaft erschöpft, ist unwahrscheinlich. Möglicherweise kommt die capillarschädigende Wirkung des Colchicum in Betracht.

Der Gichtanfall, bei dessen Zustandekommen das vegetative Nervensystem eine entscheidende Rolle spielt, ist, wie schon bemerkt, kein wesentliches, sondern ein akzidentelles Merkmal der Gicht. Die Störung im Purinstoffwechsel, die das Wesen der Gicht ausmacht, braucht an sich nicht zum Gichtanfall zu führen, der von besonderen hinzutretenden Bedingungen abhängt. Der dogmatische Standpunkt, daß Gicht erst dann vorhanden sei, wenn das „klassische" Krankheitsbild des Lehrbuchs ausgeprägt vorliegt, ist nicht diskutabel. Man kann höchstens von typischen Fällen sprechen und ihnen diejenigen ohne akute entzündliche Anfälle als atypische oder irreguläre Gicht gegenüberstellen.

Menschen, die an typischer Gicht leiden, haben zuweilen eine ganze Zahl von Tophi, die sich ohne akute entzündliche schmerzhafte Erscheinungen entwickelt haben, ein Beweis für den außerwesentlichen Charakter des großen „Anfalls".

Störungen des Purinstoffwechsels sind häufig und kommen in den verschiedensten Abstufungen vor. Was wir echte Gicht nennen, stellt nur den am meisten ausgeprägten Typ dar. Es gibt zahlreiche Fälle, bei denen es sich um übermäßige alimentäre Belastung und ungenügenden Energieverbrauch handelt, auch ohne „Diathese".

Die Gicht zeigt über die Harnsäurestörungen hinaus noch eine ganze Reihe von Krankheitserscheinungen: Fettleibigkeit, Plethora abdominalis mit Leberanschoppung, Herz- und Gefäßsymptome, d. h. Blutdruckerhöhung, Arteriosklerose, muskuläre Herzerkrankung, Nierensymptome: Albuminurie, Zylindrurie, Nephritis, Schrumpfniere, endlich nervöse Symptome: Muskel-, Gelenkschmerzen, Neuralgien, besonders

Ischias, Parästhesien, Pruritus, Angioneurosen, das Gesamtbild der Neurasthenie, häufig mit Depression und affektiver Reizbarkeit, Schlaflosigkeit. Gastrische Symptome, wie Sodbrennen, Dyspepsie, Flatulenz sind besonders bei den mit Fettleibigkeit oder Plethora abdominalis verbundenen Formen, aber auch ohne diese häufig. Ferner finden sich auffallend häufig Cholecystitis und Cholelithiasis. Alle diese Erscheinungen sind der typischen wie der atypischen Gicht eigen, nur daß bei der ersteren die Fettleibigkeit und die nervösen Symptome seltener und die kardio-vaskulären häufiger sind. Daß die genannten Symptomgruppen tatsächlich zur Gicht Beziehung haben, geht aus ihrer großen Häufigkeit bei derselben hervor.

Auch bei Fettleibigkeit bzw. bei Leberanschoppung ohne gichtische Ablagerungen habe ich dieselben Symptome und Symptomgruppierungen, nämlich kardio-vaskuläre (Herzhypertrophie, Hypertension), renale, nervöse wie bei der Gicht in auffallend großer Häufigkeit festgestellt. Hieraus geht hervor, daß Störungen im Ablauf des Stoffwechsels, wie sie bei Leberfunktionsstörungen und bei der Fettleibigkeit vorkommen bzw. letzterer zugrunde liegen, ähnliche Erkrankungen des Gefäßsystems, der Nieren und der Nerven auslösen können, wie es die spezifischen Störungen des Purinhaushaltes tun. Letzterer ist nicht nur vom Standpunkt der spezifischen Diathese, sondern in seinen Beziehungen zum Gesamtstoffwechsel zu betrachten.

Alles dies führt zu dem zwingenden Schluß, daß die Therapie der Gicht sich nicht auf den Harnsäurestoffwechsel beschränken, sondern den gesamten Stoffwechsel erfassen soll. Sie begegnet sich daher mit der Therapie der Fettleibigkeit und der Leberanschwellung (s. dort).

Auch zum Rheuma bestehen Beziehungen, insofern auch bei diesem eine gewebliche und nervöse Überempfindlichkeit das markante Symptom bildet. Bekanntlich wird Rheuma und Gicht häufig miteinander verwechselt. Zahlreiche Rheumafälle gehören in Wirklichkeit der Gicht an. Ferner findet sich nervöse Überempfindlichkeit bei Fettleibigkeit (s. S. 44, Kap. X, Neurosen), die gleichfalls meist als rheumatische gilt. Ein Teil des sog. Rheumas gehört somit Stoffwechselstörungen an (Schmerzschrei des Gewebes auf chemische Alteration).

Fettleibigkeit.

Theoretisch müßte jedes Individuum, das mehr Nahrung zu sich nimmt, als es durch Wärmebildung, Arbeitsleistung, Ausscheidungen verbraucht, an Körpergewicht zunehmen. Dies geschieht jedoch nicht immer und nicht in einer energetisch zu berechnenden Weise, weil der Organismus über Regulierungsmittel verfügt. So steigert die Nahrungsaufnahme als solche den stoffwechselmäßigen Umsatz, am meisten Eiweißnahrung, viel weniger Kohlehydrat- und am wenigsten Fettnahrung (Rubners spezifisch-dynamische Wirkung). Ferner vermag der Körper den Umsatz durch endokrine Drüsen (wahrscheinlich unter Mitwirkung des vegetativen Nervensystems) zu steigern und (z. B. bei geringer Nahrungszufuhr) herabzusetzen. Vornehmlich wirkt in dieser Hinsicht die Hypophyse und die Schilddrüse. Eine gewisse Regulierung findet auch dadurch statt, daß bei starker Füllung des Magen-Darmkanals von den Ingesta relativ weniger resorbiert wird. Auch eine Anpassung der Nahrungsaufnahme selbst an den Nahrungsbedarf spielt mit, nämlich durch die Gefühle des Hungers bzw. des Appetits und der Sättigung. Diese Regulierung ist aber immerhin eine unvollkommene, da die psychischen Erscheinungen der Lust und Unlust nicht immer dem physischen Bedürfnis parallel gehen, sondern auch von Stimmungen, Gewohnheit u. a. m. abhängig sind. Viele Menschen haben sich ein abnorm gesteigertes Hungergefühl angezüchtet und fühlen sich erst satt, wenn das Sättigungsgefühl sich bis zu einer Spannung der ganzen Magengegend ausgewachsen hat. Viele lassen sich durch Wohlgeschmack der Speisen verführen, weit über die Stillung des Hungers hinaus zu essen, bis sie nicht mehr „können", d. h. bis der Magendruck der Eßfreude ein zwingendes Ende bereitet.

Es gibt Vielesserfamilien, in denen die Unmäßigkeit in der Nahrungsaufnahme schon von Kindheit an gezüchtet wird.

Die übermäßige Nahrungsaufnahme wird um so mehr zur Vermehrung der Körpersubstanz, die vorwiegend in Anlagerung von Fett besteht, führen, je geringer der Verbrauch durch körperliche Arbeit ist. Besonders ist es die Zufuhr von Kohlehydraten und Fettstoffen, die fettansetzend wirkt.

Sehr häufig treffen wir bei Fettleibigen das Gegenteil einer Regulierung an, nämlich einen Circulus vitiosus, der darin besteht, daß sie bewegungsunlustig, ja dauernd müde sind, was zum Teil durch die Vergrößerung der zu bewegenden Masse, zum Teil dadurch bedingt ist, daß eine von vornherein bestehende Trägheit den Fettansatz bewirkt hat (vgl. auch S. 340). Je mehr die Fettleibigkeit vorgeschritten ist, eines desto größeren Energieaufwandes bedürfen die Betroffenen zur Ausführung von Muskeltätigkeit. Hieraus erhellt die Wichtigkeit, die der Psychotherapie zukommt: der Kranke ist sowohl zu einer vernünftigen angepaßten Diät, wie zur Überwindung seiner Bewegungsunlust zu erziehen.

Man mache ihm von vornherein klar, daß ohne dieses beides eine Beseitigung der Fettleibigkeit unmöglich ist, daß alle anderen Maßnahmen (Hormonkuren usw.) nur einen sekundären Charakter haben und daß die so beliebten Schnellkuren (in Badeorten usw.) nur die Bedeutung von einleitenden Kuren haben, deren Erfolg Null ist, wenn sie nicht von einer dauernden Regulierung der Lebensweise in Hinsicht der Diät und Muskeltätigkeit gefolgt werden.

Bei der großen Mehrzahl der Fettleibigen liegt Mast bzw. Bewegungsmangel vor. Scheinbar erbliche Belastung bedeutet an sich noch keinen endokrinen Faktor, denn auch Eßgewohnheiten bzw. überhaupt Bedingungen der Lebensweise können familiär erblich sein (s. oben). Ein mitbedingender endokriner Faktor wird freilich bei einem Teil auch der Mastfettsuchtfälle vorhanden sein.

Die für die endokrine Fettsucht als typisch angesehene vorzugsweise Fettanhäufung an den Hüften, dem Gesäß, Mons veneris und den

Mammae betrifft die Körperteile, die physiologisch und auch bei der Mastfettleibigkeit vorzugsweise betroffen sind.

Jede abnorme Körperfülle ist das Ergebnis eines stoffwechselmäßigen Mißverhältnisses zwischen Einnahme und Ausgabe, bedingt durch mangelhafte Anpassung zwischen Zufuhr und Verbrauch bzw. ungenügende Regulierung seitens des Organismus. Unzweifelhaft kann das erste allein schuld sein, wenn das Mißverhältnis so stark ist, daß es durch die Regulierung des Stoffwechsels nicht korrigiert werden kann (reine Mastfettleibigkeit). Andererseits kann auch bei zweckmäßiger Anpassung die Regulierungsinsuffizienz allein zur Körperfülle führen: eigentliche Fettsucht, Myxödem, eunuchoide Fettsucht (vgl. Endokrine Fettsucht), und ebenso sicher trifft oft das erste und zweite zusammen.

Menschen von sehr verschiedener Körperfülle können in gleicher Weise gesund und leistungsfähig erscheinen. Den verschiedenen Lebensaltern ist eine gewisse physiologische Körperfülle eigen. Man kann aber sagen, daß im Laufe der Zeit die fetteren Individuen doch meist eine verringerte Gesundheit, Leistungs- und Widerstandsfähigkeit erkennen lassen. „Corpora sicca durant". Es ist auch von vornherein einleuchtend, daß die Vermehrung des passiven, funktionsarmen Fettgewebes über ein gewisses Maß hinaus nur Ballast sein wird. Die Fettansammlung ist daher schon zu bekämpfen, ehe sie störend wird.

Für den physiologischen Fettgehalt des Körpers gibt die bekannte Regel: so viel Kilogramm, als der Körper an Zentimetern über 1 m lang ist, einen ungefähren, wenn auch nicht streng schematischen Anhalt. Jeder Mensch sollte darauf bedacht sein, sich in dieser Verfassung zu halten.

Schon geringe Überschreitungen des Körpergewichts können mit den verschiedensten Beschwerden verbunden sein, die teils auf dem erhöhten Fett- bzw. Wassergehalt des Körpers, teils auf den Lebensbedingungen, die zu diesem geführt haben, beruhen. Bei jedem Kranken sollte der Arzt die Körperfülle beachten, auch wenn die gegenwärtigen Klagen nicht unmittelbar mit ihr etwas zu tun zu haben scheinen.

Fettleibigkeit und Vollblütigkeit nehmen oft im Winter zu: durch den Mangel an Bewegung, reichliches Essen bei geselligen Veranstaltungen, Sonnenmangel, den geringeren Genuß von Gemüse und Obst, zu viel Schlaf, vielleicht auch durch warme Bekleidung und den Aufenthalt in sehr warmen Räumen. Es empfiehlt sich daher für solche Personen „Frühjahrskuren" vorzunehmen, um das Blut zu „reinigen" und den „Winterspeck" zu beseitigen! Reichliche Bewegung im Freien, Trinkkuren in Form von alkalischen oder abführenden Wässern, Diätbeschränkung, Sonne, Aufsuchen von südlichen Klimata.

Hungerkuren zu dem Zwecke einer Verjüngung (Ersatz von gealterter Substanz durch frische) sind weder biologisch noch empirisch begründet (Rubner).

Eine Reduktion der Körperfülle ist im allgemeinen nicht angebracht: bei Tuberkulose und bei Basedow. Irrtümlich ist die viel verbreitete

Ansicht, daß Neurastheniker fett sein sollen. Es gibt aber gewisse konstitutionell Fette, die auf Verringerung des Gewichtes mit — wirklichen oder eingebildeten — Beschwerden reagieren, die sich in ihrem Zustande halten, nicht fetter und nicht magerer werden, mit einem individuellen konstitutionellen Fettgehalt, der zäh festgehalten wird.

Bei jedem Falle von abnormer Fettleibigkeit ist festzustellen, ob ein familiärer (hereditärer) Faktor vorliegt (auch mit Bezug auf Diabetes oder Gicht), wie die Lebenshaltung ist (Essen, Trinken, Bewegung, Sport usw.), ob Gicht (auch atypische!), Zuckerausscheidung vorliegt, wie die Magen- und Darmtätigkeit, die Leber, das Herz, wie der Gefäßapparat, die Niere sich verhält. Das Lebensalter, Klimakterium bzw. Ovarialfunktion, Schilddrüse, Hypophyse, Blutbeschaffenheit ist zu berücksichtigen; ferner ob das Fett weich oder derb, gedunsen, ödematös ist. Unterschiede in der Verteilung je nach der befallenen Drüse lassen sich nicht mit Bestimmtheit feststellen. In höherem Grade bestimmend ist jedenfalls das Vorhandensein anderer endokriner Merkmale, wie Wachstum, Genitalfunktionen, vor allem der Grundumsatz, der im allgemeinen normal, bei endokrinen Fällen zum Teil herabgesetzt ist. Bei hypophysärer Fettsucht scheint die spezifisch-dynamische Stoffwechselsteigerung herabgesetzt zu sein.

Bei der Behandlung der Fettleibigkeit steht die Diät im Vordergrunde. Die Hungerblockade während des Krieges, bei der in dem ausgehungerten Deutschland kein Körper mit normalem Fettgehalt sich mehr vorfand — es kamen Gewichtsverluste von 1 Zentner vor —, beweist das schlagend. Womit aber nicht gesagt sein soll, daß der Hunger das Mittel der Wahl für die Fettleibigkeit ist. Freilich soll sich der Fettleibige nicht ganz sattessen. Die Patienten gewöhnen sich vielfach schnell an den Zustand mangelhafter Sättigung und empfinden ihn angenehmer als das frühere Gefühl der Völle und Spannung in der Magengegend.

Zunächst soll eine Korrektur der bisherigen Lebensweise, falls dieselbe unzweckmäßig bzw. unvernünftig war, herbeigeführt werden. Oft genügt die Verordnung einer vernünftigen Diät, Einschränkung der Flüssigkeits- bzw. Alkoholaufnahme, Steigerung der Bewegung.

Ist die Fettleibigkeit höheren Grades und älteren Datums, sind die diätetischen Sünden usw. nicht so aufdringlich gewesen, so ist eine eingreifendere Kur erforderlich. Man eröffne dem Patienten von vornherein, daß die Behandlung auf lange Sicht sein muß, daß die Erfolge in der ersten Zeit am augenfälligsten seien, weiterhin sich abschwächen, daß eine rapide Gewichtsabnahme nicht erwünscht, eine allmähliche, aber dauernde, erstrebenswert sei.

Die zu verordnende Unterernährung darf sich nicht auf die Eiweißzufuhr beziehen, die so zu bemessen ist, daß auf 1 kg Körpergewicht etwa 1 g Eiweiß kommt, und zwar in Form von Fleisch, Ei, Käse; das Pflanzeneiweiß wird am besten nicht mitberechnet, da es sehr zweifelhaft ist, was davon zur Resorption kommt. Fleischeiweiß hat den Vorzug, daß es den größten Sättigungswert besitzt, und zwar Warmblüterfleisch mehr als Fischfleisch, und folglich dazu beiträgt, den Patienten die Unterernährung nicht so fühlen zu lassen.

Der Sättigungswert der Speisen fällt nicht mit dem Calorienwert zusammen, sondern hängt mit der Füllung des Magens und der Verweildauer im Magen zusammen. Das bei Fettleibigen so oft gesteigerte Hungergefühl verleitet Patienten von mangelhafter Energie dazu, sich über die Diätvorschriften hinwegzusetzen; die Unterernährung kann auch allgemeine Schwächezustände, Schwindel, Kopfleere erzeugen und die Arbeitsfähigkeit beeinträchtigen.

Manche Patienten haben in dieser Hinsicht einen Vorteil von Decorpa, das durch Quellung im Magen ein Sättigungsgefühl vortäuscht (1 Teelöffel voll $^1/_4$ Stunde vor den Mahlzeiten).

Man verbiete Süßigkeiten vollständig, schränke von Kohlehydraten, besonders Brot und sonstiges Gebäck, namentlich Weißbrot und Kuchen, Reis, Grieß, sog. Mehlspeisen, ein, während man Kartoffeln (nicht Bratkartoffeln) in gewisser, evtl. näher zu bestimmender Menge zuläßt. Kartoffeln haben einen für ihren relativ geringen Kohlehydratgehalt sehr bedeutenden Sättigungswert. Ferner bedürfen die sehr calorienreichen Fettstoffe einer starken Einschränkung.

Gemüse aller Arten sind in großen Mengen zu verordnen, zumal sie als Magenfüllsel einen wenn auch zeitlich sehr begrenzten Sättigungswert besitzen. Sie sind jedoch ohne Mehlschwitze und Fettzusatz zuzubereiten. Die Patienten gewöhnen sich meist schnell an diese „nüchterne“ Zubereitung, zumal wenn das Gemüse mit wenig Wasser gedämpft und letzteres nicht abgegossen wird, wodurch ein kräftigerer Geschmack erzielt wird. Fleich, Gemüse und Kartoffeln zusammengekocht, stellen eine schmackhafte und für Fettleibige sehr zweckmäßige Ernährung dar.

Obst empfiehlt sich, mit Ausnahme des stärker zuckerhaltigen (s. Diabetes), roh oder ohne Zuckerzusatz gekocht. Evtl. Saccharin! Alkohol, namentlich das calorienreiche Bier muß vermieden werden. Der Alkohol hat an sich einen in Betracht kommenden Nährwert (1 g = 7 Cal.). Die Flüssigkeit soll eingeschränkt werden, auf etwa 1—$1^1/_4$ l (tropfbar) täglich. Da Fettleibige häufig auch wasserreich sind, muß bei der Kur auch auf die Wasserausschwemmung hin gearbeitet werden. Deshalb soll die Ernährung salzarm sein. Die kochsalzfreie Diät läßt sich leichter durchführen mit Zuhilfenahme des Hosal, das einen salzähnlichen, würzigen Geschmack hat, aber kein Chlor und wenig Natrium enthält. Nach Untersuchungen in meiner Klinik (Mosler und Edelstein) erzielte bei diätetischen Entfettungskuren der Ersatz des Kochsalzes durch Hosal eine erhebliche Steigerung des Gewichtsverlustes. Das Hosal zersetzt sich bei Erhitzung, darf also erst den fertigen Speisen zugesetzt werden.

Langsames Kauen ist wichtig, weil hierdurch ein größeres Sättigungsgefühl erzielt wird. Man sorge für tägliche Darmentleerung.

Im allgemeinen kommt man mit diesen diätetischen Anweisungen aus, zumal wenn wöchentliche genaue Wägungen (in gleicher Bekleidung und möglichst gleicher Tageszeit) vorgenommen werden. Bei ernsteren oder hartnäckigeren Fällen sind jedoch genauere Nährwertberechnungen erforderlich. Freilich muß bei einer solchen exakten Diätbehandlung auch die Gewähr gegeben werden, daß der Patient die Vorschriften genau befolgt! Man bestimmt die nach dem Gewicht des Patienten erforderliche Calorienzahl und gibt die Eiweißcalorien voll, während man von den restlichen einen Abzug von etwa $^1/_6$—$^1/_5$, auch mehr, je nach dem durch öfteres Wiegen festzustellenden Erfolg macht. Die Calorienwerte sind aus den bezüglichen Tabellen zu ersehen (Schall und Heisler usw.). Das berühmte Suppenverbot ist bedeutungslos. Manche Patienten vermeiden die Suppen, nehmen aber bei Tisch ebensoviel oder noch mehr an Getränken zu sich! Auf dem Gebiete der Diätkuren herrscht viel unrationeller Glauben. Die Suppe kann sogar, indem sie ein freilich schnell vorübergehendes Sättigungsgefühl auslöst, die Eßlust für die anderen Gerichte herabsetzen.

Die von früher übernommenen „Systeme" (Banting, Ebstein) sind nicht zu benutzen. Der Arzt soll vielmehr in jedem Falle die Unterernährung nach den vorstehenden Grundsätzen selbst bestimmen. Immerhin ist ein zweckmäßiges Schema die Kartoffelkur, bei der der Sättigungswert der Kartoffel ausgenutzt wird, in der P. F. Richterschen Form. Man kann zu dieser Kartoffel-Fleischkost nun je nach Lage des Falles Zulagen geben, für die die Calorienäquivalenttabelle nach Umber einen brauchbaren Anhalt darstellt.

Oder man geht von der Umberschen Grundkost aus, zu der man je nach Wahl abwechselnd Zulagen nach der Äquivalenttabelle verordnet.

Äquivalenttabelle[1].

1 Calorienzulage = 100 Calorien ist enthalten in:

Menge	Nahrungsmittel	Menge	Nahrungsmittel
100 g	Kalbfleisch, gebraten, mager	12 g	Butter
80 g	Roastbeef, mager	25 g	Schweizer-, Holländer-Käse, Chester
25 g	geräucherte Ochsenzunge	30 g	Camembert, Brie, Gorgonzola, Roquefort, Parmesankäse
100 g	Kalbsmilch, gekocht	50 g	Magerkäse
70 g	Kalbshirn, gekocht	300—400 g	Gemüse
60 g	Rehbraten	500 g	Salat
60 g	Huhn, gebraten	100 g	Kartoffeln
ca. 100 g	Forelle, Hecht, Schellfisch, Kabeljau, Lachsforelle, Rotzunge, Seezunge, Schleie, Zander, gekocht	20 g	Erbsen, Linsen, Bohnen, trocken
60 g	Matjeshering	30 g	Mehl, Grieß, Reis, Maismehl, Hafermehl
40 g	Caviar	150—200 g	Apfelsinen, Äpfel, Birnen, Aprikosen, Kirschen, Reineclauden, Mirabellen, Pflaumen, Erdbeeren, Heidelbeeren, Himbeeren, Preißelbeeren, Stachelbeeren, Ananas
25 g	Zucker	125 g	Weintrauben
40 g	Weißbrot, Grahambrot, Schwarzbrot		
45—50 g	Pumpernickel		
30 g	Zwieback		
20 g	Leibniz-Cakes		
150 g	Kuhmilch, Dickmilch		
225 g	Magermilch (Buttermilch).		

[1] Die Tabelle ist gegenüber der Originaltabelle verkürzt. Nahrungsmittel, deren Calorienwert (z. B. durch Fett-Anteil) zu sehr schwankt, sind weggelassen worden. Auch bei den in die Tabelle aufgenommenen Nahrungsmitteln ist der Calorienwert nur als ein ungefährer zu betrachten.

Richtersche Entfettungskur.

8 Uhr: 1 Tasse Tee oder Kaffee ohne Milch,
40 g magerer Schinken,
30 g Brot ohne Butter.

10 Uhr: 1 Ei oder 100 g nicht süßes Obst.

12 Uhr: 1 Apfel oder 6 Backpflaumen.

2—3 Uhr: 1 Teller Bouillon, fettfrei, schwach gesalzen,
100—125 g mageres Fleisch, evtl. am Rost,
150—200 g Salzkartoffeln,
viel grüner Salat mit Citrone
oder 1 saure Gurke
oder Radieschen.
(5 Minuten vor dem Essen 1 Glas Citronenlimonade ohne Zucker.)

5 Uhr: 1 Tasse Tee oder Kaffee.

6 Uhr: 1 Apfel.

8 Uhr: 80 g kaltes Fleisch,
200 g Salzkartoffeln,
Salat oder Tomaten,
Rettich oder Radieschen,
15 g Magerkäse.
Getränk wie Mittags.

Nährwert etwa 1200—1500 Calorien.

Nach 14 Tagen eventuell:

Mittags statt 150 g Kartoffeln nur 50 g Kartoffeln und 100 g Spinat oder Blumenkohl, in Salzwasser gekocht.

Abends: statt 200 g Kartoffeln nur 50—100 g Kartoffeln und 100 g Kohlrabi oder Karotten, in Bouillon gekocht.

Umbersche Grundkost.

Morgens:	200 ccm Kaffee oder Tee, 20 ccm Milch, 50 g Schrotbrot, 30 g Weißbrot (Semmel).
Vormittags:	100 g Obst (Äpfel).
Mittags:	200 g Fleisch, gebraten, 200 g Gemüse, in Salzwasser gekocht, oder Salat, 80 g Obst.
Nachmittags:	150 ccm Kaffee, 20 ccm Milch.
Abends:	100 g Fleisch, 100 g Gemüse oder Salat, 20 g Schrotbrot, 200 ccm Tee.

Vor dem Schlafen: 100 g Obst (Äpfel).

Diese Kost enthält 880 Calorien, bei 100 g Eiweiß, 8 g Fett, 102,5 g Kohlehydraten.

Diese sozusagen chronischen Diätkuren kann man nun, falls der Effekt sich im Laufe der Zeit abschwächt, durch einzelne strengere Tage verstärken. Hierzu eignen sich die Milch- oder Obsttage. Dieselben empfehlen sich besonders bei gleichzeitiger Kreislaufschwäche bzw. Wasserretention.

Milchtag: 1 l Milch als Tagesquantum in 5 Portionen, zweckmäßigerweise auch etwas Tee oder Kaffee und 1—2 Eier. Schwache Patienten wird man dabei ganz oder teilweise ruhen lassen. Im allgemeinen nur je 1 Tag, durch mehrere Eßtage getrennt, bzw. nur 1 Milchtag wöchentlich.

Obsttag: 1—1$^1/_2$ kg verschiedener Obstarten, teils roh, teils ohne Zuckerzusatz gekocht, dazu 1—2 Eier, Kaffee, Tee.

Flüssigkeitseinschränkung ist von Wichtigkeit bei denjenigen Patienten, die bis zur Behandlung über die Norm hinaus Flüssigkeit zu sich genommen haben, die plethorisch sind, starres, teigiges Fett bzw. manifestes oder latentes Ödem zeigen.

Die Rohkostkur ist zur Entfettung geeignet, jedoch verdient ihre Eiweißarmut Aufmerksamkeit. Das Durstgefühl verliert sich bei derselben, ihr Sättigungswert geht weit über ihren Caloriengehalt hinaus; ihre Ausnutzung ist eine sehr geringe. Sie darf (wenigstens in ihrer strengen Form) nicht lange Zeit hintereinander gebraucht werden.

Die Entwässerung bildet bei solchen Fettleibigen eine sehr zweckmäßige Einleitung der Kur. Der dadurch erzielte Gewichtsverlust ist aber, worüber man die Patienten offen belehren muß, auf Wasser und nicht auf Fettabschmelzung zu beziehen. Die Methoden der Wasserausschwemmung bestehen in Flüssigkeitsherabsetzung, evtl. Karelltagen (s. Hydrops), Schwitzkuren (s. unten), diuretischen Mitteln (Diuretin), Thyreoidinbehandlung, Salyrganinjektionen (s. Hydrops bei Herzinsuffizienz), salzfreier Diät. Die Salyrganinjektion bei Fettleibigen erfordert eine hinreichend lange Nadel, da die Flüssigkeit sonst anstatt in die Muskulatur in das Fettgewebe kommt, was sehr schmerzhaft sein kann. Die Schwitzprozeduren (römisch-irische Heißluft-, russische Dampfbäder), die sehr populär sind und von Fettleibigen vielfach ohne ärztliche Verordnung angewendet werden, bewirken, wie gesagt, nur oder fast nur eine Entwässerung.

Eine Steigerung des Umsatzes wird durch Muskeltätigkeit bewirkt, die naturgemäß um so mehr in dieser Hinsicht leistet, je anstrengender sie ist. Bei Fettleibigen, die sich so gut wie gar keine Bewegung zu machen pflegen, bedeutet es schon einen Vorteil, wenn man sie dazu bringt, ihre Abneigung gegen Fortbewegung überhaupt zu überwinden. Ein Spaziergang zu ebener Erde, der mit einer eigentlichen Arbeitsleistung nicht verbunden ist, hat daher eine psychologische Bedeutung und dient als Anfang zu stärkeren Bewegungen. Eine rein kalorische Betrachtungsweise ist daher hier nicht am Platze. Man verlängert die Zeit des Gehens und beschleunigt das Tempo, schließt Freiübungen an usw. Funktionelle Herzprüfungen empfehlen sich immer, sind aber ganz besonders wichtig, wenn Verdacht auf Herzschwäche oder Arteriosklerose besteht (s. Fettherz). Wenn der Patient sieht, daß er die Bewegung verträgt, so entschließt er sich leichter zur Steigerung derselben. Eine vorübergehende Steigerung der Pulszahl verliert sich mit der Übung sehr oft. Die Gymnastik wird am besten als Nacktgymnastik ausgeführt. Ist das Herz gut, so sei man nicht zu ängstlich mit den Anforderungen.

Die Apparatgymnastik langweilt meist, man suche die Patienten zu leichten sportmäßigen Betätigungen und zum Bergsteigen zu bringen. Eine nützliche Nebenwirkung besteht nicht selten in einer Regulierung der Darmentleerung. Vielesser büßen zuweilen bei Bewegungen paradoxerweise an ihrer Eßlust ein. Eine Steigerung der Nahrungsaufnahme ist unerwünscht und darf nicht zugelassen werden.

Sehr häufig ist die Bewegungsbehandlung mit dem Berufsleben nicht in Einklang zu bringen, während sie in Kurorten und Sanatorien gelingt.

Von vielen Fettleibigen wird die Massage der Gymnastik vorgezogen, weil sie sich dabei passiv verhalten können. Diese Art der Bequemlichkeit bedeutet einen abschüssigen Weg. Zudem ist dieselbe erfolglos für den Zweck der Entfettung und die durch Massage beanspruchte Zeit wird besser für aktive Bewegung verwendet. Richtiger wäre es, wenn der Fette sich selbst oder einen anderen massierte.

Die Bergoniésche Methode der durch elektrischen Strom erzwungenen Arbeitsleistung ist eine Konzession an die Willensschwäche und kann für die allgemeine Praxis schon aus erziehlichen Zwecken nicht in Betracht kommen.

An der Mastfettleibigkeit trägt außer dem gesteigerten Hungergefühl das krankhaft erhöhte Müdigkeitsgefühl die Schuld. Es dürfte zum Teil in der Blutstauung durch abnorm geringe Bewegung, Sauerstoffmangel des Gewebes und folgeweiser Säuerung (analog der Müdigkeit bei Kreislaufschwäche), vielleicht auch durch den erhöhten Wassergehalt des Gewebes, endlich durch die Vergrößerung der zu bewegenden Masse (vgl. S. 335) bedingt sein. Es wird durch die Muskeltätigkeit selbst überwunden, durch Muskelruhe dagegen noch mehr gesteigert.

Die Kurortbehandlung mit den für Entfettung berühmten glaubersalz-, bittersalz-, kochsalzhaltigen Trinkquellen, wie in Mergentheim, Homburg, Kissingen, Karlsbad, Marienbad, Schuls-Tarasp usw. setzt sich aus der abführenden Wirkung der dortigen Quellen, Diät- und Bewegungskur zusammen. Die Erfolge sind meist sehr in die Augen fallend, da der Patient in der Lage ist, vom Beruf losgelöst, ganz den Verordnungen zu leben und der gegenseitige Wetteifer, das Streben, Zeit und Kosten für den Zweck auszuwerten und der ganze Genius loci mächtige psychologische Faktoren bilden. Jedoch haftet diesen Kuren der Fehler aller Schnellkuren an: ihre Wirkung ist meist vorübergehend, sie verführen den Patienten in den alten Schlendrian zurückzufallen, um nach einem Jahr wieder, wie sie sich einbilden, alles gutzumachen und setzen evtl. die Gefahr einer übermäßigen Beanspruchung. Die gesteigerte Darmtätigkeit führt zu einem gewissen Wasserverlust und zu mangelhafter Resorption der Nahrungsmittel, kann eine übermäßige Darmreizung und folgeweise Darmerschlaffung bedingen. Jedenfalls steht ihr Nutzen zu dem möglichen Schaden nicht im Verhältnis.

Daß diese Kurorte zu Entfettungszwecken aufgesucht und von den Ärzten empfohlen werden und daß ich auch ihren Gebrauch durchaus empfehlen möchte, hat außer der traditionellen Erfahrung vor allem einen psychologischen Grund: Der Fettleibige, der die ihm zur Verfügung stehende Zeit zu Gesundheitszwecken verwenden möchte, wird begreiflicherweise einen zur Entfettung geeigneten Ort aufsuchen. Da die erwähnten Kurorte Luft, schöne Spaziergänge, allerlei Unterhaltung, die angemessene Diät, heilkräftige Quellen und Bäder, sachgemäße

Behandlung durch erfahrene Ärzte bieten und somit das Nützliche mit dem Angenehmen verbinden, so kann der Patient gar nichts vernünftigeres tun, als seinen Urlaub dort zuzubringen. Die etwaigen Nachteile wird er vermeiden, wenn er die Kur unter Aufsicht eines Arztes macht, der nicht mit Erfolgen „blufft", sondern den Patienten auf die Gefahr übermäßiger Kuren hinweist.

Zudem dienen diese Kuren nicht allein der Gewichtsverminderung sondern einer Aufbesserung des Gewebsstoffwechsels („dem Ionenmilieu", wie der moderne Ausdruck, mit dem man so ungefähr alles erklären kann, was man zu erklären wünscht, lautet), der Plethora, der Leberschwellung, der habituellen Verstopfung, der Gicht u. a. m. Auch wirken sie psychologisch günstig, indem sie die Patienten belehren, welcher Bewegungsleistungen sie tatsächlich fähig sind, bei welchen Diätbeschränkungen sie zu existieren und mit wie wenig Ruhe sie auszukommen vermögen.

Es ist für viele Fettleibige von Vorteil, die ganze Kur ohne abführende Brunnen auszuführen und die Brunnenärzte sollten nicht so prinzipiell und starr an der Trinkkur für jeden Patienten festhalten.

Den Kaltwasserprozeduren kommt eine zehrende Wirkung kaum zu, da der Wärmeverlust in der Ausdehnung, wie er hier stattfindet, physikalisch und nicht chemisch reguliert wird. Jedoch haben sie eine erfrischende Wirkung auf die Nerven, reflektorisch auch auf Herz und Blutgefäße, sowie die inneren Organe überhaupt, die bei den zum Teil schwächenden, tonusherabsetzenden Wirkungen der Entfettungskuren, wie bei den die Fettleibigkeit als solche und die Kur oft begleitenden nervösen Reizzuständen sehr angebracht ist. Hierher gehören auch die Sol- und kohlensauren Solbäder.

Die Massage wirkt gleichfalls nur in dieser Richtung.

Von den vielfach in Kurorten verwendeten Moorbädern gilt dasselbe, was oben über die Hitzeprozeduren gesagt wurde. Sie schmelzen Fett nicht ab, sondern schwemmen nur Wasser aus.

Die fiebererzeugenden Injektionen von Milch bzw. Hypertherman, wie die Einverleibung anderer Proteinkörper ohne und mit Kombination mit endokrinen Präparaten können für die Praxis nicht empfohlen werden.

Vor den massenhaft vertriebenen Geheimmitteln, die meist starke Drastica bzw. Jod enthalten, muß ernstlich gewarnt werden. Jod kann durch Schädigung des Magen-Darmkanals und Reizung der Schilddrüse (Basedow) zu Abmagerung führen. Bei vernünftigem Gebrauch ist es für die Entfettung unwirksam. Auch die Verwendung der zu injizierenden pluriglandulären Injektionspräparate (z. B. Lipolysin, Lepthormon u. a. m.), bei denen die entfettende Wirkung zum Teil eine zu rapide ist — während sie in anderen Fällen ganz versagen — und mit denen sehr viel geschadet wird, kann nicht empfohlen werden. Insoweit sie wirksame Schilddrüsenanteile enthalten, ist eine Anwendungsform mittels Injektion ganz überflüssig. Alle brüsken, auf Effekt berechneten Entfettungskuren sind von gewissenhaften Ärzten zu vermeiden. Vgl. Endokrine Fettsucht und Fettherz (Kap. VII und S. 163).

VII. Endokrines System.

Die endokrinen Drüsen stehen zu dem gesamten Gewebsstoffwechsel (dem „Ionenmilieu"), zum vegetativen Nervensystem und untereinander in Beziehung. Veränderungen einer endokrinen Drüse haben daher nicht allein umfangreiche Veränderungen im Gesamtorganismus, sondern auch reaktive Gegenregulationen in ihm und speziell in anderen endokrinen Drüsen zur Folge. Ihre Pathologie steht somit unter sehr komplizierten, schwer übersehbaren Bedingungen.

Die endokrinen Drüsen mit der Vielfältigkeit ihrer Inkrete treten aber nicht allein bei Erkrankungen einzelner Glieder ihrer zusammengeschlossenen Kette regulativ in Tätigkeit, sondern auch bei Erkrankungen, die sich zunächst außerhalb ihrer selbst ereignen. Und ebenso können ihre Inkrete als Heilmittel zu diesen Zwecken oder überhaupt pharmakologisch auf Grund ihrer physiologischen Wirkungen verwendet werden. So z. B. Schilddrüsensubstanz auch bei nicht thyreogener Fettleibigkeit, Adrenalin bei Senkung des Vasotonus und bei Blutungen, Insulin bei Leberinsuffizienz, Hypophysis-Hinterlappenextrakt bei Raynaudscher Krankheit, Schilddrüsensubstanz bei Hydrops.

Die endokrine Therapie umfaßt daher außer der Therapie der endokrinen Erkrankungen die Therapie mittels endokriner Hormone überhaupt. Wir befinden uns hier auf einem Gebiete, das uns physiologisch und pathologisch noch wenig erschlossen ist und in dem die Therapie daher noch vielfach im Dunkeln tappt. Von einer Reihe von Erkrankungen vermutet man nur, daß ein endokriner Zusammenhang besteht. Angebliche oder anscheinende Erfolge tastender therapeutischer Versuche werden nicht immer hinreichend kritisch ausgewertet. Eine gewisse Skepsis ist hier ganz besonders geboten. Die endokrine Therapie ist dadurch geschädigt worden, daß die Industrie vorschnell, ohne die Forschungsergebnisse abzuwarten, unbrauchbare Präparate in Fülle auf den Markt geworfen hat. Ohne weiteres wurde angenommen, daß jedes getrocknete, pulverisierte und extrahierte drüsige oder andere Organ „Hormone" enthalten müsse. Die brauchbaren Extrakte sind zum Teil unzuverlässig titriert. Eine amtliche Kontrolle täte not.

Die endokrinen Erkrankungen sind besonders häufig erblich und konstitutionell bedingt. Namentlich kommt hier ein vorzeitiger Aufbrauch auf Grund einer angeborenen Minderwertigkeit (Abiotrophie) in Betracht. Es ist daher wichtig, eine genaue Familienanamnese zu erheben. Daß gegenüber solchen schicksalsmäßigen Veranlagungen die Therapie die Waffen strecken muß, ist klar.

Auch hängen endokrine Erkrankungen vom Gesamtorganismus und von Schädigungen, die ihn treffen, ab, so z. B. von falscher Ernährung, Vitaminmangel, psychisch-nervösen Erschütterungen, was bei der Therapie zu berücksichtigen ist.

Die Erkrankungen der endokrinen Drüsen lassen sich gruppieren in Hypergien (Insuffizienzen), Hyperergien (Reizzustände) und vielleicht auch Dysergien (Bildung qualitativ veränderter Inkrete). Therapeutisch käme hiernach, grob schematisch gedacht, Funktionssteigerung bzw. -ersatz (Substitution), Depression oder Umstimmung in Anwendung. Für die Erkennung der endokrinen Störungen leistet uns die gasanalytische Untersuchung des Ruheumsatzes und des Umsatzes nach Reiznahrung gute Dienste. Hierzu kommt die vielversprechende Entdeckung von Lueg, daß die exakt zu messende Polarisationskapazität der Haut von dem Funktionszustande der Schilddrüse abhängig ist und somit dem Grundumsatz parallel geht. Diese einfach auszuführende Messung ergänzt die Grundumsatzbestimmung, vor der sie einige Vorzüge hat. Beide Methoden, die vorläufig besonders erfahrenen Untersuchern überlassen bleiben müssen, ermöglichen es, den Einfluß der Therapie exakt zu bestimmen. Außerdem sind sie von großer diagnostischer Bedeutung.

Es ist eine selbstverständliche Folgerung der obigen Darlegung, daß Störungen des ringförmigen Systems, in das die endokrinen Drüsen eingeschlossen sind, von allen Punkten desselben ihren Ausgangspunkt nehmen können. Aber — das muß hervorgehoben werden — das einzelne endokrine Organ nimmt doch eine dominierende Stellung ein. Der Ausgang der primären Störung von der Peripherie mag sicherlich vorkommen, ist aber bis jetzt mehr theoretisch konstruiert. Wir sehen denn auch, daß die Therapie in der Hauptsache am endokrinen Organ angreifen muß.

Wie wir beim Basedow unterscheiden: vegetative Neurose; vegetative Neurose mit Thyreotoxie und vegetative Neurose mit Struma (Vollbasedow), so wird auch bei anderen endokrinen Affektionen der nervöse Faktor bald mehr, bald weniger gegenüber dem endokrinen Organ hervortreten. Tatsächlich stoßen wir auf zahlreiche Krankheitszustände die stark den Verdacht endokriner Herkunft erregen, ohne daß man bis jetzt an ihnen entscheidende endokrine Merkmale erkennen kann (Stoffwechsel- und Ernährungsstörungen verschiedener Art, gewisse Gelenkerkrankungen, gewisse Schmerzen, Adipositas dolorosa, Temperaturerhöhungen).

Die endokrinen Funktionen und ihre Regulierungen sind so fein aufeinander abgestimmt und so abhängig von den Nerven und vom Gewebsstoffwechsel mit dem Ionengleichgewicht, dabei noch so wenig durchsichtig, daß wir mit therapeutischen Eingriffen in dieses feine Gefüge noch sehr von unbekannten Faktoren abhängig sind. Wir müssen hier noch vieles der Natur ablauschen und uns hüten, sie durch grobe Beeinflussungen zu stören. Die Schwierigkeit wird noch dadurch erhöht, daß einer bestimmten endokrinen Substanz zwar eine bestimmte Wirkung zukommt, daß diese aber doch wieder von der jeweiligen Stoffwechsellage bzw. dem jeweiligen endokrinen, nervösen und stoffwechselmäßigen Reizzustande abhängt und unter Umständen sogar eine der gewöhnlichen Wirkung entgegengesetzte sein kann, z. B. die Adrenalinwirkung. Es sind dies ähnliche Verhältnisse, wie wir sie bei Nervenreizen schlechthin, ferner bei der physikalischen Therapie finden. Ich habe dies gegenüber der Doktrin des sog. Arndt-Schulzschen Reizgesetzes schon früher hervorgehoben.

Die Behandlung der endokrinen Insuffizienz geschieht nach folgenden Grundsätzen:

1. Substitution (Ersatz). Das Funktionsdefizit wird durch Einverleibung der Substanz, die die Trägerin der betreffenden Funktion ist, bzw. von Präparaten derselben (Extrakten usw.), ausgeglichen. Auch die operative Transplantation gesunder Drüsen anstatt der erkrankten (vom Menschen oder Tier) kommt in Betracht. Die Erfolge der Ersatzbehandlung sind bis jetzt am auffälligsten beim Myxödem und dem Diabetes mellitus.

2. Steigerung der Funktion des kranken endokrinen Organs, z. B. mittels Reizbestrahlung, Reizkörperbehandlung, funktionsbeanspruchender Ernährung. Die Erfolge dieser Methode, die noch dazu die Gefahr einer Überreizung und Lähmung des bereits erschöpften Organs mit sich führt, sind fragwürdig.

3. Steigerung der korrelativen Funktion einer anderen endokrinen Drüse. Dieser Ausgleich gehört mehr der natürlichen automatischen Regulierung als der planmäßigen Therapie an.

4. Beeinflussung des Elektrolytgehaltes (Calcium, Kalium, salzarme Ernährung).

5. Reizung des vegetativen Nervensystems, z. B. durch geeignete Hautreize, physikalische Therapie.

6. Hyperämiebehandlung (Thermotherapie, Diathermie usw., z. B. bei mangelhafter Eierstocksfunktion).

7. Psychische Einwirkung.

8. Allgemeine Kräftigung, z. B. vitaminreiche Ernährung, Arzneimittel (Eisen usw.), physikalische Therapie, hygienische Lebensweise.

Von diesen verschiedenen Möglichkeiten kommt praktisch hauptsächlich die Substitution in Betracht. Durch sie wird nicht nur der Schaden, der dem Organismus aus der Funktionsschwäche der erkrankten Drüse erwächst, ganz oder teilweise wett gemacht, sondern diese selbst entlastet und geschont, wodurch die Möglichkeit einer Erholung und einer folgweisen Leistungssteigerung gegeben ist (Toleranzerhöhung nach Insulinbehandlung). Man darf dies aber nicht als eine Regel betrachten; z. B. können, wie es scheint, Keimdrüsenextrakte schädigend auf die Keimdrüsen wirken.

Für die Dämpfung einer endokrinen Hyperergie finden sich folgende Wege:

1. Allgemeine sedative Behandlung.

2. Herabsetzung der funktionellen Beanspruchung des betreffenden endokrinen Organs, besonders in Fällen, wo die Hyperergie sich aus einer relativen Insuffizienz oder einer Überbeanspruchung entwickelt hat.

3. Bei einer ursprünglichen Insuffizienz kommt auch eine substitutive Behandlung in Betracht.

4. Herabsetzung des Reizzustandes durch zerstörende Bestrahlung (Röntgenstrahlen; Radium ist schwieriger zu dosieren).

5. Chirurgische Reduktion der hyperergischen Substanz (Entfernung, Arterienligatur, Durchtrennung der zuführenden Nerven).

6. Korrelative Regulierung seitens anderer endokriner Organe; dies ist vorläufig planmäßig noch in zu dürftiger Weise ausführbar (z. B. Thymusbehandlung beim Basedow).

7. Elektrolyttherapie (z. B. Calcium).

8. Arzneien: Brom, Chinin usw.

9. Behandlung des vegetativen Nervensystems mittels Dämpfung oder Hemmung (zum Teil schon in den erwähnten Maßnahmen enthalten).

10. Psychische Beruhigung.

11. Allgemeine Kräftigung, hygienische Lebensweise.

Auf eine qualitative Umstimmung eines falsch zusammengesetzten Inkretes haben wir bisher keinen Einfluß.

Viel zu wenig beachtet wird die allgemein-hygienische Therapie. Gerade bei den endokrinen Affektionen sind wir vorwiegend auf das normale Regulierungsvermögen des Organismus angewiesen, das von dessen Gesundheit abhängt. Alles, was zur Gesunderhaltung des gesamten Organismus dient (Lebensweise, Ernährung, Vitamine, Luft, Licht, Wasser), wird auch der korrelativen Regulierung zugute kommen. Es ist in diesem Zusammenhang daran zu erinnern, daß auch Mangel an Vitaminzufuhr die endokrinen Organe schädigen kann.

Für alle Formen der endokrinen Erkrankung ist noch die Möglichkeit anzuführen, die der endokrinen zugrunde liegende Krankheit anzugreifen. In dieser Richtung kommen wohl bis jetzt nur die Syphilis und Neoplasmen (Hypophyse) in Betracht.

Die Substitutionstherapie ist begreiflicherweise in ihrem Erfolge von der Güte der Präparate abhängig. Auf diesen Gebieten sind dank Wissenschaft und Technik verheißungsvolle Fortschritte gemacht worden. Man muß sich aber darüber klar sein, daß der künstliche Ersatz die natürliche Regulierung wohl kaum ganz erreichen kann.

Die endokrinen Erkrankungen sind vielleicht oft pluriglanduläre. Dabei besteht die Möglichkeit, daß die Beteiligung mehrerer endokriner Organe von vornherein vorliegt oder daß eines derselben primär ergriffen ist und andere korrelativ regulierend einbezogen werden und hierbei nun auch leiden. Bei manchen Erkrankungen ist die primäre bzw. dominierende Stellung einer bestimmten Drüse klar (Basedow, Myxödem, Diabetes mellitus, Akromegalie, Klimakterium, Eunuchoidismus). Bei anderen ist dies nicht der Fall. Für die Therapie ist es entscheidend, welches der endokrinen Organe vorherrschend beteiligt ist. Die Methoden, dies in schwierigen Fällen bestimmt herauszuerkennen, sind noch nicht hinreichend gesichert.

Opotherapie. Die alte mystische Vorstellung, daß man ein krankes Organ durch Verfütterung der Substanz des gleichen gesunden tierischen Organes heilen könne (Opotherapie), erhielt eine scheinbare Stütze durch die Entdeckung der Substitutionstherapie. In Wirklichkeit handelt es sich um etwas anderes. Einen kranken Herzmuskel durch Herzmuskelsubstanz, eine kranke Lunge durch Lungensubstanz, eine sklerotische Arterie durch Arteriensubstanz heilen zu wollen, hätte nur Sinn, wenn es sich hierbei gleichfalls darum handelte, einen funktionellen oder nutritiven Defekt auszugleichen, wofür bis jetzt freilich jede wissenschaftliche Basis fehlt. Immerhin ist es nicht undenkbar, daß die Organsubstanz Stoffe enthält, die auf den Gewebsstoffwechsel und die Funktion anregend wirken.

Erkrankungen der Schilddrüse.

Basedowsche Krankheit.

Daß sich beim Basedow die Schilddrüse im Zustande erhöhter Tätigkeit befindet, ist kaum zu bezweifeln. Ob dieser primär ist oder als Reaktion auf irgendwelche Vorgänge im Gewebe des Körpers im Sinne einer übermäßigen Regulationsbeanspruchung oder als Folge von Innervationsstörungen zu deuten ist, oder ob etwa die normale Regulationsbeanspruchung der Schilddrüse für diese infolge eines konstitutionellen Anlagedefektes bereits eine Überleistung ist, die zur krankhaften Reizung führt, sind noch ungelöste Fragen. Der Reizzustand der Schilddrüse ist mit einer Insuffizienz verbunden; die Drüse hat das Vermögen verloren, die jodhaltige Substanz (Thyroxin) zu speichern, die sie in vermehrter Menge an das Blut abgibt, während normalerweise diese Abgabe je nach Bedarf reguliert wird (Vorratsdrüse nach F. Kraus). Das Verhältnis ist ähnlich der Glykogenspeicherung in der Leber. In welchem Verhältnis der Reizzustand der Drüse zu der anscheinend vorhandenen Retentionsinsuffizienz steht, ist nicht aufgeklärt.

Die Schilddrüse steht als Stoffwechselregulator beständig mit den Ernährungs- und Stoffwechselvorgängen des gesamten Körpers in Verbindung, mit der Aufnahme, Verarbeitung, Resorption, Umsetzung der Nahrung, dem Wasserhaushalt, der Ausscheidung der Abbauprodukte, d. h. mit allen hierbei in Betracht kommenden Organen und Drüsen und dem gesamten Zellkomplex des Körpers. Sie ist somit auch den Reizen und dem Funktionswechsel des gesamten vegetativen Nervensystems und demgemäß den psychischen Reizen ausgesetzt.

Kein Wunder, daß die Schilddrüse am häufigsten von allen endokrinen Organen erkrankt. Hinzu kommen noch die Beziehungen zu den anderen endokrinen Drüsen. Die Wichtigkeit der Behandlung des ganzen Menschen für die Basedowsche Krankheit ergibt sich ohne weiteres.

Der Circulus vitiosus ist auch beim Basedow vorhanden. Das endokrine Organ ist in das vegetative Nervensystem wie in einen Ring eingeschaltet; es bekommt von diesem sekretionsanregende Innervationen und wirkt durch seine hormonalen Sekrete anregend zurück. Eine

Überempfindlichkeit und übermäßig gesteigerte Tätigkeit (Hyperergie), sei es im Bereich der Schilddrüse, sei es im Bereich des vegetativen Nervengebietes muß zu einer gegenseitigen zunehmenden Funktionssteigerung (schädlichen Reizzustand) führen.

Der Grundumsatz ist beim Basedow gesteigert. Der Sauerstoffbedarf ist erhöht und wird nicht allein durch bessere Ausnützung des Sauerstoffes in der Peripherie gedeckt; vielmehr ist die Blutströmungsgeschwindigkeit vermehrt, das Minutenvolum des Herzens gesteigert. Bei körperlicher Arbeit steigt der Sauerstoffverbrauch und demgemäß das Schlagvolum und Minutenvolum des Herzens stärker an als bei normalen Personen. Das Herz, und zwar sowohl das rechte wie das linke, leistet somit bei Basedowkranken in Ruhe und besonders bei Muskeltätigkeit eine erhebliche Mehrarbeit, wodurch es zur Dilatation des Herzens kommt. Das Herz ist daher bei Basedowscher Krankheit Schädigungen ausgesetzt, was für die Therapie wesentlich ist.

Für die Therapie ist die Kenntnis des Umstandes wichtig, daß auch andere endokrine Drüsen beteiligt sein können: Häufigkeit einer Thymusschwellung (deren Bedeutung noch nicht klar ist), Glykosurie und Hyperglykämie, Pigmentierung (Nebenniere), Menstruationsstörungen, Chlorose (Ovarium), Polyurie (Hypophysis) u. a. m. Auch haben sich anatomische Veränderungen am Ovarium, Pankreas, an der Hypophysis gefunden, die man als sekundär ansehen muß. Es fragt sich, ob diese Beteiligung anderer endokriner Apparate eine korrelativ regulatorische, d. h. sekundäre Bedeutung hat, oder ob der Morbus Basedow von Anfang an eine pluriglanduläre Erkrankung ist, oder ob sogar in manchen Fällen der Ausgangspunkt der Krankheit in einem endokrinen Organ außerhalb der Schilddrüse gelegen ist (Ovarium, Thymus).

Ein anderer für die Therapie wichtiger Punkt betrifft die Ausdehnung und Abgrenzung der dem Basedow bzw. der Thyreotoxie zuzurechnenden Krankheitsbilder und -symptome. Die Diagnose des Morbus Basedow scheint mehr und mehr uferlos zu werden. Die Bezeichnung „Basedow“ sollte auf das typische Krankheitsbild, in dem immerhin das eine oder andere der sog. Kardinalsymptome fehlen oder nur schwach ausgebildet sein kann, beschränkt bleiben. Als Thyreoidismus oder Thyreotoxie kann man diejenigen zusammenfassen, die wenigstens ein Symptom erkennen lassen, das sicher dem Basedow angehört, wie Tachykardie, Glanzauge usw. Liegt jedoch ein dem Basedowschen nur ähnlicher vegetativ-nervöser Komplex vor ohne ein charakteristisches Merkmal, so sollte man nicht von Thyreotoxie sprechen, denn eine Überempfindlichkeit des vegetativen Systems kann sehr wohl auch ohne Thyreotoxie bestehen. Für die zwischen diesen Formen bestehenden Übergänge sprechen die Fälle von Basedow, die nach geglückter Strumektomie nur einen residualen angedeuteten Exophthalmus, Pulsbeschleunigung, einzelne sonstige nervöse Symptome, Herabsetzung der Leistungsfähigkeit od. dgl. erkennen lassen und jahrelang oder dauernd so weiter bestehen. Hiernach ergibt sich folgende Einteilung der großen Mannigfaltigkeit der hierher gehörigen Krankheitsbilder:

1. Neurose des vegetativen Nervensystems unter dem Bilde des mehr oder weniger vollständigen Basedow (typischer oder Vollbasedow, atypischer oder unvollständiger Basedow).

2. Neurose des vegetativen Nervensystems mit Thyreotoxie.

3. Neurose des vegetativen Nervensystems, mehr oder weniger ausgebreitet, ohne nachweisbare Thyreotoxie.

Der Allgemeinzustand und vermutungsweise auch derjenige der Drüse selbst wechselt bei Basedowscher Krankheit zuweilen in unerklärlicher Weise; so können sich an Perioden der Gewichtsabnahme solche der Zunahme anschließen, ohne daß sich in der Ernährung oder Behandlung etwas geändert hätte. Auch Fettleibigkeit mit Basedow kommt vor. Endlich können sich vereinzelt myxödematöse und Basedowsymptome vermischt finden.

Der wellenförmige Verlauf des Basedow mit seinen spontanen Remissionen, das in manchen Fällen ohne Beeinflussung auftretende dauernde Abklingen, ja Verschwinden der Erscheinungen, die histologisch nachgewiesenen regressiven Veränderungen in der hyperplastischen Schilddrüsensubstanz beweisen, daß auch bei dieser Erkrankung trotz des obenerwähnten Circulus vitiosus ein Heilfaktor vorhanden ist. Um den immanenten Heiltrieb sich auswirken zu lassen, muß man den Kranken unter Bedingungen bringen, bei denen er den schädlichen Ursachen und Einwirkungen entrückt ist. Diese Grundtherapie besteht für den Basedowkranken, da es sich um einen, kurz gesagt, Zustand von Überempfindlichkeit handelt, in einer körperlichen und seelischen Ruhebehandlung. Es ist bekannt, daß sich nicht bloß die Entstehung, sondern auch die Verschlimmerung des Basedow häufig an Aufregungen, Kummer, Sorgen, Überanstrengungen anschließt. Die Ruhebehandlung wird bei stärkeren Erscheinungen in Form einer Liegekur, evtl. unter Verbringung aus der Häuslichkeit, möglichst als Freiluftliegekur durchgeführt. Der Heilwert der Höhenluft ist noch nicht erwiesen, größere Höhen werden oft nicht vertragen, mittlere Höhen von 500—1000 m wirken erfahrungsgemäß oft günstig; ob durch die Höhe an sich oder durch begleitende, z. B. psychische Umstände, ist schwer zu sagen. Seeklima ist nicht anzuraten. Die Ruhekur trägt auch dem gesteigerten Umsatz, der oft vorhandenen Muskelschwäche und der Herzbelastung (s. oben) Rechnung. Der Herabsetzung des Erregungszustandes dienen ferner kühle Abreibungen, Kühlung der Herzgegend und Bromdarreichung. Von einigen Beobachtern wird besonders die Neodorusbehandlung (3mal tägl. 1 Bohne) gerühmt (Fettsäure-Brom-Derivat); ebenso Abazin (Brom-Derivat), 2—3mal tägl. 1 Tabl., Luminaletten (3mal tägl. 1 zu 0,015 g). Bei dieser Behandlung sieht man sehr häufig nicht unbedeutende Besserungen eintreten; sie sollte bei allen ernsteren Fällen und bei akuten Verschlimmerungen, auch vor der Operation und bei sonstigen spezifischen Behandlungsmethoden zur Anwendung kommen. Nicht selten stellt sich bei der Ruhekur auch der Appetit wieder ein.

Was die Ernährung betrifft, so soll sich die Eiweißdarreichung an der unteren Grenze (höchstens 1 g pro Kilogramm) bewegen und

Fleisch (Fisch) gar nicht oder fast gar nicht dargereicht werden. Dies entspricht der Erfahrung und biologischen Experimentalergebnissen und ist leicht verständlich, da die Schilddrüse für die Regulierung des Umsatzes beansprucht und somit durch das Angebot an Nährstoffen, zumal Eiweiß, gereizt wird. Am bekömmlichsten ist die Eiweißzufuhr in Form von Ei und Milcheiweiß (Käse). Auch Kohlehydrate und Fettstoffe sollen, obwohl sie den Stoffwechsel wenig reizen, nicht im Übermaß zugeführt werden. Mastkuren, wie sie früher gern angewendet wurden, sind nicht angebracht. Man muß in jedem Einzelfall ermitteln, wie der Patient auf die Nahrungszufuhr reagiert. Die Nahrung soll in häufigen kleinen Portionen dargereicht werden. Das Verbot der tryptophanreichen Nahrungsmittel, zu denen z. B. auch Milch, Käse, Ei gehören, wegen der chemischen Verwandtschaft des Thyroxins mit dem Tryptophan ist rein theoretisch.

Die vagotonischen Basedowdurchfälle werden durch die Diät wenig gebessert. Immerhin soll letztere besonders schlacken- und reizarm sein und mit Fernhaltung von Erregungen, Ruhe vor und nach dem Essen verbunden werden. Gegen die Schweiße ist Atropin wegen der Tachykardie nicht zu geben, dagegen Salbei (E. Herzfeld) als Tee oder Salvysattropfen.

Die Resultate dieser und der folgenden Behandlungsweise sind bei frischeren Fällen besser als bei älteren, und ähnlich bei akuten Exacerbationen wirkungsvoller als während des chronischen Stadiums. Dieses auch von den Chirurgen und Röntgenologen immer wieder betonte Verhalten, welches wir in ähnlicher Weise bei anderen fortschreitenden Erkrankungen finden, hängt damit zusammen, daß die Fixierung der krankhaften Veränderung mit ihrer Dauer stabiler wird, was überhaupt für Überempfindlichkeiten aller Art gilt.

Die physikalische Behandlung wurde bereits erwähnt. Außer den kühlen Abreibungen und der Herzkühlung wirken lauwarme, aber nicht heiße Bäder, evtl. mit folgender kurzer kühler Waschung, günstig auf die Übererregbarkeit. Kohlensäurebäder sind im allgemeinen nicht zu empfehlen. Die elektrische Behandlung der Schilddrüse bzw. des Halssympathicus wurde vor einer Reihe von Jahren viel besprochen; man stritt, ob die Galvanisation oder Faradisation den Vorzug verdiene. Später kam Hochfrequenz zur Anwendung. Eine entscheidende Einwirkung auf das Krankheitsbild sieht man davon nicht. Das gleiche ist von der örtlichen Kältebehandlung der Schilddrüse zu sagen.

Medikamentöse Behandlung. Ein Medikament, dem man eine spezifische Heilkraft für Basedow zuschreiben könnte, besitzen wir nicht. Immerhin können wir einige Arzneimittel mit Erfolg verwenden. So beanspruchen vor allem, wie oben bemerkt, die Sedativa Beachtung, die den hyperergischen Prozeß in wohltätiger Weise objektiv wie subjektiv beeinflussen. Namentlich kommen die verschiedenen Brompräparate (s. oben) in Betracht. Die sedative kann mit einer Calcium-Behandlung verbunden werden.

Die Eisen- und Arsenbehandlung trägt zur Besserung bei, ohne den Wert einer eigentlichen Heilwirkung beanspruchen zu können.

Vor Digitalis und digitalisähnlichen Mitteln ist zu warnen; diese sind lediglich bei Insuffizienz des dilatierten Basedowherzens, wo sie genau so gut wirken wie bei jeder anderen Insuffizienz, nicht gegen die Tachykardie als solche zu verwenden. Leider wird gegen diese Regel in der Praxis oft gefehlt. Bezüglich der Bekämpfung der Schweiße vgl. S. 350. Die Phosphorbehandlung wird sehr verschieden beurteilt. Nach Kocher soll sie Jodanreicherung in der Schilddrüse bewirken. Ich verordne das Natr. phosphoricum seit vielen Jahren und habe in zahlreichen Fällen eine Besserung der nervösen Beschwerden gesehen. Wenn auch nebenher diätetische und sonstige Verordnungen liefen, so gaben doch die Kranken oft an, während und nach der Phosphorperiode bei sonst unveränderten Bedingungen sich ganz besonders wohl zu fühlen. Ein eigentliches Heilmittel ist das phosphorsaure Natron nicht. Ich pflege es in der Dosis von 3 g pro die einen Monat hindurch 4—6mal im Jahre zu verordnen. Auch andere Kliniker loben die Phosphorbehandlung. Zur Ausführung derselben eignet sich auch das Recresal, ferner Tonophosphan, Lecithin usw.

Das Ergotamin, Alkaloid des Secale, dem Adrenalin entgegengesetzt wirkend, das neuerdings, wie schon früher das Ergotin, in Anwendung gezogen worden ist, und zwar in der Form des Ergotamintartrat (Gynergen, subcutan 0,5 ccm [= 0,25 mg], Tabletten zu 1 mg 2—3mal tägl.), 1—3 Wochen lang, in Pausen von 1 Woche öfter wiederholt, hat im allgemeinen keine günstige Beurteilung gefunden; auch wir haben keine zufriedenstellenden Wirkungen gesehen (E. Herzfeld).

Alle diese Mittel werden auch zur Vor- und Nachbehandlung bei der Operation empfohlen. Gegen die Durchfälle, die selbst durch Opium meist nicht beeinflußt werden, sind Klistiere mit Adrenalin (15 bis 20 Tropfen auf 100—150 g Wasser) empfohlen worden (Eppinger und v. Noorden). Gegen Erbrechen: intravenös hypertonische Traubenzuckerlösungen (P. F. Richter); ferner Insulin.

Die Jodbehandlung ist viel umstritten. Über die Schädlichkeit größerer Dosen besteht keine Meinungsverschiedenheit. Kann doch sogar ein gewöhnlicher Kropf durch Joddarreichung basedowiziert werden. Andererseits wurde von verschiedenen Autoren zu verschiedenen Zeiten auf den Nutzen kleiner Jodmengen hingewiesen. Mendel in Essen empfahl 1910 intravenöse Injektionen von Jodarsen, Neisser in Stettin 1920 die Darreichung kleinster Joddosen. Durch die Neissersche Arbeit angeregt, haben A. Loewy und Zondek feststellen können, daß der gesteigerte Umsatz der Basedowkranken durch die Verabreichung kleinster Joddosen per os zur Norm zurückgeführt werden kann.

Die klinischen Nachprüfungen haben zu divergenten Ergebnissen geführt. Ich selbst verhalte mich nach meinen Erfahrungen und den Untersuchungen E. Herzfelds an meiner Klinik ablehnend, obwohl einzelne Patienten eine ungünstige Wirkung vermissen und andere sogar eine günstige erkennen ließen. Manche reagieren schon auf kleinste Dosen sofort ungünstig. Wir haben in zahlreichen Fällen die Entstehung des Basedow auf Jodschädigung zurückführen können.

Für die Praxis halte ich wegen des überwiegend unvorteilhaften Ergebnisses und der Gefahr der Verschlimmerung die Jodbehandlung nicht für empfehlenswert.

Die Neissersche Verordnung lautet: Von einer 5proz. Lösung von Kal. jodatum 3mal täglich 2—5 Tropfen, allmählich ansteigend bis 3mal 20 Tropfen. Die Amerikaner Plummer und Boothby von der Mayo-Klinik empfehlen die Darreichung einer Lugolschen Lösung, täglich allmählich steigend 3mal 5—20 Tropfen.

Die Jodbehandlung setzt evtl. den Grundumsatz herab, aber nicht sicher und dauernd, es treten nach dem Aussetzen wieder Verschlimmerungen auf. Sie ist daher zur Vorbehandlung der zu operierenden Fälle empfohlen worden und wird in der Chirurgie zu diesem Zweck, 2 Wochen vor der Operation beginnend, jetzt nahezu allgemein angewendet.

Die Operationserfolge, auch die Mortalität werden dadurch erheblich verbessert, weil der Grundumsatz durch Jod dem normalen genähert und dadurch die Widerstandsfähigkeit des Kranken erhöht, auch das gefürchtete Herzjagen günstig beeinflußt wird. (Höhepunkt der Besserung 4—7 Tage nach Beginn der Joddarreichung, O. Zeller). Auch nach der Operation soll noch Lugollösung (rectal) gegeben und erst allmählich eingestellt werden.

Es scheint, daß die normale wie die krankhaft veränderte Schilddrüse sich dem Jod gegenüber sehr verschieden verhält, vielleicht in einem Fall in günstiger Weise speichert, während sie im anderen überreizt wird.

Eine serologische Behandlung mittels Serum thyreodektomierter Tiere ist in mannigfaltiger Weise versucht worden. So von Möbius (Serum von operierten Hammeln = Antithyreoidin), Ballet und Enriquez (Serum operierter Hunde), Lanz (Milch von Schafen und Ziegen), ferner Blut operierter Schafe und Blut von Myxödemkranken (Burghart und Blumenthal). Dieser Weg einer Antitoxinbehandlung scheint nicht zum Ziele zu führen. Die genannten Mittel sind meist wirkungslos, oder ihre Wirkung ist vorübergehend. Eine rationelle Dosierung ist unmöglich. Beebe in Amerika hat Thyreoglobulin und Nucleoprotein, gewonnen aus operierten Basedowschilddrüsen, Meerschweinchen injiziert und so ein Serum hergestellt, mit welchem er relativ gute Erfolge erzielt haben will.

Am wirksamsten von diesen Mitteln dürfte noch das Antithyreoidin Möbius sein, das neuerdings wieder von einzelnen Autoren in höheren Dosen, als sie früher üblich waren, empfohlen wird, und zwar 5—10 ccm Antithyreoidinserum täglich per os oder 2 bis 4 Tabletten Antithyreoidin „stark“ längere Zeit hindurch. Die Behandlung muß öfter wiederholt werden.

Endokrine Behandlung. Thymus-, Nebennieren-, Ovarienpräparate haben sich bisher nicht bewährt. Jedoch kann den intramuskulären Injektionen von Pituglandol eine Wirkung in manchen Fällen nicht abgesprochen werden (wöchentlich 2—3 Injektionen). Jedenfalls verdient diese Behandlung einen Versuch.

Die Biersche Behandlung mit intravenösen bzw. intramuskulären Injektionen von frischem defibrinierten Tierblut (Zimmer) hat zu sehr divergenten Ergebnissen geführt. Auch die perorale Darreichung des Trockenblutpräparates Hämocrinin (Blum) bedarf noch des weiteren Studiums. Gewichtszunahmen bedeuten noch keine Heilung, aber auch von dem Vorkommen wirklicher Besserungen habe ich mich überzeugt.

Die Therapie bei Basedowscher Krankheit ist sehr schwer zu beurteilen. Kein Mittel, von dem nicht Erfolge gesehen und gepriesen worden sind. Die Erkrankung zeigt eben spontan häufig Remissionen und in einzelnen einen sehr wechselnden Verlauf. Dazu kommt die Abhängigkeit von psychischen Einwirkungen. Rückschlüsse von einem auf den anderen Fall und Verallgemeinerungen sind gerade beim Basedow nur mit großer Reserve möglich.

Durch Zufuhr kleiner Insulindosen kann man bei abgemagerten Basedowikern das Gewicht heben, unter Umständen in erstaunlichem Betrage. Auch werden das subjektive Befinden und einzelne Symptome (Tachykardie usw.) gebessert. Diese Wirkung läßt aber nach Aussetzen des Insulins meist alsbald wieder nach; immerhin scheint es bei leichteren Fällen vorzukommen, daß die Besserung des Ernährungszustandes eine Dauerwirkung auf die Basedowerscheinungen hinterläßt.

Über den Nutzen der Röntgenbestrahlung der Struma sind die Meinungen noch immer nicht ganz geklärt, wenn auch nicht zu verkennen ist, daß sie im Laufe der Jahre in zunehmendem Maße Anhänger gewonnen hat. Vielfach wird Sinken der Pulszahl bis zur Norm, Zunahme des Körpergewichts, Herabsetzung des vorher gesteigerten Grundumsatzes bis zur Norm angegeben. Auch Dauererfolge sind beobachtet worden.

Am günstigsten sind, wie bereits bemerkt, anscheinend die frischen Fälle (s. oben). Bei älteren Fällen werden am besten die akuten Exacerbationen beeinflußt. Am wenigsten wird die Struma selbst und der Exophthalmus gebessert. Nach den Erfahrungen an meiner Klinik, über die Menna ten Doornkaat-Koolman berichtet hat, trete ich gleichfalls für die Bestrahlungsbehandlung ein, und zwar mit kleinen Dosen. Ob Radiumstrahlung vorzuziehen ist und in welcher Dosierung, müssen weitere Beobachtungen lehren.

Überdosierungen sind streng zu vermeiden (Gefahr des Myxödems). Unbestreitbar ist die Bestrahlung gegenüber der Operation insofern im Nachteil, als bei letzterer nur Teile der Schilddrüse ausgeschaltet, bei jener aber die gesamte Drüse betroffen wird und auch die Epithelkörperchen einbezogen werden können.

Es ist sehr wichtig, während der Bestrahlung die Einwirkung auf den Grundumsatz zu verfolgen und ferner die Nachwirkung auf den Gesamtzustand in den jeder Bestrahlungsserie folgenden 4—6 Wochen zu beobachten. Das früher von chirurgischer Seite erhobene Bedenken, daß die Bestrahlung Verwachsungen der Drüsenkapsel erzeuge, die bei der evtl. folgenden Operation unangenehme Komplikationen bedingen, wird neuerdings mehr und mehr zurückgestellt.

Bei gleichzeitig vorhandenem Status thymolymphaticus ist vor der Operation die präliminare Thymusbestrahlung empfohlen worden; auch die generelle Mitbestrahlung dieser Drüse.

Von der gleichfalls empfohlenen Ovariumbestrahlung ist abzuraten.

Man kann bezüglich der Bestrahlungsbehandlung den älteren Standpunkt einnehmen, sie erst dann anzuwenden, wenn die innere Therapie erfolglos war, oder den modernen, schon bei den frischen Fällen zu bestrahlen. Eine Entscheidung ist zur Zeit noch nicht sicher zu treffen.

Führt die Bestrahlung nicht zum Ziel, so ist die Operation indiziert, vorausgesetzt, daß der Fall nach Schwere und Tendenz zum Fortschreiten die Operation erfordert.

Ist wegen schlaffen Herzens die Operation zu gefährlich, so muß man sich auf die Bestrahlung beschränken (bzw. Arterienligatur, siehe unten).

Die Operationsanzeige ist bei schwereren, fortschreitenden, durch innere bzw. Bestrahlungsbehandlung nicht zu beeinflussenden Fällen gegeben. Unbedingtes Erfordernis ist es, daß es sich um einen richtigen Morbus Basedow mit Kropf, nicht um eine vegetative Neurose handelt. Da die Resultate der Frühoperation besser sind als diejenigen in späteren Stadien, so ist es schwierig, den richtigen Zeitpunkt zu bestimmen. Es wird dies im Einzelfall sehr davon abhängen, wie schwer der Fall ist, in welchem Maße das Wohlbefinden und die Arbeitsfähigkeit gestört ist, wie die sozialen Verhältnisse liegen, und wie man mit den verschiedenen Methoden der nichtoperativen Therapie vorwärts kommt. Auch davon, inwieweit der Patient in der Lage ist, Ruhe-, Diät- und evtl. klimatische Kuren durchzuführen. Das ist die sog. soziale Indikation zur Operation. Ist eine zunehmende Progression vorhanden, besteht die Gefahr der Ausbildung einer Herzinsuffizienz, verschlechtert sich zusehends der Allgemeinzustand, so soll man mit der Operation nicht warten. Desgleichen nicht bei Kompression der Luftröhre. Im ganzen beachte man: lieber früher operieren als zu lange warten.

Die Kontraindikationen sind vor allem schwere Herzmuskeldegeneration und Kachexie. Auch der akute Basedow mit sehr hoher Steigerung des Ruheumsatzes bzw. thyreotoxische Krisen werden von den Chirurgen gescheut.

Sehr wichtig ist die Vorbereitung zur Operation: physische und psychische Ruhebehandlung, zweckmäßige Ernährung, Bestimmung bzw. fortlaufende Beobachtung des Ruheumsatzes, Brom, Phosphor, Arsen, Jod, das nach der neueren amerikanischen Methode in den der Operation vorhergehenden Wochen akut dargereicht und sofort nach der Operation abgesetzt wird (s. S. 352). Auch die Nachbehandlung bedarf großer Sorgfalt. Die Methoden des chirurgischen Vorgehens bei der Strumektomie sind hier nicht zu besprechen. Bei Insuffizienz des Herzens kommt evtl. nur die partielle Arterienligatur in Betracht.

Die Sympathicusresektion, die besonders den Exophthalmus beeinflussen soll (?), dürfte nicht zu empfehlen sein.

Kropfherz.

Bekanntlich kommt in Kropfgegenden selten Basedow vor, immerhin kann ein gewöhnlicher Kropf zum Basedowkropf werden (Struma basedowicata), wobei es sich meist um leichte und unvollständige Fälle handelt; ferner kann ein gewöhnlicher Kropf zu einem kardiovasculären, dem bei Basedow vorkommenden ähnlichen Komplex führen: Pulsbeschleunigung, Herzerweiterung, evtl. Hypertrophie, schließlich Herzinsuffizienz. Diesem Komplex kann das eine oder andere der vielfältigen nervösen Symptome des Basedow zugeordnet sein (Glanzauge, Neigung zum Schwitzen, Zittern usw.; im allgemeinen kein Exophthalmus). Dies ist das Kraussche thyreotoxische Kropfherz. Man hat außerdem noch eine rein mechanische, durch Kompression der Luftröhre bedingte Form des Kropfherzens aufgestellt (Minnich). Das Kropfherz gehört auch zu der von Stern als Basedowoid bezeichneten Gruppe von Formes frustes, die er als wesensverschieden vom Basedow abgrenzt.

Gegen die Abtrennung des Kraus-Minnichschen Kropfherzens vom Basedow sind Einwendungen erhoben worden; manche haben es nur als eine Forme fruste desselben gelten lassen wollen. Jedoch ist es ein besonders durch das Vorwiegen der Herzveränderungen und das Zurücktreten anderer vegetativer Reizerscheinungen wohl charakterisiertes und abgrenzbares Krankheitsbild, mit den übrigen unvollständigen Basedowformen wegen des dominierenden Herzgefäßbildes nicht zusammenzuwerfen.

Struma basedowicata und Kropfherz scheint in Kropfgegenden, entgegengesetzt dem echten Basedow, ziemlich häufig aufzutreten, kommt aber auch außerhalb solcher vor.

Von chirurgischer Seite wird die Erkrankung auch im Gegensatz zum echten primären Basedow als „toxisches Adenom der Schilddrüse" bezeichnet. Man findet in der Struma Knoten oder Höcker.

Die Behandlung ist dieselbe wie beim echten Basedow, jedoch nimmt uns viel mehr als bei diesem die Herzinsuffizienz in Anspruch.

Auch die basedowizierte Struma kann operativ angegriffen werden, jedoch ohne Jodbehandlung. Die Operation ist wegen des Zustandes der Herzmuskulatur bei diesen Fällen besonders schwierig. Unbedingt ist das Herz vorher möglichst zu regulieren (hier sind Digitalis und die anderen Herzmittel anzuwenden, auf die gerade das Kropfherz im allgemeinen günstig reagiert). Die Operation muß sehr schonend ausgeführt werden. Die Mortalität ist größer als beim primären Basedow.

Hypothyreoidismus (Myxödem).

Auf die verschiedenen, vom klassischen Bilde des Myxödems abweichenden Formen, in denen sich der Hypothyreoidismus darstellen kann, soll hier nicht eingegangen werden. Die Herabsetzung des Ruhestoffwechsels ist von diagnostischer Bedeutung.

Die Behandlung kann sich bei den verblüffenden Erfolgen der Substitutionstherapie im wesentlichen auf diese beschränken. Immerhin verlangt auch das dilatierte Myxödemherz Beachtung. Dosierung und

Dauer der Verabreichung von Schilddrüsenpräparaten (unten) hängt vom Einzelfall ab, Unterbrechungen der Kur sind wegen des Vorkommens von Kumulierung zweckmäßig, sollen aber nur von kurzer Dauer (etwa einige Wochen) sein. Überdosierung ist wegen der Gefahr des Hyperthyreoidismus zu vermeiden, daher dauernde Überwachung des Patienten, möglichst auch seines Ruhestoffwechsels.

0,15 g Thyreoidin pro die, steigend bis 0,5 g pro die. Nach Herstellung des Normalzustandes genügen geringere Mengen, täglich etwa 0,1 g. Darreichung per os sehr wirksam, Injektionen überflüssig. Vgl. ferner die unten genannten Präparate.

Die Frage der Therapie des Kretinismus würde hier zu weit führen.

Endokrine Fettsucht.

Die hormonale Fettsucht kann durch eine Insuffizienz der Schilddrüse, der Keimdrüsen (speziell der weiblichen) und der Hypophyse bedingt sein.

Es ist hier nicht der Ort, auf die differentialdiagnostischen Merkmale der endokrinen Fettsucht überhaupt (gegenüber der alimentären) und der einzelnen Formen untereinander genauer einzugehen. Es sei nur bemerkt, daß die Verteilung des Fettes bei den 3 Formen der endokrinen Fettsucht die gleiche ist und daß sich dieselben auch nach ihrem Gaswechsel nicht in regelmäßiger Weise voneinander unterscheiden lassen (Ernst Herzfeld). Wahrscheinlich handelt es sich stets um pluriglanduläre Störungen.

Ob die genitale Fettsucht nur durch die Insuffizienz der Keimdrüsen beiderlei Geschlechts oder unter Mitwirkung der Schilddrüse bzw. der Hypophyse zustande kommt, ist noch nicht ganz sichergestellt; wahrscheinlich bestehen, wie gesagt, pluriglanduläre Einwirkungen. Jedenfalls sind bei der klimakterischen Fettleibigkeit Ovarialpräparate allein von keiner oder nur sehr geringer Wirkung. Über genitale Fettsucht bei Männern ist noch nicht viel sicheres bekannt. Herabsetzung der Libido und Facultas coeundi ist bei fetten Männern häufig, aber auch das Gegenteilige kommt vor; auch findet sich sexuelle Schwäche bei Mageren. Ob das Vorhandensein sexueller Schwäche bei einem fetten Mann schon genügt, die Fettleibigkeit als eine endokrine zu stempeln, ist doch sehr fraglich. Auch für das weibliche Geschlecht gilt ein ähnliches Bedenken.

Die hypophysäre Fettsucht kommt hauptsächlich in der Form der Dystrophia adiposo-genitalis vor. Inwieweit die Hypophyse selbst, inwieweit benachbarte Nervenzentren maßgebend bei der Entstehung sind, ist noch fraglich. Es ist daher zweifelhaft, ob die Dystrophie als ein typischer Krankheitsbegriff in dem Sinne einer dominierenden Stellung der Hypophyse anzusehen ist. Immerhin ist eine substitutive Behandlung mit Hypophysenpräparaten (vgl. S. 361) durchaus zu versuchen. — Auch bei Adipositas dolorosa (Dercum) hat man Hypophysenveränderungen gefunden.

Die für die Behandlung der Fettsucht in Betracht kommenden Schilddrüsenpräparate sind: Thyraden Knoll, Thyreoiddispert

(Krause-Medico), Thyreoidin Merck, Thyreoidin Freund und Redlich, Thyreoglobulintabletten, Degrasin, Thyropurin Jaffé, Thyroxin La Roche, Thyroxin Henning, Thyroxin Schering, Thyroxin Kahlbaum (1 Tabl. zu 1 mg, tägl. 2—6 mg; auch flüssig: in 15 ccm 30 mg), Inkretan (Promonta), Schilddrüsen-Hypophysen-Präparat, 3—6 Tabl. tägl., nach näherer Gebrauchsanweisung. Elithyran Bayer, 3mal tägl. 1—2 Tabl.

Auf Vorsicht bezüglich Überdosierung muß immer wieder hingewiesen werden. Anwendungsform am besten nur oral; Injektionen wirken stärker, bieten aber die Gefahr der Überdosierung. Thyreoidin per os nicht über 0,1 g pro dosi, nicht über 0,3 g pro die, höchstens 1 Monat lang hintereinander. Öftere Wiederholungen. Reizungen der Schilddrüse im Sinne des Hyperthyreoidismus werden erkannt an übermäßiger Gewichtsabnahme, beschleunigter Herztätigkeit, Herzklopfen, Appetitlosigkeit. Ständige ärztliche Überwachung der Kur ist unbedingt erforderlich; andernfalls kann dem Arzt nur dringend empfohlen werden, jede Verantwortung abzulehnen.

Die Wirkung der Schilddrüse erstreckt sich auf die Steigerung des Umsatzes und zugleich auf Erhöhung der Wasserausscheidung durch Beeinflussung des Gewebswasserhaushaltes.

Stets soll die endokrine Behandlung von der diätetisch-physikalischen begleitet sein. Freilich soll man bei den wirklich endokrinen Formen mit der Diät nicht allzu streng sein, sich darauf beschränken, die Calorienzufuhr auf das notwendige Maß zu reduzieren, ohne zu extremen Maßnahmen, wie Hungertagen, zu greifen; jedoch ist die Beschränkung der Calorienzufuhr unbedingt erforderlich.

Die endokrine Behandlung wird jetzt auch bei den alimentären nicht eigentlich endokrinen Fällen von Fettleibigkeit angewandt, namentlich Schilddrüsentabletten und Inkretan (Mischung von Schilddrüse und Hypophysis), um die Erfolge der diätetisch-physikalischen Behandlung zu erhöhen oder die letztere dem Patienten zu erleichtern. Ein berechtigter Kern liegt diesem Vorgehen insofern zugrunde, als vielleicht bei vielen anscheinend alimentären Fettleibigkeitsfällen ein endokriner Faktor mitwirkt. Jedoch soll man in dieser Hinsicht nicht zu weitherzig sein, sondern die Drüsenpräparate auf die Fälle von Fettleibigkeit beschränken, bei denen man mit der diätetisch-physikalischen Therapie nicht weiterkommt. Es wird zur Zeit in der Praxis eine ungeheure Verschwendung mit endokrinen Präparaten zu Entfettungszwecken getrieben, auf deren Gefahren E. Mosler aus meiner Klinik schon vor mehreren Jahren hingewiesen hat. Im übrigen vgl. Behandlung der Fettleibigkeit (S. 333).

Die Frage der sog. Magersucht ist noch nicht hinreichend geklärt, um über die Therapie etwas Entscheidendes zu sagen. Die endogene Magersucht kann in Beziehung stehen zur Schilddrüse, Hypophysis (verbunden mit Hochwuchs und evtl. Hypogenitalismus), Nebenniere. Man versuche in Fällen, wo der Betroffene Beschwerden von seinem ungenügenden Ernährungszustand hat und man mit den üblichen diätetischen Maßnahmen nicht zum Ziele kommt, eine Insulin-Kohlehydratkur, evtl. auch Hypophysenpräparate. Selbstverständlich bedarf es einer scharfen differentialdiagnostischen Abgrenzung gegenüber zehrenden Krankheiten. Bei der endogenen Magersucht ist der Stoffwechsel so gut wie normal, jedenfalls besteht keine auffällige Erhöhung der Oxydationsenergie. Es gibt übrigens viele Menschen, die, ohne daß man bei ihnen von einer eigentlichen Magersucht sprechen könnte, nicht fett werden, z. B. auch nicht im Anschluß an das Klimakterium. Es handelt sich hier wohl um eine besonders günstige, genotypisch begründete Umsatzregulierung.

Tetanie

durch Insuffizient der Nebenschilddrüsen (Epithelkörperchen).

Die Substitutionstherapie mit Präparaten von Nebenschilddrüsen hat bisher wenig greifbare Resultate zu verzeichnen.

Präparate: Parathyreoidintabletten Merck sowie Freund und Redlich, Paraglandol Hoffmann-la Roche. Das amerikanische Parathyreoid-Hormon Collip soll sehr günstig wirken.

F. Blum fand experimentell, daß das Hormon der Nebenschilddrüsen im Blut und in geringerem Maße in der Milch kreist; im Blut ist es an das Serum gebunden. Fleischnahrung verschlimmert die parathyreoprive Tetanie. Beim auf endokriner Basis tetaniekranken Menschen hat sich die Blutdarreichung bewährt.

Hämokrinin (Sächsische Serumwerke) enthält das wirksame Hormon. Jedoch sind große Dosen erforderlich (bei gleichzeitiger milch- und fleischfreier Ernährung) und evtl. Kalkzufuhr. Hämokrinin wird mindestens 3 Monate lang in Tabletten von 0,5 g mit den Mahlzeiten genommen, von Erwachsenen 30—40 Tabletten täglich. Der vorläufig hohe Preis erschwert die allgemeine Anwendung. Weitere Erfahrungen sind abzuwarten.

Das Hormon der Nebenschilddrüsen hat nach Blum eine weitreichende Wirkung. Bei seinem Ausfall werden geschädigt: Zentralnervensystem, Knochen-, Nagel- und Zahnbildung, äußeres Auge nebst Iris und Linse, Nieren, Leber, Blutbildungsapparat, Schilddrüse.

Rezepte.

(Tetanie.)

Calc. lactic. 4—8 g pro die.

Kalzan.

Sol. calcii chlorat. 10—20,0:200.

Calc. bromat., 3 g tägl.

Strontium bromat. 3mal täglich 1 g innerlich.

Ferner Bromsalze.

Adalin, Luminal, Veronal, Chloralhydrat.

Mono-Ammonium-Phosphat 18 g pro die in 1 Liter Wasser (Porges und Adlersberg).

Vgl. die Calciumpräparate S. 92.

Wegen des bei Tetanie häufig bestehenden Kalkmangels des Blutes hat man eine Kalkzufuhr mit Erfolg versucht, die auch eine Säuretherapie ist. Milch genügt trotz ihres Kalkgehaltes therapeutisch nicht.

Die Verschiebung des Säurebasengleichgewichtes nach der alkalischen Seite (Alkalose) erhöht die Krampfbereitschaft (die daher auch durch gesteigerte Atmung und dadurch bedingtes vermehrtes Abblasen der Kohlensäure erzeugt werden kann). Als erfolgreiche Säuretherapie dient auch Ammon. chlor. oder phosphat. (s. S. 23). Auch an Epithelkörpertransplantation ist zu denken.

Hypogenitalismus.

Bei Männern hat die Substitutionstherapie des Hypogenitalismus bisher noch keine besonderen Erfolge aufzuweisen. Ein brauchbares Hormonpräparat steht kaum zur Verfügung. Ob das ,,Testifortan" die ihm nachgerühmte Wirksamkeit tatsächlich besitzt, müssen weitere Beobachtungen lehren. Es enthält außer den angeblichen Hormonen der Keimdrüse, Prostata, Samenblase, Nebenhoden noch die des Hypophysenvorderlappens, der Nebenniere, Calcium, Spuren von Jod und etwas Yohimbin. Die Steinachsche Unterbindung der Vasa deferentia behufs Stauung des Sekretes hat einen Dauererfolg nicht gezeitigt. Die nach ihr beobachteten vorübergehenden Veränderungen dürften sich als eine Reizwirkung des angestauten Sekretes erklären.

Von einer Behandlung des Hypergenitalismus ist bisher nicht zu sprechen.

Beim weiblichen Geschlecht finden wir eine ovarielle Insuffizienz im Klimakterium (dem natürlichen wie künstlich herbeigeführten), ferner in der Entwicklungszeit und später (Amenorrhöe, Dysmenorrhöe, Chlorose mit allen Begleiterscheinungen) sehr viel häufiger als beim männlichen. Die Substitutionsbehandlung wird wahrscheinlich durch die moderne Vervollkommnung der Präparate, die vorläufig noch sehr teuer sind, mehr leisten als bisher. Freilich scheint die Unterstützung durch Elektrolytbehandlung (Kalk), ferner durch Phosphor, Eisen sowie durch Hypophysenpräparate nötig zu sein.

Bei Osteomalacie (Hyperergie der Ovarien) hat sich die Bestrahlung bzw. Exstirpation der Ovarien bewährt.

Akromegalie.

Die Operation kommt nur dann in Frage, wenn der Hypophysistumor über das endokrine Moment hinaus als Hirntumor bedrohliche Symptome zeitigt. (Erblindungsgefahr durch Druck auf die Tractus optici, Hirndruckerscheinungen.)

Die Röntgenbestrahlung scheint Verkleinerungen des Tumors bedingen zu können. Ob die endokrine Störung als solche (Akromegalie) beeinflußt wird, ist bis jetzt zweifelhaft.

Die Radiumerfahrungen sind noch ungenügend.

Hypophysäre Insuffizienz

(Zwergwuchs, Dystrophia adiposo-genitalis [Fröhlichsche Krankheit], hypophysäre Kachexie [Simmondssche Krankheit].)

Dieselbe ist substitutiv mit Hypophysenpräparaten zu behandeln. Für den Zwergwuchs und die Kachexie dürften vornehmlich Vorderlappenpräparate (Präphyson) in Betracht kommen, für die Dystrophia adiposigenitalis die aus der ganzen Drüse gewonnenen Präparate, alle in Verbindung mit anderen endokrinen Präparaten, z. B. von Keimdrüse und Schilddrüse. Erfolge liegen vor, so z. B. von Reye mit Präphyson bei Simmondsscher Krankheit.

Die Hypophyse und wahrscheinlich auch das Zwischenhirn steht mit der spezifisch-dynamischen Stoffwechselwirkung der Eiweißkost in enger Beziehung; wie es nach den Untersuchungen von Kestner, Plaut, Liebesny, E. Herzfeld u. a. scheint, ist bei ihrer Unterfunktion diese herabgesetzt, bei ihrer Reizung erhöht.

Sicherlich fällt auch der Schilddrüse ein Einfluß zu, wenn derselbe auch noch nicht geklärt ist.

Addisonsche Krankheit.

Über die substitutive Therapie ist bis jetzt wenig zu sagen. Die Adrenalinbehandlung und Verfütterung von getrockneter Nebennierensubstanz hat bisher greifbare Erfolge nicht gezeitigt; allenfalls käme frische Nebennierensubstanz in Betracht. Da das tuberkulöse Grundleiden der Behandlung meist nicht zugänglich, ein operatives Vorgehen unausführbar, die Röntgenreiztherapie, wie es scheint, erfolglos ist und die endokrine Behandlung vorläufig gleichfalls nichts verspricht — dies kann sich natürlich noch ändern —, so sind wir zur Zeit auf ein allgemein tonisierendes Verfahren angewiesen. Verschiedentlich wird Traubenzucker mit kleinen Insulinmengen (ähnlich wie bei Leberinsuffizienz) empfohlen, wobei aber große Vorsicht (Hypoglykämie!) nötig ist. Ferner kommt Eisen, Arsen usw. in Betracht. Die unstillbaren Durchfälle widerstehen meist jeder Behandlung.

Wahrscheinlich kommen Zustände vor, die der Addisonschen Krankheit ähnlich sind, aber nicht auf einer Zerstörung der Nebennieren, sondern einer reparablen Insuffizienz derselben bzw. des mit ihr in Verbindung stehenden Nervenkomplexes (chromaffines System) beruhen.

Wie es scheint, ist der Organismus bezüglich der Kompensation von Nebenniereninsuffizienz besonders ungünstig gestellt.

Gewisse seltenere Formen endokriner Erkrankungen sollen hier nicht besprochen werden, da das ganze Gebiet noch zu sehr im Fluß ist.

Anhangsweise setze ich den

Diabetes insipidus

hierher, der, ohne eigentlich zu den endokrinen Erkrankungen gerechnet werden zu können, doch Beziehungen zur Hypophysis erkennen läßt. Ohne auf seine noch unklare Pathogenese näher einzugehen, kann man sich doch für die Therapie an die beiden Tatsachen halten, daß das Zwischenhirn bzw. die Hypophyse für die Erkrankung von Bedeutung ist, und daß in zahlreichen, vielleicht in der Mehrzahl der Fälle ein Unvermögen der Niere besteht, den Salzgehalt des Urins zu konzentrieren. Ob der Einfluß der Hypophyse bzw. benachbarter nervöser Zentren sich auf die renale Ausscheidung oder auf den intermediären Wasserhaushalt oder auf beides bezieht, ist noch nicht geklärt.

Man wird in jedem Falle die Salzzufuhr auf das äußerste beschränken, evtl. auch die Eiweißzufuhr auf die untere zulässige Grenze bringen, dagegen Kohlehydrate und Fette hinreichend zulassen.

Ferner wird man den Versuch einer hypophysären Behandlung durch subcutane oder intramuskuläre Einbringung von Hypophysin (Pituitrin) (nicht per os) machen. Die Injektion muß täglich (wegen des vorübergehenden Effektes sogar strenggenommen bis 3mal täglich) angewendet werden, was gut vertragen wird. Auch von der Zuführung der Hypophysensubstanz als Schnupfpulver, am besten des Hinterlappenpräparates Pituigan Henning, werden Erfolge angegeben (M. Rosenberg).

Dazu kommen behufs Herabsetzung des Durstgefühls Mittel wie Opium, Neucesol. Vor brüsker Wasserentziehung ist zu warnen.

Die Psychotherapie hat die Aufgabe, den Kranken zu einer verminderten Flüssigkeitsaufnahme und zur Festhaltung der vorgeschriebenen Diät zu erziehen, was durch den Erfolg der körperlichen Behandlung erleichtert wird. Die salzarme Diät ist dauernd beizubehalten. Ob die hypophysäre Behandlung eine nachhaltige Besserung der Regulationsstörung bewirkt oder ob diese der angeschlossenen psychischen Einwirkung beizumessen ist, steht dahin.

In Fällen, wo eine Lues zugrunde zu liegen scheint, kann eine spezifische Behandlung von Erfolg sein.

Rezepte.

(Endokrine Erkrankungen.)

Folliculin (Menformon)
Eiweißfrei, zur subcutanen, intravenösen und intramuskulären Inj. geeignete, wässerige Lösung. 1 ccm = 40 M.E. (Mäuseeinheiten), 1- bis 2mal tägl. 1 Ampulle.
Indikation: Klimakterische Beschwerden, Entwicklungshemmungen und dadurch bedingte Sterilität, Dysmenorrhöe. Die gleichen Indikationen gelten auch für die folgenden Präparate.

Ovowop.
Oral: 3mal 2 bis 3mal 4 Dragées tägl. Mehrere Wochen
1 Dragée = 0,15 g Ovariensubstanz und außerdem 5 M.E. Folliculin.

Oophorin Tabl.

Ovaria Merck.

Progynon (Placenta-Präparat) in Dragées.

Klimacton Knoll (Ovaraden, Thyraden, Brom, Calcium-Diuretin)
3mal täglich 1—2 Bohnen.

Transannon.

Klimasan (Tabl. enthaltend Theobromin. calciolact. 0,5, Nitroglycerin 0,0002). Täglich 3—4 Tabl.

Hogival, Tabl. u. Amp. verschiedener Stärke, 3mal tägl. 1 Tabl. u. mehr.

Progynon, aus Rinderplacenta hergestelltes weibliches Zyklushormon, peroral in Tabl., tägl. 1 Tabl. 1 Woche lang, nach 1 Woche wiederholen. Gegen klimakterische Beschwerden. Ziemlich kostspielig.

Testifortan, Tabl. u. Amp.

Hypophysin, Tabl. u. Amp.

Pituglandol, ebenso.

Hypophen, ebenso.

Präphyson (Passek und Wolf) (Vorderlappen) tägl. 1 Amp. oder 2 Tabl.

Hypophysen-Vorderlappen-Tabl. (I.G. Farben.)

Pituitrin (Parke Davis Co.). Aus dem Infundibularanteil der Hypophyse hergestellt.

Prolan (Hypophysen-Vorderlappen-Präparat), Tabl. u. Amp.

Pituigan (Hinterlappenpräparat).

VIII. Blutkrankheiten.

Die Beschaffenheit des Blutes ist von zahlreichen Bedingungen abhängig, so außer von den blutbildenden Organen, dem Knochenmark und Lymphdrüsenapparat, auch von dem Zustand vieler oder nahezu aller Organe des Körpers. Die Blutbildungsstätte, das Knochenmark, besitzt vegetative Nerven. Milzsubstanz, Knochenmark, Blut, Lebersubstanz können anregend auf die Blutbildung wirken. Andererseits ist eine hemmende Wirkung der Milz auf das Knochenmark und eine hämolytische derselben bekannt. Eine anregende Wirkung auf die Blutbildung kommt ferner der Schilddrüse und dem Ovarium zu. Immerhin scheint die Chlorose außerdem aber auch durch eine Minderwertigkeit des Blutbildungsapparates bedingt zu sein. Adrenalin dürfte vorwiegend einen Einfluß auf die Verteilung der weißen Blutkörperchen ausüben (Verteilungsleukocytose). Das Blut enthält die beim intermediären Stoffwechsel gebildeten Substanzen, die Abbau- und Zerfallsstoffe, die Inkrete der endokrinen Drüsen, die exogenen und endogenen toxischen und Infektionsstoffe, die bei der Erkrankung irgendeines Organes gebildeten Substanzen und Abbauprodukte, die Bakterien selbst, die Salze und Abbaustoffe der Nahrung; die Blutbeschaffenheit ist abhängig von der Atmung und ihren Störungen, von der Fortbewegung des Blutes (Stauungen usw.), von der Flüssigkeitszufuhr und -abgabe, von allen Vorgängen im Capillarsystem und Gewebe, vom vegetativen Nervensystem, von Kälte, Wärme, Klima, Luftdruck, Hautreizen, Muskeltätigkeit, Kreislauf.

Endlich unterliegt die Beschaffenheit des Blutes einem feinen Zusammenspiel regulierender Einflüsse, die sie konstant erhalten; der Ersatz der zugrunde gehenden Blutkörperchen, die Blutmenge, das Säurebasengleichgewicht usw. werden beständig reguliert. Störungen der Blutbeschaffenheit können sich andererseits an allen Teilen des Körpers auswirken, wie hier nicht näher auszuführen ist.

So ergibt sich wieder ein Circulus vitiosus, dessen Beseitigung an die reaktiven regulierenden Tätigkeiten des gesamten Organismus erhöhte Ansprüche stellt. Es ist gerade dem Blute eigen, daß seine krankhafte Veränderung weniger an ihm selbst als an dem von ihm versorgten Körper erkennbar wird. Die Veränderung des Blutes selbst wird dann oft erst durch minutiöse Untersuchungen erfaßt und spielt die Rolle eines zur ärztlichen Diagnose verwertbaren Symptoms (z. B. Hyperleukocytose und Linksverschiebung, Blutsenkungsgeschwindigkeit, Guttadiaphot: unspezifischer Status nach Schilling.) Das Blut tut nicht weh; wir haben kein inneres Sinnesorgan für die krankhaften Veränderungen des Blutes; es sei denn, daß man gewisse Empfindungen von Schwäche, Durst, ferner Parästhesien, Kältegefühl, Atemnot infolge von Anämie hierher rechnen wollte.

Wir pflegen bei einer ganzen Reihe von Erkrankungen, bei denen das Blut tatsächlich krankhaft verändert ist (z. B. bei Infekten, Ikterus u. a. m.), das Blut nur als einen Indicator anzusehen, und auch die „Blutvergiftung" führen wir nicht unter den Blutkrankheiten auf, ebensowenig wie wir die „Blausucht" als Blutkrankheit betrachten.

Eigentlich sollte man unter Krankheiten des Blutes nur solche krankhaften Veränderungen verstehen, die die Organe der Blutbildung bzw. der Regulierung der Blutzusammensetzung betreffen. Dies tun wir nun freilich nicht; so rechnen wir Anämie und Chlorose zu den Blutkrankheiten, offenbar weil hier die merklichen Symptome sich zuvörderst und vornehmlich am Blute selbst zeigen und die bedingenden körperlichen Erkrankungen erst gesucht werden müssen und nicht immer klar und sicher sind.

Die Gegenüberstellung einer primären und sekundären Anämie sollte man endlich ganz fallen lassen. Denn die sekundäre Anämie ist fast immer ein Begleitsymptom einer anderen Krankheit oder einer allgemeinen Störung und ist ebensowenig eine Blutkrankheit wie eine infektiöse Hyperleukocytose. Der Unterschied gegenüber dieser ist nur, daß die Anämischen durch ihre Blässe auffallen. Man kann die Anämie eben deshalb praktisch als Blutkrankheit beibehalten; Konzession der Wissenschaft an die Praxis. Richtiger als primäre und sekundäre ist die Bezeichnung: einfache und schwere bzw. perniziöse Anämie, die eine wirkliche Blutkrankheit ist, wenn sich auch ihr Wesen keineswegs mit den Blutveränderungen erschöpft.

Es ist in der Praxis üblich, blaß aussehende Menschen, noch dazu wenn die Enden der Gliedmaßen sich kühl anfühlen und wenn sie unter Müdigkeit klagen, als anämisch zu bezeichnen. Häufig aber handelt es sich nur um eine mangelhafte Durchblutung der Haut infolge von Angiospasmen (Anaemia spuria). Man sollte die Diagnose nicht ohne eine wirkliche Blutuntersuchung stellen, zumal die Behandlung dieser angiospastischen Zustände eine ganz andere sein muß als die der Anämie. Sie bedürfen eigentlich überhaupt keiner Behandlung, sondern vornehmlich der Aufklärung. Oft sind es nervöse Personen, oft Astheniker, die mit Hautreizen (kalten Abreibungen, Bürstungen, warmen Solbädern), Muskeltätigkeit zu behandeln sind.

Bei jeder wirklichen Anämia simplex (hypochromen Anämie) stelle man die Ursache fest und mache sich klar, daß man ein Symptom, aber keine Krankheit diagnostiziert hat.

Geringen Abweichungen der Blutzusammensetzung sollte man überhaupt nicht zuviel Bedeutung beimessen; einerseits wegen der Fehlerquellen, die den Blutuntersuchungen, wenn sie nicht ganz exakt ausgeführt werden, anhaften, andererseits weil offenbar die Blutbeschaffenheit nach Maßgabe der Reize und Anforderungen reguliert wird und in gewissen Grenzen schwankt. Offenbar kommt der Organismus unter Umständen mit einer geringeren Menge von Hämoglobin und roten Blutkörperchen aus. Etwaige Abweichungen von der Blutmenge zu bestimmen ist vorläufig in der ärztlichen Praxis kaum möglich. Es ist denkbar, daß auch bei regelrechter Zusammensetzung des Blutes eine Verringerung der Blutmenge besteht.

Die Schwäche und Ermüdung hängt oft mehr von dem zugrunde liegenden Leiden als von der Blutarmut ab, zumal der Blutsauerstoff in der Peripherie überhaupt nur zu einem geringen Teil ausgenutzt wird.

Die Ursachen der **einfachen Anämie** sind sehr mannigfaltig: Akute und chronische oder oft wiederholte äußere oder innere Blutverluste, Blutzerfall, Vitaminmangel, Mangel an Luft, Licht, Bewegung, Erkrankungen, die die Ernährung beeinträchtigen, zehrende Erkrankungen, Infekte, maligne Tumoren, Nierenleiden, Vergiftungen, Darmparasiten, Zahnkrankheiten.

Es ist selbstverständlich, daß die Behandlung der zugrunde liegenden Krankheit viel wichtiger ist als die der Anämie. Immerhin wird auch letztere als solche angefaßt werden können, weil die zugrunde liegende Krankheit zuweilen vorläufig noch nicht erkennbar ist und weil die Besserung der Blutbeschaffenheit, falls sie gelingt, unter Umständen auch dem ursächlichen Leiden zugute kommen kann. Jede Anämie sollte aber den Arzt anspornen, immer wieder allen diagnostischen Möglichkeiten nachzuspüren.

Die Therapie der einfachen Anämie als solcher besteht in einer hygienischen Gestaltung der Lebensweise. Es handelt sich ja darum, die schädigenden Einflüsse der zugrunde liegenden Erkrankung oder Störung (Blutverluste usw.) durch Anregung der Regulierungen auszugleichen. Also Luft, Licht, Hautpflege, kalte und warme Bäder, Duschen, Abreibungen, Bürstungen, Sol- und Seebäder, reichliche und qualitativ gute Ernährung von genügendem Eiweiß- und Mineralstoff- sowie Vitamingehalt. Besonders eisenreich sind Eier und grüne Gemüse, während Milch nur Spuren von Eisen enthält. Ferner üben die Reize der Bewegung in frischer Luft, Muskeltätigkeit, Bergsteigen, die Höhenluft als solche ohne Zweifel einen Einfluß auf die blutbildenden bzw. regulierenden Organe aus, vielleicht schon durch den erhöhten Blutbedarf. Ebenso Luftbäder und Nacktgymnastik.

Medikamentös kommt die bekannte Eisen- und Arsentherapie zur Anwendung. Von der großen Zahl von Eisenpräparaten braucht man tatsächlich nur wenige. Die Aufzählung S. 351 enthält nur einen Teil der zahlreichen Eisen- und Arsenpräparate.

Eisen- und Arsenmittel pflegen, weil sie leicht den Magen belästigen, nach dem Essen gegeben zu werden. Von Eisen werden am besten die unorganischen Präparate verordnet, die organischen nur, falls die erstgenannten Magenbeschwerden verursachen. Zum Schutz der Zähne verordnet man Eisen in Pillen- oder Tablettenform; Eisenwässer werden durch Glasröhren getrunken. Nach Eisentinkturen soll sich der Patient den Mund spülen. Obst und Eisen soll nicht gleichzeitig in den Magen kommen. Eisengebrauch kann Stuhlverstopfung bedingen.

Eisen regt die Hämoglobinbildung, Arsen die Proliferation der roten Blutkörperchen an.

Die Dauer der Eisenbehandlung richtet sich nach der Schwere des Falles und beträgt im allgemeinen 1—$1^1/_2$ Monate. Meist kommt man mit kleinen Dosen aus (0,1—0,3 metallisches Eisen pro die, evtl. an- und absteigend). Neuerdings werden zum Teil viel höhere Dosen vorgezogen (1,5—3—6 g Eisen pro Tag). Injektion von Eisenpräparaten ist überflüssig, zudem schmerzhaft.

Die Trinkkuren in Stahlbädern sind angebracht, wenn häusliche Kuren erfolglos waren. Bei ihnen kommen außer dem Eisengebrauch noch andere heilsame Faktoren in Betracht: Entfernung von Haus und Beruf, Luft, Licht, Bewegung, allerlei psychische Momente, kohlensaure oder andere Bäder. Ob den Eisenwässern an sich eine sich von anderen Eisenpräparaten unterscheidende „biologische“ Wirkung zukommt, ist noch fraglich. Die Stahlquellen enthalten meist kohlensaures Eisenoxydul, das durch freie CO_2 als doppeltkohlensaures Eisenoxydul in Lösung erhalten wird. Seltener sind die schwefelsaures Eisenoxydul enthaltenden Trinkwässer (Vitriolquellen), die weniger gut verträglich sind. Für viele anämische junge Personen wäre es zweckmäßiger, statt sich dem bequemen Badeleben mit Brunnentrinken hinzugeben, den Körper im Gebirge oder Seebade zu tummeln.

Arsen wird als Reizmittel für die Blutbildung entweder für sich oder mit Eisen zusammen verordnet, teils zur Abwechslung bei unzureichender Eisenwirkung, teils bei Magerkeit, teils bei besonders schweren Anämien, teils bei gleichzeitigen Nervenstörungen (z. B. Neuralgien) von vornherein.

Arsen wird wie Eisen nach den Mahlzeiten (in auf- und absteigenden Dosen) 3 4 6 Wochen lang gegeben. Magen-Darmbeschwerden treten häufig auf. Auch ist den Patienten der Knoblauchgeruch der Ausatmungsluft lästig. P. Trendelenburg bezweifelt die Zweckmäßigkeit des Gebrauchs, die Arsen-Kur mit sehr schwachen Dosen langsam ansteigend und ebenso absteigend auszuführen. Ich schließe mich ihm an.

Die arsenhaltigen Mineralwässer werden oft besser als die Medikamente vertragen, z. B. die Kochsalz und Arsen enthaltende Dürkheimer Maxquelle, während die arsenhaltigen Eisenvitriolquellen (Levico, Roncegno, Val Sinestra) den Magen leichter belästigen.

Die Arsen-Injektionspräparate haben den Vorteil, Magen und Darm zu schonen und ermöglichen eine sehr genaue Dosierung.

Die Eisen-Arsentherapie regt nicht allein die Blutbildung an, sondern wirkt auch auf Appetit, Kraftgefühl, Nervenstörungen und vielleicht zum Teil auf das der Anämie zugrunde liegende Leiden.

Bei gewissen Fällen von einfacher Anämie mit hypothyreoiden Symptomen (rauher trockener Haut, Pulsverlangsamung, Trägheit geistiger Funktionen) wirkt Arsen erst dann, wenn vorher Thyreoidin in Dosen von 0,1—0,2 g pro Tag gegeben wird (Unverricht aus meiner Klinik).

Chlorose.

Die in der Neuzeit selten gewordene Chlorose, bei deren Pathogenese der endokrinen Insuffizienz des Ovariums und den dadurch fehlenden Reizen auf das Knochenmark, vielleicht auch pluriglandulären Einflüssen ein Anteil zugeschrieben wird, der aber in noch höherem Maße wahrscheinlich den gesamten Lebensbedingungen übertriebener

„Domestikation" zukommt, ist in gleicher Weise zu behandeln wie die einfache Anämie. Den früher häufiger verordneten wiederholten kleinen Blutentziehungen, heißen Bädern, Schwitzprozeduren kommt vielleicht ein umstimmender Erfolg zu. Die physikalische Therapie (s. oben), auch in Form von Höhensonne, ist von großer Bedeutung. Wenn dem Rückgang der Chlorose, was sehr wahrscheinlich ist, wirklich die größere Beteiligung des weiblichen Geschlechts am Turnen, Schwimmen, Sport und der Wegfall des Korsetts zugrunde liegt, so wäre dies ein Beweis für die Wichtigkeit der hygienischen Lebensweise auch für die Blutbildung.

Im übrigen reagiert gerade die Chlorose ausgesprochen auf Eisen. Die sehr oft bei Chlorose bestehende Stuhlverstopfung wird am besten mit Obst-, Butter- und Zuckerdiät, Gymnastik, Massage, Kaltwasser behandelt. Die Bewegungsunlust, Müdigkeit wird gleichfalls mit Gymnastik, Aufenthalt in frischer Luft, psychischer Beeinflussung behandelt. Vitaminhaltige Ernährung wird stets günstig sein.

Rezepte.
(Anämie und Chlorose.)

Ferrum reduct. 0,1—0,3 und mehr tägl. in Pulvern oder Pillen.
Pil. Blaudii 3mal tägl. 2 Pillen.
Feomettae 3mal tägl. 1—2 Tabl.
Pil. ferri lactici (F. m. B.) 3mal tägl. 1 Pille.

Chin. sulf. 1,5
Ferri reduct. 5,0
Rad. Gent. pulv. 0,5
Extr. Gent. 2,5
Pil. 50. Tägl. 3mal 2 Pillen
(Pil. ferri red. F. m. B.)

Liqu. Kal. arsenicosi (Fowlersche Lösung). Tropfenweise ansteigend.

Acid. arsenicos. 0,15
Chin. muriat.
Ferr. reduct. āā 4,0
Extr. Gent. 2,0
Spec. et pulv. rad. Liq.
Pil. 100. Tägl. 3 Pillen.

Solarson-Amp., zur subcut. Inj. Tägl. oder jeden 2. Tag.
M. B. K. Compretten von Ferrum c. acid. arsenicoso und Strychnin.
Ferronovin (Leber, Vigantol u. aktives Eisen) 2—3 Teel. tägl.
Pil. Blaudii c. acid. arsen. 3mal tägl. 1—2 Pillen.
Natr. cacodyl. in Amp. (M. B. K.) (auf- und absteigend dosiert).
Pil. asiaticae (Acid. arsenic.) F. m. B. 3mal tägl. 1 bis ansteigend 3 Pillen.
Arsen-Feomettae. 3mal tägl. 1—2 Tabl.

Perniziöse Anämie.

Die Anaemia gravis, hyperchrome Anämie, eine wahrscheinlich auf Insuffizienz der blutbildenden Organe beruhende Blutkrankheit, die vor der Entdeckung der Lebersubstanztherapie eine absolut ungünstige Prognose hatte, läßt deutliche an Selbstheilung grenzende Spontanregulierungen erkennen, die sich in plötzlichen ohne erkennbare Ursache eintretenden „Blutkrisen", d. h. Umstimmungen des krankhaften Blutbefundes in der Richtung zur Norm, dokumentieren und in ihrer Art an Immunisierungskrisen erinnern. Leider sind diese Wendungen stets vorübergehender Art. Sie beruhen vielleicht auf der Entgiftung des die Blutbildungsorgane schädigenden Giftes. Dieses Vorkommen legt die Vermutung nahe, daß es einen Weg zur Heilung gibt. Die perniziöse Anämie hat in ihrer Verbreitung seit dem Kriege zugenommen wie die Leberkrankheiten.

Auf Diagnose und Differentialdiagnose kann hier nicht näher eingegangen werden. Man untersuche den Stuhl nach vorherigem Abführmittel auf Glieder bzw. Eier von Bothriocephalus latus sowie auf Anchylostomum duodenale, beide bei uns selten. Da die eigentlichen Ursachen der perniziösen Anämie noch nicht klar sind, außer in den Fällen der obengenannten Darmparasiten, so ist eine ätiologische Therapie im allgemeinen unmöglich. Die E. Grawitzsche, später in modifizierter Form von Seyderhelm neu aufgestellte Theorie der Dünndarminfektion hat vieles für sich, hat aber zu einer wirksamen Therapie nicht geführt; auch ist noch immer nicht zu entscheiden, ob die Darmfäulnis nicht die Folge der perniziösen Anämie ist.

Therapie. Der bisher geübten Diät (vegetarische, um die Darmfäulnis günstig zu beeinflussen) kommt ein praktisches Ergebnis nicht zu.

Vor dem Versuch einer Darmdesinfektion durch Magenspülungen und hohe Einläufe, die den Kranken anstrengen und kollabieren lassen können, muß gewarnt werden.

Vitaminkost ist jedenfalls zu empfehlen; etwas Sicheres über ihre Wirkung auf die Perniciosa ist nicht bekannt.

Ein entscheidender Fortschritt in der Therapie ist nur durch die Leberdiät gemacht worden.

Man sollte neben der Leberdiät aber nicht einige immerhin wirksame Methoden der Vor-Leber-Zeit vergessen, nämlich den Eisenstoß, den Arsenstoß und die Bluttransfusion.

Der Eisenstoß ist viel milder und weniger angreifend für den Kranken als der Arsenstoß und sollte immer zunächst versucht werden.

Rezepte:

(Perniziöse Anämie.)

Arsenstoß.

Pil. asiaticae.

I. Stoß: 1. Tag 5 Pillen
2. Tag 10 „
3. Tag 15 „
1—2 Wochen Pause

II. Stoß: 1. Tag 5 Pillen
2. Tag 10 „
3. Tag 15 „
4. Tag 20 „
1—2 Wochen Pause

III. Stoß wie II.
Evtl. noch mehrere Male zu wiederholen.

Oder nach Neisser (Stettin) in folgender Form:

I. Stoß: 1. Tag 5 Pillen
2. Tag 10 „
3. Tag 15 „
} zu je 5 mg Acid. arsenicos.
1 Woche Pause.

II. Stoß: Ebenso.
2 Wochen Pause.

III. Stoß: Ebenso.
3 Wochen Pause.

Später jeden 1. bis 2. Monat Wiederholung eines 3tägigen Stoßes.

Eisenstoß.

3 Tage lang täglich 3 g Ferr. reduct., bei späteren Stößen bis auf 6 g täglich steigen. Wiederholung wie beim Arsenstoß.

Lebertherapie. In der Behandlung der Anaemia perniciosa sind gegenüber den unvergleichlichen Ergebnissen der von Minot und Murphy eingeschlagenen Lebertherapie alle anderen therapeutischen Verfahren weit zurückgetreten. Tatsächlich sind die Versager so verschwindend selten, daß für auf Leberdiät überhaupt nicht ansprechende Fälle ihre Zugehörigkeit zum typischen Morbus Biermer füglich bezweifelt werden kann. Daher ist bei dem geringsten Verdacht auf das Bestehen einer Anaemia perniciosa die sofortige Darreichung von Leber angebracht, um so mehr, als die Wirkung sehr prompt einsetzt, meist sich schon am 2. bis 3. Tag am Ansteigen des Hämoglobins und der Erythrocytenwerte kundtut. Seltener setzt der Umschwung im Blutbild erst einige Tage später ein und kann sich bis zu 14 Tagen verzögern, doch ist im gewöhnlichen Verlauf bereits nach 8 Tagen das Hämoglobin auf ca. 70% gestiegen, die Erythrocytenzahl der 4 Millionengrenze angenähert. Die Regenerationserscheinungen im roten Blutbild ähneln dabei den früher spontan bzw. nach therapeutischen Eingriffen beobachteten Remissionen, nur tritt gegenüber diesen die Megaloblasten- und Megalocytenausschüttung zurück. Die Neutropenie schwindet, die Thrombocyten nehmen zu und werden weniger labil, die Eosinophilen erreichen normale Werte. Gleichzeitig nähert sich der Färbeindex einem Wert unter 1, kann aber auch noch längere Zeit um 1,1—1,2 persistieren. Sehr prompt verschwinden die Zungen- und Oesophagusbeschwerden bei deutlicher Rückbildung der Hunterschen Glossitis; die Zunge zeigt nach einigen Wochen das Bild einer glatten reaktionslosen Atrophie. Die depressive, überempfindliche, nörgelnde Stimmung der Kranken erfährt einen erfreulichen Umschwung, die Leistungsfähigkeit, das Gesundheitsbewußtsein nimmt rasch zu. Weniger sicher ist auf Erfolg für die sensiblen Reizerscheinungen zu rechnen, doch verschwinden die Parästhesien an den Beinen häufig genug schon innerhalb der ersten Wochen. Die eigentlichen spinalen Symptome dürften nur ausnahmsweise eine Besserung erkennen lassen; wie es scheint besonders bei sehr frühzeitiger Leber behandlung. Die Achylie wird nicht beeinflußt; trotzdem nehmen Appetenz und Körpergewicht rasch zu, die Darmstörungen schwinden. Im weiteren Verlauf unterscheiden sich die Patienten bei strikter Durchführung der Diätvorschriften kaum mehr von Gesunden, auch das Blutbild erreicht so gut wie vollkommen normale Verhältnisse, enthält nur noch eine mäßige Poikilo- und Anisocytose.

Die Diätvorschriften erstreben zu Beginn eine optimale Zufuhr von 250 g am besten roher, halb roher oder auch kurz gekochter Kalbs- oder Rinderleber pro die. Möglichst frühzeitig sollte aber auf schmackhafte Zubereitung Gewicht gelegt werden, damit nicht ein schwer überwindbarer Ekel gegen den spezifischen Lebergeschmack die Dauerdarreichung gefährdet, was besonders bei roher Leber der Fall ist. Manche Personen haben sogar an der Diät Vergnügen, die Mehrzahl unserer Patienten stand ihr auf die Dauer mit Widerwillen gegenüber.

Nach V. Schilling wird die Tagesportion Leber mit wenig Wasser leicht gedämpft, durchgedreht, von Bindegewebe und Gefäßen befreit; der Leberbrei wird dann mit trinkwarmer Bouillon, Saucen, Tomatensuppe, Apfelmus verrührt oder als Aufstrich mit Gewürzen genossen. Starkes Kochen oder Braten ist unzulässig. Die Leber soll erst unmittelbar vor dem Verzehr den anderen Speisen hinzugesetzt werden. Am besten wirkt Kalbs- oder junge Rindsleber.

Ist die Behandlung mit Frischleber wegen Widerwillens oder aus äußeren Gründen nicht möglich, so müssen wir die Zuflucht zu Leberpräparaten nehmen, deren Erfolge aber hinter der Frischleberbehandlung mehr oder weniger zurückbleiben. Am meisten Anwendung haben bisher Hepatrat, das getrocknete Leberpulver Hepatopson (auch in flüssiger Form), neuerdings Martol und das dänische Extrakt Exhepa gefunden.

Sowohl in Substanz als in Extrakten wird die Leber gut in Apfelmus, mit Kompotten verrührt als Brotaufstrich, in Suppen, mit gehacktem Fleisch vermischt vertragen. Auf die Dauer tut ein gutes Kochbuch die besten Dienste; die ärztliche Beratung der Kochform kann nicht so weit ins einzelne gehen, als es die Dauer der Behandlung erforderlich macht. Denn allem Anschein nach dürfte diese auf Lebenszeit zu berechnen sein. Auf Unterbrechungen reagieren die Patienten prompt mit Rückfällen. Die zu verabreichenden Mengen müssen später individualisiert werden. Meist kommt man schon nach etwa 6 Wochen mit 125 g pro die aus. Angenehmer werden häufig 250 g 3—4mal wöchentlich mit dazwischenliegenden diätfreien Tagen empfunden. Leberaufschwemmung und Leberpräparate können auch per Klysma verabreicht werden. Bei unzureichendem Erfolge steigere man zunächst die Dosis. Über die Dauer der Wirksamkeit der Leberkur fehlt es noch an genügender Erfahrung. Es ist möglich, daß der Erfolg sich im Verlaufe der Behandlung wenigstens bei manchen Fällen vermindert oder ausbleibt. Andererseits lehrt die Praxis, daß die Patienten nicht selten allmählich bezüglich des Einnehmens der Leber oder der Leberpräparate nachlässiger werden. Man sei mit der Feststellung eines „Versagers“ vorsichtig, da solche Fälle sich öfters als vom Bilde der Perniciosa abweichende erwiesen haben.

Leberüberdosierungen müssen vermieden, daher das Blut vierwöchig kontrolliert werden.

Ähnlich gute Erfolge wie mit der Lebertherapie werden neuerdings bei Verabreichung von Tiermagen berichtet; als anscheinend gut wirkendes Präparat ist Mucotrat (Schweinemagen) im Handel erhältlich, von dem täglich 3mal 10 g gegeben werden. Ferner Ventraemon $1^1/_2$—3 Tabl. = 15—30 g Pulver täglich.

Der vorwiegende therapeutische Erfolg scheint an die Leberdarreichung selber geknüpft zu sein, den weiteren Vorschriften nur unterstützende Bedeutung zuzukommen. So kann man auf die gebotenen großen Salzsäuregaben (Acid. hydrochl. dil. 15 Tropfen oder Acidolpepsin stark, 1 Tablette in einem Weinglas Wasser 3mal bei den Mahlzeiten trinken) unter Umständen unbeschadet verzichten, wenn sie in Mund und Oesophagus Schmerzen verursachen oder gelegentlich die Appetenz mindern. Die ursprünglich verordnete Einschränkung der Fettzufuhr (auf 40 g) scheint theoretisch gerechtfertigt, desgl. die Zufügung reichlicher Vitamine in frischem Zustand oder als Vigantol. Niere und Thymus sind der Leber nicht gleichwertig, nur zur Abwechslung als gelegentlicher Ersatz unter Kontrolle des Blutes zu erlauben. Im ganzen entspricht die Lebertherapie am ehesten den Vorschriften einer Substitutionstherapie.

Mit den Erfolgen beim Morbus Biermer lassen sich die Ergebnisse der Leberdiät bei keiner anderen Form von Blutarmut vergleichen. Bei sekundären Anämien auf tuberkulöser, carcinomatöser oder sonstiger Grundlage, wird von sehr wechselnden Erfolgen berichtet; auch wir gewannen hierbei keinen eindeutigen Eindruck. Günstige Beeinflussung der Thrombocyten im Tierversuch lassen vielleicht noch Erfolge bei Thrombopenien erwarten. Einer prophylaktischen Leberdiät ist vorläufig so wenig beizustimmen wie etwa dem prinzipiellen Vegetarianertum.

Rezepte.

(Perniziöse Anämie.)

Soluga (Nordmarkwerke).
Täglich 3 mal 1 Teelöffel.

Hepatrat. liquid. (Nordmarkwerke).
Leber mit Arsen, 2—3 mal tägl. 1 Eßl.

Hepatratbohnen (Arsen enthaltend), tägl. 3—4 mal 3 Bohnen.

Hepracton Merck, Leberpulver.

Martol Stroschein. Oral: 1—3 Eßl., auch den Speisen zugesetzt.

Exhepa.

Hepatopson (Promonta), in Cachets oder flüssig.

Leberextrakt Degewop
tägl. 3—6 Röhrchen während der Mahlzeiten.

Bluttransfusion. Von der intramuskulären Übertragung kleinerer Blutmengen, die früher oft ausgeführt wurde, habe ich keinen Vorteil gesehen.

Die Transfusion ist in der Menge von 100—500 ccm direkt von der Vene des Spenders in die Vene des Empfängers auszuführen. Dies geschieht am besten mittels des von Walinski verbesserten Oehleckerschen Apparates.

Der Transfusion muß eine Untersuchung des Spenders, Prüfung des Blutes auf Wa.R. usw. sowie die Blutgruppenbestimmung vorhergehen. Sie sollte nur von solchen Ärzten ausgeführt werden, die sich in der Technik derselben genau haben unterweisen lassen.

Nach Erfahrungen in meiner Klinik (Walinski) scheint sich in manchen Fällen die Kombination von Bluttransfusion und Insulininjektionen zu bewähren.

Die genannten Behandlungsarten sind je nach Lage des Falles in geeigneter Weise mit der Lebersubstanzbehandlung zu kombinieren, in die Pausen derselben einzuschalten oder anstatt derselben anzuwenden, wenn jene aus irgend einem Grunde nicht ausführbar ist.

Eine Reizbehandlung des Knochenmarks durch Röntgenstrahlen, Radium, Thorium oder Proteinkörpertherapie hat sich nicht bewährt.

Die antisyphilitische Behandlung ist selbst in Fällen, die auf Lues zu beruhen scheinen, zu widerraten.

Auch für die Perniciosa gilt die Wichtigkeit der allgemein hygienischen Behandlung.

Vorgeschrittenere Kranke bedürfen in hohem Maße einer Ruhebehandlung.

Für die Schmerzhaftigkeit der Zunge und die Mundwinkelexkoriationen bewähren sich Pinselungen mit Methylenblau und Gentianaviolett aa 0,25 auf 100 ccm Wasser sowie Anästhesinbonbons oder Betupfungen mit Novocain (1—2%).

Agranulocytose.

Diese von Werner Schultz entdeckte Blutkrankheit (vgl. S. 81), die als eine Insuffizienz des Knochenmarkes aufzufassen ist, kennzeichnet sich durch eine hochgradige Verminderung der Gesamtleukocytenzahl, wobei die polynucleären und eosinophilen Zellen völlig fehlen können. Klinisch finden sich neben Fieber Krankheitslokalisationen an Tonsillen, Rachen, Zahnfleisch, Zunge, Kehlkopf, Genitalien, ferner Nekrosen und Ulcerationen der Haut, besonders am Anus, der Vagina und dem Magen-Darmkanal. Die Ätiologie ist unbekannt, jedoch sind symptomatisch übereinstimmende Krankheitsbilder bei antisyphilitischen Salvarsan- und Wismutkuren, nach Solganal- und Krysolganbehandlung, bei Lymphogranulom, bei Leukämie beobachtet worden. Nach der Ansicht des Entdeckers ist die Angina Manifestationsort der Krankheit und braucht nicht notwendig die primäre Eingangspforte der zu vermutenden Erreger zu sein. Die Prognose ist nahezu, aber nicht ganz infaust. Neuerdings wird von schwacher Röntgenbestrahlung der langen Röhrenknochen günstiges berichtet (Friedemann); desgleichen von Bluttransfusionen. Man versuche ferner vitaminreiche Kost, Arsen, Proteinkörpertherapie.

Leukämie.

Die verschiedenen Formen der Leukämie unterliegen der gleichen Behandlung. Über Regulierungsmöglichkeiten scheint der Organismus nur in sehr geringem Umfange zu verfügen. Die Allgemeinbehandlung und Diät ist daher auch nicht von besonderer Bedeutung.

Die Krankheit ist bis jetzt unheilbar; die Mittel, welche eine Besserung herbeizuführen vermögen (Röntgen-, Radiumbestrahlung, Arsen), sind nicht imstande, sie zu heilen. Trotzdem müssen wir sie anwenden. Die Frage einer Lebensverlängerung ist für einige Fälle sicher zu bejahen, wenn auch im Durchschnitt nach den bisherigen Statistiken eine Lebensverlängerung nicht erweisbar ist. Die Schwere des Krankheitsbildes und der subjektiven Beschwerden wird gemildert, das autoplastische Bild günstig beeinflußt, die Arbeitsfähigkeit länger erhalten. Manche Fachärzte erwarten bessere Erfolge von einer zweckmäßigeren, namentlich einer schwächeren Dosierung.

Die besten Erfolge hat man bei der myeloischen Leukämie. Eine Überdosierung der Strahlenbehandlung kann zu einer Schädigung des roten Blutbildes und übermäßigen Verminderung der Leukocyten (Leukopenie) führen; eine andere Gefahr ist der reaktive Übergang in eine Myeloblastenleukämie.

Voran steht die Röntgenbestrahlung, die bei der myeloischen Form auf die Milz beschränkt, bei der lymphatischen auch auf die Lymphdrüsentumoren ausgedehnt wird. Die Knochenmarkbestrahlung wird überwiegend ungünstig beurteilt.

Die Dosierung, Art, Dauer und Wiederholung der Bestrahlung ist vom Röntgenfacharzt anzugeben und hier nicht näher zu erörtern.

Die Erfolge bezüglich der Verkleinerung der Tumoren und die Besserung des Blutbildes sind bei der ersten Bestrahlung am auffälligsten, lassen bei der Wiederkehr bzw. dem Wiederanwachsen der Erscheinungen nach und fehlen schließlich ganz. Auch sind bei den Rückfällen stärkere Dosen anzuwenden. In manchen Fällen ist die Einwirkung von vornherein unbedeutend, in anderen so erstaunlich, daß fast der Eindruck einer Heilung entsteht. Nach erreichter Reduktion des Blutbildes ist dasselbe in gewissen Zwischenräumen von mehreren Wochen zu kontrollieren, wobei nicht allein das weiße, sondern auch das rote Blutbild zu beachten ist; ebenso natürlich die Größe der Milz und der Drüsentumoren. Bei wieder eintretender Verschlimmerung ist die Bestrahlung zu wiederholen. Der erste Rückfall kann sich bis zu $^1/_2$—1 Jahr hinziehen; jedoch ist dies in den einzelnen Fällen sehr verschieden. Im allgemeinen überleben die Patienten selten drei Rückfälle.

Auswärtige Patienten müssen in nicht zu langen Zwischenräumen zwecks Kontrolle wiederbestellt werden.

Die bekannten Erscheinungen des „Röntgenkaters" dürfen von der Fortsetzung der Bestrahlungsbehandlung nicht abhalten. Bessert die Bestrahlung das Blutbild nicht mehr, schädigt sie sogar das rote Blutbild, tritt sehr schnell ein Wiederansteigen der weißen Blutzellen ein, dauert etwaiges Fieber nach der Bestrahlung an, verschlimmert sich das Allgemeinbefinden, so ist die Bestrahlungsbehandlung abzusetzen.

Die Radiumbestrahlung der Milz und der Lymphdrüsentumoren scheint ähnliche, aber dem Röntgenverfahren nicht überlegene Erfolge zu zeitigen.

Versagt die Röntgenbehandlung von vornherein oder ist sie am Ende ihrer Wirksamkeit angelangt, so kann noch eine interne Radiumbehandlung versucht werden. Am besten mittels Injektionen von Thorium X oder Radiothor (Auer-Gesellschaft Berlin). Man injiziert 500 elektrostatische Einheiten und mehr intravenös (das Mittel wird steril je nach verlangter Dosierung in Ampullen geliefert). Man injiziert zunächst einmal und beobachtet mehrere Wochen lang am Blutbefund den etwaigen Erfolg, ehe man erneut einspritzt.

Direkte Sonnenbestrahlung der Milzgegend wird von Naegeli empfohlen.

Die Arsenkur wird am besten mit der Röntgenbestrahlung kombiniert und so ausgeführt wie bei der Perniciosa.

Auch Eisenstöße sind von vorübergehend günstiger Wirkung.

Von Benzol muß abgeraten werden.

Gegen die akuten Leukämien ist jede Therapie machtlos; die Bestrahlung wirkt verschlimmernd.

Pseudoleukämie.

Die Therapie der sog. Pseudoleukämien, von denen am häufigsten und praktisch wichtigsten das maligne Granulom (Hodgkinsche Krankheit) ist, geschieht nach den gleichen Grundsätzen wie die der Leukämie. Auch hier wird vornehmlich die Röntgenbestrahlung, und zwar der einzelnen Tumoren, evtl. einschließlich der Milz, angewendet.

Entscheidend für den Behandlungserfolg ist der Grad der Malignität des einzelnen Falles. Schnelle Entwicklung ist ungünstiger als langsame. Starke Dosierung ist zu vermeiden. Vereinzelt kommen hervorragende Erfolge vor, die an Heilung denken lassen; jedoch ist stets der Vorbehalt des Rückfalls zu machen. Die Radiumbehandlung soll der Röntgenbestrahlung gleichwertig sein; speziell werden Besserungen durch Radiothor behauptet.

Bei Aleukämien sind die Erfolge etwa so wie bei der Leukämie. Übergang zu echter Leukämie ist trotz Röntgenbestrahlung beobachtet worden. Von Radiumbestrahlung wird Besseres berichtet. Zu beachten ist, daß Aleukämie Folge einer Osteosklerose bzw. Pagetschen Krankheit sein kann, in welchem Falle Bestrahlung die Myelophthise noch begünstigen würde.

Bei der noch immer nicht klargestellten **Bantischen Krankheit** ist die Wirksamkeit der Röntgenstrahlen sehr problematisch. Heilung verspricht die frühzeitige Milzexstirpation. In späteren Stadien ist dieselbe mit der Talmaschen Operation zu verbinden (H. Hirschfeld).

Polyglobulie.

Die Polyglobulie gehört sehr häufig zum Bilde verschiedener Krankheitszustände (Cyanose durch Lungen- und Herzerkrankungen usw.) und bedarf dann ebensowenig einer speziell auf sie gerichteten Behandlung wie gewisse Formen der einfachen Anämie. Polyglobulien geringeren Grades finden sich ferner nicht selten, ohne daß man eine Ursache ausfindig machen könnte, sogar bei Fällen von anscheinender Anämie (Anaemia spuria); auch bei Thyreotoxie; ferner bei starker Nahrungsaufnahme.

Das Krankheitsbild der Polyglobulie als Krankheit sui generis (Poly cythaemia rubra, Plethora vera) ist in seinem Wesen noch nicht klar. Der Organismus verfügt zweifellos über Restitutionsmöglichkeiten, denn jahrelang beobachtete unbehandelte Fälle meiner Klinik zeigten einen Wechsel und zum Teil nicht unbedeutende Rückgänge des Blutbefundes.

Eine auf die Dauer erfolgreiche Behandlung besitzen wir noch nicht. Den Blutüberschuß durch Aderlässe wegzuschaffen empfiehlt sich nicht, weil dieselben sekundär eine Neubildung von Blut anregen. Vorübergehende akute Besserungen durch Sauerstoffeinatmung habe ich gesehen. Am meisten scheinen Röntgenbestrahlungen der Knochen zu versprechen (Lüdin, Guggenheimer u. a.). Milzdiät ist noch im Versuchsstadium.

Hämorrhagische Diathesen.

Neigung zu Blutaustritten kommt unter den verschiedensten Bedingungen vor, bei Sepsis, Blutkrankheiten, Endokarditis, Vergiftungen, Lebererkrankung, ja, bei Angiospasmen. Sie erscheint hier als Begleitsymptom, das mit der zugrunde liegenden Krankheit behandelt wird. Einige der Blutung als solcher geltende Maßnahmen werden unten erwähnt werden. Erkrankungen, bei denen die Blutaustritte das wesentliche Merkmal der Erkrankung bildet, sind der Skorbut, die Blutfleckenkrankheit (Purpura), die Bluterkrankheit (Hämophilie).

Skorbut ist eine Avitaminose, bei der aber die konstitutionelle Veranlagung eine Rolle spielt. Die Heilung geschieht durch Zufuhr des antiskorbutischen Vitamins C, das in frischen bzw. nicht zu lange gekochten Gemüsen, Salat, Obst enthalten ist; einer besonderen Berühmtheit erfreut sich Citronen- und Apfelsinensaft. Die folgende Tabelle gibt eine Übersicht über den relativen Gehalt verschiedener Nahrungsmittel an antiskorbutischem Vitamin (nach Salle bzw. Chick und Dalyell).

Frische Kuhmilch	1—1,5
Frischer roher Weißkohlsaft oder Kohlblätter	110
Frischer roher Apfelsinensaft	100
Citronensaft	100
Weißer Rübensaft	60
Grüne Bohnen	30
Gekeimte Erbsen, frisch	30
Karottensaft	7,5
Roter Rübensaft	7,5
Fleischsaft	7,5
Kartoffeln (30 Minuten gekocht)	7,5

Man sieht hier und da Krankheitszustände, die nur entfernt an Skorbut erinnern und gleichfalls auf Avitaminose zu beziehen sind.

Eine örtliche Behandlung der von Blutungen betroffenen Stelle ist meist überflüssig. Mundspülungen nach der Nahrungsaufnahme mit einer Abkochung von Kamillen- und Salbeiblättern, Kamillosan- oder Mentholmundwasser, Myrrhen- und Ratanhatinktur mit Wasser verdünnt.

Die Möller-Barlowsche Krankheit, eine besonders im Säuglingsalter auftretende Avitaminose, wird gleichfalls durch Vitamin-C-Zufuhr behandelt; steril entnommene Milch (es handelt sich um Flaschenkinder) bzw. nur kurzes Aufkochen einer guten Milch, frische Gemüse und Obstsäfte, frisch ausgepreßter nicht gekochter Rindfleischsaft mit Obstsaft verdünnt.

Purpura (Purpura rheumatica, Werlhofsche Krankheit). Ein einheitliches Krankheitsbild liegt nicht vor. Eine Wesensverwandtschaft mit Gelenk- oder Muskelrheumatismus besteht nicht, es handelt sich vielmehr nur um „rheumatoide" Schmerzen. Die Darreichung von Salicyl, Antipyrin, Melubrin hat nur eine schmerzstillende Bedeutung. Es dürfte sich teils um Infektionen, teils um Blutkrankheiten, teils um Störungen des intermediären Stoffwechsels handeln. Eine Reihe von Fällen ist durch Mangel oder starke Herabsetzung der Zahl der Blutplättchen ausgezeichnet („thrombopenische Form" oder „essentielle Thrombopenie"), ohne daß sichergestellt ist, ob dieser Faktor das Wesen der Erkrankung ausmacht. Die Vitamin-C-Zufuhr ist im Gegensatz zum Skorbut ohne Erfolg. Die Pathogenese der Thrombopenie und der Zusammenhang der Capillarzerreißung mit ihr ist noch nicht klar.

Bei schwereren Fällen hat man die Neubildung von Blutplättchen anzuregen versucht durch Proteinkörper oder Bluttransfusion, ohne dauernden Erfolg.

In mehreren Fällen ist die Exstirpation der Milz, in der Voraussetzung, daß eine Blutplättchen zerstörende Wirkung derselben vorliege, ausgeführt worden, die in der Tat eine bedeutende Vermehrung der Blutplättchen bereits wenige Stunden nach der Operation zur Folge haben kann.

Vorzugsweise kommt die Calciumdarreichung in Betracht. In milden Fällen wird man sich zunächst mit oraler Zuführung begnügen: Sol. calcii chlorati crist. puriss. 20,0 : 200,0 3mal tägl. 1 Eßlöffel nach den Mahlzeiten, 2—3 Monate lang.

Schwerere oder hartnäckige Fälle erfordern die intravenöse Zufuhr: 10—20 ccm der 10—15proz. Calciumchloridlösung täglich oder Afenil (in Ampullen). Vgl. die Kalkpräparate S. 92.

Auch Seruminjektionen, 5—10 ccm subcutan oder intramuskulär (wie bei der Blutstillung), bzw. Milchinjektionen, Coagulen (3—5 ccm der 5proz. Lösung intravenös), Clauden (Ampullen) subcutan bzw. intravenös 10—15 ccm, Elektroferrol 10 ccm.

Bezüglich Knochen- bzw. Milzbestrahlung (mit kleinen Dosen) bzw. Kombination beider Methoden sind noch weitere Beobachtungen abzuwarten.

Bei den ohne Plättchenmangel einhergehenden Purpurafällen empfiehlt sich gleichfalls die Gefäßwand abdichtende Behandlung mit Calcium; auch Coagulen und Clauden (evtl. örtlich an den blutenden Schleimhäuten appliziert).

Hämophilie. Es handelt sich um einen angeborenen bzw. vererbten Mangel der Gerinnungsfähigkeit des Blutes (Thrombokinasenmangel). Die Hämophilie kommt in verschiedenen Abstufungen vor. Bei stärkeren Graden muß der Betroffene sein Leben so einrichten, daß er alles vermeidet, was äußere Verletzungen oder innere Quetschungen oder sonstige Gewebstraumen veranlassen könnte (Zahnextraktion, Sport, schwere körperliche Anstrengungen).

Die Hämophilen-Blutungen werden teils örtlich behandelt, teils versucht man, die Gerinnungsfähigkeit des Blutes im allgemeinen zu bessern. In ersterer Beziehung kommen die bekannten Blutstillungsmittel in Betracht: Eisenchlorid, Adrenalin, Kompression, Coagulen, Clauden. Hemoplastin (Parke, Davis & Co.), ein steriles Serum, das Prothrombin und Thrombokinase enthält, ist des Versuches wert. Es wird intramuskulär oder subcutan injiziert; die Wirksamkeit auf die Gerinnungsfähigkeit des Blutes erreicht ihren Höhepunkt nach 1 bis 2 Stunden. Bei Blutungen Hämophiler (Kinder wie Erwachsener) sollen 5 ccm subcutan gegeben werden (sonst 2 ccm). Dauert die Blutung an, soll die Dosis 4—6stündlich wiederholt werden. Auch empfiehlt es sich, mit Hemoplastin getränkte Gaze auf die blutende Stelle zu legen.

Eine allgemeine Steigerung der Gerinnbarkeit wird angestrebt durch Blutserum — menschliches oder tierisches, z. B. Diphtherieserum —

(behufs Zufuhr von Thrombokinase); intravenöse Injektionen von hypertonischen Salzlösungen.

Beides ist, ebenso wie Calcium und Gelatine, bei Hämophilie wenig zuverlässig.

Des Versuches wert, besonders bei lebensgefährlichen Blutungen, ist die Transfusion (200 ccm und mehr), direkt von Spender zu Empfänger (S. 370). Ferner Clauden intravenös (bis 40 ccm pro dosi oder 100 ccm in 48 Stunden). Gelenkblutungen sind nach chirurgischen Grundsätzen (Kompression, Ruhe, Hochlagerung usw.) zu behandeln. Eine Heilung oder Besserung des hämophilen Zustandes selbst, d. h. eine dauernde Erhöhung der Gerinnbarkeit des Blutes, war bisher unmöglich. Erstaunliche Erfolge werden allerdings von dem spanischen Präparat Nateina (Natel, Llopis) berichtet, das aus einem Gemisch der Vitamine A, B, C, D pflanzlichen Ursprungs mit Calciumphosphat und Milchzucker besteht.

Bestätigungen liegen auch deutscherseits vor (Niekau, F. Hoff, F. May, Morawitz), aber auch über Versager wird berichtet.

Nach Niekau handelt es sich um eine Substitutionstherapie. Nateina muß dauernd genommen werden, sollen die lebensgefährlichen Blutungen ausbleiben. Dosis 6—8—12 Tabl. täglich. Bei Verletzungen bzw. Gelenkblutungen für mehrere Tage 32—40 Tabl. tägl.; allmähliches Heruntergehen auf die übliche Dosis. Vitaminschäden wurden auch bei mehrjährigem Gebrauch nicht beobachtet.

IX. Rheumatismus.

Vorbemerkungen.

Ehe wir uns der Behandlung des Rheumatismus zuwenden, ist eine Klärung dessen, was wir unter Rheumatismus zu verstehen haben und welche Krankheitszustände er umfaßt, erforderlich. Die ursprüngliche Bedeutung des Wortes „das Fließende" trifft für die meisten Fälle weniger zu als z. B. für gewisse Neuralgien, ja, gerade der Gelenkrheumatismus und auch zum Teil der Muskelrheumatismus zeigt mehr Fixierung als Fluß. In dem jetzigen Sprachgebrauch umfaßt der Rheumatismus Schmerz bzw. schmerzhafte Entzündung mit der gleichzeitigen Voraussetzung einer Erkältungsursache. Wir haben also hier einen Fall, bei dem in dem Krankheitsbegriff ein ursächliches Moment bestimmend enthalten ist, — was kaum annehmbar ist. So ist der akute Gelenkrheumatismus sicher eine Infektionskrankheit, bei der wohl zuweilen eine Erkältung als Hilfsursache mitwirken kann. Auch viele Fälle von Muskelrheumatismus sind infektiöser Natur, mit und ohne Erkältung. Typisch für den infektiösen Rheumatismus sind die Aschoffschen Knötchen, die sich vorzugsweise im Herzmuskel finden. So bleibt beim sog. Muskelrheumatismus als wesentliches Symptom der Muskelschmerz übrig. Derselbe kann in der Ruhe dauernd vorhanden sein, äußert sich aber hauptsächlich bei Dehnungen, Spannungen und tätigen Zusammenziehungen. Druck auf den Muskel ist nicht immer schmerzhaft. Außer dem Schmerz ist ein Gefühl von Versteifung und Spannung, eine Kraftlosigkeit und Bewegungshemmung vorhanden. Der befallene Muskel zeigt ferner eine erhöhte Spannung (Derbheit). Auch kann man gewisse Knötchen an ihm finden. Am besten spricht man von „Myalgie" (Muskelschmerz) und charakterisiert den Ausdruck nach der Ätiologie (refrigeratorische, infektöse Myalgie usw.). Einen diagnostischen Unterschied zwischen Myalgie und Muskelrheumatismus zu machen ist nicht angängig. Die Erkältungsursache kommt für die Diagnose nur bei einem Teil der Fälle in Betracht. Häufig wird die Erkältung nachträglich konstruiert. Oft bildet sie den auslösenden, aber nicht den wesentlich bedingenden Faktor. Aber auch der Infekt wird nicht selten nur vermutet. Ob die aus gewissen Statistiken gezogenen Schlüsse über die Beziehungen der Zahnerkrankungen zum Rheumatismus richtig sind, muß die Zukunft lehren. Sicherlich liegen hier starke Übertreibungen vor. Es müßte statistisch erwiesen werden, daß das Zusammenvorkommen von Zahnerkrankungen mit Rheumatismus häufiger ist als das Gegenteil. Dies scheint nicht zuzutreffen. Vorläufig ist somit noch kein Grund vorhanden, Hekatomben von Zähnen der Heilung von Rheumatismus darzubringen.

Muskelrheumatismus. Myalgie.

Vielfach betrifft der Schmerz mehr die Nerven als die Muskeln, auch Nerven, die gar nichts mit der Muskulatur zu tun haben, wie sensible cutane und subcutane Nerven. Schmerzhafte Muskeldruckpunkte gehören nicht selten einem über dem Muskel liegenden subcutanen sensiblen Nervenzweige an. Auch kann sich bei der Myalgie oder auch ohne solche eine Arthralgie finden, bei der gleichfalls vorwiegend oder allein die sensiblen Gelenknerven beteiligt sind.

Das Einheitliche und Wesentliche ist somit eine Hyperalgesie der Muskel-, Haut-, Gelenknerven, deren organische Basis noch zweifelhaft ist und die verschiedene Ursache haben kann, nämlich: Erkältung, Infektion, Intoxikation, Trauma und Überanstrengung, Stoffwechselstörungen, wie Gicht, Fettleibigkeit, Diabetes mellitus u. a. m.

Es gibt unzweifelhaft einen reinen Erkältungsrheumatismus (refrigeratorische Myalgie). Außerdem spielt die Erkältung als auslösender Faktor von Hyperalgesien der verschiedensten Art und Pathogenese eine bedeutende Rolle, indem sie dieselben entweder verschlimmert oder aus dem Stadium der Latenz hebt; so gichtische, nervöse, durch Infekt bedingte Hyperalgesien. Daher die häufige Angabe der Kranken, daß sie ihr Leiden einer Erkältung verdanken. Eine durch Erkältung ausgelöste Myalgie kann daher ebenso ein gichtisches wie rheumatisches wie Infektleiden sein. Das Erkältungsproblem ist wissenschaftlich noch nicht gelöst. Eine individuelle Disposition spielt bei der Erkältung eine maßgebende Rolle.

Therapie. Leichtere akute Anfälle heilen ohne jede Behandlung aus. Im übrigen kommen für akute Fälle in Betracht: Warme Kleidung im ganzen und warme Umhüllung des erkrankten Teiles, hautrötende Einreibungen (Ameisen-, Senfspiritus, Linim. volatile, Opodeldok, Rheumasan, Esterdermasan, Embrocation, Pain Expeller [Capsicum] usw.), Senfpapier, Capsicumpflaster, trockene Schröpfköpfe, Biersche Sauggglocke, Hautbürstungen, Thermotherapie (feucht-warme Verbände, z. B. der heiße Watteverband von Diehl: Entfettete Watte wird in sehr heißes Wasser getaucht und aufgelegt; darüber wasserdichter Stoff und Flanellbinde, kann mehrere Stunden liegen). Oder Dampfkompresse: 6—8fach zusammengelegtes grobes Handtuch in Wasser von etwa 50° C getaucht, etwas ausgewrungen, zwischen Flanell (Wolle) gelegt und auf den erkrankten Teil gebracht; jede Viertelstunde wechseln, 2—3mal je 2 Stunden täglich anlegen. Am einfachsten: elektrisches Heizkissen mit feuchter Zwischenlage oder Thermophor. Auch der heiße Sandsack, heiße Breiumschlag, Schlammpackungen usw. (vgl. Physikalische Therapie).

Heißluftduschen (Fön) und Bestrahlungen sind den Anwendungen von feuchter Wärme nachzustellen. Bei milden Fällen sowie beim Abklingen der Erkrankung sind auch Prießnitzsche Umschläge empfehlenswert. Am wirksamsten ist die Dampfdusche, bei der die Wärme (nach Fürstenberg) am tiefsten in die Gewebe eindringt. Die Dampfdusche kann mit Massage verbunden werden. Ferner ist das Diathermieverfahren zu erwähnen.

Die örtliche Wärmebehandlung wird durch eine allgemeine, schweißerzeugende verstärkt, die in frischen Fällen coupierend wirken kann: Bettlage mit Schwitzen, elektrische Lichtbäder, Dampfkastenbäder, heißes Wannenbad mit Nachschwitzen im Bett, Ganzpackungen.

Neben oder anstatt der Wärmeanwendungen kann auch kaltes Wasser in Form von Abreibungen, Teilgüssen mit kräftigen Trockenfrottierungen mit Erfolg verwendet werden. Ferner wechselwarme Applikationen, schottische Dusche. Der Kaltwasserbehandlung kommt unter Umständen eine größere Wirkung zu als der Wärmebehandlung. Niemals sollte bei letzterer versäumt werden, die einzelnen Wärmeapplikationen mit einer kühlen Abreibung und folgender trockener Frottierung abzuschließen.

Der örtlichen oder allgemeinen Massage kommt eine große Heilwirkung zu. Sie muß kunstgerecht ausgeübt werden, in ganz frischen Fällen noch unterbleiben oder sehr sanft ausgeführt werden. Sie soll nicht nur in einer Tiefen-, sondern auch Oberflächen- (Haut-) Massage (Effleurage, Reibungen, Bürstungen) bestehen. Von manchen wird der knetenden Zerteilung der „Knötchen“ und angeblichen „Gelosen“ eine besondere Bedeutung beigelegt. Die Massage kann mit Dampfduschen (s. oben), mit Bädern oder Warmwasserduschen verbunden werden (Aachen, Aix-les-Bains). Die von mir angegebene Thermomassage mittels Thermophorrollen ist hier mit aufzuführen.

Elektrotherapie. Auch die Faradisation, Faradomassage, Franklinisation, weniger die Galvanisation ist wirksam. Die gemeinsame Wirkung dieser Prozeduren besteht in der Reizung, welche zu umstimmenden Stoffwechselreaktionen im Gewebe und den Nerven führt.

Sehr wichtig ist die aktive und passive Bewegungsbehandlung, durch welche die Myalgien, Arthralgien und Neuralgien in gleicher Weise getroffen werden. Nur bei ganz frischen und sehr empfindlichen Affektionen ist Ruhe erforderlich. Möglichst bald gehe man zu vorsichtigen und weiterhin gesteigerten Bewegungen über. Auch bei akuten, aber nicht allzu schmerzhaften Anfällen setze man sofort mit Bewegungen ein. Der Neigung der Kranken, den schmerzhaften Teil ängstlich zu schonen, ist entgegenzutreten. Die Selbstheilung leichter, kaum beachteter rheumatischer Erkrankungen wird wahrscheinlich gerade dadurch unterstützt, daß der Patient sich ihrer ungeachtet weiter bewegt. Nur soll man dem Warnungssymptom „Schmerz“ insofern Rechnung tragen, als man die Bewegungen in dosierter „schonender“ Form ausführt.

Bei chronischen oder oft rezidivierenden Fällen kommt die balneologische Behandlung in Betracht: Wildbäder, Solbäder, kohlensaure Solthermen, Schwefel- bzw. Schwefelschlammbäder, Moorbäder. Gewöhnlich wird die Kur in den betreffenden Badeorten mit sonstiger physikalischer Therapie verbunden. Vor einer physikalischen Vielgeschäftigkeit ist aber dringend zu warnen. Die Wahl des Kurortes ist nach Intensität des Falles und sonstigen Umständen zu treffen. Die Erfolge hängen nicht allein von der Art des Kurmittels, sondern vor allem von der individuellen Reaktion ab.

An die Heilung eines Rheumatismusanfalles soll sich stets eine prophylaktische Abhärtungskur anschließen: Kaltwasseranwendungen, Luft- und Sonnenbäder, Seebäder, zweckmäßige Kleidung. Zu den vorbeugenden Maßnahmen gehört auch regelmäßige Bewegung. Die Ansicht, daß bei schon vorhandenem Rheumatismus eine Abhärtung nicht möglich sei, ist irrig. Wenn darauf verwiesen wird, daß Leute, die sich Wind und Wetter viel aussetzen und eigentlich abgehärtet sein müßten, oft rheumatisch sind, so ist zu sagen, daß diese Leute sich oft übermäßig warm anziehen, so daß die Haut schwitzt, in überheizten Räumen wohnen, methodische Abhärtungen durch kalte Abreibungen und Luftbäder nicht ausführen, die Fußpflege vernachlässigen, z. T. viel Alkohol genießen.

Arzneiliche Behandlung. Bei akuten Myalgien oder akuten Steigerungen der chronischen Myalgien kommen die Salicylpräparate, ferner Antipyrin, Melubrin, Pyramidon usw. zur Anwendung, am besten in Verbindung mit Bettruhe und Diaphorese. Bei der ambulanten Verordnung dieser Mittel sind kleinere Dosen zu wählen, um nicht Schweiß zu erzeugen, der beim Umhergehen die Gefahr einer erneuten Erkältung mit sich führt.

Ferner die Atophanverbindungen (Atophan, Novatophan, Leukotropin (intravenös oder Tabletten), Atophanyl, evtl. in Verbindung mit Salicyl (Arcanol, Leukosalyl).

Die lediglich arzneiliche Behandlung ohne gleichzeitige physikalische führt selten zu dauernder Heilung.

Bei chronischen Fällen kommt die arzneiliche Behandlung noch weniger in Betracht als bei den akuten. Der Schwerpunkt liegt hier in der physikalischen Therapie. Ein längerer Gebrauch von Salicylaten in großen Dosen kommt bei hartnäckigen Fällen immerhin neben der physikalischen Therapie in Betracht.

Proteinkörpertherapie (Yatren-Casein, sterilisierte Milch, Novoprotein) mittels intramuskulärer Injektionen kann versucht werden. Ferner peroral das Irritren (Yatren-haltig), $^1/_2$—1 Tabl. jeden 4. Tag nüchtern.

Neuerdings wird Detoxin (Aminosäuren, Schwefel) in Ampullen bzw. Tabletten empfohlen.

Ein Vorzug vor der physikalischen kommt der Proteinkörpertherapie nicht zu.

Sehr empfehlenswert ist die Injektion einer NaCl- oder noch besser einer 0,3—0,5proz. Novocainlösung in die Muskelsubstanz, und zwar in die schmerzhafte Stelle, die man zuweilen verhärtet fühlt (Contractur ?) Man kann bis zu 100 ccm einspritzen. Dies Verfahren ist analog der endo- und perineuralen Injektion (s. Ischias).

Einzelne Formen der Myalgie.

1. Erkältungsmyalgie. Vorwiegend Wärme, am besten mit Diaphorese, neben den vorher aufgeführten Methoden.

2. Gicht. Dieselbe lokalisiert sich nicht nur in den Gelenken, sondern führt auch sehr häufig zu Hyperalgesien in Form von Myalgie, Neuralgie, Hauthyperalgesie, Arthralgie. Gichtiker neigen außerordentlich zu den verschiedensten Hyperalgien (auch schmerzhaften Angiospasmen). Da die atypische Gicht entgegen der Lehre einer Anzahl von Autoren ein sehr häufiges Leiden ist, so kommt ein großer Teil der sog. Rheumafälle auf Gicht.

Zu den vorher genannten Methoden kommt die diätetische Behandlung. Ferner die Atophanbehandlung, die auch bei den rheumatischen Formen am Platze ist. Die Bewegungstherapie ist bei den gichtischen Algien von besonderer Wichtigkeit (vgl. Gicht).

3. Fettleibigkeit, Diabetes mellitus. Fettleibige klagen sehr häufig über Hyperalgesien der verschiedensten Art, wie Myalgie, Arthralgie, Neuralgie, Hauthyperalgesie. Auch bei Diabetes finden sich neben Neuritis myalgische und neuralgische Beschwerden.

Außer den obigen Maßnahmen kommen die bezüglichen diätetischen Verordnungen usw. in Betracht.

4. Allgemein- und Herdinfektion. Infektionen aller Art bedingen Myalgien und Neuralgien, die wohl zum Teil auf Neuritiden, zum Teil auf Hyperalgesien infolge von chemischen Veränderungen des Gewebes beruhen. Das Gefühl der Abgeschlagenheit und die Muskel- und Gelenkschmerzen, die wir fast bei jeder Infektionskrankheit, oft schon im Inkubationsstadium, oft das akute Stadium überdauernd und sich bis in die Rekonvaleszenz hinein erstreckend, antreffen, haben die größte Ähnlichkeit mit den rheumatischen Gefühlen.

Auch bei dem Infektrheumatismus kommt der schweißtreibenden Behandlung große Bedeutung zu. Im übrigen wie oben. Finden sich Infektherde in den Gaumenmandeln, so sind dieselben in geeigneter Weise anzugreifen (am besten Radikaloperation), da sie, abgesehen von rheumatischen Erkrankungen, auch sonst dem Organismus Schaden bringen können. Ob bezüglich der Verhütung von rheumatischen Rezidiven viel gewonnen wird, ist sehr zweifelhaft, jedenfalls kommen solche trotz der Entfernung der Mandeln oft genug zur Beobachtung. Die in Amerika vielfach übliche Entfernung kranker Zähne wegen Rheuma ist eine moderne Übertreibung.

5. Intoxikation. Alkohol, Nicotin, Blei u. a. m. lösen Myalgien, Neuralgien, Arthralgien (in höherem Grade auch Neuritis) aus, die mit Rheuma verwechselt werden können. Das gleiche gilt für gewisse Autointoxikationen, z. B. enterogene (Obstipation, Flatulenz, Enteritis), nephrogene, diabetische Acidose, endokrine Erkrankungen.

Die Behandlung hat die jeweiligen Ursachen zu berücksichtigen.

6. Neuritis, Tabes, Parkinsonismus und andere organische Erkrankungen können rheumatische Beschwerden vortäuschen. Verwechslungen sind häufig. Die Behandlung hat das zugrunde liegende Leiden zu berücksichtigen.

7. Funktionell-nervöse in das Neurosengebiet gehörige Überempfindlichkeiten, wie sie bei neuropathischer Veranlagung aus den verschiedensten körperlichen und seelischen Anlässen heraus sich entwickeln, werden zuweilen als Rheuma gedeutet. Hierher gehört z. B. die zuweilen traumatisch ausgelöste Gelenkneurose.

Bei diesen Formen kann besonders die systematische Bewegungstherapie viel leisten.

8. Hier reihen sich an: gewisse Schmerz- und Spannungsempfindungen, die als Reflexschmerzen bei Entzündungen innerer Organe

in die äußeren Bedeckungen des Rumpfes oder auch in die Extremitäten verlegt und mangels richtiger Diagnose oft fälschlich als rheumatisch gedeutet werden. Ferner schmerzhafte Angiospasmen und arteriosklerotische Schmerzen, die den neuralgisch-myalgischen so ähnlich sein können. Endlich die Schmerzen bei Varizen, Plattfuß, Coxa vara, Kyphoskoliose, Zustände, bei denen die orthopädische Behandlung zur Anwendung kommt.

Es gibt also eine ganze Schar von Hyperalgesien, die den sog. rheumatischen Beschwerden zum Verwechseln ähnlich sind. Um die dem zugrunde liegenden Leiden entsprechende ursächliche Therapie zu finden, ist eine genaue Differentialdiagnose erforderlich.

Akuter Gelenkrheumatismus.

Eine Begriffsbestimmung des akuten infektiösen Gelenkrheumatismus ist der Besprechung der Therapie vorauszuschicken, da der bedauerliche Name Gelenkrheumatismus immer wieder (so z. B. auch in der gutachtlichen Praxis) zu Mißverständnissen führt. Beim akuten Gelenkrheumatismus kann Erkältung mitwirken, aber selten in dem Sinn, daß eine einmalige starke Abkühlung denselben auslöst. Während des großen Krieges war die Zahl der an Gelenkrheumatismus Erkrankten beim Besatzungsheer größer als beim Feldheer, das doch Erkältungen viel mehr ausgesetzt war! (Handbuch der ärztlichen Erfahrungen im Weltkriege, Bd. III, 1921). Ätiologische Beziehungen zum Muskelrheumatismus bestehen wahrscheinlich nicht. Letzterer beruht zum Teil auf einem Infekt, der aber mit dem Infekt des akuten Gelenkrheumatismus kaum etwas zu tun hat, wenn auch die Eingangspforte von den Mandeln aus für beide in Betracht kommt. Zum Teil aber ist der sog. Muskelrheumatismus wie bemerkt eine reine Refrigerationserkrankung ohne Infekt. Auch beim Muskelrheumatismus kommen Gelenkschmerzhaftigkeit (Arthralgie) und Gelenksteifigkeit vor, die aber nichts mit dem spezifischen akuten Gelenkrheumatismus gemeinsam haben, d. h. also: Nicht jede rheumatisch ausgelöste Gelenkaffektion gehört dem Bilde der spezifischen Polyarthritis rheumatica an, sie erscheint vielmehr häufig als Teilerscheinung des Komplexes, den man als Muskelrheumatismus zusammenzufassen pflegt (Myalgie, Arthralgie, Neuralgie).

Auch beim akuten Gelenkrheumatismus finden sich Muskel- und übrigens auch Nervenschmerzen, die jedoch wahrscheinlich Irradiationen von den schmerzhaften Gelenken her sind. Es ist auch vereinzelt beobachtet worden, daß akuter Muskelrheumatismus von Endokarditis begleitet wurde, aber aus solchen seltenen Fällen dürfen keine verallgemeinernden Schlüsse gezogen werden. Der Infekt des Muskelrheumatismus ist auch wahrscheinlich nicht als abgeschwächter Gelenkrheumatismus-Infekt anzusehen.

Der akute Gelenkrheumatismus (Gelenkseuche) ist eine Krankheit mit ausgesprochener Selbstheilungstendenz, aber auch von großer Neigung zu Rückfällen. Die seröse Entzündung der Gelenke ist der Ausdruck der Reaktion auf die spezifische infektiös-toxische zugrunde liegende

Schädlichkeit. Salicyl wirkt im Sinne der natürlichen Abwehrreaktion. Daß dieses Mittel aber die Bedeutung eines spezifisch-ätiologischen hat, ist sehr zweifelhaft, ist es doch gegen die hauptsächliche Lokalisation der Schädlichkeit an der Innenhaut des Herzens gänzlich wirkungslos. Herzkomplikationen kommen bei Salicylbehandlung mindestens ebenso häufig vor als ohne dieselbe. Die Behauptung, daß sie sogar häufiger seien, ist jedoch nicht sicher erwiesen. Salicyl mildert die entzündlichen Erscheinungen (Exsudation, Schmerz, Fieber). Es gibt einen Gelenkrheumatismus ohne Gelenklokalisation, aber mit Polyserositis oder Endomyocarditis.

Die Behandlung ist bis zur völligen Ausheilung fortzuführen! Ein scheinbar selbstverständlicher und doch oft genug nicht befolgter Grundsatz. Die Salicylbehandlung kann eine Heilung vortäuschen, die nicht da ist. Die Folge ist: zu frühe Unterbrechung der Allgemeinbehandlung, die für den regulären Ablauf der Heilreaktion so wichtig ist. Bei unkorrekter Salicylbehandlung kommen öfter Rückfälle vor als ohne Salicyl. Man verzichte entweder auf die Salicylbehandlung oder führe sie konsequent und mit genügenden Dosen durch. Keine Anbehandlung! Aber auch keine übermäßigen toxischen Dosen, zu denen manche in der Neuzeit wieder neigen.

Der Kranke soll sehr bequem gelagert, die Gelenke sollen gut mit Watte umhüllt werden. Reichliche Zufuhr von warmen Flüssigkeiten: Milch, Limonaden. Leichte Fieberdiät: Kein oder wenig Fleisch, Amylaceen, Obst, Ei, Gemüse usw. Kein Alkohol. Die Schweißbildung soll angeregt werden. Medikamentös: Natr. salicyl. (6—8 g pro die), Aspirin (Acetyl-Salicylsäure) 6—8 g pro die, Salol, Salipyrin, Diplosal, Atophan bzw. Novatophan. Bei Verdacht auf Endo-Myokarditis: Antipyrin, Melubrin. Acid. salicyl. nur bei hartnäckigen Fällen, da es heftige Reizungen der Magenschleimhaut verursachen kann, deshalb besser als Klysma zu geben. Acetyl-Salicylsäure wird oft besser vertragen als Natr. salicyl. und noch besser von manchen Patienten das echte Aspirin. Salicylverbindungen können Neigung zu Blutungen verursachen, verbieten sich während der Menses, bei Nephritis, nach apoplektischen Insulten, nach Hämoptöe. Bei Herzschwäche kann das starke Schwitzen Kollapse bedingen. Treten Salicylintoxikationserscheinungen: Herzklopfen, Atemnot, Magenstörungen, Ohrensausen, Unruhe auf (die Empfindlichkeit gegen Salicyl ist individuell sehr verschieden), so muß die Salicylbehandlung ausgesetzt und nach 1—2tägiger Pause durch Antipyrin oder schwächere Salicyldosen ersetzt werden. Man mache sich immer wieder klar, daß Salicyl kein Heil-, sondern nur ein die natürlichen Heilkräfte beförderndes Mittel ist. Auch Schwitzbehandlung ohne Salicyl hat günstige Wirkungen. Die Ausscheidung des Salicyls aus dem Körper erfolgt langsam, daher die Möglichkeit von Cumulationserscheinungen!

Falls die Erscheinungen (Gelenkschwellung, Schmerz, Fieber) prompt zurückgehen, so setze man einige Tage die Salicylbehandlung aus und beobachte, ob die Symptome etwa neu aufflackern. Ist dies der Fall, so wiederhole man die Kur, evtl. mit stärkeren Dosen. Die längere Verabreichung kleiner Dosen ist unzweckmäßig, besser sind wiederholte stoßweise stärkere Gaben. Man soll die Krankheit erst dann als behoben ansehen, wenn die Symptome unbehandelt dauernd fernbleiben. Die Wichtigkeit der guten Lagerung und Umhüllung der Gelenke wurde schon hervorgehoben. Das Krankenzimmer soll warm sein, Zugluft muß vermieden, der Kranke gut zugedeckt werden. Das Bett darf nicht an das Fenster und nicht mit der Längsseite gegen die Wand gestellt werden. Ist der Rückgang der Krankheitserscheinungen ein schleppender, so verstärke man die Salicyldosen, gebe evtl. Acid. salicyl. Ebenso wenn während der Behandlung neue Gelenke ergriffen werden. Man versuche auch die intravenöse Behandlung mit Leukotropin, Leukosalyl, Atophanyl. Mitbeteiligung der kleinen Gelenke (Fingerusw.) deutet stets einen hartnäckigen Verlauf an.

Der von vornherein subakute Verlauf kennzeichnet eine hartnäckigere, schwerer heilbare Form. Wahrscheinlich ist bei diesen Fällen die natürliche Heilreaktion ungenügend. Diese Fälle haben Neigung chronisch zu werden und erfordern daher eine besonders energische Behandlung mit Salicyl und örtlichen Einwirkungen. Einreibungen mit Salit, Spirosal, Mesothan, Ol. Terebinth, Ol. Eucalypt., Ichthyol, Bepinselung mit Jodtinktur. Örtliche Bestrahlung, Moorpackungen.

Die Behandlung mit warmen oder heißen Vollbädern im akuten Stadium ist im ganzen nicht zu empfehlen. Dieselben werden zuweilen gut vertragen und mit Nutzen verabreicht, können aber auch Verschlimmerungen auslösen. Sie erfordern sehr sorgfältige und sachgemäße Bedienung (die Badewanne muß sich im Krankenraum befinden, daher im Haushalt schwer durchzuführen), sind bei eventueller Endo-Myokarditis streng kontraindiziert. Proteinkörpertherapie im akuten Stadium ist zu widerraten.

Vor zu frühem Verlassen des Bettes ist streng zu warnen. Man lasse den Patienten erst aufstehen, wenn er mindestens 1 Woche lang ohne Salicyl keine Krankheitserscheinungen mehr hat und auch dann zunächst nur stundenweise. Ein gründliches Behandeln des ersten Anfalles schützt am besten vor Rückfällen. Schon vor dem Aufstehen lasse man Gelenkübungen ausführen und beginne mit Abhärtung: Spirituöse Waschungen des ganzen Körpers, besonders der Gelenkgegenden. Weiterhin kühle Wasserabreibungen mit folgweisem trockenem Frottieren. An die Luft gehen soll der Rekonvaleszent erst nach hinreichender Abhärtung und zunächst nur in der Mittagszeit bei heiterem, nicht windigem Wetter. Nach den ersten Ausgängen empfiehlt sich sofortige Bettlage für mehrere Stunden. Minutiöse Vorsicht verhindert am besten üble Rückfälle.

Von besonderer Wichtigkeit ist die Beachtung des Herzens. Bezüglich der Behandlung s. Endo-Myokarditis. Wie schon bemerkt, ist der Einfluß der medikamentösen Behandlung auf das Herz, wenn überhaupt vorhanden, nur gering und verhindert die Entstehung des Herzklappenfehlers nicht. Überhaupt sei man mit der Prognose vorsichtig; einer großen Zahl der Gelenkrheumatismus-Kranken drohen Herzklappenfehler, rezidivierende Myo- und Endokarditis, auch Endokarditis lenta. Myokarditische Herde dürften regelmäßig vorkommen.

Begleitende Perikarditis, Pleuritis, Polyserositis ist genau wie die Polyarthritis zu behandeln, ebenso die Purpura rheumatica.

Ehe der Patient nach überstandenem Gelenkrheumatismus aus der Behandlung entlassen wird, soll noch einmal gründlich das Herz untersucht werden. Die Untersuchung ist im Verlauf des ersten Jahres öfter zu wiederholen. Um sich vor Rückfällen zu schützen, ist dauernde Abhärtung und regelmäßige Bewegung in der Luft zu empfehlen. Wenn auch eine erneute Infektion dadurch nicht verhindert werden kann, so wird jedenfalls die Widerstandsfähigkeit gegen dieselbe erhöht.

Noch wichtiger ist eine trockene, sonnige Wohnung und nicht zu warme, luftige Kleidung. Die übertriebene Erkältungsfurcht ebnet den Weg für Erkältungen und Rückfälle. Etwaige erkrankte Mandeln, Zähne, Nebenhöhlen sind in geeigneter Weise zu behandeln. Die Tonsillektomie kann einen kurzen Anfall von Gelenkentzündungen auslösen, der aber nicht von der Operation abschrecken darf. Das Aussaugen oder Ausquetschen der Mandeln ist zwecklos und schädlich.

Die akuten Rheumatoide des Scharlachs, der Ruhr usw. bedürfen im allgemeinen keiner besonderen Behandlung.

Chronische Gelenkerkrankungen.

1. Chronischer Gelenkrheumatismus.

Fälle von subakutem oder abgeklungenem akuten Gelenkrheumatismus, die sich lange hinziehen, können den Eindruck eines chronischen Gelenkrheumatismus machen, ohne es wirklich zu sein. Eine energische Salicyl-, Atophan- und zugleich physikalische Kur führt hier zum Ziele. Auch bei wirklich chronischen Fällen sollte man Salicylstöße mit großen periodisch wiederholten Dosen nicht vergessen, die die physikalische Therapie wirksam unterstützen können (Diplosal, Acid. salicyl.). Der chronische Gelenkrheumatismus geht meist aus einer nicht zur Heilung gelangten akuten oder subakuten Erkrankung hervor (genaue Anamnese! Infektherde!), entspricht somit einer insuffizienten Heilreaktion. Daraus ergibt sich die therapeutische Aufgabe, eine solche in hinreichender Stärke durch geeignete Reize auszulösen. Inwieweit gewisse, von vornherein chronisch verlaufende Polyarthritiden (*primäre chronische Polyarthritis*) dem infektiösen Gelenkrheumatismus angehören oder eigener Art sind oder rein refrigeratorische Erkrankungen darstellen, ist hier nicht zu untersuchen. Auf jeden Fall sind es Erkrankungen, bei denen die spontane Regulierung auf einen toten Punkt gelangt ist.

Man spüre nach einem etwaigen *Infektherd* (Tonsillen, Zähne, Nasennebenhöhlen) und behandle ihn in geeigneter Weise. Jedoch verspreche man sich in therapeutischer Hinsicht nicht zu viel. Es ist kein Zweifel, daß die moderne Lehre von der „Focal infection" gewaltig übertrieben wird und ganz übersieht, daß der Organismus in ausgedehntem Maße befähigt ist, solche kleinen Infektherde unschädlich zu machen. Immerhin können sie, wenn die Widerstandskraft durch irgendeinen Umstand geschädigt wird, beachtlich werden. Trockene, warme, sonnige Wohnung, warme Kleidung, trockenes, warmes Klima sind in jedem Falle von Bedeutung.

Die Diät hat die bei diesen Kranken bestehende Bewegungsbeschränkung zu berücksichtigen, daher Mäßigkeit in jeder Beziehung, um das Körpergewicht möglichst niedrig zu halten.

Die Behandlungsmaßnahmen sind in erster Linie mobilisierende und thermo-therapeutische. Die erstgenannten, die in passiven und aktiven Bewegungen bestehen, haben nicht nur die Bedeutung, Versteifungen passiv zu lockern, sondern vor allem die Blutversorgung und die Stoffwechselvorgänge in den Gelenken zu reizen und auf diesem Wege reaktive Vorgänge auszulösen. Die Bewegungsübungen sollen sich auch auf die gesunden Gelenke erstrecken.

Man lasse sich durch den Grad der Versteifung nie abschrecken. Selbst nahezu unbewegliche Gelenke werden oft noch in erstaunlichem Maße gelockert. Man lasse sich auch nicht entmutigen, wenn in der ersten Zeit die Fortschritte der Bewegungsexkursion nur nach Millimetern gehen. Für die Bewegungsbehandlung gilt: Saepe et paullulum! Ich möchte noch hinzusetzen: Suaviter et caute! Keine Apparate! Jedes kranke Gelenk soll einige hundert Male täglich, langsam, nahezu schmerzlos, ohne Zerrung bewegt werden. Die bei den ersten Bewegungen vorhandene Schmerzhaftigkeit nimmt oft sehr schnell ab; geringe nachträgliche Schmerzreaktionen kontraindizieren die Behandlung nicht. Zur Bewegungsbehandlung sind die Formen geeignet, die kein flüssiges Exsudat und im Röntgenbilde keine morphologischen Veränderungen der harten Gelenkteile zeigen. Die methodische Bewegungsbehandlung wird noch viel zu wenig ausgeführt, andererseits durch die Sucht, mit Apparaten zu arbeiten, unnötig kompliziert und zum Teil in ihren Erfolgen geradezu beeinträchtigt.

Für monoartikuläre Formen eignet sich die hyperämisierende Biersche Stauung.

Die Massage soll nicht nur das erkrankte Glied, sondern die ganze Extremität betreffen und mit Bewegungen verbunden werden. Sie wirkt durch Haut- und Muskelreizung, Veränderung der Blutverteilung, Verschiebung der Lymphe, reaktive Hyperämie, Anregung des Gewebsstoffwechsels. Die verschiedene Art der Massage, ob Klopfen, Vibrieren, Streichen, Kneten, dürfte unwesentlich sein: es kommt auf die Reaktion an. Von besonders günstiger Wirkung ist die trockene Friktion mit rauher Bürste. Die verschiedenen, hautreizenden Maßnahmen: mechanische Reize, spirituöse Einreibungen, Sinapismen, Schröpfköpfe, Jodanstriche, Salicyleinreibungen, Blasenpflaster, Capsicum in Einreibungen und Pflastern, Bestrahlungen, Elektrisation wirken wohl alle in gleichem Sinn: eine Reaktion des Gewebsstoffwechsels auslösend; die Eingriffe unterscheiden sich mehr nach Intensität und Dauer als nach Qualität. Das Wesentliche ist die Antwort des Körpers auf den Reiz.

Die Thermotherapie kommt in all ihren verschiedenen Formen zur Anwendung, als örtliche und allgemeine. Die warmen Bäder vereinigen die Wärme- mit der Bewegungswirkung, besonders für die unteren Extremitäten (kineto-therapeutische Bäder). Ob den sehr wirksamen Sandbädern, Moor-, Schwefelschlamm-, Fango-, Paraffin-, Diathermie-Prozeduren noch irgendein anderer Heilfaktor außer der Wärmewirkung zukommt, ist fraglich. Die durch die Wärme erzeugte Schweißabgabe hat vielleicht noch einen verstärkten Flüssigkeitsstrom durch das erkrankte Gelenk zur Folge, der die Heilreaktion befördern kann. Vgl. über die verschiedenen Formen der Thermotherapie S. 65ff. Von dem physikalischen Hyperthermieverfahren habe ich mit Walinski sehr beachtenswerte Erfolge gesehen.

Der Verbindung von Wärme und mechanischen Reizen kommt wahrscheinlich ein besonderer Vorteil zu: Thermomassage, Duschemassage, Bewegung im warmen Bade. Die Umstimmung des Gewebsstoffwechsels im Sinn der Heilreaktion geschieht dadurch, daß derselbe unter möglichst andere Bedingungen kommt. So wird beim torpiden Gelenk eine Häufung von Eingriffen besonders geeignet in dieser Richtung sein.

Ob und inwieweit bei den Einreibungen Arzneimittel (Salicyl usw.) in die Haut eindringen, dürfte von geringer Bedeutung sein.

Die erkrankten Gelenke sollen durch Bedeckung mit Wollstoffen dauernd warm gehalten werden. Andererseits sollen der ganzen Körper und die Gelenke selbst durch kalte Abreibungen, kalte Güsse und Duschen, spirituöse Abreibungen abgehärtet werden. Beide Maßnahmen, die Abhärtung und die örtliche Warmhaltung, lassen sich sehr gut miteinander vereinigen. Erst nach wirklicher Wiederherstellung soll man die örtliche Warmhaltung allmählich abbauen.

Die physikalische Therapie wird oft viel zu früh abgebrochen! Nur Ausdauer führt hier zum Ziel und oft zu Erfolgen, die als unerreichbar schienen. Die psychische Einwirkung des Arztes ist auch auf diesem Gebiet von großer Bedeutung.

Über Proteinkörpertherapie s. S. 77 und 380. Sie muß mit physikalischer Therapie verbunden werden.

Balneologisch kommen alle wärmespendenden und hautreizenden Bäder in Betracht: Thermal-, Sol-, kohlensaure Sol-, Moor-, Schwefelbäder usw. Unter Umständen können auch Seebäder von günstiger Wirkung sein. Ferner ist an Sonnenbäder sowie an Biersche Stauung der am meisten befallenen Gelenke zu denken.

Über Radium s. S. 330.

2. Arthritis deformans.

Die Behandlung der (nicht entzündlichen) Arthritis deformans, Osteoarthritis deformans, ist im Prinzip dieselbe wie die der chronischen rheumatischen Arthritis, jedoch ist wegen der sehr wenig ausgesprochenen Heilreaktion ein sehr schonendes Verfahren erforderlich.

Bewegungsübungen sind anzuraten, müssen aber von kurzer Dauer sein; jede starke Beanspruchung der Gelenke durch ruckweise, zerrende Bewegungen, starke Belastungen ist zu vermeiden. Passive Bewegungen unterlasse man am besten ganz.

Leichte, nicht schmerzhafte Streichungen der Gelenke, jedoch keine eigentliche Massage derselben. Wohl aber Massage der Muskeln. Am meisten ist von konsequenter Thermo- und Hyperämiebehandlung zu erwarten. Ich habe von lange Zeit durchgeführten Schwefelschlammbädern und dem physikalischen Hyperthermieverfahren (S. 67) Gutes gesehen.

Auch hier gilt es, die Kuren lange Zeit auszudehnen. Bei ein und demselben Krankheitsfall können sich die einzelnen Gelenke bezüglich der Heilreaktion verschieden verhalten.

Die Proteinkörpertherapie hat im ganzen versagt, kann aber doch immer wieder versucht werden, da in einzelnen Fällen anscheinend Besserungen, freilich selten von Dauer, vorkommen. Die Akten sind über diese Frage noch nicht geschlossen, und es ist zu verstehen, wenn man bei verzweifelten Fällen jeden Versuch macht, der eine Aussicht bietet und nicht schadet. (Vgl. S. 380.) Auch Salicyl, Jod, endokrine Präparate versagen bei der echten Arthritis deformans. Manche loben die Injektionen von Mirion, einem Jodkolloid; 2mal wöchentlich ansteigend von $^1/_4$—1,0 ccm 2% Mirion, Amp. zu 1—5 ccm. Radium ist des Versuches wert, am besten wohl in Form von intravenösen (oder periartikulären) Injektionen (s. S. 330).

Schmerzlindernde Mittel (Antineuralgica) sind nicht ganz zu umgehen (Cibalgin usw.).

Eine Bedeutung der Tonsillen und Zähne dürfte bei der deformierenden Arthritis nicht vorhanden sein. Jedenfalls ist eine darauf gerichtete Behandlung erfolglos und überflüssig.

Bei Fällen von deformierender Arthritis, die nicht primär als solche, sondern bei Fettleibigkeit auftreten oder sich aus gichtischer Arthritis entwickeln, sind die Behandlungsaussichten günstiger. Man treibe hier eine energischere Bewegungstherapie, verbunden mit diätetischen Maßnahmen. Fettleibigkeit ist an sich wegen der Belastung der Gelenke eine ungünstige Komplikation. Man kann hierbei auch mit Erfolg für die Gelenke eine Schilddrüsenbehandlung zu Hilfe nehmen.

Behandlung mit fixierenden Verbänden oder Gehverbänden empfiehlt sich nicht; auch nicht beim Malum coxae, das am besten mit sanften Bewegungsübungen behandelt wird. Der Hessingsche Gehverband wird meistens nicht vertragen.

Von chirurgischer Seite hat man versucht, durch irritierende Einspritzungen in die Gelenkhöhlen Heilreaktionen auszulösen (Phenolcampher, Pepsinpregllösung — Payr). Für die Praxis ist diese Methode noch nicht reif, ihre Ausführung muß den Kliniken überlassen bleiben. Dasselbe gilt für die operative Behandlung der Gelenke durch Resektion, Glättung der Gelenkenden usw.

Die Diagnose der deformierenden Gelenkerkrankung wird zu oft gestellt, was zur Folge hat, daß die Angaben über die Therapie und ihre Erfolge so sehr divergieren. Zahlreiche angeblich deformierende Arthritiden gehören der sehr häufigen atypischen Gicht an. Die Einstellung der Ärzte und auch der Autoritäten zu dieser Frage ist zum Teil eine ganz subjektive, besonders in chirurgischen Kreisen findet man vielfach die Neigung, der deformierenden Arthritis einen sehr breiten Spielraum zu gewähren. Jedenfalls ist die Behauptung, daß die atypische Gicht in der arbeitenden Bevölkerung sehr selten sei, unrichtig. Manche beziehen das Gelenkkrepitieren ohne weiteres auf deformierende Arthritis, während es bei gichtischer ganz gewöhnlich vorkommt. Man sollte die Diagnose der Osteoarthritis deformans streng auf die Fälle beschränken, bei denen wirklich Deformationen, auch bei Röntgenkontrolle, nachweisbar sind.

3. Andere Formen der Arthritis.

Die Behandlung der gonorrhoischen Arthritis vollzieht sich in derselben Art wie die der rheumatischen Gelenkerkrankungen. Salicyl und diaphoretisches Verfahren ist ohne Erfolg. Die „spezifische" Behandlung (Arthigon usw.) dürfte nicht anders als eine unspezifische Proteinkörpertherapie wirken. In der Hauptsache örtliche Thermotherapie, auch evtl. Diathermie. Ferner Staubinde, passive und aktive Bewegungsübungen. Über die Loesersche Injektion lebender Gonokokken dürften noch weitere Erfahrungen abzuwarten sein; bei akuter gonorrhoischer Arthritis sind günstige Erfolge mitgeteilt worden.

Die syphilitische Arthritis gehört zu den Erkrankungen, die übersehen werden, weil nicht an sie gedacht wird. Die spezifische Behandlung kann auch bei langdauernden Fällen dieser Art günstig wirken. Neben den verschiedenen Methoden der antisyphilitischen Allgemeinbehandlung ist örtlich an den erkrankten Gelenken Quecksilber anzuwenden. Ferner Jod innerlich und örtlich.

Die Behandlung der gichtischen Arthritis unterscheidet sich nicht von der rheumatischen, nur daß neben der physikalischen Behandlung noch die diätetische und arzneiliche Gichttherapie (Atophan usw.) durchgeführt wird. Die Bewegungstherapie steht auch hier im Vordergrund. (s. S. 331.)

Die Frage der endokrinen Arthritis bedarf noch des weiteren Studiums. Eine bewährte endokrine Therapie der vermutungsweise hierher gerechneten Fälle existiert noch nicht. Besserungen gewisser Fälle im Klimakterium, bei verfrühter Menopause, in der Pubertätsentwicklung durch Schilddrüsen- bzw. Eierstockpräparate werden behauptet. Besserungen der Gelenkbeschwerden bei klimakterischen fetten Frauen können auch auf Entfettung durch derartige Organpräparate bezogen werden. Weitere therapeutische Erfahrungen auf diesem Gebiete sind anzustreben.

Einer besonderen Erwähnung bedarf die monoartikuläre Omarthritis. Es handelt sich um eine adhäsive akut, subakut oder von vornherein chronisch auftretende Synovitis, die in den meisten Fällen zur rheumatischen Form zu rechnen sein dürfte, aber auch bei typischer und atypischer Gicht vorkommt. Die Erkrankung wird häufig falsch gedeutet, weil die bei ihr vorhandene diffuse, oft bis zur Hand und den Fingern reichende Brachialgie an ein Nervenleiden denken läßt (Neuritis, Neuralgie, Hysterie), zumal meist eine Atrophie der Oberarmmuskeln, besonders des Deltamuskels und zuweilen eine blaßbläuliche Färbung und eine Kühle des Armes besteht und Druckschmerzhaftigkeit der Armnerven und -muskeln zu finden ist. Die Beweglichkeit des Schultergelenkes ist mehr oder weniger stark eingeschränkt, was bei oberflächlicher Untersuchung übersehen werden kann, weil der Patient das Schulterblatt mitbewegt. Das Schultergelenk ist druckschmerzhaft, so daß selbst im Liegen der Druck seitens der Unterlage Schmerz bereitet. Die Schmerzen steigern sich beim Heben des Armes. Die Schmerzen und vasomotorischen Erscheinungen sind durch Ausstrahlungen der gereizten Schultergelenksnerven bedingt. Die Behandlung des Gelenkes geschieht bei frischer Entzündung mittels Ruhigstellung, Polsterung, Wärme, evtl. Diaphorese. Erst weiterhin sind vorsichtige Massage und vor allem langsam sich steigernde aktive und passive Bewegungsübungen bei gleichzeitiger manueller Fixierung des Schulterblattes am Platze. Die Bewegungen sind langsam, unter Vermeidung jeder Zerrung auszuführen. Mit zunehmender Beweglichkeit vermindern sich die Schmerzen. Elektrische Behandlung ist nicht am Platze. Anstrengende Bewegungen des Armes und Belastungen des Schultergelenks sind für lange Zeit zu vermeiden. Die Behandlung ist nicht zu früh abzubrechen.

Reine Gelenkneurosen sowie neurotische Überlagerungen von organischen Gelenkerkrankungen in Form von schmerzhafter Überempfindlichkeit und Bewegungshemmung kommen vor (z. B. durch stumpfes, an sich unbedeutendes Trauma bei disponierten Personen). Man behandelt sie am besten mittels methodischer Bewegungsübungen und vermeide jede passive Ruhigstellung.

X. Nervensystem.

Neuritis.

Mono- wie Polyneuritis, sowohl die mehr entzündliche wie die mehr degenerative Form, wird durch die verschiedensten Ursachen hervorgerufen. Im Gegensatz zu den zentralen Nervenerkrankungen besteht bei den peripherischen eine ausgesprochene Heiltendenz, die hauptsächlich auf der Regenerationsfähigkeit der peripherischen Fasern beruht, wie sie uns besonders eindrucksvoll nach Verletzungen der peripherischen Nerven entgegentritt. Die peripherischen Schädigungen treffen die Nervenzellen der peripherischen Neurone selbst im allgemeinen wahrscheinlich nicht, die für die sensiblen Nerven in den Spinalganglien, für die motorischen in den Vorderhörnern bzw. den homologen motorischen Kernen gelegen sind. Zentrale Bahnen können als Neuronanteile mitbetroffen sein.

Die Behandlung hat zunächst die Aufgabe, die auslösenden Schädlichkeiten nach Möglichkeit zu berücksichtigen (Alkohol, Blei, Diabetes, Erkältung, Arteriosklerose, Fettleibigkeit usw.).

Ferner sind von den ergriffenen Nervengebieten alle Reize fernzuhalten, da sie die Schädigung der Nerven verschlimmern und die natürliche Regeneration stören. Es ist somit ganz falsch, eine frische Neuritis mit elektrischen Reizen, Massage, Bewegungsübungen zu bearbeiten. Vielmehr ist zunächst absolute Ruhe des oder der betroffenen Nerven nötig.

Günstig auf den Reizzustand und die Regeneration wirkt Wärme; ob durch Hyperämie oder unmittelbar, steht dahin. Man kann eine Neuritis lediglich durch Wärme, ohne irgendwelche sonstigen Mittel, zur Ausheilung kommen sehen. Die Wärmebehandlung besteht dabei einerseits in der Warmhaltung, d. h. Verhinderung erheblicher Wärmeabgabe durch geeignete Umhüllungen, die nebenher noch einen Schutz gegen mechanische Schädigungen gewähren; andererseits in äußerer Wärmezufuhr (vgl. Thermotherapie).

Eine wirksame Unterstützung erfährt diese Behandlung durch Diaphorese, teils physikalisch, teils pharmakologisch (Salicyl) erzeugt.

Diät wie bei anderen entzündlichen Krankheiten: Fieberdiät.

Die meist refrigeratorisch bedingte Mononeuritis des Facialis (kurz als Facialislähmung bezeichnet) ist somit, falls sie frisch zur Behandlung kommt und sicher rheumatischer Natur ist, in folgender Weise zu behandeln: Bettlage, Schwitzen, Watteverband um die gelähmte Seite. Nach 8—10 Tagen ambulante Behandlung, aber bei weiterem Wärmeschutz der kranken Seite. Weiterhin kühle Waschungen mit Trockenfrottierung, auch des Gesichts, behufs Abhärtung nach der Wärme-

und Schwitzbehandlung. Evtl. elektrische Untersuchung, um die Form der Lähmung festzustellen. Bei schwerer und mittelschwerer Form sodann Galvanisation; bei leichter Form ist eine elektrische Behandlung nicht nötig. Bei schwerer Form auch Gesichtsmuskelübungen vor dem Spiegel. Das Auge ist wegen des ungenügenden Lidschlusses mittels Binde oder Klappe zu schützen.

Man wird mit diesen Behandlungsvorschriften nicht selten auf den Widerstand des Patienten stoßen, der sich nicht sonderlich krank fühlt. Auch wird die Behandlung in der Praxis meist nicht so streng durchgeführt. Aber sicherlich resultieren die schweren Fälle zum Teil aus einer ungenügenden Behandlung des Frühstadiums.

Bei Polyneuritis muß die Behandlung mit noch größerer Strenge durchgeführt werden, was dem Arzt durch die Schmerzen und die Hilflosigkeit des Patienten erleichtert wird. Sobald die Schmerzen und sonstigen Symptome nachlassen, kann man zur Bettbehandlung die Verwendung warmer Bäder, bei starken Lähmungszuständen die kineto-therapeutischen Bäder hinzufügen, vorausgesetzt, daß die Badewanne im Krankenzimmer aufgestellt und die Badetechnik in geschickter und korrekter Weise gehandhabt wird. Ist dies nicht gewährleistet, so können die Bäder mehr schaden als nützen und man verspare die Badebehandlung bis zur Rekonvaleszenz.

Im Stadium der Regeneration elektrische, Massage- und Bewegungsbehandlung; Schutz vor Erkältung.

Von Medikamenten kommen Salicylpräparate, evtl. bei heftigen Schmerzen Antineuralgica, ferner Schlafmittel in Betracht.

Bei zurückbleibenden Anästhesien, Paresen, Muskelatrophien können Strychnininjektionen verwendet werden. Behufs Behandlung von Residuen und zur Kräftigung der gelähmt gewesenen Teile werden die Kranken vielfach in Wildbäder, Thermalsolen oder kohlensaure Solbäder geschickt. Auch häusliche Kohlensäurebäder kommen in Betracht. Bei zurückbleibender Anämie Eisen.

Abhärtung, hygienische Lebensweise namentlich mit Bezug auf die Fernhaltung von Nervengiften und von Nervenüberreizung.

Sind Extremitätenlähmungen vorhanden, so beuge man durch öftere Veränderungen der Lage und durch täglich mehrfach ausgeführte passive Bewegungen späteren Gelenkversteifungen und passiven Contracturen vor. Auch eine leichte Massage kann bei voraussichtlich lange dauernden Erkrankungen bereits im entzündlichen Stadium ausgeführt werden. Die funktionsanregende Behandlung im Stadium der Reparation besteht in vorsichtigen aktiven Übungen, wobei die gelähmten Glieder passiv unterstützt werden, in Massage, elektrischer (am besten galvanischer) Reizung, faradischer Pinselreizung der Haut — zunächst alles in vorsichtiger Dosierung, etwa jeden 2., später jeden Tag.

Etwaige Residuen von Lähmungen sind evtl. orthopädisch zu behandeln.

Neuralgie.

Die Neuralgie wird zu den funktionellen Nervenerkrankungen (Neurosen) gerechnet, d. h. denjenigen, bei denen es sich um reine

Störungen der Erregbarkeit ohne merkliche anatomische Veränderungen handelt. Daß substanzielle Veränderungen feinster Art, wie sie wahrscheinlich jeden funktionellen Vorgang begleiten, nicht auszuschließen sind, ist selbstverständlich. Daraus darf man aber keineswegs schließen, daß die Neuralgie eine abgeschwächte Neuritis sei. Neuralgie und Neuritis haben an sich nichts miteinander zu tun. Neuralgie ist eine Schmerzhaftigkeit in einem bestimmten Nervengebiet, nicht etwa in einem bestimmten peripherischen Nervengebiet — was viel zu eng gefaßt wäre.

Diese Schmerzhaftigkeit beruht auf einer gesteigerten sensiblen Reizbarkeit und äußert sich darin, daß Reizungen dieses Nervengebietes, sei es, daß sie von außen, sei es, daß sie von innen kommen, abnorm schmerzhaft empfunden werden und daß unter Umständen auch ohne einen nachweisbaren Reiz (spontan) Schmerzen auftreten.

Die Neuralgie als Krankheit eigener Art stellt sich so dar, daß in einem bestimmten Nervengebiet ein Schmerz anfallsweise auftritt, ohne objektiv merkliche Veränderung der Nervensubstanz. Auch bei dieser im nosologischen System als Krankheit eigner Art registrierten Neuralgie muß durch irgendeinen Reiz der Schmerz ausgelöst sein (z. B. durch Malariainfekt) und ein bereits latent überempfindliches Nervengebiet treffen. So sehen wir bei dem Typus dieser Erkrankungsform, der Trigeminusneuralgie, die Anfälle teils ganz spontan, teils aber auch bei Reizung bestimmter Stellen der peripherischen Ausbreitung des Trigeminus auftreten. Die Krankheit „Neuralgie" ist somit nur ein besonderer typischer Fall der neuralgischen Veränderung überhaupt. Man kann sie als idiopathische oder typische Neuralgie der allgemeineren umfassenderen symptomatischen Neuralgie gegenüberstellen. Es ist aber nicht richtig, beide ganz voneinander zu trennen und die symptomatische Neuralgie als eine Art von Neuritis anzusehen. Die Neuralgie wird oft durch peripherische Einflüsse ausgelöst, aber der Sitz des Schmerzes und der Hyperalgesie sowie der Entladung in Anfälle ist an zentrale Zellen grauer Substanz (z. B. Hinterhorn, Spinalganglion?) gebunden.

Die Therapie muß die Umstimmung dieses hyperalgetischen Zustandes anstreben.

Es ist in jedem Falle die Ursache der Neuralgie zu ermitteln, die sehr verschiedener Art sein kann: Trauma, Infekt, Kälte, Stoffwechselanomalien usw. Ein großer Teil dieser Neuralgien findet sich gleichzeitig mit Myalgien und Arthralgien und bildet die große Gruppe von Krankheiten, die als Rheuma zusammengefaßt werden (s. dort). Bezüglich der Therapie vgl. auch das Kapitel Schmerzbehandlung.

Bei Trigeminusneuralgie ist genaue Untersuchung des gesamten Organismus und insonderheit des Schädels mit Durchleuchtung der Zahnalveolen, Nebenhöhlen usw. erforderlich, um etwaige auslösende Bedingungen festzustellen. Die sicherste Behandlung besteht in der Injektion anästhesierender Lösungen (Eucainkochsalz) bzw. Alkohol in die einzelnen Trigeminusäste oder in das Ganglion Gasseri; die letztere ist erheblich ungefährlicher (0% Mortalität), aber nicht ganz so rezidivsicher wie die Exstirpation oder Wurzeldurchschneidung. Beide

Methoden kommen nur für echte schwerste Neuralgien in Betracht und erfordern eine besondere technische Übung und Erfahrung, wie sie nur einigen wenigen Spezialisten zur Verfügung steht. Häufig wird die Diagnose zu Unrecht gestellt. Die Behandlung der Trigeminusneuralgie ist jedenfalls in die Hände eines auf diesem Gebiet erfahrenen Facharztes zu legen.

Ischias.

Es gibt eine neuralgische und eine neuritische Ischias. Die hartnäckigeren Fälle dürften der letztgenannten Form angehören. Bewiesen wird die Neuritis durch die Aufhebung des Achillesreflexes, Muskelatrophie, Ausfälle der Sensibilität. Es ist aber nicht gesagt, daß dort, wo diese Symptome fehlen, nicht gleichfalls eine, wenn auch leichtere Neuritis besteht. Die neuralgischen Symptome verbinden sich mit myalgischen. So beginnt die Ischias häufig mit einer Lumbago.

In jedem Fall ist nach der Ursache zu suchen.

Die Behandlung geschieht im akuten Stadium mit Ruhe, Wärme, Diaphorese (mittels Lichtbrücke, Heißluftapparat, Schwitzpackung). Dauerndes Warmhalten des betroffenen Beines, der ganzen Ischiadicusgegend und des Rückens ist von großer Wichtigkeit. Nur bei sehr bedeutender Schmerzhaftigkeit und besonders bei neuritischem Charakter ist strenge Bettruhe längere Zeit hindurch erforderlich. Bei milderen Fällen lasse man die Patienten schon nach einigen Tagen stundenweise aufstehen und einige Gehbewegungen im Zimmer ausführen. Man sieht sehr häufig, daß während des Sitzens und Gehens sich die Schmerzen mildern, die durch das Liegen auf den überempfindlichen Gegenden der Lende, Hüfte, des Kreuzbeins, Gesäßes, Beins erzeugt oder verstärkt wurden. Auch das Liegen auf der gesunden Seite macht den Schmerz nicht verschwinden, weil für das kranke Bein dabei keine bequeme Lagerung stattfindet. Die Bauchlage kann gleichfalls Schmerzen verursachen, weil sie zu einem Durchbiegen der Kreuzgegend in ventraler Richtung und Streckung der Oberschenkel zwingt. Der Aufenthalt außer Bett bringt dann eine wohltätige zeitweilige Entlastung und läßt bereits den günstigen Einfluß der Bewegung auf die übermäßig gespannten Muskeln erkennen.

Jedoch darf beim Aufstehen nicht der Fehler einer Abkühlung gemacht werden, was sehr häufig geschieht. Gerade die langsame insensible Abkühlung ist die gefährlichste. Vor dem Aufstehen müssen die etwa schwitzenden Teile mit einem Spiritus (z. B. Franzbranntwein) abgerieben und gut getrocknet werden. Dicke wollene Strümpfe, wollene oder doppelte Unterbeinkleider, warme Umhüllung der Gesäß- und Lendengegend (das beliebte Katzenfell ist sehr zweckmäßig), der Sessel sei mit Sitzkissen bedeckt (nicht auf Leder sitzen!), warmes Zimmer, Vermeiden kalter Klosetts! Es sind viele Kleinigkeiten der Pflege, die bei einer sachgemäßen Behandlung der Ischias zu beachten sind. Man fürchte sich nicht vor Verweichlichung, denn sobald der akute Anfall abgeklungen ist, tritt die allmähliche Abhärtung in ihr Recht.

Die dauernde Warmhaltung ist viel wichtiger als die vorübergehende Erhitzung, die zwar gleichfalls die Heilung sehr unterstützt — übrigens nicht immer vertragen wird —, aber geradezu schaden kann, wenn sie nicht sachgemäß ausgeführt wird. Die Wärmeprozedur muß stets damit abgeschlossen werden, daß die erwärmte Körpergegend kurz gekühlt, dann getrocknet und gerieben wird, weil sonst die lange dauernde Wärmeabgabe der Haut, noch dazu bei Schweißabsonderung, zu einer örtlichen Unterkühlung führt.

Mit der Wärmebehandlung wird die Einreibung von hautreizenden Stoffen (Franzbranntwein, Rheumasan, Linim. volabile, am besten Capsicumtinktur [Painexpeller]) verbunden. Ebenso empfiehlt sich die Bürstung mit scharfer Wurzelbürste (Schrubber) oder Luffaschwamm, die oft schon für sich eine Besserung erzielt.

Im Bett soll die Berührung der kranken Seite mit dem kühlenden Bettlaken vermieden werden: Bedeckung des Lakens mit Flanell bzw. Anlegung von Unterbeinkleidern zur Nacht.

Die Wärmezufuhr geschieht so, daß 3—4mal täglich etwa 1 Stunde lang das elektrische Heizkissen oder ein heißer Sandsack oder ein Fangobeutel an die Hüft- und Lendengegend angelegt wird. Unangebracht ist die übermäßige Dauer der Wärmezufuhr, namentlich das Anlegen einer Wärmflasche u. dgl. während der ganzen Nacht. Bei heftigeren Anfällen kann auch eine Fangopackung am ganzen Bein in Anwendung gezogen werden. Diathermie eignet sich für frische Fälle nicht. Heiße Bäder im akuten Stadium sind zu vermeiden, da bei nicht sachgemäßer Ausführung oft Erkältungen die Folge sind.

Angestrengte Bewegungen, ebenso Reisen, sind im akuten Stadium gleichfalls zu vermeiden. Die Bewegungen sind allmählich zu steigern, da sie sonst Verschlimmerungen herbeiführen können. Sorge für regelmäßige Darmentleerung darf nicht vernachlässigt werden, zumal der Patient wegen der Schmerzen, die das Herauspressen des Darminhaltes verursacht, geneigt ist, den Stuhl zu unterdrücken. Zimmerklosett ist schonender als Unterschieber. Die Kost soll leicht, von geringer Menge und fleischarm sein.

Sobald die Erscheinungen sich mildern, ist mit leichter Bewegungstherapie zu beginnen. Der Patient führe einige Male am Tage langsam vorsichtige Hebungen des Beines aus, hebe in Bettlage ein wenig das Kreuz und versuche, sich im Stehen nach rückwärts zu biegen. Auch ein passives Durchbiegen des Kreuzes in Bauchlage (aber nicht ruckweise!) ist zweckmäßig.

Innere Medikamente nützen wenig. Am wirksamsten pflegt Atophan (bzw. Novatophan), evtl. intravenöse Injektion von Leukotropin oder Leukosalyl zu sein. Auch Radiophan intravenös scheint sich zu bewähren (s. S. 331).

Narkotica sind zu vermeiden.

Fehler und Unvorsichtigkeiten in der Ausführung der Behandlung der akuten Ischias bedingen, daß die Erkrankung einen schleppenden Verlauf nimmt oder chronisch wird.

Die Ursachen sind in der Behandlung zu berücksichtigen. So rheumatische Veranlagung, Gicht (Beachtung der atypischen Fälle!), Fettleibigkeit, Diabetes, Arteriosklerose, Neurasthenie, Plattfuß und sonstige Anomalien des Skeletts, Angina, irgendwelche Infekte (auch Lues), Potus, Nicotinmißbrauch, Prostataerkrankung, Varicocele, Hoden-Nebenhoden-Erkrankung, Blasen- und Darmaffektionen, Nierensteine, Beckentumoren, Schwangerschaft, Appendicitis u. a. m. Daß man sich vor Verwechslung mit Coxitis, Malum coxae, Tabes hüten muß, ist hinreichend bekannt.

Bei der chronischen Ischias steht gleichfalls die Wärmebehandlung obenan, die hierbei vielfach in Kurorten und Anstalten ausgeführt wird. Die Wirkungen der Wildbäder und Thermalsolen werden weit übertroffen von den Moor- und Schwefelschlammbädern und von den Fangokuren. Der Erfolg der radiumhaltigen Bäder, Radiuminhalationen, Radiumkompressen ist ein sehr zweifelhafter; dasselbe gilt von Radiumtrinkkuren und Radiuminjektionen. Die Röntgenbestrahlung hat sich nicht bewährt. Bei Ischias der Fettleibigen, gichtischer, diabetischer Ischias ist die Wahl eines für das Grundleiden heilsamen Kurortes geraten. Meist werden dort auch Moor- und Fangokuren ausgeführt.

Eine sehr wirksame Behandlungmethode besteht in der Anwendung der Dampfdusche — die in guter Qualität leider sehr selten zu finden ist. Die Wärmewirkung derselben dringt besonders tief in die Gewebe ein. Die von Brieger im hydrotherapeutischen Universitätsinstitut in Berlin ausgebildete Methode besteht darin, daß der Patient mit dem leidenden Bein für 15—20 Minuten in die Dampfdusche gestellt wird, sodann in ein sehr geräumiges Warmwasserbad kommt, in dem er Bewegungen ausführt und unter Wasser massiert wird. Sodann wird die Prozedur durch eine schottische, wechselnd heiß und kalt werdende Strahlendusche abgeschlossen. Trockenfrottierung und Ruhe.

Wo keine Dampfdusche zur Verfügung steht, sollte man wenigstens die Bewegungsübungen und Massage im warmen Bade und die schottische Dusche ausführen. Freilich gehört auch hierzu eine gut eingerichtete und sachverständig bediente Wasserheilanstalt.

Auch die Duschemassage, wie sie z. B. in Aachen ausgeführt wird, ist hier zu erwähnen.

Diathermie mit der nötigen Vorsicht ausgeführt kann sehr nützlich sein. Ferner kommen alle sonstigen Methoden der örtlichen Thermotherapie in Betracht: Paraffin, Antiphlogistin, Loh-Tanninbäder (1 Tassenkopf auf ein warmes Vollbad, 15 Minuten lang). Auch die Thermomassage (mittels Bügeleisens oder der hierfür angegebenen Apparate) ist zu empfehlen.

Im übrigen ist die Warmhaltung wie bei der akuten Ischias durchzuführen. Örtliche Abkühlungen (z. B. Sitzen auf kaltem Leder, auf Steinbänken, Liegen auf feuchtem Boden) sind zu vermeiden. Das gleiche gilt für starke mechanische Erschütterungen, z. B. durch Fahren auf holprigen Wegen. Zugleich soll aber auch eine gewisse Abhärtung geübt werden: Abendliche kalte Abreibung der Hüft- und

Gesäßgegend, kurze kalte Fußwaschung, alles mit nachfolgender trockener Frottierung und Bürstung.

Sehr wirksam ist die Bewegungs- und Massagebehandlung. Die letztgenannte soll um so sanfter sein, je stärker der Reizzustand ist. Sie soll sich nicht auf eine in die Tiefe gehende, muskelknetende und vibratorische beschränken, sondern auch als Hautmassage ausgeführt werden, wozu auch die sehr heilsame scharfe Bürstung rechnet. Die Bewegungsbehandlung besteht in der Ausführung passiver und aktiver Bewegungen. Das Bein wird sanft gehoben, das Kreuz durchgedrückt, Fuß und Knie passiv bewegt, alles langsam gleitend, nicht ruckweise. Die Erhebung des Beines soll, passiv wie aktiv, nur bis zur Schmerzgrenze gehen. Die Übungen sollen öfter am Tage, aber jedesmal nur kurze Zeit ausgeführt werden; allmählich wird die Dauer vergrößert. Ferner Rumpfübungen: Biegen des Rumpfes nach vorn, hinten, seitlich, Rumpfkreisen. Der Patient soll sich bemühen. die Muskelspannungen zu unterdrücken und die Bewegungen frei und leicht auszuführen. Schwingende, schlenkernde Bewegungen des Beines in stehender Haltung können der Muskelentspannung Vorschub leisten.

Die Verwendung von Apparaten ist überflüssig. Allenfalls kommt der Ruderapparat in Betracht. Durch Ausdauer und Konsequenz können in dieser Weise selbst lange verschleppte Fälle vollständig geheilt werden.

Auch der Nervenpunktmassage sind Erfolge nicht abzustreiten, jedoch sollte sie mit Bewegungsübungen verbunden werden.

Schließlich kommt noch die Langesche intra- bzw. paraneurale Injektion einer physiologischen NaCl-Lösung (bis 150 cm) mit oder ohne Zusatz von Eucain in Betracht, die selbst in sehr verschleppten Fällen oft noch günstige Ergebnisse zeitigt. Sie wird am besten von fachärztlicher Seite ausgeführt.

Am Wurzelgebiet greift die technisch schwierige epidurale Injektion (Cathelin) an, die vom Hiatus sacralis aus in den Sakralkanal ausgeführt wird.

Die verschiedentlichen als Spezifica für Ischias angepriesenen Einreibungen und Bäder sind mit großer Skepsis zu betrachten. Es handelt sich gewöhnlich um besonders konsequent betriebene Wärme- und hautreizende Behandlung. Die Hautreize unterscheiden sich nur nach Intensität und Dauer; nicht nach Qualität. Ein Hautreiz, der spezifische Heilreaktionen hervorruft, ist nur bei allergischen Erkrankungen denkbar (vgl. S. 386).

Als Reizmethode kann auch die Elektrisation (Faradisation der Haut und Muskeln, Galvanisation mit großen Platten) verwendet werden.

Zur Verhütung von Rückfällen dient Abhärtung durch kalte Waschungen (Seebäder) und reichliche Bewegung, ferner Gymnastik in Form von Freiübungen (auch Reiten, Bergsteigen). Dagegen ist es zweckwidrig, durch Gebrauch von warmen Bädern, Moorbädern usw. Rückfällen vorbeugen zu wollen. Dies Verfahren könnte nur dann in Betracht kommen, wenn dauernd leichte Beschwerden vorhanden sind oder bei geringen Anlässen auftreten. Aber auch dann sollte neben den Wärmekuren die Abhärtung und Bewegung nicht zu kurz kommen.

Lumbago.

Lumbago leitet sehr häufig die akuten Anfälle oder Exacerbationen chronischer Ischiasfälle ein. Es handelt sich um eine Myoneuralgie der Lendenmuskulatur mit reflektorischer Steifigkeit der Muskeln. Meist findet man einige druckschmerzhafte Nervenästen entsprechende Punkte seitlich von der Lendenwirbelsäule. Wie bei Ischias ist zunächst festzustellen, ob es sich etwa um ein Symptom einer tiefer liegenden Erkrankung handelt: Nierenstein, Nephritis, Cholecystitis, Leberschwellung, Tumoren, Wirbel- oder Wirbelgelenkerkrankungen, peritonitische Verwachsungen, weibliche Sexualleiden, Hernien, Pleuritis, Neurasthenie (besonders sexuelle). Auch an Plattfuß, Varicen, Varicocele, Prostatahypertrophie ist zu denken.

Die Behandlung geschieht ebenso wie die der Ischias. Durch energisches Zufassen kann man das Deszendieren zur Ischias verhindern.

Von besonderer Wichtigkeit sind auch hier die Bewegungsübungen, von denen namentlich die Rumpfbewegungen in Betracht kommen. Ferner wirkt wie bei Ischias das passive Durchbiegen des Kreuzes in Bauchlage und die Rücken- und Lendenmassage in der gleichen Lage wohltätig. Bei hartnäckigen Fällen denke man an die Novocain- bzw. Kochsalzinfiltration.

Man injiziert eine 0,3—0,5proz. Novocainlösung an einem der Schmerzdruckpunkte in die Tiefe der Muskulatur, wo man zuweilen eine Härte tasten kann; es empfiehlt sich eine Schleichsche Quaddel an der Injektionsstelle anzulegen. Physiol. Kochsalzlösung ist weniger wirksam.

Im übrigen vgl. Ischias.

Meningitis spinalis, cerebrospinalis.

Die Behandlung der verschiedenen Meningitisformen erfordert wegen der heftigen Schmerzen und sonstigen Reizerscheinungen unbedingt große Gaben von narkotischen Mitteln (Morphiuminjektionen usw.). Ferner ist die wiederholte Entleerung des Liquors mittels Lumbalpunktion zu versuchen. Man scheue sich nicht, unter Umständen täglich die Lumbalpunktion zu wiederholen (20—40 ccm).

Die rein seröse Meningitis (bei Grippe usw.) gibt eine ziemlich günstige Prognose.

Bei der epidemischen Genickstarre wird Meningokokkenserum intralumbal (nach vorheriger Entleerung von Liquor, etwa 40—50 ccm) injiziert. Die Injektionen müssen sofort im Anfangsstadium ausgeführt und zunächst täglich wiederholt werden.

Auf die chirurgischen Methoden der Behandlung der eitrigen (Strepto- bzw. Pneumokokken) Meningitis ist hier nicht einzugehen.

Spinale Kinderlähmung.

Während des akuten Stadiums der Poliomyelitis ant. acuta strenge Bettruhe, flüssige Fieberdiät, leicht abführende und schweißtreibende Behandlung. Auch in der Folgezeit, in der spontane Rückbildungsvorgänge der Entzündung ablaufen, setze man das Ruheverfahren fort. Man halte die Kinder möglichst lange im Bett, lasse nicht eher Bewegungsversuche machen, als bis das stationäre Stadium erreicht ist, sorge für Schlaf. Auch warme Bäder, Massage, Elektrizität können die natürlichen Abheilungsvorgänge nur stören. Erst nach 4—6 Wochen, sobald die Beobachtung ergibt, daß ein weiterer Rückgang in nennenswertem Grade nicht mehr erfolgt, beginne man vorsichtig und langsam mit einer aktiveren Therapie: Warme Bäder (unter sorgfältiger Vermeidung jeder Erkältungsmöglichkeit), Bewegungsübungen, Massage, Elektrizität (galvanischer Strom). Hierbei muß jede Erregung des Kindes vermieden und, falls eine solche nicht zu bekämpfen ist, die Prozedur besser abgesetzt oder verschoben werden. Starke Reizungen müssen zunächst noch vermieden werden. Weiterhin kann die Therapie verstärkt werden, den warmen Bädern wird Sole hinzugefügt, die Ströme, die Übungen werden verstärkt. Weiterhin kommt evtl. die orthopädische Behandlung hinzu.

Von inneren Mitteln kommen allenfalls Roborantien in Betracht.

Über die Röntgen-, Radiumbestrahlung und Diathermiebehandlung frischer Fälle liegen noch keine hinreichenden Erfahrungen vor.

Bei **chronischem, fortschreitendem Muskelschwund, spinaler progressiver Muskelatrophie** sind therapeutische Erfolge kaum zu erzielen. Rationell erscheinen warme Bäder, leichte Massage, Bewegungsübungen, Galvanisation mit schwachen Strömen, nicht angreifende Hydrotherapie. Die befallenen Teile sollen vor Abkühlung geschützt werden. Man versuche auch Strychnininjektionen (täglich 0,001, fertige Ampullen).

Die gleiche Behandlung kommt bei der myopathischen Form der fortschreitenden Muskelatrophie in Betracht.

Multiple Sklerose.

Daß bei der multiplen Sklerose eine gewisse Selbstheilungstendenz vorhanden ist, erkennt man aus den häufigen Remissionen, die der Krankheitsverlauf zeigt. Leider bleiben trotzdem Residuen in wechselnder Stärke und Ausbreitung zurück, und in vorgeschritteneren Stadien ist auf Remission erheblicheren Grades kaum mehr zu rechnen.

Die spontanen Selbstheilungsvorgänge erklären es, daß von einer Anzahl von Mitteln Heilungen bzw. Besserungen berichtet wurden, die aber nur vereinzelt geblieben sind und ohne Mittel ebenso vorkommen.

Bei den akuten und subakuten Schüben und während ihrer Rückbildung ist absolute Ruhe, Bettlage, leichte, der Fieberdiät entsprechende Kost erforderlich. Eine Isolierung des Patienten wegen Übertragungsgefahr ist nicht nötig. Im chronischen stationären Stadium sind Übungen wie bei der tabischen Ataxie sehr angebracht. Sie verlangen freilich sehr große Ausdauer, da nicht allein die lähmungsartige Schwäche, sondern der spastische Widerstand die Bewegung hemmt. Einen entschiedenen Vorteil gewähren die kinetotherapeutischen warmen Bäder; der Spasmus verringert sich in denselben, das zu bewegende Gewicht vermindert sich durch den Auftrieb. Es ist dafür zu sorgen, daß der Kranke bequem in der Wanne liegt, ohne nach dem Fußende hinzugleiten und ohne sich durch eigene Muskelanspannung festhalten zu müssen. Man erreicht dies durch Einbringen eines Lakens für den Oberkörper oder einer aus starker Leinewand gefertigten Badeschwebe mit einer Lasche, durch die eine um die ganze Wanne zu legende Leine gezogen wird. Auch das Anbringen eines Gummiluftkranzes für den Kopf in der Wanne ist zweckmäßig. Die aktiven Bewegungsübungen sind mit passiven Bewegungen zu kombinieren, die langsam gleitend, nicht ruckweise ausgeführt werden sollen.

Auch sonst wirken warme Bäder wohltätig ein. Ob Salzzusätzen eine Bedeutung zukommt, steht dahin.

Mit den Übungen kann Massage verbunden werden, die erfrischend und auf die Muskulatur entspannend wirken kann.

Das elektrische Verfahren kann, schonend ausgeführt (faradische oder galvanische Rolle mit schwachem Strom), Spasmen und Contracturen mildern.

Auch Bestrahlungen (Höhensonne, Blau- oder Rotlicht) können sich für die Milderung von Reizzuständen (Schmerzen, Muskelkrämpfen) bewähren. Die Röntgenbestrahlung des Rückens hat enttäuscht.

Der Patient soll das „Sich-Bewegen" nicht verlernen, da sonst die Contracturen nicht mehr zu überwinden sind. Warmes, sonniges Klima kann die Bewegungslust und -möglichkeit sehr unterstützen.

Von Kurorten erfreuen sich die kohlensauren Solbäder, Wildbäder, Solthermen eines besonderen Rufes. Vgl. über dieselben die Bemerkungen im Kapitel Tabes.

Eines weiteren Studiums bedarf die physikalische Hyperthermiebehandlung, von der wir bei nicht zu weit vorgeschrittenen Fällen Besserung gesehen haben, freilich nicht regelmäßig.

Von Medikamenten dürfte noch am meisten Vertrauen die Jodbehandlung, in wiederholten Perioden, verdienen. Salvarsan, Tetrophan, Elektrokollargol haben enttäuscht. Ebenso die Proteinkörpertherapie. Neuerdings hat man intravenöse Injektionen von Germanin versucht, deren Ergebnisse abzuwarten sind. Auch die Resultate der Malariabehandlung lauten nicht ermutigend. Wohl aber scheint die physikalische Hyperthermiebehandlung Besserungen zu bringen. Ich habe mich bei einigen von Walinski behandelten Fällen hiervon überzeugen können.

Psychotherapeutisch kann man von der Erfahrung Gebrauch machen, daß die einzelnen Fälle individuell sehr verschieden und manche sehr günstig (lange Zeit stationär, sich auf kleinere Herde beschränkend, remittierend) verlaufen.

Das Wesentliche ist auch hier die Eigenart des Falles. Immerhin ist die Lebensweise nicht ohne Bedeutung. Überanstrengung und Erkältung können Rückfälle bzw. Schübe bedingen, wie übrigens auch Infektionen verschiedener Art.

Schüttellähmung, Parkinsonsche Krankheit.

Gegen die Rigidität und das Zittern wirkt vorübergehend Atropin und Scopolamin, das man periodisch geben kann. Es verschafft den

Kranken bald mehr, bald weniger Erleichterung. Durch den längeren Fortgebrauch großer Dosen (bis 3 mg täglich) kann man einen nennenswerten Nachlaß erzielen, der freilich den Gebrauch des Mittels kaum überdauert. Das Banisterin und das (mit ihm identische) leichter erreichbare Harmin, in fertigen Ampullen, täglich subcutan, bewirken eine Erschlaffung der Rigidität, die schnell eintritt, aber auch schnell, ohne eine Nachwirkung zu hinterlassen, verschwindet. Kombinationen von Harmin und Atropin haben keinen Vorteil erkennen lassen. Bewegungsübungen, namentlich Extensionen, sind nötig, schon um den Contracturen entgegenzuarbeiten. Es ist wichtig, den Patienten immer wieder zu Bewegungen aufzurütteln und durch Ablenkung und Beschäftigung seiner Stimmungsdepression, die die Störungen verschlimmert, entgegenzuarbeiten. Auch Reisen mit wechselnden Eindrücken können in dieser Richtung wohltätig wirken. Die elektrische Reizung der Extensoren ist zu empfehlen. Ferner milde Kaltwasserbehandlung, von der ich Besseres gesehen habe als von warmen Bädern; sie übt oft eine erfrischende Wirkung aus, zumal die Kranken nicht selten von spontanen lästigen Hitzewallungen geplagt werden. Kohlensäurebäder können versucht werden; erhebliche Erfolge wird man selten sehen.

Zuweilen wirkt Vibrationsmassage günstig auf die Steifigkeit und das Allgemeinbefinden ein.

Massage mit passiven Bewegungen ist gleichfalls zu versuchen.

In gleicher Weise ist der von Encephalitis zurückbleibende Parkinsonismus zu behandeln.

Rezepte.

(Parkinsonsche Krankheit.)

Scopolamin. hydrobromic. 0,005 auf 20 Pillen. Tägl. 2—3 mal 1 Pille.

Atropin. sulf. Ebenso und mehr (s. oben).

Chorea minor.

Die von Veitstanz befallenen Kinder müssen zu Hause, in der ersten Zeit, wenn auch nicht dauernd, im Bett gehalten werden. Erregungen sollen ferngehalten werden, man soll auch in der Familie sich nicht mit ihrem Leiden unnötig abgeben und die Kinder ihre Krankheit möglichst nicht merken lassen. Auf die richtige seelische Behandlung des Kindes seitens der Umgebung kommt viel an. Beruhigende, ablenkende, geistige Beschäftigung empfiehlt sich. Einige Male am Tage soll das Kind unter Aufsicht leichte gymnastische Übungen, namentlich Präzisionsübungen (Zeigeversuche usw.), ausführen. Kühle Waschungen, lauwarme Bäder sind von Nutzen. Ob das vielfach verordnete Arsenik eine Heilwirkung ausübt, steht dahin.

Bei heftiger Unruhe ist eine Brombehandlung am Platze. Bei den sehr schweren Fällen sind Bettseitenwände mit Polsterung erforderlich.

Wegen des Zusammenhanges der Chorea minor mit Gelenkrheumatismus und Endokarditis ist in jedem Falle das Herz genau auf Klappenfehler, Myokarderkrankung, vor allem rezidivierende Endokarditis zu untersuchen. Selbst bei negativem Befunde ist die Temperatur zu beobachten. Ferner ist auf Mandel- und sonstige Infektherde zu untersuchen. Der Ausfall dieser diagnostischen Prüfungen ist für Prognose und Therapie des Krankheitsfalles von Bedeutung.

Arteriosklerose des Gehirns.

Das Krankheitsbild enthält Lähmungs- und Reizerscheinungen auf körperlichem und geistigem Gebiet. Der Wechsel der Erscheinungen beweist die Bedeutung des funktionellen Moments, das zum Teil auf den Wechsel der Reizbarkeit der Nervensubstanz, zum Teil auf die Lichtungsweite der Arterien (Spasmen) zu beziehen ist. Das Gehirn ist offenbar besonders empfindlich gegen ungenügende Blutversorgung. Sicherlich hängt die Reizbarkeit zum Teil von der Blutzufuhr ab. Sehr wichtig in praktisch-therapeutischer Hinsicht sind die Reizerscheinungen: allgemeine Nervosität, Unruhe, erhöhte Affektivität, Schlaflosigkeit, Kopfschmerz in den verschiedensten Abstufungen, Schwindel, Parästhesien, die wohl auf Vermehrung von Abbauprodukten durch ungenügende chemische Restitution (ungenügende Blutzufuhr?) zu beziehen sind. Ihnen stehen Insuffizienzerscheinungen gegenüber: Abnahme des Gedächtnisses, der Intelligenz, Müdigkeit, Schlafsucht, Apathie. Gewisse akut auftretende Symptome: Parästhesien und Muskelschwäche in einer Körperhälfte, Schwindel, Sprachhemmungen, Kopfdruck, neuralgiforme Kopfschmerzen sind wahrscheinlich auf Angiospasmen zu beziehen. Letztere treten unter Umständen auf, die auch sonst Überempfindlichkeiten erzeugen: Überreizung, Tätigkeit in ermüdetem Zustande, Mangel an Ruhe, alimentäre, affektive Reizungen u. dgl. Auch der Wechsel in den geistigen und Gemütsvorgängen, im Allgemeingefühl, in der Leistungsfähigkeit ist von der leiblichen und geistigen Hygiene abhängig. Nicht selten ist ein periodischer Wechsel in den Äußerungen der Gehirntätigkeit, wie übrigens auch bei vielen nichtarteriosklerotischen, aber sensiblen Persönlichkeiten erkennbar. Sehr wahrscheinlich spielen hier endokrine, namentlich Keimdrüsenfunktionen eine Rolle. Bei männlichen Gehirnarteriosklerotikern geht eine allgemeine Erhöhung der geistigen Spannkraft oft gleichzeitig mit sexuellen Triebmeldungen einher. Aber auch das Umgekehrte kommt vor. Diese Beziehungen sind für die Therapie wichtig, die den funktionellen Wechsel der Hirnfunktionen berücksichtigen muß.

Die hygienische und physikalische Behandlung macht auch hier das wesentliche aus. Bei Reizzuständen (Angiospasmen usw.) Ruhebehandlung. Bei Depressionen Anregung. Alte Menschen — das sind ja in der Hauptsache die Hirnarteriosklerotiker — sollen sich in Bewegung halten, körperlich und geistig. Für sie gilt der Spruch: Wer rastet, rostet. Der Arzt soll bemüht sein, ihnen ihr Lebensgefühl zu erhalten und dahin bei der Umgebung wirken, sie sollen sich nicht aus der menschlichen Gesellschaft ausgeschaltet fühlen. Die Regulierung der Diät und Darmtätigkeit ist sehr wichtig. Man verbiete dem, der schon auf vieles verzichten muß, nicht zu viel, um nicht eine Depression zu erzeugen, die übler wirkt, als es der verbotene Genuß tun würde. Der Spruch: „Wein ist die Milch der Greise“ ist verkehrt. Mäßigkeit in jeder Hinsicht muß den schwer Belehrbaren immer wieder eingeprägt werden. Auch gegen Tabakgenuß sind Arteriosklerotiker im allgemeinen zweifellos besonders empfindlich. Wo Angiospasmen der Hirnarterien, die noch viel zu wenig beachtet werden, und andere Reizerscheinungen hervortreten, sei man in hygienischen Anforderungen strenger und versäume nicht die Verordnung von sedativen Mitteln.

Die Symptome, so z. B. auch der Schwindel, die Angst vor demselben, das mangelnde Selbstvertrauen, sind in erstaunlichem Maße der Psychotherapie zugänglich. Man muß die Patienten darüber belehren, daß der Begriff der „Verkalkung“ nicht zu sehr und ausschließlich morphologisch zu fassen ist, sondern daß auch hier die Funktion, die Lebenstätigkeit im Vordergrunde steht und nicht nur dem Wechsel überhaupt, sondern im besonderen auch der Besserung unterliegt. Zur Psychotherapie gehört auch die Berührung mit der Jugend und eine angemessene Beschäftigung. Geradezu gefährlich ist die Unterbindung jeder Tätigkeit. Im übrigen vgl. Arteriosklerose (S. 205).

Apoplexie.

Die Behandlung des apoplektischen Insults hat die genauere Diagnose der zugrunde liegenden pathologisch-anatomischen Vorgänge zur Voraussetzung. Es handelt sich in der Hauptsache um die beiden Formen der Apoplexia sanguinea und ischaemica, welche letztere durch Thrombose oder durch Embolie bedingt sein kann. Dem apoplektischen Anfall gehen zuweilen merkbare Spasmen von Gehirnarterien voran. In solchen Fällen ist prophylaktisch besonders vorsichtige Lebensweise anzuraten: Mäßigkeit im Essen, Trinken, Rauchen, Entfaltung von körperlichen Anstrengungen, psychischen Erregungen, von Bücken und Heben, Sorge für leichten Stuhl, Hochlagern des Kopfes beim Schlafen.

In erster Linie ist für gute Lagerung zu sorgen. Man belasse den Erkrankten, falls es irgend möglich ist, zunächst dort, wo er vom Anfall betroffen worden ist, und beschränke den Transport, wo er nötig ist, auf das eben notwendige Maß. Selbst bei ganz geringfügigen Attacken dürfen Reisen auf keinen Fall fortgesetzt werden. Die Wegschaffung des Patienten geschehe mit Vorsicht, ohne rüttelnde Bewegungen, mit sorgsamer Stützung des Kopfes. Die Entkleidung muß gleichfalls mit großer Vorsicht und unter möglichster Vermeidung von Bewegungen vorgenommen werden, die Kleidungsstücke sind evtl. aufzuschneiden, kurz, der Erkrankte ist wie ein Schwerverletzter zu behandeln. Man lagere den Kranken so, daß der Oberkörper und Kopf, bei freiem Halse — um jede Stauung der Halsvenen zu vermeiden — leicht erhöht sind, ermahne ihn, falls er bei Bewußtsein ist, jede aktive Bewegung zu unterlassen, beruhige ihn, wenn er erregt ist, und sorge für absolute Ruhe im Krankenzimmer, das kühl gehalten werden muß.

Besteht bei erhaltenem Bewußtsein Aphasie, so sind die Kranken oft über das Unvermögen, sich verständlich machen zu können, sehr erregt; man suche den Patienten dahin zu bringen, daß er jeden Versuch des Sprechens unterlasse, und verbiete der Umgebung, ihm Gelegenheit zum Sprechen zu geben. Überhaupt ist alles zu vermeiden, was bei dem Apoplektiker Gemütserregungen hervorrufen kann, seien es traurige, seien es freudige.

Hat man hinreichenden Grund, eine Blutung anzunehmen, ist das Gesicht kongestioniert und heiß, der Puls voll und gespannt, so lege man auf der Seite der Herderkrankung eine Eisblase an den Kopf.

Besteht Coma, so ist auf die Atmung zu achten. Bei starkem Schleimrasseln und Cyanose lasse man wiederholt mit einem Läppchen die Mund- und Rachenhöhle auswischen. Der erhöhte Kopf muß etwas nach vorn geneigt sein, damit die Zunge nicht zu sehr nach hinten fällt. Unter Umständen kann es nötig werden, zeitweilig den Unterkiefer und die Zunge nach vorn zu ziehen.

Sehr gefährlich ist das in manchen Fällen auftretende Erbrechen. Man drehe, sobald sich eine Brechbewegung zeigt, den Kranken mit dem Oberkörper und Kopf zur Seite, fange das Erbrochene auf und helfe, die erbrochenen Massen aus der Mundhöhle zu entfernen, mache, falls das Erbrochene in die Nase gedrungen ist, die Nasenöffnungen frei und stütze bei allem gut den Kopf. Man sorge tunlichst sofort für eine Krankenpflegeperson (bei Männern von großem Körpergewicht gebe man einem Krankenwärter den Vorzug).

Der Aderlaß (Venae punctio) ist meines Erachtens beim apoplektischen Insult dann indiziert, wenn die Diagnose des Blutergusses gesichert und Kopfkongestion nebst vollem, gespanntem Pulse vorhanden ist, und zwar nicht nur sofort nach dem Einsetzen des apoplektischen Insults, sondern auch dann, wenn der comatöse Zustand bei ausgeprägten Zeichen der Kopfhyperämie schon seit einiger Zeit unverändert besteht, oder wenn die zunächst leichteren Krankheitserscheinungen eine allmähliche oder schubweise Verschlimmerung erkennen lassen.

Kleiner, schwacher, frequenter Puls, blasses Gesicht kontraindizieren den Aderlaß.

Man entnehme bei kräftigen, vollblütigen Menschen, je nach der Ausprägung der Hirndruckerscheinungen und der Kopfkongestion 300 bis 500 ccm Blut. Es empfiehlt sich, zur Blutentleerung den Arm der nichtgelähmten Seite zu wählen. Will man den Aderlaß vermeiden, so kann man mittels einer größeren Zahl von blutigen Schröpfköpfen immerhin ein mäßiges Blutquantum entziehen.

Freilich sieht man einen nennenswerten und dauernden Erfolg vom Aderlaß bei schweren Schlaganfällen nur höchst selten. Die Besserungen, die zuweilen sofort nach dem Eingriff auftreten, sind meist vorübergehender Art. Eine Wiederholung des Aderlasses bleibt erfolglos. Aber immerhin gibt er doch eine gewisse Möglichkeit günstiger Beeinflussung.

Bei kleinem, frequentem Pulse und noch mehr bei ausgesprochenem Kollaps sind vorsichtige Exzitantien (Campher, Äther subcutan) und evtl. Digitalis, am besten in der Form der intramuskulären Digaleninjektion am Platz (1 ccm pro dosi), ferner Injektionen von Coffeinonatrium benzoicum (0,2 pro dosi) zu verabreichen.

Treten Unruhe, Delirien, Konvulsionen auf, so wäre es falsch, die Anwendung narkotischer Mittel zu scheuen, da durch die unruhigen Bewegungen die Gehirnblutung in bedenklichster Weise gesteigert werden kann. In leichteren Fällen genügen zuweilen Brompräparate, in schwereren greife man zur Morphiumspritze, evtl. auch zu Chloralklystieren, zur Injektion von Scopolaminum hydrobromicum ($^1/_4$—$^1/_2$ mg). Handelt es sich um Gewohnheitstrinker, so empfiehlt es sich, wie sehr auch im allgemeinen bei Hirnblutung die Darreichung von Alkohol Bedenken erregt, kleine Alkoholgaben anzuwenden, die gegenüber einem etwaigen ausbrechenden Delirium das kleinere Übel darstellen.

Bei nächtlicher Schlaflosigkeit sind gleichfalls narkotische Mittel angezeigt: Brom, Medinal, Somnifen, Morphium.

Zuweilen klagt der Patient über heftige Kopfschmerzen, die ihm die Ruhe rauben, den Schlaf stören. Falls kalte Umschläge oder Eisblase sich nicht hinreichend wirksam erweisen, so ist gegen die Verabreichung von Antipyrin oder dergleichen nichts zu sagen. Keine Salicylpräparate, da sie die Blutung steigern können. Die alten „ableitenden" Mittel, wie Sinapismen an den Waden u. dgl. wende man nicht an. Ebenso kommen innere styptische Mittel nicht in Frage. Die Ermahnung, öfter tief einzuatmen, hat vielleicht einen Nutzen für die Vorbeugung von Hypostase und Lungenentzündung.

Hinsichtlich der Ernährung beachte man zunächst das Schluckvermögen. Ist der apoplektische Insult ein leichterer, das Bewußtsein nur wenig getrübt, so pflegt, wenn nicht gerade eine bulbäre Lähmung besteht, das Schluckvermögen unbehindert zu sein. Besteht aber größere Benommenheit, so möge der Arzt sich die Mühe nehmen, selbst zu prüfen, ob und wie der Kranke schluckt. Die Angaben des Pflegepersonals sind gerade in diesem Punkte oft irrige. Man achte darauf, ob der Patient die eingeflößte Flüssigkeit sofort hinunterschluckt oder im Munde behält, mit der Atmungsluft vermengt und aspiriert, ob Hustenreiz eintritt. Häufig wird der Fehler gemacht, daß dem Kranken die Nahrung zu schnell hintereinander eingeflößt wird; während die ersten Mengen glatt geschluckt werden, tritt weiterhin Ermüdung ein, die zur Folge hat, daß das Schlucken ungeschickt und unsicher wird, der Patient aspiriert, oft ohne daß der Krankenpfleger dessen gewahr wird. Man instruiere diesen, daß er nie dem Kranken Nahrung in den Mund schiebe, ohne sich überzeugt zu haben, daß das vorher dargereichte Quantum verschluckt worden ist. Bei starker Benommenheit oder völliger Bewußtlosigkeit lasse man sich auf die Mundernährung nie ein, auch wenn es den Anschein hat, daß der Schluckreflex noch spiele, da man sonst stets trübe Erfahrungen machen wird, sondern beschränke sich darauf, die Lippen und die Zunge anzufeuchten, und versuche die Ernährung per Clysma. Freilich scheitert diese nicht selten daran, daß der Patient das Klysma nicht hält.

Im übrigen ist es ohne Bedenken, in der ersten Zeit nach dem Insult, wenn es sich um einen unzweifelhaften Bluterguß handelt, den Kranken einige Zeit ganz fasten zu lassen. Gerade bei diesen schweren Fällen empfindet der Patient keinen Hunger und Durst.

Die Entziehung der Flüssigkeitszufuhr wirkt styptisch; sinkt der Blutdruck durch die Inanition um etwas, so wird dies eher nützen als schaden. Mit der Verdauungsarbeit sind gewisse Schwankungen in der Blutverteilung und Anforderungen an das Herz verbunden, deren Vermeidung in den Fällen von schwerer Blutung gleichfalls nur zweckmäßig sein kann. Endlich kann die Anfüllung des Magens Brechbewegungen erzeugen. Die Ernährungsform, falls das Schluckvermögen erhalten ist oder wiederkehrt, soll eine ganz leichte sein: Milch, Schleimsuppen, schwache Fleischbrühe, Apfelmus, Brei.

In vielen Fällen erfolgt im apoplektischen Anfall eine unwillkürliche Harn- und Stuhlentleerung. Wo der Stuhl angehalten ist, pflegt die Beförderung durch Abführmittel empfohlen zu werden. Jedoch halte ich den Nutzen in den ersten Tagen nach dem Insult für recht zweifelhaft. Bei aufgehobenem Bewußtsein ist die Darreichung des Abführmittels schon wegen der Schluckstörung unmöglich. Eingießungen in das Rectum laufen oft erfolglos ab. Ist das Schluckvermögen vorhanden, so sieht man doch oft, daß das Abführmittel dem Patienten Unruhe macht, den Schlaf stört und daß die Entleerung des Stuhles Preßbewegungen erfordert, die Blutandrang nach dem Kopf erzeugen und den Kranken erschöpfen. Daß die künstlich gesetzte Darmentleerung durch Ableitung des Blutes vom Kopf günstig wirke, ist für die Fälle von blutigem Schlagfluß kaum anzunehmen. Man stellt sich vor, daß infolge der Darmreizung und -entleerung das Blut nach dem Venenplexus des Unterleibes hingezogen werde. Drastica sind jedenfalls nicht ratsam; gegen eine vorsichtige Darmeingießung, ohne Lageveränderung des Kranken, mit warmem Seifenwasser oder Öl ist jedoch nichts einzuwenden. Das Auffangen des Stuhles erfolgt hierbei am besten so, daß man unter das Gesäß ein flaches Gummisteckbecken schiebt. Am meisten schonend, besonders bei großer Schwäche, ist die viel zu wenig in solchen und ähnlichen Fällen geübte digitale Ausräumung des Rectums. Zuweilen löst schon die Einführung des Fingers die Entleerung aus. Erfolgt nach Verlauf der ersten 3—4 Tage kein spontaner Stuhlabgang und wird mittels Klysmen nur wenig herausbefördert, so ist die Verabreichung eines Abführmittels angebracht (Kurellasches Pulver, Karlsbader Salz, Rhabarber, Ricinusöl, falls gegen letzteres kein zu Erbrechen führender Widerwille besteht). Weiterhin ist dann für regelmäßige, tägliche Entleerung des Darmes zu sorgen.

Man achte auch auf die Entleerung des Urins, die bei benommenen Kranken dieser Art zuweilen unterbleibt, so daß man bei Unachtsamkeit der Umgebung eine maximal angefüllte Harnblase antreffen kann. Gelingt es nicht, den Kranken durch Ermahnung zur aktiven Entleerung zu bringen, so ist die Katheterbehandlung mehrfach täglich erforderlich.

Daß bei länger bestehendem Coma zur Vermeidung von Decubitus auf größte Sauberkeit des Körpers und der Unterlagen sowie auf deren gute Beschaffenheit und glattes Liegen von vornherein zu achten ist, bedarf nur der Erwähnung. Gerade bei Gelähmten entwickelt sich bekanntlich der Decubitus leicht und zu bedenklichen Höhen. Gute Polsterung, Lagerung auf Wasserkissen, Bedeckung der Haut mit sterilisiertem Material (Mull, Leinwand), Waschungen mit Campherwein, Pinselungen mit Bleiessig bei beginnender Rötung der Teile oder dem ersten Aufschießen von Bläschen.

Liegt nicht Apoplexia sanguinea, sondern Thrombose oder Embolie, d. h. ischämische Apoplexie vor, so ist alles, was die Lagerung des Kranken, die Ruhe in der Umgebung, die Ernährung betrifft, in genau gleicher Weise auszuführen wie beim blutigen Schlagfluß. Die Erscheinungen setzen hierbei oft viel milder ein oder entwickeln sich allmählich — wie besonders bei der Thrombose —; mit um so größerem Nachdruck ist auf absolute Ruhe zu halten und jeder Versuch der Bewegung zu verbieten. Blutentziehungen sind bei diesen Fällen zu vermeiden, ebenso auch überall dort, wo die Differentialdiagnose zwischen Apoplexia sanguinea und ischaemica nicht hinreichend sicher erscheint. Dies ist besonders dann der Fall, wenn es sich um eine sich langsam entwickelnde Apoplexia sanguinea, die nicht selten besonders schwer verläuft, handelt.

Handelt es sich um Embolie, so ist der bestehenden Herzerkrankung hinreichende Beachtung zu schenken. Absolute Ruhe des Körpers ist hier das Hauptgebot. Herzanregende Mittel gebe man nur bei ausgesprochener Herzschwäche und mit Vorsicht, um nicht neue Embolien zu verursachen. Bei frischer Endokarditis mit lebhafter Herzaktion wird sich die Applikation einer Eisblase auf die Herzgegend empfehlen.

Liegt hinreichender Verdacht für eine syphilitische Apoplexie vor, so ist sofort eine energische antisyphilitische Behandlung einzuleiten.

Was die Behandlung der Folgezustände des apoplektischen Anfalles betrifft, so besteht zuvörderst die Aufgabe, späteren Contracturen, welche bekanntlich bei Hemiplegien sehr häufig eintreten, vorzubeugen. Besonders störend sind diese am Arm, wo sie in Form der Adduktions-, Flexions-, Pronationscontractur auftreten. Der Versuch, mittels Häckselkissen, Sandsäcken u. dgl. den Arm und die Hand in supinierter und extendierter Stellung zu lagern, mißlingt meistens, weil die Extremität in die pronierte und Beugestellung zurückschnellt. Das Festbinden an eine Schiene ist sehr umständlich, da es mehrfach täglich wiederholt werden muß. Eine ebenso einfache wie zweckentsprechende Vorrichtung, die sich mir stets bewährt hat, ist das von W. Alexander angegebene Dreieck, bei welchem die Schwere des gelähmten Armes selbst ausgenützt wird, um der fehlerhaften Stellung entgegenzuwirken, indem der Arm auf eine schiefe Ebene gelagert wird. Ein Holzkasten von der Gestalt eines Prismas, dessen Querschnitt ein rechtwinkliges Dreieck darstellt, wird so in das Bett gestellt, daß der rechte Winkel dem Körper des Patienten anliegt. Der gelähmte Arm wird auf die schräg abfallende Seite des Dreiecks gelagert. Hierzu dienen zwei aus Draht zu biegende Klammern. Die Flexion der Finger verhindert man dadurch, daß man von einer dritten, kleineren Klammer ein Band herabhängen läßt, welches durch ein

Gewicht beschwert und über die Finger gelegt wird[1]. Die beschriebene Lagerung des Armes ist solange, als es dem Patienten erträglich ist, jedenfalls für mehrere Stunden täglich, und evtl. während der Nacht durchzuführen. Ferner sind mehrfach täglich passive Bewegungen an den gelähmten Gliedmaßen auszuführen, mit denen man möglichst bald, jedenfalls nach etwa einer Woche, beginnt. Die Bewegungen müssen langsam und sanft, mit guter Unterstützung der Gliedmaßen vorgenommen werden.

Dagegen lasse man mit aktiven Bewegungsübungen nicht zu früh beginnen, um jede funktionelle Reizung der nervösen Zentren vorläufig fernzuhalten; selbst bei ganz leichten Anfällen, bei denen es zu einer eigentlichen Lähmung nicht gekommen ist, sondern nur zu einer Parese, möge der Patient etwa eine Woche lang Bewegungsversuche unterdrücken; bei stärkeren Affektionen dehne man dieses Stadium der Schonung auf das Doppelte aus. Weiterhin aber sind die aktiven Bewegungen der betroffenen Teile mit Nachdruck und in allmählicher Zunahme zu betreiben. Man unterstütze die gelähmten Extremitäten gut, um sie zu entlasten, und helfe evtl. mittels gleichzeitiger passiver Bewegungen nach. Auch kann der Kranke mit dem nichtgelähmten Arm zugreifen. Dabei sind die Streck- und Supinationsbewegungen des Armes und der Hand, die am meisten Schwierigkeiten machen, vorzugsweise zu üben, und es ist darauf zu achten, daß die Extremität nach Beendigung der Übung stets wieder in die gestreckte und supinierte Stellung zurückgebracht werde. Der Patient hat die Neigung, für sich selbst gelegentlich Bewegungsübungen anzustellen, bei denen er naturgemäß diejenigen Bewegungen, die ihm am leichtesten fallen (Beuge- und Pronationsbewegungen), ausführt und sich so, falls die Extremität nicht passiv in die Anfangsstellung zurückgebracht wird, in die Contracturstellung geradezu hineinarbeitet. Massage, Vibration und Elektrizität werden die Übungen in zweckmäßiger Weise unterstützen.

Entwickelt sich, wie es bei schwereren Hemiplegien die Regel ist, trotz alledem Rigidität und Contractur, so lasse man sich dadurch nicht an der konsequenten Durchführung der Bewegungsübungen hindern. Selbst bei vernachlässigten Contracturen läßt sich, wenn sie nicht zu alt sind, durch große Ausdauer noch mancherlei erzielen. Jedenfalls ist dies der einzige Weg, um zu retten, was gerettet werden kann. Stets ermahne man den Patienten, bei den Bewegungen die Muskeln nicht anzuspannen, sondern im Gegenteil möglichst schlaff zu lassen.

Der elektrische Strom darf frühestens 2—3 Wochen nach dem Insult in Anwendung gezogen werden. Man kann sich sowohl des faradischen wie des galvanischen Stromes bedienen, hüte sich aber vor starken und langdauernden Reizungen und beschränke die Applikation streng auf die gelähmten Muskeln, während man die zur Contractur neigenden, weniger betroffenen Muskeln verschont.

Die Massage bestehe in einer leichten Streichmassage und sanften Knetung.

[1] Abbildungen und nähere Beschreibung finden sich in der Z. physik. u. diät. Ther. 5, 567 (1902).

Es empfiehlt sich, die Übungen gleichzeitig und in gleichem Sinne auch mit den Muskeln der gesunden Seite ausführen zu lassen und sie ferner mit den elektrischen Reizungen zu verbinden. Die passive Reduktion der Contractur ist so häufig wie möglich, auch wenn sie mit Schmerzen verbunden ist, auszuführen. Die Bewegungsübungen der Hand lasse man ein- bis zweimal täglich auch im warmen Armbade ausführen. Im weiteren Verlauf können für die Übungen des Beins warme Vollbäder (kinetotherapeutische Bäder) herangezogen werden.

Der Zeitpunkt, zu dem man den Kranken aufstehen lassen soll, kann nur nach Lage des Falles bestimmt werden. Bestehen schwere Lähmungen, so ist abzuwarten, bis der Patient das betroffene Bein im Bett frei und mit einer gewissen Kraft bewegen kann.

Handelt es sich um ganz leichte Fälle, bei denen es nur zu einer Andeutung von Lähmung gekommen und schnelle Rückbildung eingetreten ist, so lasse man sich von dem Drängen des Kranken nicht bewegen, ihn früher als nach 2—3 Wochen aufstehen zu lassen. Man beobachte den Rückgang der Symptome sorgfältig, lasse ihn erst sitzen, dann wenige Schritte gehen usw. Der betroffene Arm ist während des Aufseins in einer Mitella zu tragen. Wenn (bei schweren Hemiplegien) die Restitution der Beinbewegung sehr lange auf sich warten läßt — in mittelschweren Fällen pflegt das Gehvermögen nach 6—8 Wochen zurückzukehren —, so empfiehlt es sich, um die Bettlage nicht zu lange auszudehnen, den Patienten zeitweilig in sitzende Lage, auf einen bequemen Sessel oder Krankenstuhl zu verbringen.

Die Anästhesien und Parästhesien sind mit den hierfür geeigneten physikalischen Maßnahmen, wie den verschiedenen Formen von Elektrizität, Einreibungen, z. B. mit Mentholspiritus u. a. m. zu behandeln.

Von inneren Mitteln kommt bei der Behandlung der Rückstände des apoplektischen Insults vor allem das Jod in seinen verschiedenen Präparaten in Betracht, von welchem man sich eine günstige Beeinflussung der zugrunde liegenden Arteriosklerose wie auch der Resorption des Blutergusses verspricht. Man beginne jedoch — mit Ausnahme der Fälle von unzweifelhaft syphilitischer Apoplexie — frühestens eine Woche nach dem Auftreten des Insults mit der Jodbehandlung, besonders bei Patienten, welche noch nie Jod genommen haben, da man sonst durch Schnupfen, Bronchitis, Übelkeit Komplikationen bekommen kann, die für einen frischen Bluterguß unerwünscht sind.

Für die balneologische Nachbehandlung etwaiger Residuen kommen die Wildbäder und Thermalsolen in Betracht; man vermeide alle Bäder, die das Gefäßsystem stark reizen, wie z. B. CO_2- und heiße Bäder.

Neurolues.

Der wichtige therapeutische Grundsatz, die Krankheiten möglichst früh zu bekämpfen, ist bei der Neurolues leicht zur Anwendung zu bringen. Denn der Beginn der Syphilis, wie er durch den Primäraffekt in Erscheinung tritt, ist zugleich der Beginn der Neurolues wie aller anderen syphilitischen Manifestierungen und Lokalisationen, der visceralen, der Gefäßlues usw. Der Beginn der Neurolues um so mehr, als bekanntlich schon sehr früh der Liquor cerebrospinalis mit Spirochäten infiziert wird. Die gründliche Behandlung der syphilitischen Allgemeininfektion ist daher zugleich die beste Vorbeugung der Neurolues. Die Infektion ist mit starken und wiederholten Kuren zu behandeln. Das Nervensystem erscheint besonders gefährdet in den Fällen, wo eine extragenitale Infektion, besonders eine solche im Bereiche des Kopfes, oder bei einem Individuum mit hereditärer Belastung in bezug auf das Zentralnervensystem stattgefunden hat (oder wenn die Infektionsquelle ein Individuum mit Neurolues ist [?]). Auch von Anfang an bestehende Kopfschmerzen mit Ohrensausen können darauf hinweisen, daß die Meningen besonders stark von der Einwanderung der Spirochäten betroffen sind. Läßt man in einem solchen Falle 6 Wochen oder mehr nach der ersten Allgemeinbehandlung mit etwa 5 g Salvarsan intravenös mit oder ohne Beifügung von Bi oder Hg verstreichen, so sieht man häufig, wie nach dieser Einschränkung der allgemeinen Infektion durch die Behandlung der meningeale Herd — infolge der Unzugänglichkeit des Liquor für die Medikamente weniger betroffen — jetzt exazerbiert und das Neurorezidiv auftritt. Die bekannten Nervenlähmungen (Neurorezidive) kurz nach der Behandlung! Erste Forderung zur Verhütung des Neurorezidivs: Behandlung mit kurzem Intervall! Schematisch: zwischen 1. und 2. Sa.-Kur 4 Wochen, zwischen 2. und 3. Sa.-Kur 6 Wochen, zwischen 3. und 4. Sa.-Kur 8 Wochen Intervall. Evtl. nach einer Pause von 3—4 Monaten die 5. und 6. Kur.

Man nehme als Anhaltspunkt für das Ja oder Nein der Weiterbehandlung den Ausfall der Liquoruntersuchung. Ergibt die Untersuchung des Liquor eine starke Zellvermehrung mit beträchtlicher Erhöhung des Eiweiß- und Globulingehalts und positiver Wa.R., haben wir also Symptome dafür, daß Spirochätenherde noch vorhanden sind, so kommt eine evtl. endolumbale Salvarsanbehandlung oder eine Fiebertherapie in Frage. Bei einem normalen oder annähernd normalen Liquor (und bei Opticusatrophie!) sehe man von der Behandlung ab.

Besteht Liquorlues ohne nervöse Symptome (es ist notwendig, etwa 1 Jahr nach der Infektion den Liquor zu untersuchen), so ist eine energische Fortsetzung bzw. Wiederaufnahme der spezifischen Behandlung notwendig. Wir halten in diesem Falle die endolumbale Behandlung für empfehlenswert, jedoch sind die Ansichten darüber geteilt; jedenfalls muß dies subtile Verfahren Fachärzten überlassen werden, die eigene praktische Erfahrungen haben. Die perorale Spirocidbehandlung steht in ihren Resultaten hinter der intravenösen zurück und kommt daher nur zur Unterstützung der letzteren oder in Fällen, bei denen ganz milde Kuren angezeigt oder Salvarsaninjektionen nicht ausführbar sind, in Betracht.

Die Liquoruntersuchung hat heute, wo in jeder größeren Stadt genügend Fachärzte zur Verfügung stehen (oder stehen sollten), die die Occipitalpunktion beherrschen, viel von ihrem Schrecken verloren.

Die ambulante Lumbalpunktion ist möglich; nur muß man mit Meningismus rechnen, der einige Tage Arbeitsunterbrechung kosten kann. Immerhin mahnen die gelegentlich vorgekommenen Todesfälle bei der Occipitalpunktion zur Vorsicht. Es sind neuerdings auch Lumbalpunktionsnadeln mit besonders engem Stichkanal — die Wechselmannsche und Eicksche Nadel — in Gebrauch, die den Komplex des Meningismus mildern. Zeigt die Liquoruntersuchung nach Abschluß einer zur Sanierung der allgemeinen Infektion ausreichenden Behandlungsfolge und negativen Blut-Wa.R. stark positive Werte (Wa.R. im Liquor positiv, sehr starke Vermehrung der Zellen) oder haben sich die anfangs schwach pathologischen Werte nach Ablauf eines Jahres stark verschlimmert, so muß eine Behandlung einsetzen, die auf eine Sanierung des Liquor als Zeichen einer Ausheilung der entzündlich veränderten Meningen gerichtet ist.

Sind schon 5—6 Kuren in nicht zu langem Zeitintervall vorangegangen, ohne daß die Meningenlues beeinflußt wurde, so ist nach unserer Erfahrung eine weitere Häufung der chemisch-therapeutischen Spezifica auch nicht zum Ziele führend. Man nimmt hier das Heilfieber zu Hilfe und fängt 14 Tage nach dem Abklingen desselben eine neue Sa.-Kur an, die dann nicht mehr wiederholt werden soll.

Die Liquorlues der Spätperiode (von 3—4 Jahren nach der Infektion an) ist im Gegensatz zur Frühperiode prognostisch ernst zu beurteilen. Das Ziel ist die Sanierung des Liquor, von deren Erreichung die Gestaltung der Neurolues in hohem Grade abhängt.

Tabes dorsalis.

Wenn eine Tabes im Sinne der Degeneration der Hinterstränge vorliegt, so ist eine Heilung des Krankheitsprozesses im Prinzip nicht mehr zu erzielen. Wir können bestenfalls verhindern, daß neue Wurzelsegmente ergriffen werden, aber nicht immer, daß die vorhandenen Ausfallserscheinungen der betroffenen Segmente sich verschlimmern. Es gibt jedoch ein Vorstadium der Tabes, in welchem der luische Prozeß in der weichen Rückenmarkshaut lokalisiert ist, ohne daß es bereits zu degenerativen Ausfallserscheinungen im Gebiete der hinteren Wurzeln oder der Hinterstränge gekommen ist. In diesem Stadium sind die Reizerscheinungen der Frühtabes bereits vorhanden (Parästhesien und Schmerzen); die hinteren Wurzeln sind durch Granulationsherde gereizt. Hier ist ausnahmslos ein pathologischer Liquor mit charakteristischen tabischen Untersuchungsergebnissen vorhanden. Gelingt es, den drohenden tabischen Prozeß in diesem Stadium der „Prätabes", wie es Annelise Wittgenstein bezeichnet hat, zu fassen, so ist eine Ausheilung noch möglich. Die Behandlung des prätabischen Syndroms mit Salvarsan-Wismut- oder Salvarsan-Quecksilber-Kuren ist für die meisten Fälle jedoch nicht ausreichend.

Die Prätabes ist vielmehr am besten kombiniert intravenös und intralumbal zu behandeln. Wo die endolumbale Methodik nicht eingebürgert ist, muß man die unspezifische Reiztherapie mit Fieber zu

Hilfe nehmen. Sowohl die Natrium nucleinicum- wie die Phlogetanbehandlung haben sich uns da bewährt (vgl. unten).

Die spezifische Behandlung der entwickelten Tabes hängt von der Beschaffenheit des Liquor ab. Ist derselbe normal, so sollen weder pharmakologische Spezifica noch Fiebermethoden in Anwendung kommen.

Eine liquorpositive Tabes soll behandelt werden, bis der Liquor normal geworden ist. Die Normalisierung ist bei der Tabes leichter als bei jeder anderen luischen Erkrankung zu erreichen. Der Liquor wird, sofern es sich um eine reine Tabes handelt, auch ohne jede Behandlung normal, je mehr die degenerativen Prozesse in Erscheinung treten. Es bedarf aber bei der Tabes auch im liquornormalen Stadium der Behandlung, sei es, daß die objektive Progredienz der klinischen Symptome, sei es, daß die subjektiven Beschwerden des Tabikers die Therapie erfordern. Die Tabes, das muß man sich in jedem Fall vor Augen halten, bedarf einer milden, wenn auch konsequent und lange durchgeführten Behandlung. Das gilt sowohl von der spezifischen, wie von der Fiebertherapie. Die alte Hg-Schmierkur wirkt hier oft ausgezeichnet. Salvarsankuren sind in der Einzeldosis nicht zu hoch zu wählen (Maximaldosis Neo-Sa. Dos. III); die Malariatherapie ist hier im Gegensatz zur p. P. den milderen Hyperthermiebehandlungen gegenüber unterlegen (S. 67).

Bei der Behandlung einer ausgesprochenen Tabes ist die Liquoruntersuchung unbedingt notwendig, um komplizierende cerebrale Prozesse zu erkennen. Ein Tabiker mit einem paralytischen Liquor z. B. ist als Paralytiker, d. h. mit einer Malariakur bzw. physikalischer Hyperthermie, zu behandeln, auch wenn klinische Paralyse noch fehlt.

Die günstige Wirkung der spezifischen Behandlung auf die Tabes spricht sich auch in der Beeinflussung gewisser besonders alarmierender Symptome aus. So sieht man oft eine Besserung der Schmerzen. Auch die Ataxie scheint, besonders durch die Hyperthermiebehandlung in Verbindung mit Salvarsan, gebessert zu werden. Unzweifelhafte Erfolge bezüglich der Ataxie sah Wittgenstein an meiner Klinik von der endolumbalen Salvarsanbehandlung. Auf die Subtilitäten der letzteren ist hier nicht einzugehen.

Opticusatrophie scheint nach den bisher vorliegenden Erfahrungen eine Gegenanzeige für antisyphilitische Therapie zu bilden; bei endolumbaler Salvarsantherapie sind gelegentliche Stillstände gesehen worden.

Die übrigen syphilitischen Erkrankungen des Zentralnervensystems (Myelomeningitis spinalis syphilitica, Lues cerebrospinalis, Lues der Hirngefäße) werden in analoger Weise spezifisch behandelt.

Auf die Degeneration der hinteren Wurzeln und Hinterstränge einen direkten Einfluß auszuüben oder eine Regeneration anzuregen dürfte unmöglich sein. Mittelbar dürfte in dieser Richtung die jedenfalls anzustrebende Sanierung des Liquor von Wirkung sein. Vielleicht ist die Durchblutung des Rückenmarks von Bedeutung, die wahrscheinlich durch Wärmeanwendungen (warme Bäder, evtl. Diathermiebehandlung des Rückenmarkes) angeregt wird. In der Hauptsache müssen wir darauf bedacht sein, verschlimmernde Momente auszuschalten und die Funktion der restierenden Leitungsbahnen zu erhalten und zu heben. Da der trophische Einfluß der Nervenzelle auf das Neuron wahrscheinlich mit der Funktion in Zusammenhang steht, so ist anzunehmen, daß eine leichte Anregung der Funktion zugleich nutritiv wirkt. Inwieweit man dadurch der Degeneration entgegenwirken kann, steht freilich dahin. Eine übermäßige funktionelle Belastung kann im Gegenteil sicherlich der Degeneration Vorschub leisten.

Starke Reizungen jeder Art sind von üblem Einfluß, so auch sexuelle Betätigungen. Anstrengende Bewegungen können die Ataxie akut steigern. Wovon es abhängt, daß manche Fälle von vornherein gutartig verlaufen, ja stationär werden, andere unaufhaltsam progressiv sind, ist nicht klar. Neben der sicher sehr wichtigen Sanierung des Liquor und neben der Lebensweise spielen hier jedenfalls konstitutionelle Faktoren eine wichtige Rolle. Es gibt Fälle, die einen relativ günstigen Verlauf nehmen, obwohl die Patienten sich durchaus nicht besonders schonen. Aber diese Ausnahmen von der Regel können unsere therapeutischen Grundsätze nicht umstoßen. Es gilt eben auch für die Tabes, daß die therapeutischen Erfolge in hohem Maße von der Veranlagung des Individuums abhängen.

Wenn Erscheinungen vorliegen, die eine akute Verschlimmerung vermuten lassen, wie z. B. fortschreitende Ataxie, große Müdigkeit und Schwäche, lebhafte Schmerzen oder sonstige Reizzustände, so ist strenge Ruhe und Schonung erforderlich. Jede funktionell anregende Behandlung muß dann unterbleiben bis auf eine der Muskelerschlaffung entgegenarbeitende Massage, passive Bewegungen, warme Bäder. Zeigt sich eine Besserung, die eine Reizbehandlung gestattet, so sorge man zunächst noch für große Ruhepausen.

Im allgemeinen ist eine leichte funktionelle Anregung bei Tabes angebracht. Der Kranke soll das Bewegungsvermögen dauernd in einer gewissen Übung erhalten. Die Sensibilität soll durch leichte Reizungen (sanfte Haut- und Muskelmassage, langsame passive Bewegungen in mäßigem Umfange, schwache faradische oder galvanische Ströme) angeregt werden. Die Körperoberfläche soll warm gehalten und vor starker Kälteeinwirkung, auch nur örtlicher Art, geschützt werden. Besteht objektive Kälte der Beine oder anderer Teile, so ist durch geeignete Umhüllung und Frottieren der Haut für bessere Durchblutung zu sorgen.

Die allgemeine körperliche und geistige Hygiene ist für die Tabiker sehr wichtig. Übermäßige körperliche und geistige, namentlich mit Gemütserregungen verbundene Tätigkeit, gehetzte Lebensweise mit ungenügenden Ruhepausen, Mangel an ausreichendem Schlaf usw. verschlimmern die Krankheit. Die Regelung der Lebensweise ist um so wichtiger, als bei der Tabes ganz gewöhnlich auch eine (durch die Lues bedingte) Arteriosklerose und sehr häufig eine Neurasthenie vorhanden ist. Schlaf ist bei Abbaukrankheiten des Nervensystems von besonderer Wichtigkeit. Eine leicht sedative Behandlung (Brom usw.) ist nützlich.

Die Diät ist insofern von Bedeutung, als eine nervenerregende Kost (viel Fleisch, scharfe Gewürze) nicht angebracht ist, Alkohol jedenfalls nur in sehr mäßigen Mengen genommen werden soll. Vitaminzufuhr dürfte empfehlenswert sein. Eine übertriebene Kohlehydrat- und Fettkost ist zu vermeiden, da eine Gewichtszunahme des Tabikers keineswegs erwünscht ist. Die Regulierung der Darmtätigkeit ist um so wichtiger, als Tabiker oft einen trägen und atonischen Darm haben und infolge von Verstopfung eine Beeinträchtigung des Allgemeinbefindens, ja eine Verstärkung ihrer Parästhesien und Schmerzen erfahren. Diese Beschwerden treten besonders dann hervor, wenn der Kranke in seiner Bewegungsfähigkeit behindert ist. Die Diät soll daher eine abführende sein (Obst, saure Milch usw.); drastische scharfe Abführmittel sollen vermieden werden. Leibmassage, Elektrisieren des Unterleibes bzw. des Darmes sind zu empfehlen. Für die Behandlung der Parästhesien und Schmerzen empfiehlt sich vor allem die Wärmezufuhr in Gestalt von feuchtwarmen Einwicklungen, heißen Umschlägen, Heizkissen, Bestrahlungen, warmen Teil- und Vollbädern, heißen Bädern mit nachfolgendem Schwitzen. Dem Wiederauftreten der Schmerzen beugt man am besten durch sehr warme Bekleidung der Beine und des Rückens vor. Man versäume nicht, an die Wärmeanwendungen eine kurze kühle Waschung und Trockenreibung mit nachfolgender warmer Bekleidung anzuschließen. Auf die antisyphilitische Behandlung wurde oben bereits hingewiesen.

Auch die kontrastimulierende Behandlung mittels Hautreize kann versucht werden, jedoch ist der Erfolg sehr verschieden. Es kommt die faradische Bürste, der galvanische Strom, leichte Haut- oder derbere Tiefenmassage, Thermomassage in Betracht. Große Hauthyperästhesie, wie sie manche Tabiker besonders am Rumpf darbieten, verbietet derartige Eingriffe, die übrigens stets von kurzer Dauer und nicht von übertriebener Stärke sein sollen, da sonst reaktive Steigerungen der Schmerzen vorkommen können.

Medikamentös kommen die bekannten Antineuralgica zur Anwendung: Aspirin, das Kombinationspräparat Cibalgin (oral oder mittels Injektion, evtl. intravenös), Gelonida antineuralgica, Veramon erscheinen recht empfehlenswert. Auf jeden Fall vermeide man Morphium und seine Ersatzpräparate, deren erstmalige Verordnung nicht selten den Morphinismus des Tabikers begründet, d. h. der bestehenden eine zweite Krankheit aufpfropft. Freilich können die Schmerzen und das Begehren des Leidenden so heftig sein, daß trotz aller Bedenken zum Morphium gegriffen wird: dann setze man aber sofort nach dem Verschwinden des Schmerzanfalles das gefährliche Mittel wieder ab. Am häufigsten sind es die Magenkrisen, die durch ihre Qualen die Morphinbehandlung erzwingen können, die aber andererseits, da sie nach einer gewissen Zeit ihr natürliches Ende finden, das rücksichtslose Absetzen des Narkoticums sofort nach dem Anfall ermöglichen. Wenn man durch Beobachtung einiger Anfälle den (individuell verschiedenen) Charakter derselben bei dem Patienten beobachtet und die Nutzlosigkeit aller sonstigen Maßnahmen festgestellt hat, so versuche man nicht verzettelte kleine

Morphiumdosen, durch die der Anfall hingezogen wird, sondern gebe sofort größere Mengen, etwa 0,03 g mit Atropin. Wittgenstein hat gute Erfolge von intravenösen Somnifeninjektionen mit vorangehender Pantoponinjektion gesehen (Somnifen 1,5-Ampulle; Pantopon 0,02).

Bei jeder Magenkrise erinnere man sich, daß Magengeschwür bei Tabes nicht selten ist, und suche die Diagnose nach dieser Richtung hin zu präzisieren, um bei positivem Ergebnis die entsprechende Behandlung einzuleiten.

Sobald der Anfall sein Ende gefunden hat, soll dem Patienten eine reichliche Diät zuteil werden, um die Gewichtsabnahme auszugleichen.

Den morphinistischen Tabikern das Narkoticum zu entziehen gelingt selten. Jedoch kann man, falls der Patient sich noch bei guten Kräften befindet, energisch ist und nur mäßige Dosen gebraucht hat, den Versuch machen. Ist dies nicht der Fall, so suche man wenigstens möglichst sparsam mit Morphium zu sein. Sind die Kranken sehr elend, und reagieren sie selbst auf große Dosen nur vorübergehend, so kann die Hinzufügung von Scopolamin das Dasein noch für einige Zeit erträglich gestalten.

Die Ataxie ist mittels Übungen zu behandeln. Dabei ist jede Überanstrengung zu vermeiden und langsam vorzugehen. Die einzelne Übungsbehandlung soll von kurzer Dauer sein und mehrfach am Tage wiederholt werden. Bei großem Ermüdungsgefühl bzw. auftretenden Schmerzen ist besondere Vorsicht geboten. Schnell fortschreitende Ataxie kontraindiziert das Verfahren und erheischt Ruhebehandlung. Die Übungsbehandlung soll nicht mit Bade- oder elektrischen Kuren kombiniert werden, um die Nerven nicht zu überlasten; allenfalls kann Massage der Muskeln nebenher zur Anwendung kommen. Nähere Anweisungen finden sich in meiner „Anleitung zur Übungsbehandlung der Ataxie". Thieme, Leipzig 1899.

Eine gewisse Erleichterung der ataktischen Gehstörung gewähren elastische oder fest gewickelte Leinenbinden (Wickelgamaschen) um die Unterschenkel, die dem Tabiker sensible Merkmale zur Regulierung der Koordination zuführen. Die Kranken haben dadurch mehr Sicherheit beim Stehen und Gehen. Der Tabiker geht auch in Stiefeln sicherer als ohne solche. Ähnlich ist der früher sehr gerühmte Erfolg des Hessingschen Korsetts bei Tabes zu erklären. Empfehlenswert ist bei stärkerer Ataxie auch die Anlegung von Binden, Lederkapseln, Manschetten aus elastischem Trikot oder Gummi um die Gelenke, um denselben mehr Festigkeit zu erteilen.

Bei stärkerem Genu recurvatum, das durch die tabische Muskelatonie entsteht, ist es angebracht, einen Schienen-Hülsen-Apparat tragen zu lassen. Zum Schutz des Fußgelenks dienen starke Schnürstiefel, die evtl. mit seitlichen durch ein Scharnier geteilten Stahlschienen versehen sind.

Von Kurorten kommen für die Tabiker die Wildbäder, Solthermen und Kohlensäurebäder in Betracht. Letztere (z. B. Oeynhausen) erfreuen sich einer besonderen Beliebtheit; anscheinend kommt der durch die Kohlensäure bedingten Reizung der Hautnerven eine gewisse Wirkung zu. Auf den günstigen Einfluß der Wärme wurde oben bereits hingewiesen. Ob der Radiumgehalt von Bedeutung ist, ist nicht sichergestellt. Wichtig ist, daß der Kurort auch sonst günstige Bedingungen für die Behandlung des Tabikers enthält: bequeme Wege mit Ruhesesseln, ruhige, bequem zu erreichende Wohnungen, Fernhaltung von geräuschvollem Treiben, Vorhandensein geschulten Wartepersonals, für schwere Tabiker auch von Krankenwagen. Endlich und nicht zum wenigsten die Anwesenheit von sachverständigen Ärzten. Nicht selten wird der Kuraufenthalt auch zur gleichzeitigen Ausführung von spezifischen Kuren benutzt. Bei den Kohlensäurebädern ist Erkältung zu vermeiden. Kaltwasserkuren sind mit großer Vorsicht und nur bei kräftigen, nicht vorgeschrittenen und nicht empfindlichen Patienten zu versuchen. Auf die technische Ausführung kommt viel an. Ich habe Besserungen, auch der Ataxie, aber auch Verschlechterungen gesehen.

Das gleiche gilt für Seeaufenthalt und für Seebäder, die nur unter Beaufsichtigung des Arztes gebraucht werden sollten. Einzelne Tabiker fühlen sich an der See sehr erfrischt und behaupten auch einen günstigen Einfluß auf die Schmerzen.

Gegen die Blasenschwäche kann man Strychnin innerlich oder mittels Injektionen, ferner Elektrizität versuchen — selten mit nennenswertem Erfolg. Katheterismus suche man möglichst hinauszuschieben; zuweilen kann man die Blase von außen ausdrücken. Bei Harnträufeln tragbarer Urinbehälter. Man lasse den Patienten nicht ohne zwingenden Grund die dauernde Bettlage einhalten bzw. wenigstens, wenn Gehen unmöglich ist, viel sitzen, um die Harnstauung zu vermeiden. Ausspülungen der Blase müssen bei Tabes mit besonderer Vorsicht und unter Vermeidung scharfer Zusätze gemacht werden.

Das Malum perforans ist mit dem heißen Wasserstrahl (Irrigator) oder heißer Luft zu behandeln. Für Arthropathien kommt die orthopädische Behandlung in Betracht. Auch Einreibungen der Gelenke mit Ungt. cinereum werden empfohlen.

Die psychische Behandlung hat wie bei allen chronischen fortschreitenden Erkrankungen sehr wichtige Aufgaben zu erfüllen. Die Mitteilung der Natur des Leidens geschehe mit Vorsicht und Vorbehalt, der Hinweis auf die Rückenmarksnervenwurzeln und -häute kann das „Rückenmark" in den Hintergrund rücken. Auch an die erforderliche Rücksichtnahme auf die Familie des Erkrankten hat der Arzt zu denken. Pessimismus ist bei der Tabes nicht nur inhuman und unklug, sondern auch sachlich ungerechtfertigt. Der Verlauf der Tabes ist so individuell, daß jeder Tabiker ein Fall für sich ist, und die Zahl der günstigen Fälle ist nicht gering. Es gilt gerade bei der Tabes, den Patienten aufzumuntern, seine Hoffnungsfreudigkeit, seinen Mut anzuspornen, um ihn zur aktiven Befolgung aller für seine Besserung notwendigen Maßnahmen anzuregen und ihn über die Depressionszustände, die mit einer Erlahmung der Behandlungslust einhergehen, hinwegzubringen. Die psychische Therapie soll auch darauf bedacht sein, den Patienten von der zu aufmerksamen Selbstbeobachtung seiner subjektiven Empfindungen abzulenken.

Behandlungsmethoden bei syphilogenen Erkrankungen des Z. N. S.

I. Spezifische Behandlungsmethoden.

1. Salvarsanbehandlung.

Intravenöse Injektion. Präparate: Am gebräuchlichsten Neosalvarsan. Die Einzeldosierungen schwanken zwischen Dos. I, II, III, IV, entsprechend einem Salvarsangehalt von 0,15, 0,3, 0,45, 0,6 g. In den meisten Fällen bleibt man bei Dosis III, nachdem man Dosis I und II einige Male vorangeschickt hat. Gesamtdosis etwa 5 g. Intervall durchschnittlich 5 Tage. Als Lösungsmittel für Salvarsan eignet sich gut das Septojod, das den Vorteil einer gleichzeitigen Jodzufuhr gewährt.

Die Zwischenräume der einzelnen Injektionen sind aber zu verkürzen, wenn in der Frühperiode unter oder kurz nach der Kur Kopfschmerz oder Schwindel die drohende klinische Exacerbation einer Meningenlues anzeigt.

Zu verlängern auf wöchentlich nur eine Injektion ist das Intervall bei Tabes dorsalis (im allgemeinen). Bei Unverträglichkeit des Neosalvarsans wird häufig noch Salvarsannatrium (dieselben Dosen) gut vertragen. Bei der (nicht eben häufigen) vasomotorischen Überempfindlichkeit gegen Salvarsaninjektionen Lösung in Traubenzucker oder Calcium mit Verlängerung der Injektionsintervalle.

Silbersalvarsan hat sich bei uns nicht bewährt, insofern als es keine stärkere Wirkung auf Liquor oder klinische Symptome der Neurolues zeigte, aber mehr Nierenaffektionen, auch Salvarsanexantheme verursachte.

Altsalvarsan haben wir an unserer Klinik nicht mehr verwandt.

Die endolumbale Salvarsanbehandlung ist zu sehr Spezialität, um hier beschrieben zu werden.

Myosalvarsan kommt nur in den Fällen in Betracht, bei denen die intravenöse Injektion nicht ausführbar ist. Es steht in der Wirkung dieser nach und kann schmerzhafte Infiltrate erzeugen.

2. Quecksilberbehandlung.

a) Percutane Einreibung als Schmierkur:

Unguent. Hydrarg. ciner. 3,0—4,0
D. tal. Dos. Nr. XXX in globulis
S. je eine $^1/_4$ Stunde lang abends einmassieren.

Andere Präparate in graduierten Tuben, von denen je 1 ccm einem Gramm entspricht:

Unguent. ciner. hydrarg. cum Resorbino parat.
Velopural Hg. 1 Originaltube.

b) Lösliche Quecksilberinjektionen.

Für die Behandlung der Neurolues sind die löslichen Hg-Präparate (z. B. Injektio Hirsch = 1proz. Hydrarg. oxycyanat mit 0,4% Acoin, oder Embarin) als zu schwach im allgemeinen nicht zu verwenden.

c) Unlösliche Quecksilberinjektionen.

Besonders zu empfehlen Mercinol. Sonst Hydrarg. salicyl. 2,0, Paraffin. liquid. 18,0 oder Hydrarg. salicyl. cum Vasenol (Köpp) O. P.

Mercinol ist nur mit der besonders graduierten Ziehlerschen Spritze anzuwenden, 5 Teilstriche, einmal in der Woche, 10—12 Injektionen.

3. Wismutbehandlung.

Spirobismol, Bismogenol, Olesal, Bisuspen, Jod-Chinin-Wismut (am stärksten wirkend). Die Injektionen werden nur intramuskulär gemacht[1], im ganzen 15 bis 20 Injektionen je 1—2 ccm.

[1] Wir wenigstens wenden die intravenöse Bi- ebenso wie die intravenöse Hg-Behandlung der Neurolues nicht an.

4. Jodbehandlung.

Jod ist nur bei der durch Gefäßlues bedingten oder mitbedingten Syphilis des Zentralnervensystems von guter klinischer Wirkung. Die organischen Jodpräparate: Jodglidine, Jodfortan usw. sind zu schwach. Besser Sol. Kal. jodat. oder Natr. jodat. 5,0—10,0/150,0, 3mal täglich 1 Eßlöffel in Milch nach dem Essen. Die Injektionen von Jodisan können gut mit Neosalvarsan gemischt oder nach Absetzen der Salvarsanspritze direkt hinterher in die in der Vene gebliebene Nadel injiziert werden.

II. Unspezifische Behandlungsmethoden.

Sie sind — ganz allgemein — bei der durch die vorangegangene spezifische Behandlung nicht beeinflußten Meningenlues der Spätlatenz oder bei der im Frühstadium klinisch hervortretenden Meningenlues anzuwenden, meist in Verbindung mit den spezifischen Behandlungsmethoden.

Phlogetische Mittel aus abgebauten Eiweißstoffen: Natrium nucleinicum. Originalpräparat: Dephagin (M B K) = 10proz. Lösung, blutisotonisch gemacht durch NaCl. 1 Ampulle = 10 ccm wird intramuskulär in Abständen von etwa 4—6 Tagen je nach dem Abklingen der Fieberreaktion und dem Allgemeinzustand gegeben.

Bei intravenöser Injektion Steigerung um 1—2 ccm von 5 ccm an. In einer Kur etwa 6—10 Injektionen.

Phlogetan: 1—10 ccm intramuskulär in steigenden Dosen.

Eiweißpräparat aus nicht-pathogenen abgetöteten Bakterien: Pyrifer. Hersteller: Rosenberg-Freiburg. Wird in steigenden Dosen intravenös gegeben.

Eiweißpräparat aus vitalem Bakteriengemisch (lebender Saprophyten): Neo-Saprovitan. Hersteller: Sächsiches Serumwerk Dresden. Dosierung: Intravenöse Injektionen à 1 ccm, 10 Ampullen in 2 Serien.

Die Injektion lebender Bakterien hat einen größeren Gefahrenquotienten — ganz abgesehen von der Unbequemlichkeit, es unmittelbar durch das Sächsische Serumwerk beziehen zu müssen. Da es nach unseren Erfahrungen den anderen chemotherapeutischen Methoden des Heilfiebers nicht überlegen ist, haben wir seine Verwendung wieder aufgegeben.

Die physikalische Hyperthermiebehandlung s. S. 67f.

Malariabehandlung.

Die Überimpfung der Malaria tertiana erfolgt am besten durch intravenöse Injektion von 2—4 ccm Blutes von einem Patienten, der seinerseits mit einem durch lange Menschenpassage bekannten Stamme geimpft und noch nicht chinin- oder (während der Kur) salvarsanbehandelt ist. Nach 1—2 Tagen unspezifischen Eiweißfiebers dauert es noch 3—7 Tage, bis mit einem Schüttelfrost das erste Malariafieber sich anzeigt. Solcher Fieberanfälle läßt man zwischen 8—12 passieren, ehe man mit Chinin unterbricht.

Bei zu hohem Fieber oder zu großer Schwäche des Patienten kann man mit kleinen Chiningaben 0,1 bis 0,2 oral, 2 Tage lang, die Infektion abschwächen oder unterbrechen. Malariabehandlung nur im Krankenhaus.

Epilepsie.

Zunächst ist festzustellen, ob echte Epilepsie vorliegt oder epileptiforme Anfälle, die sehr verschiedene Ursachen haben können, bzw. Hysterie. Ferner ist auf erworbene oder angeborene Syphilis zu achten.

Altersepilepsie beruht auf Arteriosklerose der Hirnarterien.

Für Fälle von Reflexepilepsie (durch Narben usw.) kommt die Operation in Betracht. Bei Syphilis und Syphilisverdacht Blut- und Liquoruntersuchung, deren positiver Ausfall eine energische antisyphilitische Behandlung indiziert. Bei erworbener Lues ist die

Prognose ernst, während bei der hereditären Heilungen der Epilepsie möglich sind.

Der Epileptiker hat körperlich und geistig hygienisch zu leben. Übermäßige Nervenreize und Aufregungen sind zu vermeiden. Die Diät soll fleisch- und salzarm und von mäßiger Menge sein. Vegetabilien und Milch sind zu bevorzugen. Starker Kaffee und Alkohol werden am besten ganz gemieden. Foersters Beobachtung, daß willkürliche Hyperventilation, die bekanntlich alkalisierend wirkt (S. 359), den Anfall auslösen kann, hat zur Empfehlung einer Säuerungstherapie geführt. Weitere Erfahrungen sind abzuwarten. Für regelmäßige Stuhlentleerung ist zu sorgen. Hydrotherapie ohne Übertreibungen. Keine Kopfduschen. Bewegung und leichter Sport ohne besondere Anstrengung.

Die Brombehandlung ist mehr und mehr von der Luminalbehandlung verdrängt worden, behält aber immer noch ihren Platz als wesentliches Epilepsiemittel.

Man gibt Bromkalium bzw. Mixtura nervina in steigenden Dosen bis zum Schwinden der Anfälle und sucht dann die Grenzdosis zu ermitteln.

Bromstrontium bietet keine Vorteile. Die schon erwähnte Herabsetzung des Kochsalzgehaltes der Nahrung steigert die Bromwirkung unzweifelhaft. Wenn die Nebenwirkungen des Broms (Müdigkeit, Bromacne) sehr lästig sind, so versuche man, periodisch die Arzneidarreichung zu unterbrechen. Man kann auch an- und absteigend einnehmen lassen, ohne ganz auszusetzen. Die Verbindung von Brom mit Herzmitteln (Adonis, Digitalis) bietet keine Vorteile. Die Opium-Brom-Behandlung, die übrigens sehr verschieden beurteilt wird, eignet sich nur für Anstalten. Die Brom-Belladonna-Behandlung hat sich nicht eingebürgert.

In neuerer Zeit hat die Luminalbehandlung immer mehr Anhänger gewonnen. Täglich 1—3 mal 0,1—0,15. Zuweilen genügt 1—2 mal 0,1. Veronal ist weniger zu empfehlen.

Die Sympathicusresektion als spezifisches Heilmittel der Epilepsie dürfen wir als überwunden ansehen. Es muß bezüglich der operativen Therapie beachtet werden, daß Operationen irgendwelcher Art zuweilen einen merkwürdigen, aber vorübergehenden Einfluß auf den Verlauf der Epilepsie äußern.

Beim Status epilepticus Chloralhydrat, subcutane oder intramuskuläre Injektionen von Luminal.

Die Neurosen.

Als Neurosen bezeichnen wir funktionelle Erkrankungen der Nerven ohne gröbere erkennbare pathologisch-anatomische Veränderungen, wobei wir die Möglichkeit feinster Strukturänderungen, wie sie auch bei physiologischer Funktion reversibel vorkommen mögen, nicht ablehnen. Eine funktionelle Nervenstörung, die bei einer morphologischen Nervenerkrankung vorkommt, sehen wir als eine Folge der Strukturveränderung an, wie wir es von den Funktionsstörungen anderer morphologisch erkrankter Organe her gewohnt sind. Freilich ist die Ableitung der Funktionsstörung aus der Strukturveränderung keineswegs klar; so z. B., wann eine Strukturveränderung eine Hyperergie und wann eine Herabsetzung der funktionellen Leistung bewirkt. Nun kommen bei anatomischen Erkrankungen auch funktionelle Störungen vor, die wir nicht als den zwangsläufigen Ausdruck jener ansehen können, und zwar sowohl bei Organerkrankungen wie bei anatomischen Erkrankungen der Nerven selbst; funktionelle Störungen, die unbeschadet der organischen Erkrankung kommen und gehen können, die psychisch beeinflußbar sind, sich in ihrem Wesen von reinen Neurosen nicht unterscheiden und doch deutliche Beziehungen zu dem anatomischen Erkrankungsherd zeigen. Schließlich hat jede Neurose Entstehungsbedingungen, und zu letzteren können begreiflicherweise auch anatomische Erkrankungen gehören.

Nervöse Funktionsstörungen greifen in anatomische Krankheitsprozesse oft in sehr augenfälliger Weise ein, so daß ihnen ein bestimmender Teil des Krankheitsbildes zukommen kann.

Im pathologisch-physiologischen Sinne würden alle krankhaften Störungen der Nerventätigkeit als Neurosen zu bezeichnen sein, ganz gleich, in welchem Krankheitskomplex sie uns entgegentreten. Es kommt klinisch oft genug vor, daß wir im Zweifel sind, ob eine vorliegende nervöse Funktionsstörung anatomisch bedingt oder als reine Neurose anzusprechen ist, und daß wir uns in unserer Auffassung irren.

Die Abgrenzung der Neurosen von organisch-nervösen Erkrankungen ist somit eine Erkenntnisfrage. Wenn wir krankhafte nervöse Vorgänge ohne erkennbare anatomische Erkrankungen wahrnehmen oder diese sehr erheblich gegen jene zurücktreten, oder die Nervenstörung nur als Reiz auszulösen scheinen oder ein klarer Zusammenhang zwischen beiden uns zu fehlen scheint, so sprechen wir von Neurosen. Die Neurosen setzen sich meist aus Reizungssymptomen, seltener aus solchen herabgesetzter Funktion zusammen. Das Bild der Neurose kann somit gesteigerte Empfindungs- wie Bewegungsvorgänge und je nach dem peripherischen Endorgan Bewegungen der quergestreiften oder glatten Muskulatur, Sekretionen, Inkretionen, Organreaktionen usw. enthalten. Sehr häufig und andererseits zu wenig beachtet ist die Schmerzneurose, deren charakteristisches Merkmal die Überempfindlichkeit des sensiblen Systems ist. Viele Personen bieten eine latente Hyperalgesie der äußeren Bedeckungen dar, die man an einer Überempfindlichkeit der physiologischen Nervendruckpunkte erkennen kann (s. S. 44). Dieser hyperalgetische Zustand, der häufig durch verschiedenartige Einflüsse chronisch oder in Anfällen manifest wird, findet sich einerseits durch körperliche, mit Nervenreizung verbundene Krankheiten bedingt, andererseits auf das Nervensystem beschränkt. In diesem Falle ist er teils Symptom der sog. Neurasthenie und Hysterie, teils Folge von Übermüdung, Unterernährung, nach starken Blutverlusten, bei Rekonvaleszenten, nach Einwirkung schwerer Gemütserregungen und anderen Vorkommnissen, die zu einer allgemein erhöhten Reizbarkeit führen. Vieles, was als Neuralgie, Myalgie, Rheumatismus bezeichnet wird, gehört der hyperalgetischen Neurose an.

Organneurosen (vgl. auch Gefäßneurosen S. 188) werden in erster Linie durch substantielle, mit einem Reizzustand verbundene Organerkrankung bedingt. Man muß bei jeder Organneurose zunächst nach irgendeiner anatomischen Erkrankung Ausschau halten, die sehr geringfügig, aber immerhin reizauslösend sein kann. Daneben finden sich reine und psychogene Organneurosen.

Reine, d. h. weder psychisch noch reflektorisch, sondern lediglich durch nervöse Erregbarkeitsveränderungen bedingte Organneurosen gibt es ohne Zweifel. Psychische Beeinflußbarkeit beweist niemals psychogene Verursachung. Reine Neurosen können auf Grund von konstitutioneller Veranlagung sowie durch Stoffwechselstörungen (z. B. Gicht), Allergien usw. entstehen. Die Reflexneurosen werden zwar durch eine anatomische Veränderung ausgelöst, aber die neurotisch erkrankten Nerven gehören dem anatomisch erkrankten Körperteil gar nicht an. Die Auslösung kann nun auch von einer örtlich umschriebenen Erkrankung des neurotischen Organes oder eines anderen, selbst nicht neurotischen, ausgehen, in welchem Falle man von viscerovisceralem Reflex gesprochen hat. Aber im Grunde kommen diese Ereignisse auf dasselbe hinaus, nämlich auf einen irradiierenden Reiz (Irradiationsneurose). Irradiationen können sich auch vom cerebrospinalen Nervensystem auf das vegetative erstrecken und umgekehrt, was auch für die Therapie von Wichtigkeit ist. Ein Schmerzreiz löst Pupillenerweiterung, Blutdruckerhöhung — ein thermischer Reiz Veränderungen der Blutgefäßweite, Schweißsekretion — Fieber und Zittern der quergestreiften Muskulatur aus usw. Man wird daher auch durch Reizungen des einen Systems Heilwirkungen am anderen bewirken können.

Die allseitige Durchsetzung der Organe und Gewebe mit efferenten und afferenten Nerven bringt diese Gebilde in Zusammenhang mit psychischen Vorgängen. Auf die cerebrospinalen motorischen Nerven wirkt der Wille ein; die efferenten vegetativen Nerven sind der Erregung durch Triebe, Affekte, Stimmungen zugänglich. Empfindungen von dem Innern unseres Körpers haben wir wenig. Die meisten Organvorgänge kommen uns nicht oder nur dunkel zum Bewußtsein, die Lokalisation innerer Empfindungen ist höchst mangelhaft. Jedoch bei physiologischer und krankhafter Steigerung der Nervenempfindlichkeit empfinden wir erheblich mehr. Die Möglichkeit, daß die visceralen Vorgänge die Schwelle der bewußten Empfindung erreichen, ist bei der allseitigen Nervenversorgung gegeben. Bei Neurasthenie treten bekanntlich innere Organgefühle in erhöhtem Maße ins Bewußtsein, vom Unlustgefühlston begleitet oder unmittelbar schmerzhaft. Die viscerale Neurose ganz allgemein mit ihrer meist erhöhten Erregbarkeit eröffnet dem Bewußtsein des Leidenden das uns sonst verborgene Reich der vegetativen Vorgänge. Dieses Bewußtwerden macht auf ihn einen ganz besonderen, oft erschütternden Eindruck. Die Psychifizierung der Körperlichkeit durch die Empfindungen und Gefühle führt zur Psychifizierung der gesamten Krankheit. Der Mensch wird leidend affiziert und von der Neurose erfüllt. Es wird ein Circulus vitiosus geschaffen, indem die Reaktionen der Psyche je nach Art der Persönlichkeit auf die Nervenfunktion zurückwirken, die Reizung vermehren, das Krankheitsbild durch angeknüpfte Vorstellungen erweitern und fixieren.

Bei Neurosen sind auch Triebe, Affekte, Stimmungen und die diesen zukommenden körperlichen Auswirkungen erhöht. Sehr wichtig ist, daß die Stimmung auch vom körperlichen Kräftezustand und von körperlichen Zuständen überhaupt abhängig ist und andererseits auf die rein geistige Tätigkeit wirkt; bei gehobener Stimmung ist die Auffassung eindringlicher, die Vorstellungstätigkeit gesteigert, umgekehrt bei deprimierter Stimmung. Die Urteilstätigkeit wirkt aber auch auf die Stimmung ein. Der Geistestätigkeit kommt eine hemmende Fähigkeit auf das Gefühlsleben zu. Durch innere Willenstätigkeit vermögen wir Gefühle, Stimmungen, Affekte, Triebe, Reflexe, Automatismen aller Art zurückzudrängen und auf diesem Umwege auch vegetative Vorgänge von der Vernunft her zu beeinflussen. Die Willensbildung spielt bei den Neurosen eine wichtige Rolle.

Erschütterungen der Nerven vom Triebleben her (besonders dem Liebestrieb) sind besonders geeignet, Neurosen (Psychoneurosen) zu erzeugen.

Der Mensch ist um so mehr der Entwicklung von Neurosen und Psychoneurosen ausgesetzt, je mehr er gefühlsmäßig veranlagt ist und je weniger er über hemmende innere Willenstätigkeit verfügt. Der konstitutionelle Faktor hat den wesentlichen Anteil bei der Entstehung der Neurosen.

Für die Therapie ist es von Wichtigkeit, die Ursachen in jedem Einzelfall zu ermitteln. Als solche kommen in Betracht: irgendwelche übermäßige einmalige oder wiederholte Reizungen körperlicher oder seelischer Art, deren unmittelbare Folgen nicht zur ausgleichenden Regulierung gelangt sind. Das Versagen derselben beruht vorwiegend auf konstitutionellen Faktoren oder auf erworbener Minderwertigkeit (endogener Neurasthenie, Asthenie, Enteroptose, endokrinen Dispositionen, Organ- oder Organsystemminderwertigkeiten). Die psychischen Überreizungen sind besonders solche, welche die Gefühls- und Affektsphäre betreffen. Überreizung und Erschöpfung durch ein Übermaß von geistiger Arbeit, bei ungenügendem Schlaf, besonders bei gleichzeitigen Gemütserregungen, vielleicht unterstützt durch übermäßigen Tabak-, Kaffee-, Alkoholgenuß, kann übrigens Neurosen (Neurasthenie) auch ohne vorhandene Disposition erzeugen. Ermüdung und Erschöpfung können auch im Einzelfall vorübergehende neurotische Symptome zeitigen, deren Dauer durch die Ausruhe und Erholung begrenzt wird: Angio- und andere Spasmen, Frostgefühl, Schaudern, Schwindel, Parästhesien, Herzklopfen u. a. m. Auch der Erschöpfungszustand selbst (Hinfälligkeit) kann als neurotisches Symptom auftreten.

Auch Allergie und Neurose haben gemeinsame Beziehungen.

Bezüglich der Konflikt- und Verdrängungstheorie, der Psychoanalyse und der auf sie gegründeten Therapie ist auf die Spezialwerke zu verweisen.

Die Therapie der Neurosen hat zu berücksichtigen: Die konstitutionelle Anlage, die vorbereitenden Bedingungen und auslösenden Ursachen, die Erforschung der Umwelt, der seelischen Faktoren und Motive, eine genaue körperliche Untersuchung und Organdiagnostik. Von großer Bedeutung ist eine eingehende Anamnese sowie überhaupt eine minutiöse Beschäftigung mit dem Kranken und Einfühlen in seine Psyche und seine Erlebniswelt, zumal hierdurch das für die Therapie so wichtige Vertrauen des Kranken erworben wird.

Eine wesentliche Erscheinung der Organneurosen ist die Hyperästhesie, auf Grund deren der Kranke sich seines Organes bewußt wird, und die Hyperkinesie, die sich gleichfalls der eigenen Wahrnehmung aufdrängt. Es mag sein, daß hierbei pathologischerweise normale Hemmungen fehlen (Pawloffs Enthemmung). Außer dieser Funktionssteigerung, die einer Anhäufung von Spannungen entspricht, besteht noch eine Disharmonie von Nervenströmungen, weil die natürliche Regulierung fehlt. Das therapeutische Ziel muß daher sein, die erhöhten Spannungen zum Abklingen zu bringen, die natürlichen Hemmungen und Regulierungen wiederherzustellen. Die introspektative Richtung der neurotischen Psyche arbeitet dem entgegen, insofern sie die bereits überempfindlichen Organe noch mehr sensibilisiert und nicht zur Ruhe kommen läßt.

Das physiologische Vorbild der Organneurose ist der Affekt. Bei demselben wird das Nervensystem mit einem Übermaß von Energie beladen, die sich über dasselbe hin ergießt und cerebrospinale wie vegetative Reaktionen im Sinne der Erregung und Hemmung auslöst: Zittern, Muskelspannungen und -krämpfe, Lähmungen (durch Hemmung), vasomotorische Erscheinungen, Schweiß-, Tränensekretion, Herzklopfen, Beklemmung, Atemnot, Tachypnoe, Schwindel, Schluchzen, Schluckkrämpfe, Schreien, Aufstoßen, Erbrechen, erhöhte Peristaltik u. a. m. Dabei tritt eine deutliche „Organwahl" der Affektbewegungen sowie eine typische Beziehung der Art des Affektes zu bestimmten funktionellen Reaktionen in die Erscheinung. So löst, um einiges herauszugreifen, Trauer und schmerzliche Seelenstimmung Tränenabsonderung, auch Appetitlosigkeit — Angst Schweißabsonderung, Herzklopfen, Zittern, Durchfall, Erblassen — Zorn Rötung des Kopfes, Herzklopfen — Schreck Erblassen, Lähmung, Zittern — Ärger Magensymptome — Rührung Tränensekretion, Schluchzen, Zittern — Schauder und Entsetzen Krampf der Gefäße und Hautmuskeln aus.

Außerdem sprechen diejenigen Organe und Funktionen am meisten an, die besonders reaktionsbereit sind. Diese Überempfindlichkeit kann konstitutionell oder erworben sein. Auch für die Allergie steht es fest, daß sie angeboren oder erworben vorkommt. Die angeborene Allergie gegen gewisse Nahrungsstoffe, chemische Haut- und Schleimhautreize ist bekannt. Die Erwerbung geschieht durch Erkrankungen, Infektionen, Intoxikationen, Seruminjektionen, übermäßige Beanspruchung oder sonstige Schädigung einzelner Organe. Angeborene Minderwertigkeit gewisser Organe kann zu erworbenen Überempfindlichkeiten derselben führen (z. B. beim Gefäßsystem, vgl. S. 189).

Die vielbesprochene Organwahl der Neurosen findet somit vielfach eine natürliche Erklärung, ohne daß man zu symbolistischen Theorien zu greifen nötig hat.

Unter normalen Verhältnissen werden die körperlichen und seelischen Erregungen mit ihren Folgeerscheinungen ausgeglichen und reguliert. Dies ist aber dann nicht der Fall, wenn irgendwo bereits eine Disharmonie, d. h. eine Überempfindlichkeit, besteht. Am meisten werden Neurosen an den Organen auftreten, die solchen Disharmonien besonders ausgesetzt sind. Hier kommt der Einfluß des Kulturlebens auf die triebmäßigen Funktionen sowie auf diejenigen Organe in Betracht, die in engster Beeinflussung seitens des Affektlebens stehen (Vasomotoren, Sekretionen, Herz, Verdauungsapparat).

Das Erlebnis ist gleichfalls bestimmend für die „Organwahl", d. h. die Lokalisation der Überempfindlichkeit; hier spielt der Zufall eine Rolle. Eine Assoziation zwischen Angst und Darm kann gebahnt werden, weil bei einer erlebten Situation die Angst bestand, den Stuhl nicht mehr halten zu können.

Gegen die schon erwähnte Selbstbeobachtung, deren Einfluß so weit geht, daß die Vorstellung eines Organleidens das Organ sensibilisieren und Empfindungen in demselben auslösen kann, ist die psychische Disziplinierung des Kranken anzuwenden: Erziehung zur willensmäßigen inneren Ablenkung.

Wie ein Affekt kann auch ein gefühlsbetonter Gedanke, eine Erinnerung wirken. Ein Arteriosklerotiker denkt im Begriff einzuschlafen daran, daß ein Bekannter, der gleichfalls an Arteriosklerose litt, vor kurzem in der Nacht plötzlich verstorben ist. Sofort stellt sich ein Erregungszustand, Herzklopfen, Schlaflosigkeit ein. Ähnlich kann jemand, der von einem Todesfall durch Magenkrebs in seiner Familie hört, von einer Sensibilisierung des Magens befallen werden, die sich in Schmerzen, Brechneigung usw. ausdrückt. Der Anblick eines Leidenden, Verunglückten kann Mitempfindung von Schmerzen auslösen.

Neurasthenie.

Neurose und Neurasthenie beruhen auf der gleichen Veränderung der Erregbarkeit. Neurose ist eine irgendwie örtlich begrenzte Erscheinungsform, wie sie sich z. B. in der Beschäftigungsneurose oder Organneurose darstellt, die Neurasthenie eine allgemein verbreitete Affektion. Aber auch die örtliche Neurose läßt die Beziehung zum Gesamtnervensystem selten vermissen, sie erwächst oft genug auf dem Boden einer allgemeinen Neurasthenie, und die großen Psychoneurosen sind von vornherein Allgemeinerkrankungen. Eine örtliche Neurose ist eine umgrenzte Neurasthenie. Diese ist somit auch keine in ihrer Pathogenese einheitliche Erkrankung, sondern ein durch sehr verschiedenartige Anlässe veränderter Erregbarkeitszustand des Nervensystems oder gewisser Teile desselben, der sich in einer abnormen

Reaktionsformel ausdrückt. Es handelt sich um die Fixation desjenigen Zustandes der Nervenzelle, in welchen diese vorübergehend bei jeder übermäßigen Reizung gerät: Übererregbarkeit und gesteigerte Erschöpfbarkeit, Vertiefung der Reiz- und Ermüdungsschwelle. Die Fixation geschieht auf dem Wege der mangelhaften Regulierung des Reizablaufes. Die verschiedenartige Gestaltung des Krankheitsbildes hängt davon ab, welche Neurongruppen vorzugsweise betroffen sind. Es ist für die Therapie wichtig, die hauptsächlichen Bedingungen der Neurasthenie sich zu vergegenwärtigen. Diese sind:

1. Neurasthenische Anlage (endogene Neurasthenie),

2. Übermüdung und Überreizung (körperlich, seelisch, intellektuell),

3. organische Krankheiten, wie Stoffwechselkrankheiten (Fettleibigkeit, Gicht, Diabetes, plethorische Zustände), Leberanschoppung, Anämie, Chlorose und andere endokrine Erkrankungen, Herz-, Nierenaffektionen, schmerzhafte organische Leiden, Alveolar-Pyorrhoe (?).

Der Zusammenhang kann dabei verschieden sein; die organische Krankheit kann sekundär, z. B. autotoxisch, oder auf psychischem Wege die Neurasthenie vermitteln, oder letztere entsteht auf gemeinsamer Basis mit der organischen Erkrankung. Hierher gehören auch neurasthenische Zustände bei Intoxikationen (Alkohol, Tabak, Quecksilber) und Infektionen (Syphilis). Auch organische Nervenkrankheiten können mit Neurasthenie verbunden sein.

4. Asthenie. Vorwiegend vasomotorische und Herz- sowie affektive Neurasthenie, auch Magen-Darmneurose (Vago- und Sympathicotonie). Man achte auf Hyperthyreoidismus!

5. Rein psychisch bedingte Neurasthenie. Hierher gehören gewisse Formen, die nahezu ausschließlich durch eine krankhafte Steigerung gewisser mit Unlustaffekten verbundener Vorstellungstätigkeiten charakterisiert sind: Angstgefühle, Krankheits- oder Todesfurcht, hypochondrische Vorstellungen mannigfaltiger Art, abnormes Haften an Vorstellungen, erhöhte introspektative Neigung. Hierher gehören auch Fälle, bei welchen die Beschwerden einer ängstlichen Überwertung der Gesundheit, einer gesteigerten Selbstliebe entspringen.

Selbstverständlich bedeuten die vorherigen Ausführungen nicht getrennte Formen der Neurasthenie, sondern nur eine Gruppierung der Bedingungen, unter denen die neurasthenische Erregbarkeitsveränderung in Erscheinung tritt.

Die Behandlung der Neurasthenie muß von dem Grundsatz ausgehen, daß es sich nicht um eine Krankheit sui generis, sondern um eine veränderte nervös-psychische Reaktionsformel handelt, deren Bedingtheit in jedem Einzelfall diagnostisch aufzuklären ist. Die Diagnose „Neurasthenie" ist der erfolgreichen Behandlung sehr oft hinderlich, indem sie alles in einen Topf wirft und dem kausalen Angriff der Therapie keinen Raum läßt. So ist es z. B. von der größten Wichtigkeit, festzustellen, ob es sich um eine Überreizungsneurasthenie handelt, bei der es in der Hauptsache auf Ruhe und Entfernung der schädlichen

Ursache ankommt. Ein zweiter Grundsatz ist: Genaueste Untersuchung. Nur dadurch kann der Arzt feststellen, ob es sich wirklich nur um funktionelle Zustände handelt und ob außer diesen eine organische Krankheit vorliegt, die zur Neurasthenie in Beziehung steht (Gruppe 3). Nur eine genaue Untersuchung gibt dem Patienten das Vertrauen, daß der Arzt sein Leiden richtig erkannt hat. Es ist wichtig, daß der Arzt auf die subjektiven Klagen des Kranken eingeht. Man muß den Lebensbedingungen nachgehen und die Reize und Anforderungen auf ein niedrigeres Maß einstellen. Zuweilen wirkt schon eine Änderung der Tagesordnung, Einschiebung von Ruhepausen günstig. Häufig aber sind Liegekuren, evtl. mit Spaziergängen in Wald und Flur, dem Beruf und städtischen Getriebe entrückt, erforderlich. Die Neigungen und Interessen des Patienten sind dabei zu berücksichtigen (leichter ablenkender Sport, wie Angeln u. dgl.). Es ist nicht immer ein Sanatorium erforderlich, auch ein einfacher Landaufenthalt kann genügen. Bei solchen ruhebedürftigen Patienten wird zuweilen durch eine vielgeschäftige physikalische Therapie geschadet, während die Ruhe in irgendeiner angepaßten Form Besserung bringt. Die strenge Liege-Mastkur kommt nur für eine bestimmte Form von abgemagerten höchst überempfindlichen Asthenikern in Betracht und soll auf keinen Fall zu lange, etwa bis zu 3 Wochen, ausgedehnt werden. Meist kommt man mit modifizierten milderen Formen dieser Kur besser zum Ziele. Zuviel körperliche Ruhe kann sogar die Überempfindlichkeit steigern (erhöhte Selbstbeobachtung).

Bei der sekundären Neurasthenie (s. S. 425 unter 3) ist die Grundkrankheit zu behandeln (Regelung der Diät und der gesamten Lebensweise). So bei Fettleibigkeit, Plethora abdominalis, Gicht. Die atypische Gicht mit ihren zahlreichen sekundären nervösen Beschwerden wird oft verkannt. Die Schablone: Nervöse müssen gut genährt, die Nerven „in Fett eingewickelt" werden, ist durchaus verkehrt. Diese Regel gilt nur für die abgemagerten, anämischen Patienten. Die Nahrungseinschränkung, besonders die Herabsetzung übermäßiger Fleisch- und Purinzufuhr, Bewegung, Gymnastik, abführende Behandlung ist oft von ausgezeichneter Wirkung auf die nervösen Beschwerden und seelische Depression. Gerade diese Patienten haben oft ein starkes Ermüdungsgefühl und Ruhebedürfnis, dem der Arzt entgegentreten muß. Die Beseitigung einer vorhandenen habituellen Obstipation ist oft viel wichtiger als die Verordnung von allerlei angeblich antineurotischen Mitteln.

Man hüte sich vor Verwechslung einer blanden Nierenschrumpfung (s. S. 236) mit Neurasthenie! Die sachgemäße Nierendiät (Obst- und Milchtage usw.) vermindert bei jener oft die autotoxischen Nervensymptome.

Bei jeder Form der Neurasthenie kommt der Behandlung der Schlaflosigkeit, die einen Circulus vitiosus enthält, große Bedeutung zu. Näheres s. das betr. Kapitel.

Die Asthenie mit ihren Überempfindlichkeiten verlangt kräftigende Behandlung (s. unten).

Bei jeder Neurastheniebehandlung bildet die Psychotherapie die Hauptsache. Wenn irgendwo, so ist hier vor allem die Persönlichkeit anzufassen. Es kommt oft viel weniger auf die Art der Mittel als auf den Einfluß des Arztes an. Der Arzt muß Verständnis für die Persönlichkeit des Leidenden haben und die Psychotherapie dieser anpassen. Moralisierende Ermahnungen zur Willenskraft können hier bessernd, dort verstimmend wirken; die beruhigende Versicherung, daß alles „nur nervös" sei, hier erhebend, dort verärgernd. Auch bei der Psychotherapie kommt es darauf an, eine Reaktion auszulösen, d. h. einen psychischen Eindruck hervorzurufen, der weiter verarbeitet wird in dem Sinne, daß Gefühle, Stimmungen, Affekte, Gedankengänge, mit einem Wort gefühlsmäßige und intellektuelle Vorstellungskomplexe gesprengt und in eine dem leidenden Zustande entgegengesetzte Richtung geleitet werden. Die Voraussetzung hierfür ist, daß der Arzt imstande ist, einen solchen Eindruck hervorzurufen, was wieder von dem Maße von Vertrauen abhängt, das der Kranke dem Arzt schenkt. Es ist schon viel gewonnen, wenn die Fixation der neurasthenischen Gefühlslage mobilisiert und Beeinflussungen zugänglich gemacht wird. Voraussetzung des Vertrauens ist die Überzeugung des Patienten, daß der Arzt ihn versteht. Im allgemeinen erobert der Arzt die Seele des Neurasthenikers dadurch, daß er ihn ernst nimmt und sich eingehend mit ihm beschäftigt.

Sehr wichtig ist es, hoffnungsfreudige Stimmungen und Gedankengänge auszulösen; den Kranken von seiner Leistungsfähigkeit und davon zu überzeugen, daß sein Leiden kein schwerwiegendes sei; ihn von der Selbstbeobachtung abzubringen und vor allem sein Wollen zu kräftigen. Hoffnung schlägt die Brücke zum Willen. Hierzu dient neben dem Wort die Beschäftigung, sowohl mechanische wie intellektuelle. Es ist verkehrt, Patienten wegen geringer oder mäßiger neurasthenischer Beschwerden aus ihrer Tätigkeit herauszunehmen; der Arzt soll ihnen vielmehr Mut und Energie einflößen und eine bestimmte Lebensordnung aufdrängen. Sehr schädlich wirkt auf den Neurastheniker Verängstigung durch Freunde, Bekannte und auch Ärzte. Falsche Diagnose, unnötige Verbote, überflüssige und vielgeschäftige Behandlungsprozeduren können Anlässe zu einer Vertiefung der Neurasthenie bilden. Außer der gewollten Psychotherapie gibt es eine ungewollte, die jeder ärztlichen Verordnung innewohnt. Wenn der Arzt dem Neurastheniker mit nervösen Herzbeschwerden Digitalis verordnet, so übt er eine geradezu verderbliche psychische Wirkung aus. Schon die Empfehlung von Arbeit, Gymnastik, Bergsteigen kann auf psychischem Wege den Herzneurastheniker der Heilung zuführen. Das „Wollen" des Patienten in geeigneter Weise zu wecken ist ebenso wichtig wie schwierig, da es eben selbst oft krankhaft geschwächt ist. „Ich kann nicht wollen." Man soll versuchen, den Willen allmählich zu üben durch Ablenkung und geeignete Beschäftigung. Man schreibe dem Patienten eine bestimmte Tagesordnung vor. Gartenarbeit, kunstgewerbliche, manuelle Beschäftigung, leichter Sport kommen in Frage; auch Denktätigkeit ist wichtig. Viele Denkhemmungen des Neurasthenikers beruhen auf gesteigerter Selbstbeobachtung. Wie er seinen Gefühlen eine übermäßig gesteigerte Aufmerksamkeit zuwendet, so beobachtet er vielfach auch beim Denken und Sprechen sich selbst. Man kann aber nicht angespannt denken und zugleich den Denkakt beobachten. Es ist von großer Bedeutung, dem Neurastheniker Interessen einzuflößen. Die methodisch geleitete Arbeitstherapie kann in dieser Hinsicht erfolgreich sein. Das moderne Leben mit seinen verkehrten Erziehungsanschauungen und seiner Auflösung der Disziplin ist geeignet, die Neurasthenie zu züchten; der Sport kann hier ein wirksames Gegenmittel bedeuten.

Viele körperlich Kranke verfallen einer neurasthenisch gesteigerten Selbstbeobachtung und übertriebenen Verängstigung, durch die ein Circulus vitiosus gebahnt wird („Denkkrankheit"). Hier kann der Arzt sehr viel psychisch wirken.

Eine indirekte Psychotherapie wird durch den suggestiven Einfluß ausgeübt, der allen Behandlungsmaßnahmen, mögen sie physikalischer, diätetischer, medikamentöser oder sonstiger Art sein, zukommt. Jeder Ausspruch des Arztes, ob er psychotherapeutischen Zwecken dienen soll oder nicht, wird vom Kranken suggestiv nach der guten oder schlechten Seite hin verwertet; schon die Art der Untersuchung, die bei derselben gestellten ärztlichen Fragen, die Diagnose selbst; letztere kann verheerend wirken („Diagnosenkrankheit"). Die indirekte Psychotherapie, die von den Behandlungsmaßnahmen ausgeht, wirkt in verschiedener Art. Sie erweckt Hoffnung und Mut und verdrängt die negative Affektlage, zumal dann, wenn irgendwelche Besserung mit der Anwendung des Mittels, vielleicht zufällig, zusammentrifft. Das dadurch gestärkte Vertrauen wirkt wieder auf die Stimmung günstig zurück, und so entwickelt sich in dem Circulus vitiosus rückläufiger Circulus reparatorius. Es handelt sich nur darum, daß der Stein ins Rollen kommt, und oft ist nur ein Zufall daran schuld.

Physikalische Therapie. Neben der Suggestivwirkung ist von der physikalischen Therapie noch die Willensübung hervorzuheben, sei es, daß es sich um äußere Willenshandlungen bei der Gymnastik, sei es, daß es sich um innere Willenshandlungen beim Ertragen unangenehmer Gefühlseindrücke (Kaltwasserkur) handelt (s. unten). Die physikalische Therapie ist somit, wie aus vorstehendem erhellt, zugleich eine psychische Trainierung.

Von der Hydrotherapie, die auch in der Hauspraxis sehr wohl ihre Stätte hat, ist bei der Behandlung der Neurasthenie ein umfangreicher Gebrauch zu machen. Die Kälte- und Wärmereize des Wassers wirken teils beruhigend, teils erregend und dadurch auf die nervöse Überempfindlichkeit hemmend. Die plötzliche Kälteempfindung als solche wirkt zudem reizgewöhnend und auf die sensible Sphäre übend; unlustige Allgemeingefühle werden verdrängt. Dazu kommt das Gefühl der Erfrischung und der schon erwähnte Einfluß auf die Willenstätigkeit. Endlich ist daran zu denken, daß die vasomotorischen Vorgänge auf den Stoffaustausch zwischen Blut und Gewebe einen Einfluß ausüben können, der auch der Neurasthenie zugute kommt. Eine tonisierende Bedeutung für die vegetativen Nerven ist wahrscheinlich.

Zur Verwendung kommen: kalte Umschläge und Abreibungen, Güsse, Duschen, Fußtauchbäder, Abklatschungen, fließende Fußbäder (in jeder Badewanne herzustellen), kalte Voll- und Schwimmbäder. Zahlreichen Neurasthenikern kann man durch solche Maßnahmen ohne jedes Medikament nützen.

Warme Bäder mit und ohne Zusätze und andere Wärmeanwendungen wirken oft beruhigend (auch schlafbringend); heiße von 37—40° C können gleichfalls beruhigend und erfrischend, aber auch erregend wirken, wie überhaupt bei Neurasthenie die individuelle Reaktion sehr verschieden sein kann. Ferner sind Halbbäder mit Übergießungen und nachfolgender Einpackung, wechselwarme Fußbäder, Sitzbäder, kühle Waschungen der Beckengegend und Genitalien, endlich kurz dauerndes Barfußgehen in der Wohnung zu erwähnen. Dem Schweninger-Hauffeschen langsam durch Zugießen von heißem Wasser erwärmten Lokalbad kommt gleichfalls eine örtlich wie allgemein günstige Nervenwirkung zu (s. S. 200).

Die Kalt- und Warmreize an den Füßen und der Beckengegend haben eine besonders ausgedehnte Reflexwirkung, weil die von dort kommenden Nerven das ganze Rückenmark durchziehen.

Ist eine klimatische Kur möglich, so empfiehlt sich am meisten ein Gebirgsaufenthalt.

Luftbäder, deren günstige Wirkung auf viele Neurastheniker nicht zu bestreiten ist, können auch in der Wohnung durchgeführt werden, z. B. in der Form des Nacktturnens. Hier und da finden sich Luftbadeeinrichtungen, und manche Patienten haben die Möglichkeit, sich eine solche im Gartenland herzustellen; auch können Badeplätze gleichzeitig zu Luftbädern verwendet werden.

Massage wirkt in zweckmäßiger Dosierung bei Übermüdungsneurasthenie belebend, bei nervösen Schmerzen häufig beruhigend. Man kann unter Umständen ein Familienmitglied auf die nötigen Handgriffe einüben. Das gleiche gilt von trockenen Frottierungen. Gymnastik wurde schon erwähnt; man vernachlässige die Atmungsgymnastik nicht. Bei Asthenie ist die Gymnastik im Verein mit Kaltwasseranwendungen und angepaßtem Sport das Heilmittel gegen die neurasthenischen Beschwerden. Leider werden von Ärzten bei diesen Zuständen vielfach wahllos Ruhekuren anbefohlen. Der Bewegungsbehandlung kommt außer bei der Neurasthenie der Fettleibigen, Plethorösen, Gichtiker, Arteriosklerotiker bei der Neurasthenie der Geistesarbeiter, der durch ihre Tätigkeit an das Zimmer Gefesselten eine große Bedeutung zu (Spaziergänge, sonntägliche Ausflüge, Wochenende, Gymnastik, angemessener Sport). Zahlreiche Patienten, deren nervöse Beschwerden mit nicht erkannter atypischer Gicht zusammenhängen, werden falsch mit Ruhe und Schonung behandelt. Von physikalischen Maßnahmen kommt noch Höhensonne für Schmerzen und Schlaflosigkeit in Betracht (zum Teil Suggestivwirkung ?).

Das durch die Bewegungsleistung gewonnene Vermögen, den Körper dem Willen untertan zu machen, wirkt erhöhend auf Stimmung, Kraftgefühl, Energie. Hyperästhesien, die ein abnorm gesteigertes (neurasthenisches) Ermüdungsgefühl bedingen und dem Kranken eine motorische Schwäche vortäuschen, werden durch Bewegungsübungen nicht selten zum Verschwinden gebracht. Durch die Bewegungsleistungen wird eine wohltätige körperliche und geistige Ermüdung ausgelöst, die auch geistigen Überspannungen vorbeugt. Der Schlaf wird vertieft. Die mit der Bewegung verbundenen sensiblen Reizungen und vasomotorischen Regulierungen beeinflussen oft in günstiger Weise allgemeine und örtliche Erregbarkeitssteigerungen (Angiospasmen, Hyperästhesien, Algesien, Gelenkneurosen). Sorgsames Individualisieren ist erforderlich. Man kann zwar im allgemeinen sagen, daß für muskelkräftige, gut genährte, vollblütige Neurastheniker Bewegung, für magere, anämische, übermüdete Ruhe geeignet ist, aber innerhalb dieser Kategorien spielt die individuelle Reizbarkeit noch eine entscheidende Rolle. Ein gewisses Maß von Bewegung kann auf die neurasthenischen Beschwerden, wie Parästhesien, Hyperästhesien, Angstzustände, Herzklopfen, Schlaflosigkeit, wohltätig einwirken, während oft nur geringe Überschreitungen dieses Maßes gegenteilige Wirkungen hervorzubringen vermögen. Die Bewegungstherapie, richtig angewendet, bildet einen sehr wichtigen Heilfaktor bei der Neurasthenie, weil sie an der Willenssphäre angreift. Sie eignet sich für alle Formen dieser Krankheit; besonders auffällig sind ihre Wirkungen bei den Herz- und vasomotorischen Neurosen, dem neurasthenischen Ermüdungsgefühl, das die Kranken in den Wahn der Bewegungsunfähigkeit versetzt, der neurasthenischen Appetitlosigkeit, Energielosigkeit, geistigen Ermüdbarkeit, Schlaflosigkeit, den Angstzuständen, der sexuellen Neurasthenie.

Die individuelle Dosierung spielt somit bei der Überempfindlichkeit der Neurastheniker eine beachtenswerte Rolle.

Balneologisch kommen Wild-, Sol-, Kohlensäure-, Seebäder in Betracht, alles sehr individuell. Einen wesentlichen Faktor bildet dabei der gleichzeitige Einfluß des Klimas und der Landschaft, der geselligen Unterhaltungen.

Die Einwirkung des Klimas ist gleichfalls sehr individuell und schwer zu berechnen. Unstreitig wirkt das Höhenklima auf viele Neurastheniker günstig, andere fühlen sich in mittleren Höhen wohler und manche werden selbst durch diese erregt und bevorzugen die Tiefenlage.

Die Einwirkung des Höhenklimas auf das Nervensystem ist eine körperliche und psychische. Die atmosphärischen Reize (Licht, Temperatur, Luftbewegung) sind von erheblich größerer Intensität, die Stoffwechselvorgänge erhöht, die Bewegungslust wird angeregt. Die Frische der Luft, die Fülle von landschaftlich-großartigen Eindrücken, der klare Himmel bringen eine psychische Umstimmung hervor, indem sie die Seele mit Lust- und Lebensgefühlen erfüllen, neue Interessen erwecken, von nervösen Verstimmungen und Selbstbeobachtungen ablenken, das Selbstgefühl durch das „Erlebnis“ erhöhen. Von den Höhen sieht man in unermeßliche Fernen, das Tal mit allem Menschlichen erscheint klein und entrückt, die Berge selbst treten gewaltiger vor uns; das erweckt Gedanken des Majestätischen, Göttlichen, neben denen das Menschliche und Alltägliche und auch das eigene Gebrechen ins kleine schrumpft, das Zeitliche und Vergängliche schwindet vor dem Erhabenen und Ewigen, das Egozentrische tritt zurück vor dem Gewaltigen des Alls. Solche Gedanken und Stimmungen können auf die Seele des Nervenschwächlings geradezu eine Heilkraft ausüben. Dazu die ergiebigere Atmung, die verstärkte Herztätigkeit, das erhöhte Kraftgefühl.

Die Elektrotherapie hat an suggestiver Kraft etwas verloren; am besten wird noch von Franklinisation, Arsonvalisation, Diathermie Gebrauch gemacht.

Dagegen bewähren sich die verschiedenen Formen der Bestrahlung (Höhensonne, Blau- und Rotlicht). Der Radiumtherapie (Bäder, Trinkkur, Einatmung) kommt zur Zeit noch eine bedeutende suggestive Wirkung zu. Ob sie außerdem etwas für Neurasthenie leistet, steht noch dahin. Eine vielgeschäftige physikalische Apparattherapie ist unnötig und oft vom Übel.

Diät. Die Fettmast wurde, wie bereits erwähnt, eine Zeitlang überschätzt. Es ist verkehrt, daß der Fettansatz ganz allgemein für die Nerven kräftigend sei. Wenn manche Fettleibige selbst einer ganz rationell geleiteten Entfettungskur Widerstand entgegensetzen, indem sie behaupten, daß sie nervös würden, wenn sie weniger äßen, so gehört dies in das Kapitel der Autosuggestion; sie sind eben schon neurasthenisch. Angezeigt erscheint eine Fettmast, evtl. unter Zuhilfenahme einer Insulin-Kohlehydratkur, bei bedeutenden Graden von Abmagerung mit nervösen Beschwerden; aber dann mit gleichzeitiger dosierter Gymnastik! Die Bestrebung, das Nervensystem mit „Lipoiden" anzureichern, ist vorläufig skeptisch zu beurteilen.

Bei sekundären Neurasthenien, die durch Stoffwechselerkrankungen bedingt sind, ist die entsprechende Kost zu verordnen; ebenso bei Plethora, Hypertonie, Gicht, Fettleibigkeit.

Im allgemeinen empfiehlt sich bei überempfindlichen Neurasthenikern eine purinarme, wenig reizende Diät. Alkohol, Kaffee, Tee, Tabak sollen nur sparsam verwendet werden. Für hinreichende Mineralsalzzufuhr (Gemüsekost) ist zu sorgen. Bei Appetitlosigkeit in solchen Fällen, bei denen eine stärkere Ernährung erwünscht ist, scheue man sich nicht vor pikanten Speisen. Eine Schablone gibt es nicht. Unnötig strenge Diätverordnungen mit allerlei Verboten vermeide man bei Neurasthenikern. Sie schaden meist mehr als sie nützen. Der vegetarischen Diät, neuzeitlich in der verstärkten Form der Rohkost, werden vielfach Erfolge nachgesagt. Besonders beliebt ist die populär in ganz übertriebener Weise ausgebaute Theorie des Harnsäureüberschusses, der für alle möglichen Leiden verantwortlich gemacht wird. Das psychische Moment spielt auch hier eine große Rolle. Vor einseitigen Übertreibungen in diätetischer Hinsicht ist durchaus zu warnen.

Pharmakologische Therapie. Die Calciumbehandlung (große Dosen, lange Anwendung) ist rationell. Die sedativen Mittel, vor allem die Bromverbindungen, sind oft nicht zu entbehren und besonders bei akuten Steigerungen der Überempfindlichkeit von Nutzen. Unter Umständen kann man von einer mehrwöchigen Bettkur mit großen Dosen von Bromsalzen gute Erfolge bei besonders hoher neurasthenischer Reizbarkeit sehen. Man versuche bei Überempfindlichkeit kleine Chinindosen, evtl. in Verbindung mit Brom, Calcium, Baldrian. Auch Schlafmittel und Stomachica sind nicht ganz entbehrlich. Der Wert der Lecithinpräparate steht noch dahin. Die mannigfachen zusammengesetzten Tonica und besonderen Nährpräparate sind meist entbehrlich bzw. wirken suggestiv. Narkotica sind grundsätzlich zu vermeiden. Bei Blutarmut kommen Eisen und Arsen in Betracht, ferner Phosphorpräparate (z. B. bei thyreotoxischen Symptomen), Strychnin. Antineuralgica sind nicht immer zu umgehen.

Beständig tauchen neue Kuren aller Art für Neurastheniker auf, da diese ein dankbares Publikum für jeden „Hokus-Pokus medicinalis" bilden — meist altes in neuem Gewande.

Rezepte.

(Neurasthenie.)

Brom:

Natr. bromat. in Lösung 20,0 : 300,0, jeder Eßl. = 1 g, dürfte dasselbe leisten wie die Erlenmeyersche Mischung aus Kal., Natr. u. Ammon. brom.

Mixt. nervina, evtl. mit Codein-Zusatz 0,1—0,2 auf 200,0.

Neravan-Tabl. (F. M. B.).

Sedobrol-Tabl. (1 Würfel = 1 g NaBr).

Brom. compos. (M. B. K.) in Tabl.

Bromural-Tabl. (Bromisovalerianylharnstoff)
Die Dosierungen richten sich nach dem Maße des vorliegenden Erregbarkeitszustandes.

Abasin-Tabletten.

Luminaletten (0,015 Luminal)
2—3mal tägl. 1 Tabl., mehrere Wochen lang.

Castoreum-Bromid
2—3mal tägl. $^1/_2$—1 Teel.

Baldrianpräparate:

Hovaletten (Tabl.) (Hopfen und Baldrian).

Neben dem Tee und der einfachen und ätherischen Tinktur seien erwähnt:

Tinct. val. compos. (F. M. B., ähnlich dem Validol).

Recvalysat in Tropfen.

Bornyval und Neo-Bornyval in Gelatinekapseln, 2—5mal tägl.

Valyl in Gelatinekapseln
2—5 tägl.

Validol
5—15 Tropfen, 1 bis mehrfach tägl.
Auch in Kapseln.

Valisan in Perlen, bromhaltig, 1 bis mehrfach tägl.
Auch als Schlafmittel.

Valamin, 2—4 Perlen.

Adamon-Tabl., bromhaltig.

Fol. Aurantii
Fol. Melissae
Fol. Menth. pip.
Fol. Valer. āā 25,0
Spec. nervin.

Andere Nervina:

Fol. Menth. pip. 60,0
Fol. Trifol. 30,0
Rad. Valer. 15,0
Spec. nerv. Heimii.

Glandul. Lupuli
Extr. Lupuli āā 1,5
Camphor. trit. 0,1
Extr. Opii 0,1
Pil. 15
2—3stdl. 1—2 Pillen, besonders abends (sexuelle Reizzustände).

Camphor. monobrom. Tabl. (0,2)
Mehrfach tägl., besonders zur Nacht (ebenso).

Extr. strychni 0,5
Extr. Chin. aquos.
Ferr. lact. āā 5,0
Pil. 100
3mal tägl. 1 Pille.

Calcium glycerino-phosphor. 0,2—0,5 mehrmals tägl. in Wasser (kalt).

Extr. Colae fluid. 20—40 Tr. mehrmals tägl.

Syr. Colae comp. 3mal tägl. 1 Teel.

Colanin in Tabl. zu 0,2.

Phosphor- und Eisenpräparate:

Recresal in Tabl. u. Pulver 2—3mal tägl. 1 Tabl. in Wasser vor den Mahlzeiten, 1 bis mehrere Monate hindurch.

Phytin liq., 3mal 20 Tr.

Phytin-Tabl., 3mal 1 Tabl.

Verschiedene Lecithinpräparate.

Feometten (Eisen) (billig, gut).

Arsenpräparate:

Optarson-Amp.

Tonophosphan-Ampullen.

Astonin Amp. (M. B. K.) enthält:
Natr. glycerinophosphor.
Natr. monomethylarsen.
Strychn. nitr.

Migräne.

Die Migräne ist ein konstitutionelles, oft erbliches Leiden, das aber immerhin in einem gewissen Umfange der Therapie zugänglich ist. Die Anfälle treten zum Teil ganz spontan, oft im Zusammenhang mit der Menstruation, zum Teil nach greifbaren Veranlassungen auf. So nach Verdauungsstörungen, psychischen Erregungen, körperlicher und geistiger Überanstrengung, geselligen Beanspruchungen, bei Reisen, durch Witterungseinflüsse (namentlich schwüle Luft, tiefen Barometerdruck, Gewitterstimmung), durch Einatmung von Tabakrauch, nach ungenügendem Schlaf, auch gelegentlich als anaphylaktisches Symptom. Es besteht offenbar eine latente Überempfindlichkeit, die durch gewisse Reize zu den bekannten Anfällen gesteigert wird. Die Überempfindlichkeit äußert sich oft in zahlreichen Merkmalen abnormer Reaktion auf Sinneseindrücke und affektive Reize. Die Therapie des Leidens besteht in der Behandlung der Anfälle, in ihrer Verhütung und der Kräftigung des überempfindlichen Gesamtorganismus.

Die letztgenannte Aufgabe ist nach den Grundsätzen auszuführen, die in den Kapiteln über die Behandlung der Neurasthenie und der Neurosen sowie über die Schmerzbehandlung besprochen worden sind. Eine vorsichtige Hydrotherapie (mit Vermeidung von Kopfduschen), Luftbäder, leichte Gymnastik (im Luftbade), fließende Fußbäder, Teilgüsse, Barfußgehen, sind sehr zu empfehlen. Regelung der Lebensweise in dem Sinn, daß früh zu Bett gegangen, früh aufgestanden, das Schlafzimmer sehr gut gelüftet bzw. bei offenen Fenstern geschlafen wird. Nach dem Mittagessen eine 1—2stündige Ruhelage. Maßhalten in allen Beanspruchungen, Ruhepausen, Vermeidung von Übermüdung. Für städtische Patienten empfiehlt es sich, mehrere Monate im Jahre auf dem Lande zuzubringen. Kein Hotelleben! Mittlere oder alpine Höhelagen. Manche sind in Höhen über 1000—1200 m ganz frei von ihren Anfällen und haben von solchen Aufenthalten einen nachhaltigen Vorteil. See wird oft wegen der Blendung nicht vertragen. Starke Besonnung ist überhaupt zu vermeiden. Luftige, nicht übermäßig warme Kleidung. Die Beeinflussung des vegetativen Nervensystems von der Haut aus ist bei Migräne von großem Wert. Von entschiedener Bedeutung ist die Herabsetzung der Fleischkost, bei schweren Fällen ist vegetarische oder größtenteils vegetarische Diät, auch zeitweise Rohkost zu versuchen.

Migräniker haben nicht selten ein großes Ruhebedürfnis und neigen zu Übermüdung. In solchen Fällen sind systematische Ruhekuren (s. Neurasthenie) von großem Wert.

Eine etwa bestehende Asthenie, Enteroptose, Anämie, Chlorose sind in geeigneter Weise zu behandeln.

Das sexuelle Leben bzw. die ovarielle Tätigkeit spielt auch bei der Migräne eine große Rolle. Während einer Schwangerschaft sistieren die Anfälle zuweilen vollständig, ebenso im Alter.

Die oft verzweifelten und kleinmütigen Patienten bedürfen des psychotherapeutischen Zuspruchs. Der Wechsel auf die anfallsfreie Zukunft im Alter ist freilich für jugendliche Patienten ein mangelhafter Trost, zumal diese Regel auch Ausnahmen hat. Die Migräneleidenden wissen nur zu gut, daß die Mittel gegen die Anfälle oft versagen. Aber eine Verhütung und Milderung der Anfälle ist sicherlich in vielen Fällen in bemerkenswertem Grade zu erreichen. Bei sehr heftigen Formen und großer Überempfindlichkeit kann man den Versuch einer mehrwöchigen Ruhe-Brom-Kur machen: es werden etwa 3 g des bekannten Bromgemisches pro die verabreicht und zugleich hydrotherapeutische Maßnahmen, Massage usw. verwendet. Oder 4 Wochen lang und länger 3 mal täglich 1 Luminalette.

Die serologische und Proteinkörperbehandlung (Heilserum, Vaccineurin) sind in ihren Erfolgen zweifelhaft. Es darf nicht übersehen werden, daß bei nicht allzu schweren Fällen psychischen suggestiven Einflüssen eine gewisse Wirkungssphäre bleibt.

Die Verhütung der Anfälle wird dadurch angestrebt, daß die Gelegenheitsursachen, welche die Anfälle allgemein und im besonderen Krankheitsfalle auszulösen pflegen, vermieden werden. Bezüglich geselliger Veranstaltungen und Unterhaltungen, Überanstrengungen, kurz eines Zuviel in jeder Hinsicht muß eben eine weise Entsagung geübt werden. Nach irgendwelchen außergewöhnlichen Beanspruchungen werde durch verlängerte Ruhe ein Ausgleich gesucht. Die Regulierung der Verdauung ist bei Migränikern, die an Verstopfung leiden, wichtig. Bei chronischen Magen-Darm-Störungen kann eine entsprechende Trinkkur (Kissingen, Homburg, Mergentheim, Karlsbad) nützlich sein. Auch verordne man nach Überanstrengungen, Aufregungen, die einen Anfall befürchten lassen, sofort mehrere Tage lang Brom-Valeriana. Frauen, die bei der Menstruation ihren Anfall bekommen, sollen schon mehrere Tage vorher Brom nehmen und sich bei Beginn der Blutung hinlegen.

Behandlung des Anfalls. Irgendwelche Antineuralgica sollen, falls überhaupt, sehr früh, bei den ersten Anzeichen des Anfalls genommen werden. Sobald die Erscheinungen der Migräne voll entwickelt sind, ist der Nutzen der Mittel sehr gering oder Null. Dem Coffein kommt unstreitig ein Einfluß zu. Die bekannten Antineuralgica (zentrale Analgetica), wie Aspirin, Antipyrin, Phenacetin, Lactophenin, Pyramidon, verabreicht man am besten in Verbindung mit Coffein. Die Zahl der in Gebrauch befindlichen Mittel und Kompositionen ist sehr groß und wächst beständig. Bei schwerer Migräne wirken sie wohl alle unbefriedigend. Manche dieser geplagten Patienten nehmen, nachdem sie zahlreiche Mittel durchprobiert haben, überhaupt keines mehr. Andere sind auf dies oder jenes Mittel eingeschworen. Bei leichteren Fällen sind die Mittel wirksam, aber die Patienten möchten dann doch oft von der Fessel der Medikamente befreit sein und das Übel radikal beseitigt haben. Man versuche zwecks schneller Wirkung Cibalgin in Injektion (subcutan, intramuskulär, intravenös $^1/_2$ bis 1 Amp.) oder in Tabletten, Novalgininjektion, Luminalinjektion (20%) 0,5 ccm, Luminal per os 0,1—0,3.

Von großem Nutzen und oft wichtiger als die Mittel ist die vollkommene Ruhe beim Anfall: ruhiges, halbdunkles Zimmer, nicht die geringste Störung durch Gespräche usw. Diese Bedingungen sind freilich besonders für die Hausfrau, noch dazu im städtischen Getriebe, sehr schwer herzustellen.

Im Anfall pflegt der Leidende jede Ernährung abzuweisen; starker Kaffee, Citronenlimonade, irgendein Säuerling, bei Erbrechen Eisstückchen reichen aus. Wein und andere Exzitantien werden meist abgelehnt. Zuweilen bringen kalte Umschläge, noch häufiger heiße eine Linderung: man legt in ganz heißes Wasser getauchte ausgedrückte Kompressen oder Wattestreifen an die Stirn an oder verwendet das elektrische Heizkissen. Auch dem auf den Kopf befestigten Radiumkissen werden Erfolge nachgerühmt (psychogen?).

Narkotica der Opiumgruppe sind zu widerraten, da sie bei der zuweilen häufigen Wiederkehr der Anfälle die Gefahr der Gewöhnung mit sich bringen; glücklicherweise helfen sie meist nicht.

Des Versuches wert ist die Inhalation von Chlorylen. Man träufelt etwa 25 Tropfen auf ein Taschentuch, drückt es fest gegen die Nasenöffnungen und läßt längere Zeit hindurch inhalieren.

Die Migräne tritt in sehr verschiedenen Abstufungen der Intensität auf. Manche leiden an relativ leichten, auch suggestiv in weitem Maße zu beeinflussenden Anfällen, obwohl sie sich als sehr krank geben. Eine gewisse hysterische Komplikation ist hier sicherlich vorhanden. In solchen Fällen wird dann von allerlei Mitteln viel Aufhebens gemacht, die anderen gar nichts helfen.

Migräneanfälle, die im Alter beginnen, sind keine echte Migräne, sondern beruhen auf Angiospasmen arteriosklerotischer Arterien.

Sachverzeichnis.